全国呼吸治疗技术专业规划教材

# 重症监护

## *ZHONGZHENG JIANHU*

主编 ◉ 张翔宇

郑州大学出版社

郑州

**图书在版编目（CIP）数据**

重症监护/张翔宇主编. —郑州:郑州大学出版社，
2013.3

全国呼吸治疗技术专业规划教材

ISBN 978-7-5645-1370-2

Ⅰ.①重…　Ⅱ.①张…　Ⅲ.①重症-监护（医学）-
教材　Ⅳ.①R459.7

中国版本图书馆 CIP 数据核字（2013）第 027103 号

郑州大学出版社出版发行

郑州市大学路 40 号　　　　　　　　　邮政编码:450052

出版人:王　锋　　　　　　　　　　　发行部电话:0371-66966070

全国新华书店经销

河南写意印刷包装有限公司印制

开本:787 mm×1 092 mm　1/16

印张:18.25

字数:458 千字

版次:2013 年 3 月第 1 版　　　　　　　印次:2013 年 3 月第 1 次印刷

书号:ISBN 978-7-5645-1370-2　　　　　定价:39.00 元

本书如有印装质量问题,由本社负责调换

# 作者名单

**主　编**　张翔宇

**副主编**　（以姓氏笔画为序）

俞康龙　贾宝辉　诸杜明

彭　沪　瞿洪平

**编　委**　（以姓氏笔画为序）

于　鹏　王志勇　王胜昱

王瑞兰　叶　娜　吕荣华

朱家成　李梅玲　吴允孚

何国军　张　亮　张中琳

张翔宇　陈传希　陈远卓

欧阳彬　周书琴　侯　明

俞康龙　袁月华　贾宝辉

钱巧慧　徐　磊　高成金

郭　慧　浦其斌　诸杜明

黄宏琛　彭　沪　彭逸豪

葛慧青　韩　飚　景　欣

廖亿兴　瞿洪平

**编辑助理**　张中琳　周书琴

# PREFACE( Ⅰ )

As medicine expands its ability to manage patients with critical illness the need for critical care services in hospitals across the world have expanded. In some countries the percentage of hospital beds dedicated to critical care is equal to or greater than 15% of the total hospital beds and the cost of critical care represents large percentages of hospital operating budgets. As a result, clinicians in all disciplines require knowledge in the care of the critically ill. This text book is designed to be a primer in critical care for Physicians, Nurses and Respiratory Therapists. It is also designed to be particularly useful for the Respiratory Therapy or Nursing student interested in critical care.

As noted in the table of contents this text covers thecritical care management and monitoring of various organ systems including the nervous, renal, digestive and endocrine systems as well as liver function. However the major emphasis is on the respiratory and cardiovascular systems. Thus this textbook should provide an ideal foundation for those entering the new profession of Respiratory Therapy in China.

The Respiratory Therapist must not only be highly proficient in the operation of mechanical ventilators but must understand the subtleties regarding the interrelationship of the respiratory and cardiovascular systems. They must also understand the respiratory management of patients presenting not only in acute respiratory failure of pulmonary origin but also the respiratory failure that is induced by failure of other organ systems. In addition they must understand the interrelationships between the respiratory system and all other major organ systems. This textbook presents these subtleties for both the student and the seasoned clinician.

The text is organized so that information presented at the beginning is necessary for complete understanding of information that is to follow. The first chapter in dedicated to the organization and general management of the intensive care unit. Here information on personnel management, unit organization and unit financial issues are presented. Chapter 2 is a very large chapter dealing with the management and monitoring of various organ systems. Emphasis here is placed on management of the respiratory and cardiovascular system but also information specific to the nervous, renal, and endocrine systems is presented along with a detailed analysis of acid-base balance and sedation of the critically ill. Information is also presented regarding liver and gastrointestinal function and coagulation. In addition to monitoring the respiratory and cardiovascular systems information on monitoring temperature, immune function, microcirculation, nutritional and metabolic rate is provided. A detailed review of the use of arterial and central venous catheters is also presented.

This is a useful textbook for all those involved in critical care and should become a standard textbook used by students training as respiratory therapists whose role will be primarily in the ICU. It is hoped that this textbook assists with the development and growth of the profession of Respiratory Therapy in China! I highly recommend this textbook for all practicing critical care in China.

Robert M Kacmarek PhD, RRT

Director of Respiratory Care, Massachusetts General Hospital

Professor of Anesthesiology, Harvard Medical School

Boston, Massachusetts

# PREFACE( II )

I bring you greetings from your peers on the International Council for Respiratory Care (ICRC) in partnership with the American Association for Respiratory Care (AARC). It is important, now more than ever, we join together to share our best practices to improve critical care medicine, and it is in this spirit that the authors present this publication. This publication by our professional colleagues in China is designed to bring us new knowledge and techniques, to sharpen our clinical skills, and ultimately to enhance the care we provide to our respiratory patients.

The role of individuals in many places around the world, practicing respiratory care may be carried out by physicians, nurses, respiratory therapists, or other specialized healthcare workers. The overarching point is that it is the "common interest" not the credentials which unite the different disciplines in providing for the respiratory needs of patients around the world. This "common interest" is at the heart of efforts to establish the most appropriate high quality care of patients with respiratory conditions. This publication is a step in the right direction.

I would like to formally recognize and very much appreciate the passion and dedication of the authors of this book. Their enthusiasm and level of work serve as a measure of their commitment to quality patient care. The occasion of the publication of this textbook is important for each of us to witness. It is important because together we are writing a new chapter in the history of the globalization of Respiratory Care. Please join me as we read, study, compare and share the content of this textbook with others. This is an important step as we strive together to establish internationally recognized standards of care and educational programs in respiratory critical care.

Toledo, Ohio USA

Jerome M. Sullivan

Jerome M. Sullivan, Ph. D. , RRT, FAARC

President, International Council for Respiratory Care

Professor Emeritus, College of Health Science & Human Service

University of Toledo

# 目 录

# 第一章 重症监护的组织与管理

重症医学(critical care medicine,CCM)是研究危及生命的疾病状态的发生、发展规律及其诊治方法的临床医学学科,也是重症监护的技术与理论经过多年的发展和积累所形成的独立学科。重症医学病房(intensive care unit,ICU)是以重症医学系统理论与实践为基础,专门从事重症患者救治的专业化队伍的临床基地,也是呼吸治疗师最主要的工作场所与专业方向,它对因各种原因导致一个或多个脏器功能障碍危及生命或具有潜在高危因素的患者,及时提供系统的、高质量的医学监护和救治技术,是医院集中监护和救治重症患者的专业科室。重症医学科应用先进的诊断、监护和治疗设备与技术,对病情进行连续、动态的定性和定量观察,并通过有效的干预治疗措施,为重症患者提供规范的、高质量的生命支持,改善生存质量。重症患者的生命支持技术水平,直接反映医院的综合救治能力,体现医院整体医疗实力,是现代化医院的重要标志。目前在世界许多国家,呼吸治疗师(RT)成为ICU中必不可少的组成部分。我国目前也有许多医院的ICU设立了RT的工作岗位。

在老一代重症医学前辈的辛勤耕耘与培养下,重症医学已经成为一门独立的学科。中华医学会重症医学分会于2005年3月在北京成立,为重症医学在中国的健康发展打下了坚实的基础。重症医学的学科建设和重症医学科的组织与管理,应该符合国家有关标准。为促进我国重症医学的发展,规范我国医疗机构重症医学科的组织与管理,2006年中华医学会重症医学分会正式颁布了《中国重症加强治疗病房(重症医学科)建设与管理指南》,部分地区专业质量控制中心也根据当地的具体情况,依据该指南建立了相关质量控制标准,为我国各级医院的重症医学的发展奠定了良好的规范基础。

## 一、重症医学的基本要求

重症医学科的建立应根据医院的自身具体情况,包括医院病患的来源、病情程度、重症医学发展状况等因素而定。我国要求在三级和有条件的二级医院均应设立重症医学科,重症医学科属于临床独立学科。重症医学科是重症医学学科的临床基地。在医院等级评审与质量控制检查的工作中,重症医学科的建立与设置是重要的组成部分。2011年由国家卫生部和中国医院协会发布的《三级综合医院评审标准》中已经指出,ICU中的医护人员应包括呼吸治疗师与其他卫生技术人员,并实行资格、技术能力准入管理。然而,虽然经历了多年的探索,目前在我国还没有明确设立呼吸治疗师的执业与岗位标准。

重症医学科必须配备足够数量、受过专门训练、掌握重症医学基本概念、基础知识和基本操作技能,同时具备独立工作能力的专职医护人员。重症医学知识与技能涉及面很广,中华医学会重症医学分会在 2009 年开始了"重症医学专科资质培训课程"(5C 课程),并在全国各地开展了多次培训班,为我国重症医学专业培养了大批有资质的重症医学专科人才。

重症监护室同时必须配置必要的监护和治疗设备,病房独立设置,床位向全院重症患者开放,由符合条件的专业医护人员组成诊疗团队,为重症患者提供不间断的监护和救治。

### 二、重症医学科的建设标准

重症医学科应具备良好的通风、采光条件,有条件者最好装配气流方向从上到下的空气净化系统,能独立控制室内的温度和湿度。医疗区域内的温度应维持在$(24\pm1.5)$℃左右。每个单间的空气调节系统应该独立控制。

重症医学科开放式病床每床的占地面积为 15 ~ 18 $m^2$;每个重症医学科最少配备一个单间病房,面积为 18 ~ 25 $m^2$。每个重症医学科中的正压和负压隔离病房的设立,可以根据患者专科来源和卫生行政部门的要求决定,通常配备负压隔离病房 1 ~ 2 间。鼓励在人力资源充足的条件下,多设计单间或分隔式病房。

重症医学科应该有特殊的地理位置,设置方便于患者转运、检查和治疗的区域。

### 三、重症医学科的规模及人员配置

重症医学科的病床数量根据医院等级和实际收治患者的需要,三级综合医院重症医学科床位数为医院病床总数的 2% ~ 8% 为宜,可根据实际需要适当增加。床位使用率以 75% 为宜,全年床位使用率平均超过 85% 的医疗机构应该适度扩大 ICU 规模。重症医学科每天至少应保留 1 张空床以备应急使用。

专科医师的固定编制人数与床位数之比为 0.8:1 以上。重症医学科日常工作中可有部分轮科、进修医师。重症医学科至少应配备一名具有副高以上专业技术职务的医师全面负责医疗护理工作和质量建设。而专科护士人数与固定床位数之比应为 3:1 以上。可以根据需要配备适当数量的医疗辅助人员,有条件的医院可配备相关的技术与维修人员。

虽然目前在我国很多医院的 ICU 人力与物力的配备尚没有达到上述的标准要求,但是,ICU 的设置指南为重症医学学科的发展指明了标准,并在近年来的历次重大医疗卫生救治工作中重症医学的人力与物力得到有效的动员与快速的反应,显示了其医疗卫生的重要意义和对全社会稳定的重要作用。在 2006 年的 ICU 建设与管理指南中,尚没有确立呼吸治疗师的专业与相关的培训、资质及工作考核规范。然而,国内部分医院已经开始了设立呼吸治疗专业部门或学科的探索。呼吸治疗专业的确立与规范一定会使重症医学及其亚专业的发展得到具体的充实与推动。2011 年由卫生部医政管理司和中国医院协会制定的《三级综合医院评审标准》中,已经提出 ICU 应该设呼吸治疗师。然而,目前在国内的多数 ICU,尚没有专业的呼吸治疗师,以机械通气治疗为主的 ICU 综合监护、治疗与管理工作中,专业呼吸治疗师已经开始发挥十分重要的作用,同时也有越来越多的 ICU 开始设立呼吸治疗师的岗位。

### 四、医护人员的技能要求

5C 培训课程为医师的知识与技能要求提供了具体的要求与培训考核的机会。医师需经过严格的专业理论和技术培训并且考核合格,能胜任对重症患者进行各项监测与治疗的要求。ICU 医护人员中目前尚未明确呼吸治疗师的专业资质与工作规范,这也是在未来需要完善与发展的具体内涵,5C 课程中的内容也是呼吸治疗师应该学习并掌握的内容。

除掌握一般临床监护和治疗技术外,应具备独立完成以下监测与支持技术的能力:心肺复苏术;人工气道建立与管理;机械通气技术;纤维支气管镜技术;深静脉及动脉置管技术;血流动力学监测技术;胸穿、心包穿刺术及胸腔闭式引流术;电复律与心脏除颤术;床旁临时心脏起搏技术;持续血液净化技术等。

护士的技能要求:经过严格的专业理论和技术培训并考核合格。熟练掌握重症监护的专业技术,基本理论和技能,经过专科考核合格后,才能独立上岗。各地根据自身的具体条件开设"重症护理师资班",提供系统的培训,并在此基础上颁发资格证书。

呼吸治疗师的理论和技能要求:在我国已经借鉴了国际的成熟作法,但目前还处于审核的过程中。美国的呼吸治疗师考试委员会(NBRC, www. nbrc. org)比较明确地描述了呼吸治疗师应该掌握的知识和技能,这些目录可以作为我们的借鉴。本教材设定的培训范围也比较多的借鉴了 NBRC 的考试目录。

### 五、重症医学科必配和选配设备

ICU 的必配设备应包括下列很多,但是每个 ICU 应该根据自身的具体条件与情况,制定仪器设备管理的制度与操作规范;否则,会出现设备资源的浪费或损坏。如果没有必要的仪器与材料管理制度,可能会出现医疗安全问题。

每床配备完善的功能设备带或功能架,提供电、氧气、压缩空气和负压吸引等功能支持。每张监护病床装配电源插座 12 个以上,氧气接口 2 个以上,压缩空气接口 2 个和负压吸引接口 2 个以上。医疗用电和生活照明用电线路分开。每个重症医学科床位的电源应该是独立的反馈电路供应。重症医学科最好有备用的不间断电力系统(UPS)和漏电保护装置。最好每个电路插座都在主面板上有独立的电路短路器。

应配备适合重症医学科使用的病床,配备防褥疮床垫。每床配备床旁监护系统,进行心电、血压、脉搏、血氧饱和度、有创压力监测等基本生命体征监护。为便于安全转运患者,每个重症医学科单元至少配备便携式监护仪 1 台。

三级医院的重症医学科应该每床配备 1 台呼吸机,二级医院的重症医学科可根据实际需要配备适当数量的呼吸机。每床配备简易呼吸器(复苏呼吸气囊)。为便于安全转运患者,每个重症医学科单元至少应有便携式呼吸机 1 台。输液泵和微量注射泵每床均应配备,其中微量注射泵每床 2 套以上。另配备一定数量的肠内营养输注泵。

其他设备:心电图机、血气分析仪、除颤仪、血液净化仪、连续性血流动力学与氧代谢监测设备、心肺复苏抢救装备车(车上备有喉镜、气管导管、各种接头、急救药品以及其他抢救用具等)、体外起搏器、纤维支气管镜、电子升降温设备等。国内已经在部分医院的 ICU 设置了体外膜-肺氧合系统(ECMO),在危重患者的救治中发挥独特的心肺支持功能。

简易生化仪和乳酸分析仪:床边快速检验为危重患者提供了明显的快速反应的优势,已经逐步成为 ICU 必备的设置条件之一。在这些快速检验技术中,血气分析、电解质与乳酸的监测是 ICU 中最常用与重要的设备和技术之一。

除上述必配设备外,有条件者,视需要可选配以下设备:闭路电视探视系统,每床一个成像探头;脑电双频指数监护仪(BIS);输液加温设备;黏膜二氧化碳张力与 pHi 测定仪;呼气末二氧化碳、代谢等监测设备,床边脑电图和颅内压监测设备;主动脉内球囊反搏(IABP)和左心辅助循环装置;胸部震荡排痰装置等。

## 六、重症医学科患者的收治标准

1. 急性、可逆、已经危及生命的器官功能不全,经过重症医学科的严密监护和加强治疗短期内可能得到康复的患者。

2. 大型手术的术后过渡患者,如体外循环心血管外科手术、器官移植等。

3. 存在各种高危因素,具有潜在生命危险,经过重症医学科严密的监护和随时有效治疗可能减少死亡风险的患者。

4. 在慢性器官功能不全的基础上,出现急性加重且危及生命,经过重症医学科的严密监护和治疗可能恢复到原来状态的患者。

5. 慢性疾病的终末状态、不可逆性疾病和不能从重症医学科的监护治疗中获得益处的患者,一般不是重症医学科的收治范围。

## 七、重症医学科的管理

### (一)常规管理

重症医学科必须建立健全各项规章制度,制定各类人员的工作职责,规范诊疗常规。除执行政府和医院临床医疗的各种制度外,应该制定以下符合重症医学科相关工作特征的制度,以保证重症医学科的工作质量:医疗质量控制制度;临床诊疗及医疗护理操作常规;患者转入、转出重症医学科制度;抗生素使用制度;血液与血液制品使用制度;抢救设备操作、管理制度;特殊药品管理制度;院内感染控制制度;不良医疗事件防范与报告制度;疑难重症患者会诊制度;医患沟通制度;突发事件的应急预案、人员紧急召集制度。这些制度是重症医疗的安全保障。随着医学实践的不断发展进步,在传统的核心制度的基础上,逐步有新的制度制定出来,成为临床实践的准则和安全的保障。其中患者病情告知与医疗干预告知同意制度对于重症患者的救治过程十分重要。临床技术操作的规范与技术分级管理制度也是学科建设的基础保障。国内部分医院已经尝试呼吸治疗师的工作,然而,呼吸治疗专业目前在我国尚未确立,在尝试确立这个专业的过程中,所有对医务人员的管理制度,也是对呼吸治疗师的管理制度。制度是专业人员开展执业活动的基本准绳,呼吸治疗师同样必须认真学习有关制度,并依据制度规范自己的所有医疗活动。然而,在国内比较多的 ICU,都比较缺乏对包括呼吸机在内的仪器设备的管理制度与行之有效的方法。呼吸治疗师在 ICU 的工作,有可能改善这方面目前存在的不足。

在世界上有很多国家,呼吸治疗师在 ICU 医师的指导下开展工作。呼吸治疗师的管理与考核设定具体的制度与规范,其培训课程与工作资格都有具体的管理制度,例如美国国家呼吸治疗师考核委员会(NBRC, www.nbrc.org)对呼吸治疗师的培训课程与执业资格考核制定了十分具体的内容,并对通过考核的人员颁发执业证书。美国呼吸治疗学会(AARC, www.aarc.org)是专业呼吸治疗的学会并提供很多可以参考的信息。

(二)医院感染的管理

1.重症医学科要加强医院感染管理,严格执行手卫生规范及对特殊感染患者的隔离。严格执行预防、控制呼吸机相关肺炎、血管内导管所致血行感染、留置导尿管所致感染的各项措施,加强耐药菌感染管理,对感染及其高危因素实行监控。医院感染的管理制度肯定也是对呼吸治疗师的管理制度。

2.重症医学科的整体布局应该是使放置病床的医疗区域、医疗辅助用房区域、污物处理区域和医务人员生活辅助用房区域等有相对的独立性,以减少彼此之间的干扰和控制医院感染。同时,病房应保持良好的通风及采光条件,具备足够的非接触性洗手设施和手部消毒装置,对于感染患者应根据传染途径实施相应的隔离措施。

3.重症医学科要有合理的包括人员流动和物流在内的医疗流向,有条件的医院可以设置不同的进出通道。同时,应严格限制非医务人员的探访,确需探访者应穿隔离衣,并遵守相关制度。

4.重症医学科的建筑应该满足提供医护人员便利的观察条件和在必要时尽快接触患者的通道。装饰必须遵循不产尘、不积灰、耐腐蚀、防潮防霉、防静电、容易清洁和符合防火要求的原则。

## 八、重症监护的进展

重症监护病房(ICU)主要收治病情危重或有潜在生命危险的患者,以提高危重患者抢救存活率。然而重症患者在院内及院间的转运也是重症监护病房(ICU)的重要工作内容之一,转运途中患者随时可能发生病情变化,甚至死亡。规范重症患者转运过程,提高转运安全性,减少不良事件的发生,使医务人员对重症患者的转运有一个统一的认识,以便各医疗机构根据自身现有资源制订重症患者转运计划并规范临床实施。

重症学科病房的分级管理,在国际上有不少可以借鉴的方法,也在国内开始研讨,有望在不远的将来成为国内具有可操作性的制度。然而,在目前重症医学资源并不充分的条件下,尚没有 ICU 分级管理的制度。

呼吸治疗师制度在国际上部分国家积累了多年的成功经验,如美国重症医学会 2001 年的管理指南中指出:ICU 的医务人员中应当包括有呼吸治疗师,并指出呼吸治疗师是 ICU 团队完整性中必需的组成部分,因为 ICU 的日常工作中有大量的关于患者与呼吸治疗设备与器材的技术操作和设备完好性检查登记。患者的脱呼吸机的治疗过程也十分需要规范化的治疗和监测、记录。而我国目前尚没有确立呼吸治疗师的专业资质、培训规范与要求,工作制度与考核等制度。国内部分医院已经开始探索在医院或重症医学科内部设立呼吸治疗师科或专业组,并取得了可喜的进步;部分大学或医学院已经开设了呼吸治疗专业课程,这些努力一定会促进呼吸治疗专业在我国的早日建立与逐步规范化。

（周书琴　张翔宇）

# 第二章 危重患者的监护

## 第一节 监护原则

危重患者病情严重复杂且变化迅速，不少病人处于镇静或意识减退状态，一些潜在的病情难以通过常规体格检查发现，收入重症医学科后，多需进行持续监护，以期第一时间发现病情变化，给予早期处理，争取最佳预后。按照病情严重程度，以及不同器官受累情况，监护项目选择也有所侧重。

所有危重患者都应进行生命体征方面的监护。生命体征是用来判断患者的病情轻重和危急程度的重要指标，主要有体温、脉搏（心率）、血压、呼吸等，对神经科患者还应增加瞳孔和角膜反射的改变等基本监测。生命体征是标志生命活动存在与质量的重要征象，生命体征的变化往往反映了患者病情变化，因此，每个临床工作者都需要非常熟练地掌握生命体征的正常范围及其变化意义。

生命体征的监测结果只是一组数据，就其提供的参考价值来说，尚须结合患者的具体情况加以判断，定时的、仔细的临床观察本身就是很好的监护，比如患者出现呼吸功能减退时，常同时会有呼吸费力、呼吸辅助肌参与、呼吸型改变等，这些都不能通过仪器监护显示出来。因此，我们不能过度依赖仪器，不能因为有了各种仪器的监测而高枕无忧。监测和监护并非同一概念，监护包含了监测且更强调人的参与。

重症医学专业配置的监护仪或监护系统，对生命体征的监测是最基本的配置，很多监护系统还可监测患者的动静脉压力、呼气末二氧化碳、心功能、脑功能等，为加强某些方面的监测，还有很多专业监测仪器如血液气体分析机、颅压监测仪、心功能监测仪、超声诊断仪等已经广泛在危重患者身上使用，当然兼具治疗功能，同时可监测患者相关参数的仪器如呼吸机更是重症医学专业的标准配置。

随着信息化技术的提高，各种监护信息可以高度集中地收集在一起，供趋势分析和科研使用，当然也可提供远程浏览。

## 一、基本监护

对呼吸、循环系统的监护是最基本监护,这是因为任何疾病严重到一定程度,必然会影响到生命体征,从而导致呼吸、循环系统功能紊乱,因此在 ICU 中,一般都配置了相当数量的监护仪或监护系统,其基本功能包括了对呼吸、循环系统的监测。

通常,监护仪提供连续的心电图监测,其提供的信息主要包括心率、心律,以及有无各个节段波形的延长或缩短等,由于不能同时提供十二导联心电图情况,其对心肌缺血的诊断并不可靠。监护仪可以提供血压的间断和连续监测,通常如果患者血压稳定在正常范围,无血管活性药物使用,不需频繁抽血获取血液标本,可以使用无创动脉压监测;反之,若患者血压波动大,需要使用药物维持血压于正常范围,同时还需要经常抽血获取标本作化验,可以行动脉穿刺,通过压力换能器连续显示压力波形和数值于监护仪上。压力波形同样可以给我们很多信息,比如,波形基线随着呼吸周期而上下漂移,表明患者心输出量的不稳定,有效循环容量不足;波峰圆钝,表明患者小动脉收缩,血管阻力较大等。

对呼吸的监测主要目的在于了解危重患者及复苏后患者呼吸功能的变化,为呼吸治疗提供依据,并用于判断呼吸治疗的效果。常用监测内容如下:

1. **呼吸频率**　自主呼吸存在的患者,呼吸频率变化是病情变化的一个敏感指标。呼吸频率异常减慢(<10 次/min)或增快(>24 次/min)均是疾病引起的病理生理改变。呼吸频率的监测方法,目前多采用监护仪监测。

2. **呼吸运动**　通过依靠视觉观察胸廓或腹部抬举或起伏,可了解呼吸运动的频率和节律及深度、有无矛盾呼吸运动、双侧呼吸运动是否对称,从而对患者的通气量、人工气道建立是否妥当、自主呼吸与呼吸机协调、有无病理性呼吸动作等有一基本判断。

3. **呼吸音**　通过肺部听诊观察呼吸音和啰音变化,获得临床观察指标,是仪器设备不能替代的。呼吸音的变化不仅可以了解人工气道的位置、判断人工气道通畅与否,而且可以了解呼吸道分泌物的量、黏度及部位,不仅如此,借助对呼吸音和异常呼吸音出现的部位和性质的变化,可了解肺部疾病严重程度及呼吸治疗的效果。

4. **四肢末梢**　可观察口唇和甲床发绀情况判断患者是否缺氧,而目前在 ICU 中常用的末梢监测为经皮氧饱和度监测。在分析经皮氧饱和度监测获得的数据时,要注意两点:熟悉氧离曲线的特性,氧饱和度在 90% 以下水平的下降,意味着患者血氧的快速消耗,必须紧急处理;在吸氧情况下持续监测氧饱和度,即使其数值正常,也可出现二氧化碳潴留。

5. **体温监测**　是临床各科患者常规监测项目之一,ICU 也不例外,对于疾病的诊断、转归、治疗有重要的作用。一般采用每 4 h 一次的测量频率,对体温波动较大、采用冬眠疗法或是持续物理降温的患者应常规作腔温动态监测。

## 二、常规监护

1. 对机械通气患者,呼吸机上有多种监测。观察内容分为数据监测及呼吸力学曲线监测。数据监测如气道压、潮气量、分钟通气量等,呼吸力学曲线监测包括三条动态曲线:压力-时间(P-T)、容量-时间(V-T)、流速-时间(F-T)以及两个环[压力-容量环(P-V)]、流速-容量环(F-V)。对这些数据和曲线监测可以了解呼吸机工作情况和患者对机械通气的适应性及肺部的情况,为调整呼吸机参数及撤机提供依据。使用呼吸机时,护理工作非常重要,注意经常改变患者体位,帮助排痰,每小时需要吸痰 1~2 次,并且需要每日做雾化吸入以稀释痰液,便于吸引。同时,使用呼吸机的患者也需要监测气管导管气囊压力,压力过小容易使导管滑脱或者气体泄漏导致患者通气不足;压力过大易压迫气管黏膜造成缺血水肿。机械通气患者也需要加温的气道湿化,以防止机械通气过程中的气道损伤,护理过程中需要定时定量添加灭菌注射用水用以加温湿化气道,并且适时观察湿化器与呼吸机管路的温度。

2. 危重患者通常存在代谢紊乱,因此,对这类患者血糖变化开展监测已经是 ICU 的常规工作。高血糖可以降低机体的免疫功能,增加感染风险,加重机体能量代谢障碍。高度应激状态下的高能耗、高氧耗和高分解代谢更加重了机体能量储备的耗竭,最终可以导致细胞水肿、溶解和器官功能衰竭。临床上可应用快速血糖仪测试指端静脉的血糖,若有高血糖的情况可尽早采取胰岛素治疗,并加强监测。

3. 中心静脉压(CVP)是评估血容量、右心前负荷及右心功能的重要指标,也是监护室的常规监测项目:休克、脱水、失血、血容量不足的危重患者;较大、较复杂的颅内手术;手术中需大量输血、血液稀释的患者;麻醉手术中需施行控制性降压、降温的患者;心血管代偿功能障碍或手术本身可引起血流动力学显著变化的患者;脑血管舒缩功能障碍的患者都需要进行中心静脉压的监测。一般采取颈内或是锁骨下深静脉穿刺连接压力传感器进行监测,其体表零点位置,通常是第四肋间腋中线部位。中心静脉压的正常值为 4~12 mmHg,导管的位置、是否标准零点、胸内压力大小及测压系统的通畅程度均会影响 CVP 的测定。

4. 动脉血气分析也已成为监护室的常规监测项目。低氧血症是常见并随时可危及患者生命的并发症,许多疾病均可引起,如呼吸系统疾病、心脏疾病、严重创伤、休克、多脏器功能障碍综合征(MODS)、中毒等。然而,单凭临床症状和体征,无法对低氧血症及其程度做出准确地判断和估价。动脉血气分析是诊断低氧血症和判断其程度的可靠指标。酸碱失衡也是较常见的临床并发症,及时诊断和纠正酸碱失衡对危重病的救治有着相当重要的意义。动脉血气分析也是判断和衡量人体酸碱平衡状况的可靠指标。此外,呼吸机参数的调整也有赖于动脉血气分析结果。

(1)动脉血氧分压($PaO_2$) 动脉血氧分压是动脉血中物理溶解的 $O_2$ 所产生的压力,正常范围为 80~100 mmHg。$PaO_2$ 是反映机体氧合功能的重要指标,受到肺通气、血流量、V/Q 比值、心排血量、混合静脉血氧分压、组织耗氧量和吸氧浓度等多种因素影响。

(2)动脉血二氧化碳分压($PaCO_2$) $PaCO_2$ 不仅是反映肺通气功能的重要依据,而且也是判断酸碱平衡失调的重要依据,正常值为 35~45 mmHg。$PaCO_2$ 主要受每分钟通气量的影响。

(3)动脉血气分析可反映呼吸性酸中毒或碱中毒 例如,由于呼吸中枢抑制药物作用或肺病变使肺泡通气不足,则二氧化碳潴留,$PaCO_2$ 上升,pH 值下降,出现呼吸性酸中毒(呼酸)。反之,过度通气使二氧化碳排出增加,则 $PaCO_2$ 下降,pH 值上升,出现呼吸性碱中毒(呼碱)。

(4)代谢性酸碱失调的呼吸代偿 在血气分析中也会有所反映。例如,代谢性酸中毒(代酸)的代偿机制使呼吸频率加快,排出更多的二氧化碳。血气的变化为:$PaCO_2$ 下降,BE 下降,而 pH 值可能正常。代谢性碱中毒(代碱)的代偿机制使呼吸频率变慢,减少二氧化碳的排出。血气的变化为 $PaCO_2$ 上升,BE 升高,而 pH 值可能正常。

### 三、专科监护

(一)呼吸功能的专项监测

1. 肺通气功能监测

(1)肺通气量测定 能反映肺通气的动态变化。常见监测指标有每分钟通气量($V_E$)、每分钟肺泡通气量($V_A$)、最大通气量(MMV)、通气储量百分比[(最大通气量-每分钟平静通气量)/最大通气量]、时间肺活量、最大呼气中期流量(MMEF 或 FEF 25%~75%)、最大呼气中期流量时间(MMEFT)、最大呼气流量-容积曲线(MEFV 曲线或 F-V 曲线)。肺通气功能代表动态肺容量,可反映气道阻塞或气道狭窄所引起的通气功能障碍。肺通气功能的下降多见于气管与支气管疾患、气管肿瘤或狭窄、支气管哮喘、慢性阻塞性支气管炎、闭塞性细支气管炎、肺气肿、肺大疱。

(2)$V_D/V_T$监测 $V_D/V_T$是生理无效腔和潮气量之比,主要反映肺泡有效通气量,正常值为 20%~40%。$V_D/V_T$增大见于各种原因引起的肺血管床减少、肺血流量减少或肺血管栓塞。

2. 弥散功能监测 肺泡与肺泡毛细血管中血液之间进行气体交换是一个物理弥散过程。气体弥散的速度取决于肺泡毛细血管膜两侧的气体分压差、肺泡膜面积与厚度以及气体的弥散能力。弥散能力又与气体的相对分子质量和溶解度相关。此外。气体弥散量还取决于血液与肺泡接触时间。肺的弥散能力(DLco)系指气体在单位时间与单位压力差条件下所能转移的量。临床上多用一氧化碳进行 DLco 测定。DLco 的正常值为 3.3~4.1 mL/(s·kPa)。临床常用测定值与预计值的百分比作为判断指标。DLco 测定值占预计值的 75% 以下,表明有弥散功能障碍,见于肺炎、肺叶切除、气胸、脊柱侧弯、贫血、COPD、肺血管病变、肺间质纤维化。DLco 增高见于左向右分流的先天性心血管疾病、红细胞增多症等。

3. 呼吸肌功能监测 呼吸肌功能是呼吸功能监测的重要内容之一,其在呼吸衰竭发病机制及治疗中的作用日益受到广泛重视,目前呼吸肌功能监测指标有最大吸气压和呼气压、最大跨肺压、膈肌肌电图、膈肌张力-时间指数等。其中又以最大吸气压和呼气压、最大跨肺压最为常用。

(1)最大吸气压(MIP)和最大呼气压(MEP) 是反映人全部吸气肌和呼气肌强度的指标。MIP 是采用单项活瓣,在功能残气位进行最大努力吸气,并通过压力传感器测定,正常值为 -4.90~-9.80 kPa。MIP>-1.96 kPa 时,要考虑机械通气治疗,对已机械通气治疗的患者,MIP<-2.9 kPa 时,呼吸肌撤离较易成功。MEP 为呼气至肺总量后,作最大努力呼气,测到的压力,正常值为 4.8~7.7 kPa,MEP 正常时,提示患者能完成有效咳嗽和排痰动作。

(2)最大跨膈压(Pdimax) 在吸气相测到的胃内压(Pga)与食管内压(Peso)的差值为跨膈压。在功能残气位,以最大努力吸气时产生的 Pdi 最大值即最大跨膈压。它反映了膈肌做最大收缩时产生的压力。其正常值为 7.84~21.56 kPa,当膈肌疲劳时,Pdi 和 Pdimax 均明显下降。若 Pdimax 为正常值的 1/3 时,可考虑机械通气。

4. 呼气末二氧化碳($ETCO_2$) 呼气末二氧化碳的监测是以非侵入性方式,测量呼气末二氧化碳在最高峰时,肺泡内二氧化碳的含量。监测 $ETCO_2$ 的目的在于监测病人的 $PaCO_2$ 状态。正常的 $PaCO_2$ 是 35~45 mmHg。在正常通气和灌流的肺部,典型的 $ETCO_2$ 数值平均

比 $PaCO_2$ 低 2～5 mmHg。$ETCO_2$ 的逐渐升高是反映通气不足迅速敏感的指标。而降低则表示通气过度。可通过 $ETCO_2$ 的变化来调节通气量,避免发生通气不足或过度,造成高或低碳酸血症。

5. 通气/血流(V/Q)比例　正常人每分钟肺泡通气量为 4 L,肺血流量为 5 L,则通气/血流比为 0.8。如果通气大于血流(比值增高),则反映死腔量增加;若血流超过通气(比值降低),则产生静脉血掺杂。

6. 氧合指数($PaO_2/FiO_2$)　是监测肺换气功能主要指标之一,计算简单,如正常人吸入空气时 $PaO_2$ 为 80～100 mmHg,$FiO_2$ 为 0.20,则 $PaO_2/FiO_2$ 为 400～500 mmHg。$PaO_2/FiO_2$ 是目前国内外诊断急性肺损伤和急性呼吸窘迫综合征最常用、最主要和最简单的指标,结合病史和其他指标,当 $PaO_2/FiO_2 <300$ mmHg 为急性肺损伤,当 $PaO_2/FiO_2 <200$ mmHg 为急性呼吸窘迫综合征。

（二）血流动力学监测

1. 肺动脉楔压　肺动脉楔压(PAWP)比中心静脉压更正确地反映容量状态,可利用 Swan-Ganz 导管来进行测量。导管的插入计数可在床旁进行,根据压力波形引导,无需借助 X 射线。PAWP 的正常值为 12～18 mmHg。与 CVP 一样,应观察其动态变化。通过 Swan-Ganz 导管可测心搏出量(CO)和心脏指数(CI,即心搏出量/体表面积)。

2. 外周血管阻力　心脏泵出血液需做功,以克服外周血管阻力,即后负荷,才能将血排出。因此,外周血管阻力越大,心脏做功就越多,耗氧也多,心脏负担明显增加。持续的外周阻力升高必然会使心肌过度疲劳,最终导致衰竭。若能降低外周阻力,则同样程度的心肌做功,可使心搏出量增加。如果只需维持原来的心搏出量,则在降低外周阻力后,心肌做功和耗氧均可相应减少,使心肌得到休息。同时,降低外周血管阻力实际上就是减轻血管痉挛的程度,从而使外周组织的灌注得到改善,氧供充分。由此可见,休克时降低外周血管阻力将对心脏和外周组织都带来好处,这是休克治疗的非常重要的基本原则。当然,外周血管阻力也不可能降得太低;否则,将不能维持必须的舒张压,而后者是维持冠状动脉循环的保障。

简单的外周血管阻力判断方法可通过测量指端皮肤温度实行,四肢厥冷提示外周血管阻力升高,是"低排高阻型休克"的典型临床表现。测量指(趾)端与直肠内温度差也是一种简单的方法,温度差越大,说明外周阻力越高,组织灌注不足。可同时监测体表及直肠内温度,提供外周血管阻力的参数。

根据有创脉监测所得的动脉压,以及测得的右心房平均压和心搏出量,可利用公式计算外周血管阻力:总外周血管阻力=(平均动脉压×平均右房压)/心搏出量,外周血管阻力的正常值为 130～180 kPa·s/L。

在应用血管活性药物时,比较外周血管阻力有利于比较和估计药物的作用。

3. 血液的理化性状　血液循环的最终目的是向全身组织提供氧分和清除废物。血液则是携带这些物质的媒介物。因此,在进行血流动力学监测时,必须同时使血液的物理化学性状达到最理想的程度,以充分执行其职能。

（1）红细胞压积　血液虽是一种混悬液,但仍具有一般溶液的力学规律。流量与阻力成反比,而血液黏稠度与阻力成正比。即血液黏稠度越大(即红细胞压积越高),阻力越大,则流量越小。因此危重病人的红细胞压积以保持在 30%～35% 的较低水平为宜。

（2）血红蛋白浓度　氧气是血液携带的最重要的物质。氧溶解在血液中的量极微,常被忽略不计。氧在血液中主要依靠血红蛋白的结合运输。其运输能力为 1.34 mL/g 血红蛋白。因此,危重病人的血红蛋白浓度不能太低,以 10 g/dL 左右为宜。

(3)氧合状态  反映氧合状态的指标有动脉血氧分压($PaO_2$)、氧饱和度($SaO_2$)和氧含量($CaO_2$)。$PaO_2$反映肺部气体交换和氧合情况,通常在 80 mmHg(10.6 kPa)以上。$SaO_2$是血红蛋白的实际结合氧量和理论结合氧量之比。

(4)血液 pH 值  血液 pH 值对血液的氧合情况有直接影响。pH 值下降使氧离曲线右移,有利于氧的释放,在同一氧分压状态下可供更多氧给组织利用。相反,pH 值升高则使氧离曲线左移,氧与血红蛋白的结合更紧,不利于组织利用。

4. 混合静脉血氧分压($PvO_2$)  全身血液分别由上、下腔静脉收集后流回心脏,由于肾动脉血流量大,它所携带的氧气未被肾脏用完而又返入静脉,因此下腔静脉的血氧分压高于上腔静脉血。所谓混合静脉血,即是上、下腔静脉混合后的血液。从 Swan-Ganz 导管抽得右心房或肺动脉的血液即为混合静脉血。混合静脉血的血气分析可反映全身静脉系统的状态。混合静脉血的氧分压和动脉血氧分压的意义不同。动脉血氧分压仅反映肺部的氧合状态,并不能反映组织的氧合情况。也就是说尽管动脉血氧分压在正常范围内,但组织仍可能处于缺氧状态。组织内的氧分压大致接近于局部静脉血的氧分压。因此,混合静脉血氧分压能作为判断组织氧合状态的一项指标。混合静脉血氧分压若低于 40 mmHg,则提示组织缺氧严重,预后不良。

5. 动脉血乳酸水平  动脉血乳酸水平常可用来表示休克的严重程度。休克时,无氧酵解产生大量乳酸,因此血中的乳酸水平升高。实践证明,乳酸水平升高越显著,预后越差。

(三)肾功能监测

维持危重患者正常的肾功能至关重要。肾衰竭的发生,往往使许多治疗措施难以实行,原来的治疗计划完全被打断,以导致病情加重,累及其他脏器,甚至危及生命。

维持正常的肾功能,须具备下列条件:足够数量的有功能的肾单位;肾血流量充足,并正常分布于整个肾脏;肾小球滤过率正常;肾小管结构和功能正常以及尿路无梗阻。导致急性肾衰竭的病因是:低血压(创伤和感染)、低血容量(出血和烧伤)、严重全身性感染、肾毒素物质(氨基糖苷类抗生素)等。虽然近年来对于创伤、感染、休克的处理已积累了许多经验,抢救成功率已大大提高,但是急性肾衰竭的发生率还是居高不下。因此,对于急性肾衰竭的防治仍需给予足够重视。老年病人容易发生急性肾衰,特别应该警惕。若同时有呼吸衰竭,则发生急性肾衰的机会可能高达 10%。对肾功能的监测分述如下:

1. 尿量  急性肾衰竭的早期常出现少尿或无尿。因此,所有危重患者均应常规留置导尿管,记录 24 h 尿量,必要时记录每小时尿量。在排除了肾前和肾后因素之后,少尿和无尿可作为急性肾衰竭的诊断依据。但要注意,尿量正常或不减少并不能排除急性肾衰。因为尿量并不能反映患者的总肾小球滤过率,也不能提示肾小管的浓缩功能受损情况。肾脏的病理改变主要影响肾小管的浓缩功能,则尿量可不减少,而实质上已经存在肾衰竭,临床称为非少尿型急性肾衰。

2. 尿常规  肾衰竭患者的肾小管浓缩功能受损,尿比重始终在 1.010～1.041 之间,少尿型也是如此。显微镜检查可见大量的红细胞和肾小管上皮细胞。宽大的棕色管型是肾衰的特征,有诊断意义。

3. 尿渗透压  尿渗透压的变化对于少尿型肾衰有诊断价值。肾前性少尿者尿渗透压往往明显升高,常大于 500 mOsm。少尿型肾衰者则相反,尿渗透压均不超过 400 mOsm。依次根据尿渗透压可以鉴别两类少尿患者。另外,尿/血浆渗透压比值也具有鉴别意义。肾前性少尿者尿/血浆渗透压比值常在 1.8~2.0,若比值在 1.15 以下则可诊断为急性肾衰竭。

4. 尿钠浓度  尿钠浓度与肾小球滤过率和肾小管重吸收功能有关。少尿型肾衰竭,肾小管对钠盐重吸收的功能受损,尿钠排出增加,尿钠浓度常超过 30~40 mmol/L。而肾前性少尿者,肾小球滤过率下降,钠盐在肾小管重吸收增加,故尿钠浓度常低于 20 mmol/L。

血肌酐浓度本身就是一项肾功能指标。血肌酐值升高提示肾功能不良。急性肾衰时更为明显,由于尿肌酐排出量减少,致使血浆肌酐值上升,尿/血浆肌酐比值往往<20。而正常人比值常大于 40。

5. 血电解质  肾衰竭时血浆内各种电解质的代谢及排泄均受到明显影响,血浓度变化很大,可能出现高血钠、高血钾、高血镁、高血磷、低血钙、低血钠、低血氯和氮质血症等。血浆钾浓度是肾衰患者监测的主要项目之一,超过 7 mmol/L 就有发生心脏骤停的危险。因此当血钾浓度达到 6.5 mmol/L,就是急症血液透析的适应证。

(四)肝功能监测

肝脏功能复杂,而且具有很强的代偿能力。但对于有严重肝脏疾病的患者,手术后的并发症和死亡率均远高于肝脏正常实施同类手术的患者,行肝脏手术时,情况更加严重。围手术期间监测患者的肝功能监测有重要价值。

1. 凝血酶原时间(PT)  PT 是检测外源性凝血系统较为敏感和常用的指标。正常参考值:11~14 s。超过正常对照值 3 s 为延长。PT 延长见于先天性凝血因子缺乏疾病、肝脏疾病、DIC、原发性纤溶者、维生素 K 缺乏症等;PT 是监测口服抗凝剂(如华法林)的首选抗凝实验。PT 缩短见于妊娠高血压、血栓前状态和血栓性疾病等。

2. 血栓弹力图  记录血栓形成的全过程,如血凝块形成和发展、血凝块回缩和溶解;提供血栓形成速度、强度和稳定性等血栓形成过程的信息;用以检测血小板及凝血系统的功能。正常参考值:反应时间 10~15 min,表示最初纤维蛋白形成;凝固时间 6~8 min,相当于凝血酶生成时间;最大凝固时间自然全血为 40.31±4.61 min,相当于纤维蛋白生成时段;血栓最大幅度 50~60 mm,反映血小板数量和功能以及纤维蛋白原浓度;血栓最大弹力度,正常参考值,自然全血为 105.53±26.55。血栓弹力图临床上主要用于体外循环后凝血异常及外科术后凝血功能监测。

(五)脑神经功能监测

1. 颅内压监测  重症头部创伤或者大的颅内肿瘤手术患者需要监测颅内压以判断脑受压、出血或水肿。①脑室内测压:经颅骨钻孔,将硅胶导管插入侧脑室,然后连接换能器用监护仪监测,零点放在颅底或外耳道平面。②硬膜外或硬膜下测压:将导管放入硬膜外或硬膜下,外接换能器测压,硬膜下监测颅内压长期应用易出现感染。③腰部蛛网膜下腔测压:即腰穿测压,此法操作简单,但有一定危险性,颅内高压时不能应用,且受体位影响。④纤维光导颅内压监测:颅骨钻孔后,将传感器探头以水平位插入 2 cm 放入硬膜外。此法操作简单,读数可靠,又可连续监测,且不易感染。

颅内压的影响因素有:①$PaCO_2$,$PaCO_2$通过对脑血流的变化影响颅内压,而 $PaCO_2$ 对脑血流的影响取决于脑组织细胞外液 pH 值的改变。当 $PaCO_2$ 在 20~60 mmHg 之间急骤变化时,脑血流的改变十分敏感,与之呈线性关系,同时伴随着脑血容量和颅内压的变化。当 $PaCO_2$ 超过 60 mmHg 时,脑血管不再扩张,因为已达最大限度;低于 20 mmHg 脑组织缺血和代谢产物蓄积将限制这一反应。② $PaO_2$: $PaO_2$ 在 60～135 mmHg 范围内变动时,脑血流和颅内压不变。$PaO_2$ 低于 50 mmHg 时,颅内压的升高与脑血流量的增加相平行,$PaO_2$ 增高时脑血流及颅内压均下降。如缺氧合并 $PaCO_2$ 升高,则直接损伤血脑屏障,导致脑水肿,颅内压往往持续增高。③动脉血压:正常人平均动脉压在 60～150 mmHg 范围内波动,脑血流依靠自身调节机制而保持不变。超出这一限度,颅内压将随血压的升高或降低呈平行性改变。④中心静脉压:中心静脉压和颅内压通过颈静脉、椎静脉和胸椎硬膜外静脉逆行传递压力,提高脑静脉压,从而升高颅内压。

2. 脑电监测　脑电图的波形很不规则,表现为频率、振幅和事件变化。正常人的脑电图,包括 α 波、β 波和少量 θ 波。脑电图的高灵敏性极易受外来因素干扰,故很难在临床上普遍应用。机体的供氧情况、个体差异、血 $CO_2$ 水平、脑血流改变、血糖变化、基础代谢、电解质、体温及麻醉深度均是影响脑电图的因素。

3. 脑诱发电位(EP)　脑诱发电位是感觉神经末梢受刺激后沿神经径路至大脑皮层产生的一系列不断组合、传递的电位变化,采用叠加法从自发脑电和肌电背景中提取放大和描记而成的,能够用于监测脑损伤、脑缺氧的发生及脊髓功能监测。

4. 脑血流监测　脑是对缺血缺氧最敏感的器官,正常情况下,机体通过脑血流向脑组织输送氧和养料,以满足脑组织的高代谢,任何原因使动脉血氧含量和脑血流量减少,均可导致脑缺氧的发生。因此,监测脑血流有重要的临床意义。监测方法有:经颅多普勒超声(TCD);同位素清除法;阻抗法,利用阻抗血流图监测;近红外线光谱法;动静脉氧差法;$N_2O$ 法及激光多普勒法。

5. 脑氧饱和度监测　颅内压、脑电图、脑血流的监测可间接反映脑的情况,但更为直接反映脑氧供需平衡的是脑氧饱和度测定。监测的方法可有:颈静脉血氧饱和度监测,反映全脑氧饱和度监测;脑血氧饱和度监测,利用血红蛋白对可见近红外光有特殊吸收光谱的特性进行血氧饱和度监测,反映局部脑组织的氧供需平衡。

(六)其他监测项目

1. D-二聚体　D-二聚体是纤维蛋白单体经活化因子XⅢ交联后,再经纤溶酶水解所产生的一种特异性降解产物,是特异性的纤溶过程标记物。D-二聚体来源于纤溶酶溶解的交联纤维蛋白凝块。测定纤溶系统主要因子,对于诊断与治疗纤溶系统疾病(如 DIC,各种血栓)及与纤溶系统有关的疾病以及溶栓治疗监测有着重要的意义。纤维蛋白降解产物的水平升高,表明体内存在着频繁的纤维蛋白降解过程。因此,D-二聚体是诊断深静脉血栓(DVT)、肺栓塞(PE)、弥散性血管内凝血(DIC)的关键指标。

2. 降钙素原(PCT)　PCT 选择性地对系统性细菌感染、真菌感染及寄生虫感染有反应,而对无菌性炎症和病毒感染无反应或仅有轻度反应。许多学者研究发现,全身性细菌、真菌和寄生虫感染时,PCT 水平异常增高,增高的程度与感染的严重程度及预后相关,在全身性细菌感染和脓毒症的辅助鉴别诊断、预后判断、疗效观察等方面有很高的临床价值。PCT 水平的监测对于严重威胁生命的感染性疾病的过程和跟踪治疗方案是很有用的,PCT 浓度的升高标志着炎症反应正在进行中,使用足够的抗生素、炎症灶清除术治疗等,PCT 值下降,证明治疗方案正确,预后良好;反之,应改变治疗方案。

感染和多器官功能衰竭是术后致命的并发症,尽管现代医学有了长足的进步,但对此仍无良策。术后能对并非由原有疾病或手术创伤本身引起的全身炎症感染作出早期和准确的诊断是成功治疗的关键。PCT浓度不受业已存在的疾病如癌症、变态反应或自身免疫性疾病的影响,明显优于其他炎症因子如CRP和细胞因子,是一种客观容易检测的指标,有其独特的诊断优势,甚至优于那些带有侵入性、风险性和高价的诊断方法。

术后PCT的应用:PCT与严重感染的发生及其过程有密切的关系,能准确反映引起病变(如腹膜炎)的感染源是否得到根除。每天对PCT浓度的监测可对治疗结果做出可靠的评价。PCT可用于手术创伤或复合创伤的监测。

3. 腹内压测量 近年来,腹内压监测在危重患者的监护中得到高度重视,可为患者提供诊断、治疗依据,观察手术治疗后的效果。腹内压增高常发生于创伤后或腹部手术后,对此类患者应常规进行腹内压监测,及时发现病情变化,预防并发症的发生,整体提高危重患者的监护水平。ICU内腹内压升高的常见原因有腹腔内感染、急性胰腺炎、复杂的腹腔血管手术、术后腹腔内出血、腹腔内或盆腔内或腹膜后血肿形成、严重腹水、肠梗阻、使用抗休克裤或腹腔内填塞止血、腹腔镜操作中腹腔内充气等。腹内压对急性胰腺炎病情严重程度的判断、手术时机的选择有重要提示作用。

简单有效的测量方法为测量膀胱内压。测量方法:患者取仰卧位,排空膀胱,将测压管与导尿管相连,通过三通开关向膀胱内注入约20 mL生理盐水,连接测压管,以耻骨联合为零平面,测得的水柱高度即为腹腔内压力。

(诸杜明)

# 第二节 心血管系统监护

心血管系统监测在危重患者当中的监测目的是在维持合适的平均动脉压的同时,保证患者接受恰当的组织灌注和氧输送,这其中最主要的手段包括基本的心电监测及血流动力学监测。

心电监测是ICU病房中的常规监测手段,主要包括心电图及血压监测,对于危重患者来说,连续的心电监测能及时向医师反映患者的目前情况并及时进行干预。血流动力学监测可以是间歇的或持续性的监测手段,主要监测循环系统中正常或异常的生理学参数,以期及早发现需要进行干预的时机。同时,血流动力学参数也反映了心血管系统对于疾病、损伤、治疗干预的反应。在ICU中,各式各样的监测项目有不同的适应证。选择合适的监测项目可以及时准确地反映患者目前的病理生理状态,并根据治疗过程中的监测指标变化调整治疗方案,直至患者恢复正常的生理状态。目前有文献显示在一些危重病患者当中,根据血流动力学检测指标,及时进行干预能够降低患者病死率和死亡率。

近几年血流动力学监测技术发展很快,由于临床工作的需要,在今后无疑将继续快速发展。目前ICU中有很多不同类型的设备工具用于监测生理指标。在每个医疗单位,选择何种技术监测,需考虑到患者的情况、专业技术人员的操作能力和医疗花费。传统上,侵袭性血流动力学监测手段只在ICU或手术室范围内应用,但目前也用于进一步改善无创监测技术,并扩大其在其他临床领域的应用。

## 一、心电监护

### (一)心电图

心电图可以反映患者的心率,是否存在心律失常及评估起搏器功能。连续的心电监测可在高危人群中如急性心肌梗死、外伤性心脏挫伤、心脏手术后及既往有过心率病史等患者当中,提示心律失常的发生。当患者有出血风险或正进行液体复苏时,监测心率变化有助于诊断及治疗。而外伤、疾病或手术引起的冠状动脉疾病患者,监测 ST 段变化可以提示是否存在心肌缺血。心电图监测还可以提示电解质紊乱,如酮症酸中毒患者的低钾血症,心电图会显示异常 U 波。

在皮肤表面能监测到的心脏电势在 $0.5 \sim 2.0$ mV。由于信号较弱,所以心电监测系统要求敏感性高、信号放大能力佳以供更好地显示心率及心律的变化。心电监测的电极通常是由银及氯化银( Ag/AgCl) 构成并表面覆盖黏合剂。由于电极内颗粒层的电阻一般为 $50\ 000\ \Omega/cm^3$,当清除皮肤表面油腻及坏死细胞后,电阻可下降至 $10\ 000\ \Omega/cm^3$,因此在清洁及干燥的皮肤上粘贴电极效果更佳。电极放置到最佳的位置时监测心电图信号能避免外部干扰,如将电极放置在骨突之上可以避免肌肉收缩引起的干扰。一般来说,II 导联最适合于常规监测。电极放置在肩膀及 II 导联平行于心房的位置可以使 P 波显示清晰,进一步确认是否存在心律失常。当电极放在腋前线 $V_5$ 的位置,可以监测心肌缺血。由于患者体位的关系,真实 $V_5$ 位置难以放置。所以可将左手臂的导联放置在左侧乳头旁,而下肢导联放在髂峰上。如果可能的话,II 导联和 $V_5$ 导联同时监测最佳。理论上,食管导联较 II 导联更适宜监测心律失常,但对于非瘫痪或镇静的患者应用较困难,在 ICU 中也较少应用。

大多数心电图放大功能及显示模块既可用于监测模式,也可用于诊断模式。在常规心率及心律失常监测时,由于监测模式降低基线漂移,减少不必要的干扰,所以监测模式优于诊断模式。然而,由于监测模式会错误显示 ST 段抬高或压低,所以当患者主要考虑心肌缺血时,选择诊断模式为宜。

心电图在应用过程中遇到的问题通常在于技术错误或设备故障。电极若出现问题,可能是由于电极老旧、干燥或没有紧密粘贴在患者皮肤表面。心电监护仪若出现噪声,通常是由于电极脱落,电线断裂或设备不匹配。设置恰当的放大器及记录仪可以显示高尖的 T 波,而不会将 T 波错误视作 QRS 波而双倍计算心率。当患者有起搏器时,额外的过滤设置可以避免心电监护仪将起搏信号视作 QRS 波。

ICU 中心电监护上最常见的就是心动过缓(心率低于 60 次/min)和心动过速(心率大于 100 次/min),需要临床医生及时进行评估和处理。当患者出现心动过缓时需要考虑代谢紊乱、药物因素和心肌缺血等原因。如果患者突发心动过缓,需要进行动脉血气分析来排除低氧或酸中毒的情况。如果患者已无明显反应,需要立即对患者进行插管和机械通气。如果患者已经插管了,断开呼吸机并手动通气以确保足够的通气和氧合。对于急性低氧患者,还需要排除气管导管或气道内有分泌物堵塞的情况。一旦这些因素均排除了,再行心电图检查有无心肌缺血等因素的表现。如果患者确定为心肌缺血引起心动过缓,可能需要植入临时起搏器。引起心动过缓的药物包括 β 受体阻滞剂、胺碘酮、地尔硫䓬、维拉帕米、地高辛和丙泊酚等。β 受体阻滞剂过量引起的严重毒性,会导致心动过缓和低血压。中等程度的药物引起的心动过缓(心率大于 40 次/min)只要血容量充足,可以观察直到药物完全代谢。多巴胺可以暂时性用于心动过缓引起的低血压。阿托品在有些情况下可能有效。如果是持续存在的休克和反复的酸中毒时出现的心动过缓提示预后不良。

如果患者出现急性心动过速,需要确定血流动力学是否稳定。关键在于鉴别是否由于低血压引起的心动过速如脓毒性休克或低血容量性休克时应用多巴胺时引起的心动过速,或是心动过速导致的低血压如心肌梗死时的室速。在前一种情况下,增加患者容量负荷或是减少 β 受体阻滞剂的用量。在后一种情况下,快速恢复窦性心律有利于血流动力学稳定。

心电图显示心动过速合并窄的 QRS 波(心率>160 次/min)可采用颈动脉窦按摩的方法治疗。如果效果不好,可以尝试采用腺苷。如果 ICU 中患者出现室上性心动过速,多数伴有心律失常病史,β 受体阻滞剂或钙离子拮抗剂可用于急性转复及维持治疗。ICU 中窦性心动过速最常见,而心率快的意义、重要性和处理在不同临床情况下不同。在创伤以及术后患者,心动过速提示出血及低血容量。心率常常也反映血管内容量的变化对机体的影响,如予以患者 500 mL 液体快速滴入,心率变化可反映患者对液体治疗的耐受性。窦性心动过速合并高血压也可能由于阿片类药物浓度不足,镇静程度不深或镇静药物减量,呼吸机脱机试验失败等。大多数患者有冠状动脉疾病的高危因素,因此会预防性应用 β 受体阻滞剂预防心肌缺血并减少心肌氧耗。尤其是有高危心脏疾病的和围手术期患者一般需要应用 β 受体阻滞剂,使心率小于 80 次/min,除非该患者有明显的心肌收缩力下降的情况。

持续性的心动过速可能与血流动力学不稳定相关(如低血压),如果出现 QRS 波增宽则需要按照室性心动过速治疗,非同步的心脏复律需立刻进行。如果患者血流动力学稳定,持续的或间接的室性心动过速通常发生在心肌病或心肌梗死的患者当中,需要进一步治疗原发病及予以药物治疗室速。单一形态的室速多有心肌缺血引起;多形性的室速需要查看目前用药,寻找引起 QT 延长的药物制剂。电解质紊乱同样会引起室性心律失常,初始的干预措施还应当包括纠正电解质紊乱如低钾血症和低镁血症,维持内环境稳态。

快室率房颤若引起血流动力学不稳定须立即行电复律治疗,若血流动力学稳定可以先予以应用药物控制心率,目标是降低心率至 120 次/min。首先,应减少肾上腺素能刺激,如机械通气患者出现呼吸做功增多或呼吸衰竭引起的反射性心动过速。第二,如果可能的话,减少儿茶酚胺类药物(如肾上腺素、多巴酚丁胺和多巴胺等)的应用剂量。如果目前患者没有在应用血管活性药物,考虑予以 β 受体阻滞剂治疗,美托洛尔和艾司洛尔均可选择。胺碘酮有控制心率及复律的双重作用,广泛应用于临床,而目前已有不少报道显示即使在短期治疗,胺碘酮同样有肺毒性,所以需要引起重视,注意监测不良反应,尤其是存在潜在的肺部生理异常的危重病患者。地高辛在内源性或外源性肾上腺素能紧张度较高时无法及时发挥有效作用。如果房颤新发,在无法应用抗凝的患者当中转复成窦性心律最为理想。在有严重左室功能不全的患者当中,转复为窦性心律也是十分有益的,因为协调的心房收缩有助于增加心输出量。在其他患者当中,主要的目标在于控制心率,β 受体阻滞剂较地尔硫䓬更易使心率下降。在心脏功能受损的患者当中宜应用胺碘酮进行降低心率及复律。

心率在 145～155 次/min 合并窄 QRS 波形的通常由于房扑引起。房扑很难由药物控制室率,因而首先考虑转复成窦性心律,可以选择电复律。电复律后若患者持续房颤状态,可予以心率控制药物和抗凝制剂。

危重患者当中有很多因素会引起心率及心律的变化,如发热、电解质紊乱、心衰等,如何正确判断及处理需要医师结合心电图上的变化趋势与患者当时的情况,做出合适的诊治。

(二)血压监测

由于血压与心功能和循环相关,血压监测可提供全身循环功能的重要信息。在危重患者当中,血压监测是基础监测并已普遍应用于临床。维持足够的血压意味着能提供足够的血流和足够的组织灌注。关于 ICU 中患者维持血压的文献报道有很多。低血压通常定义为收缩压低于 90 mmHg,或平均动脉压低于 65 mmHg。大多数 ICU 医生接受的正常血压必需能够提供足够的组织灌注,尤其是重要脏器。而对于不同患者,需要根据患者的疾病及一般情况选择监测血压的方式和频率。

血压显示了流动血液对于血管的横向压力。血压在心室收缩期之后快速达到最高值即为收缩压(SBP),在舒张期达到最低值即为舒张压(DBP)。平均动脉压(MAP)可以下列公式进行计算:

$$MAP = (SBP + 2 \times DBP) \div 3$$

收缩压与舒张压之差为脉压,在不同的心输出量(stroke volume,SV)和血管顺应性中差别较大。脉压低于 30 mmHg 的通常提示以下情况如低血容量、心动过速、主动脉狭窄、缩窄性心包炎、胸腔积液以及腹水等。脉压增大可能由于主动脉瓣反流、动脉导管未闭、动静脉瘘或主动脉狭窄等疾病。在呼吸循环中收缩压和脉压的变异性与血管内容量是否充足有关。

动脉波形最初的上升支及波峰是由左室射血引起的。在收缩期结束时压力短暂的下降直到主动脉瓣关闭使血流进入主动脉。在测量主动脉及近端动脉的血压时可出现"重搏波切迹(dicrotic notch)"。在远端动脉测量血压时,动脉波形更加高尖,振幅也更高。当动脉波形上升支延长时,收缩压更高而舒张压更低,见图 2-1。

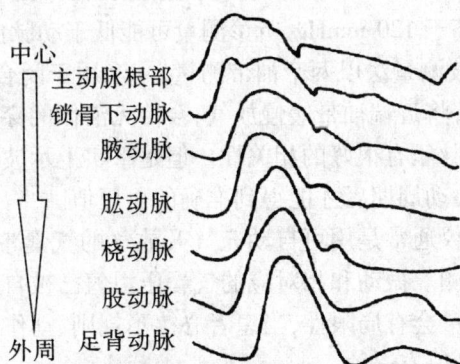

图 2-1 监测的动脉部位不同其动脉波形不同

大血管可扩张并且能吸收波前能量,所以血管越大,血流速度越低。大血管如锁骨下动脉中脉搏波的速率在 7 ~ 10 m/s,而在较小的远端血管中,速度可增加至 15 ~ 30 m/s。当压力波进入较小的、不能扩张的动脉当中时,部分压力波会反射回近端。如果反射回的压力波与正在接近的压力波相叠加,将引起更高的压力。这种现象使外周远端动脉的压力反常地超过主动脉压力 20 ~ 30 mmHg。

动脉压力依赖于心输出量(CO)和全身系统性的血管阻力(SVR)。SVR 可以下列公式进行计算:

$$SVR = (MAP-CVP) \div CO \times 80$$

当 MAP 与 CVP(中心静脉压)的单位为 mmHg,而 CO 的单位是 L/min。SVR 以达因(dynes,力的单位)$\times$秒$\times cm^{-5}$ 表示。从计算公式上可见,SVR 或 CO 的增加都会增加平均动脉压。

动脉血压既可以通过仪器直接测定,也可应用间接方式。间接测量血压的方式可采用一个血压袖带来闭合血管,通过充盈袖带的方式,获得血压测定值。

1. 无创动脉血压测定

(1)触诊动脉搏动法  将血压计的袖带绑于动脉搏动明显的位置之上,予以袖带充气直到动脉搏动再次出现即为收缩压。这种方法有其局限性,有可能低估于真实的血压值,并且不能提供舒张压。

(2)听诊(Riva-Rocci 方法)  利用袖带加压阻断血管血流,随着袖带压力降低,当闭合近端袖带的压力低于收缩压,被压缩的动脉能再次出现流动的血液。导管内血流冲击血管壁后引起反弹,形成湍流,造成 Korotkoff 音。一旦袖带内压力高于收缩压之后,心脏舒张期不会有任何血流,听诊到的搏动音有节律性。当袖带的压力低于舒张压之后,在整个心脏周期均会有血液流动,而无明显搏动音。当血流声音消失时的压力即为舒张压。一般将袖带的宽度超过上臂或大腿长度的 2/3,即袖带宽度相当于肢体直径的 120%,得到的血压值会更准确。如果袖带过窄,会造成收缩压和舒张压人为升高。其他可能存在的问题包括袖带绑过松或过紧,袖带充气过快或过慢。不恰当的过慢的袖带充气会引起静脉充血,当袖带压接近舒张压会减少 Korotkoff 音的振幅。

与有创的动脉内压力监测比较,血压计听诊获得的血压在收缩压有 1 ~ 8 mmHg 差别和在舒张压有 8 ~ 10 mmHg 差别。如果动脉内压力监测收缩压低于 120 mmHg,听诊测量可能高估了血压;如果收缩压高于 120 mmHg,听诊测量可能低于动脉血压。

(3)示波测量法  示波测量法以两个袖带测量,一个用于闭合近端动脉,而另一个用于探测搏动。在收缩压位置,将近端袖带缓慢放气,会使无液体的穿刺针振动或水银柱产生振荡。示波测量法与平均动脉压有很好的相关性。但是事实上示波测量法监测舒张压是不准确的,需要连续监测几个心动周期后才能得到准确的血压值。

自动的示波测量血压仪通常是用可自动充气及放气的气囊带。在放气时,气囊压力的变化被仪器内部传感器监测。振动和相对应的气囊压力值已被自动储存并用于显示收缩压及舒张压。但这些仪器测量会有局限性,当患者心律不规则、动作幅度较大或血流速度较慢时,会无法测量血压或测量值有误差。

(4)体积扫描技术  动脉搏动对容量会产生微小的变化。如手指大小的变化可以被体积扫描技术中的光度计检测到。这些装置不如直接监测血压变化的技术准确,尤其是在低血流和应激状态下时。

(5)多普勒超声技术  多普勒原理是任何移动物体在声束的路径中会影响传输信号的频率。当声束打到移动的血细胞上时,反射束会以同样的速率从反射面反射回来。总体上多普勒检测技术与血压相关性较好,但测得的血压与触诊式相比较高,与直接测量血压相比较低。在多普勒监测当中,目前已有一种自动化动脉压探测器,应用 2 MHz 超声频率置于肱动脉上。多普勒血压测量准确性较高,尤其是低血压时,超声和触诊式较听诊式检测血压更准确。多普勒的不足之处在于对肢体移动较敏感、探头位置要准确且需要声波传导胶。

2.有创血压监测 无创血压测定是临床上应用最广泛的血压测定方式。而 ICU 患者多采用侵袭性监测手段。最重要的原因是,第一由于在血流动力学不稳定的危重患者当中,由动脉内导管提供的血压最为准确。而严重的低血压、高血压或血压迅速波动时,无创血压监测往往不可靠。第二,当患者应用血管活性药物的时候,需要持续监测血压。频繁的无创动脉血压监测可能导致静脉淤血,常规监测周期不应少于 2 min。某些仪器设有 Start 模式,可快速反复测量血压,但可能影响肢体灌注并损害外周神经。只有动脉导管可连续性传输血压信息。第三,某些情况下如主动脉瘤渗血、主动脉创伤时需要非常严格地控制血压,以减少主动脉破裂的风险。第四,留置动脉导管好处还在于能提供动脉血采样检测。如果患者需要频繁的采样以供血气分析或其他检查时,动脉导管采血更方便。

在动脉内置入导管,这些导管可连接血压传导管路,将血压转换成电子信号在监视屏上输出。动脉导管的波形的变化和胸腔内压的变化关系可提示患者是否对补液治疗有反应。由于吸气峰压引起的正压通气导致收缩压或脉搏压变异度大于 12%,提示患者可能低血容量并且很可能需进行液体复苏。由于低血容量在危重病患者中很常见,如果未被鉴别出来,很可能增加病死率和死亡率。所以,这一种技术的发展很重要。

在外周主要动脉上监测血压相对简单。适合做血管内置管监测血压的动脉包括桡动脉、尺动脉、胫后动脉、腋动脉。一般多选择桡动脉进行置管是由于套管置入术相对简单易行,护理方便,且不会发生严重的并发症。在 90% 的患者当中尺动脉是手掌血供的主要动脉。95% 患者在掌弓处连接桡动脉。由于闭合主要动脉会引起血供不足,所以所有患者在行血管插管前需行 Allen 试验。然而,有前瞻性试验结果显示血管的顺应性与 Allen 试验的结果不一致。目前而言,手部有丰富的侧支循环,最常选择的还是桡动脉置管。但有些情况下可选择另外的位置置管,如感染性休克患者采用股动脉置管可能优于桡动脉,因为桡动脉血压可能会低估中心动脉的实际血压,从而导致升压药物应用过大。而对于既往主动脉搭桥手术的患者禁忌进行股动脉穿刺。

动脉置管的弊端在于插管动脉发生动脉闭塞。总体上,在成人患者当中插入 20 号聚四氟乙烯导管在 1 ~ 3 d 内,有 10% 患者出现动脉闭塞。而 22 号导管似乎会减少此发生率。与男性相比,女性的动脉栓塞的发生率较低。如果女性患者当中出现动脉栓塞时,动脉通常只会暂时性闭塞。桡动脉的远端闭塞由于反射增加会过高估计收缩压,而近端闭塞会引起压力测定降低。其他动脉导管相关并发症包括感染(大部分情况为皮肤感染,而有时候会引起导管相关性感染),而脓毒性栓子较少出现。严格执行日常导管检查、无菌性敷料更换、限制插管时间为 5 d 内等组合措施,会降低上述感染的发生率及严重性。动脉导管的晚期并发症为假性动脉瘤形成。选择较小型号的导管、缩短置管的留置时间及预防导管相关性感染可减少假性动脉瘤的发生率。

3.血压监测临床应用 有了众多监测血压的手段,获得血压的值需要临床医生进一步分析判断。血压监测一般结果分为高血压和低血压。ICU 中血压升高非常常见,临床医生应该学会鉴别:什么临床情况下需要合适的干预,什么临床情况下积极的血压控制反而会导致不良预后,这两者之间的区别不仅仅在于血压升高的幅度。急性的血压升高分为两种:高血压急症,临床较少见,需要立即在几分钟至几小时内降低血压(不一定要到正常值),并且会出现新的、进展性的器官损害,包括神经系统、心血管系统或肾脏系统相关损害。而另一种称为突发高血压是指没有器官损害的血压升高。在这一类患者当中,因为目前没有证据证明在无症状的患者当中快速降压的益处,所以可在数小时至数天范围内缓慢降低血压至目标值。积极的降低血压治疗,当血压过低无法维持组织灌注,会诱发中枢神经或心肌缺血或梗死。当然,高血压急症不容忽视,因为长时间的高血压状态会进展至器官功能损害。在这种情况下,器官损害的生理学标志包括视网膜的改变,如渗出、出血、前角变窄和痉挛。良性高血压以视盘水肿为特征。这些临床改变通常与肾脏或其他脏器的血管损伤有关。

急性血压升高常常导致全身血管阻力的增加。增加的血管阻力可能是由于循环内增加的儿茶酚胺类激素浓度,增加了交感神经系统的活性,激动了肾素-血管紧张素系统。比较不常见的是血管扩张或左心室收缩力增强。升高的血压引起器官功能不全的原因主要在于部分病变血管闭塞和血管调节紊乱。升高和恶性的高血压引起的视网膜血管改变,同样在肾脏及其他器官中有相似的改变,可能导致增生性动脉炎,或进一步发展成纤维蛋白样坏死。在这个过程当中,作用于血管的介质大概起了关键作用,但严重高血压的病理机制有待进一步研究。受损器官相对缺血的状态最终会导致器官功能不全。因此,早期识别与控制高血压,阻止疾病进一步进展是治疗的关键所在。

积极的控制升高的血压还需要注意很多方面。在血压长期偏高的中枢神经系统疾病患者当中,压力-流速曲线会向右移动。正常来说,脑血管动脉紧张度是通过灌注压调节以保持恒定的血流。正常人当中,正常脑部血流超过平均动脉压 60 ~ 150 mmHg。压力-流速曲线的右移导致患者丧失在平均动脉压以上的自动调节能力。积极的降低血压会影响自动调节能力,从而减低部分脏器的灌注并引起缺血性疾病。已有大量观察性研究支持这一病理生理过程。自动调节的下限为平均动脉压的 20% ~ 25%,因此血压安全的下降范围是平均动脉压的 25%,或舒张压在 100 ~ 110 mmHg。即使长期高血压患者,这样调节范围的血压可维持重要脏器的灌注。

低血压是外科危重病患者接受有创血压监测最常见的原因。如果患者出现了血压降低的监测结果,需要对患者进行全面的初始评估。快速的初始评估包括确定患者是否在应激状态,呼吸或人工气道是否有明显的问题,是否有明显的外部出血,明确静脉通路的通畅性等,积极寻找低血压的原因。临床医生不能依赖血压的数值读取,因为对每一个患者来说并没有绝对的血压正常值。血压在正常范围之内也并不意味着组织灌注充足,例如有慢性高血压病史的患者,血压控制不佳,即使患者此刻血压在正常范围,对他而言,已经出现了低灌注的表现。相反地,有肝硬化的患者尽管血压低于正常值,也可能灌注充足。全面判断患者的灌注情况还应当全面评估患者包括神志、尿量和皮肤(体温、出汗情况、皮肤休克花纹和毛细血管充盈等)等情况。如果上述任一参数异常,需要立刻采取措施进行干预。

找寻低血压的原因需要进行体格检查,尤其是进行心脏及肺部的检查。医师需检查患者是否有颈静脉怒张,新出现或更加严重的心脏杂音,是否有心音遥远低钝,是否存在 $S_3$ 或 $S_4$ 心音等体征。医师还需要检查患者肺部是否出现干湿啰音、呼吸音消失等体征。在初始评估患者时需要重视心率、外周血管阻力如毛细血管充盈状态等。这些基础心脏生理的信息能帮助确定低血压的原因及制订治疗计划。

为了对低血压患者进行鉴别诊断,有必要复习基础心血管生理。第一步便是牢记压力

=流量×阻力。流量即为心输出量,而阻力即为外周血管阻力。由于心输出量是每搏输出量(SV)与心率的乘积。低血压的压力意味着在这些参数中(如每搏输出量、血管阻力和心率)至少有一个参数异常。由于心率的异常可由心电监护上直接显示。故这里的重点在于每搏输出量或血管阻力的下降。通过正确测量脉压和舒张压,临床医师可以确定低血压是否来源于血管阻力或每搏输出量。

在收缩期,每搏输出量被射入近端动脉血管中。由于动脉内射出的血液较多于外周循环回的血液,动脉壁扩张,升高了收缩期血压。所以收缩期血压(SBP)受每搏输出量与血管电容(capacitance,C)的影响,公式为 SBP=SV/C。也就是说,对于固定的每搏输出量,如果血管电容越高,收缩压越低。

在舒张期,动脉壁扩张以储存每搏输出量,导致血压的进一步下降直到下一次收缩期为止。舒张压,与血管阻力及血管电容直接相关,如低舒张压=低血管阻力和(或)血管容量。利用这些基础信息及心血管原理来理解这些低血压的原因,必须记住的是:血管电容在心跳之间不会改变;每搏输出量依赖于心脏的前负荷、后负荷和心肌收缩力。有很多原因造成血管阻力降低,如脓毒症、肾上腺功能不足、血管扩张介质、神经源性休克和严重的肝脏功能不全。血管阻力下降可表现在脉压变宽以及低舒张压。每搏输出量下降可能由于前负荷下降、心肌收缩力下降或后负荷升高。前负荷下降的最常见的原因是由于低血容量,其他因素包括胸腔内压升高如机械通气患者的过度通气、张力性气胸、肺栓塞、二尖瓣狭窄、心包填塞和右心衰竭等。心肌收缩力下降可能由于心肌梗死、心肌病、心肌炎、负性肌力药物和直接心肌毒性药物如化疗制剂和炎症介质。每搏输出量的下降可表现在正常或变窄的脉压。

对于危重患者的血压监测,应根据患者的情况,选择合适的监测血压手段,并根据患者的基础血压及疾病特点,选择治疗方式。

## 二、血流动力学监测

### (一)中心静脉导管

中心静脉压(CVP)是指在胸腔内的大静脉内监测血管内压力。通常选择上腔静脉和右心房之间监测右心压力。通过测定血管内容量来评估循环容量。我们假定 CVP 相当于右心室舒张末期的容积,因此 CVP 通常被视作容量状态和前负荷指标。CVP 受中心静脉内血容量及血管的顺应性影响。Starling 论证了 CVP 与心输出量的关系,同时还有静脉回流和CVP 的关系。将这两种关系在同一个坐标轴上显示,可见心室功能曲线和静脉回流曲线有一个交点。这显示了如果其他因素均保持不变,不会影响两条曲线的形状,也就是说,一个既定的 CVP 只有一个可能的心输出量值。同样的,一个既定的心输出量,也只有相对应的一个 CVP(图 2-2)。两条曲线会受到很多因素影响:总血容量和血容量在不同血管内的分布(取决于血管紧张度)会影响静脉回流曲线;右心室的心肌收缩力会影响心室功能曲线。任何因素变化都会打破心输出量和静脉回流的平衡并持续一段较短的时间,直到在新的血容量和血管紧张度之间达到平衡为止。

中心静脉导管可置于锁骨下静脉或颈内静脉。股静脉导管并不足以起到中心静脉导管的作用但也能经导管快速补液。处于监测的目的,中心静脉导管能够估计中心静脉压,并且测量中心静脉血氧含量($S_{cv}O_2$)。中心静脉压反映的是全身静脉回流及心输出量的平衡。

在正常心脏中,右心室比左心室的顺应性更加好。这两者顺应性的差别显示在相应 Frank-Starling 曲线的斜坡。CVP 主要反映的是右心室舒张末期的压力变化。平均动脉压的变化引起相应的静脉回流变化。血管阻力的下降如贫血、动静脉瘘、怀孕状态等也会改变观察曲线。正常 CVP 值的范围在 $-4 \sim +10$ mmHg($-5.4 \sim +13.6$ cmH$_2$O)。

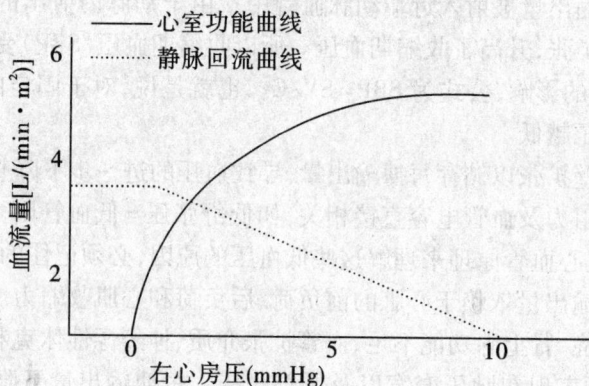

图 2-2　心室功能曲线与静脉回流曲线

首先必须正确解读 CVP,包括理解传感器上显示的压力波形。典型的 CVP 波形有三个正向的波峰($a,c$ 和 $v$ 波)和两个降支($x$ 和 $y$ 波)(图 2-3)。心房收缩引起的静脉压力增加产生 $a$ 波。在初始心室收缩时,即右心室等容收缩期,三尖瓣突向右心室时产生 $c$ 波。$x$ 降支与心室射血阶段、血液从心脏排空时、右心房向下移动有关。当三尖瓣关闭,静脉血液持续流入心房致心房压升高所致 $v$ 波。$y$ 降支对应舒张期的三尖瓣关闭,血液流入心室时产生。当出现房颤时,$a$ 消失,而有三尖瓣狭窄时 $a$ 波明显,房室分离患者右心房收缩时三尖瓣关闭,可导致巨大 $a$ 波(大炮 $a$ 波)。在房颤时,$x$ 波有时也不容易看到。而当缩窄性心包炎时,$x$ 波与 $y$ 波较明显。心包填塞时 $x$ 波明显扩大而 $y$ 波消失。当三尖瓣反流出现时,$c$ 波和 $x$ 负向波将被一个单个的回流波所替代。肺动脉高压情况下会降低右心室顺应性并突显 $v$ 波。巨大 $v$ 波可见于三尖瓣反流,此时 $v$ 波紧随 $QRS$ 波之后出现,且常与 $c$ 波融合。巨大 $v$ 波还可以见于右心衰竭和缺血、缩窄性心包炎或心包填塞,原因是上述疾病导致右心容量和(或)压力负荷过大。

如果将 CVP 用于提示心脏前负荷,需要在呼气末测量舒张末期的压力。$c$ 波标志着心室收缩期开始时三尖瓣的关闭,此时测得的压力与右心室舒张末期压力相当。除了三尖瓣狭窄的患者,在两室间始终存在压力梯度。如果 $c$ 波不明显,可以采用 $a$ 波时的平均压力。如果没有波形显示(如房颤时),在 Z 点的压力(CVP 的波形与心电图上 QRS 波结束时相当)可以被利用。由于机械通气影响胸腔内压,并传导至心包及薄壁的腔静脉,所以 CVP 的监测受机械通气的影响。在自主呼吸过程中,吸气动作会降低 CVP 而呼气时会升高 CVP(图 2-3)。但这种情况在机械通气患者当中正好相反,吸气时增加了胸腔内压而抬高了 CVP。机械通气抬高 CVP 的程度取决于肺的顺应性及血管内的容量,所以监测 CVP 最佳应在呼气末时。

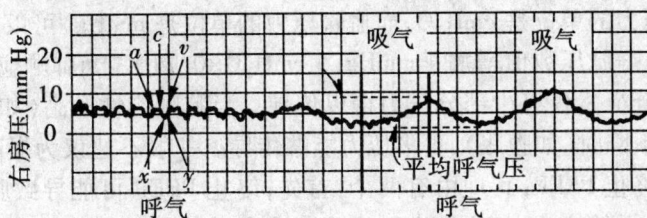

**图 2-3　CVP 的各个波形及机械通气对于 CVP 的影响**

除此之外,中心静脉导管还能提供中心静脉血氧饱和度(central venous $O_2$ saturation,$ScvO_2$)等相关信息。混合静脉血氧饱和度($SvO_2$)反映的是氧输送而非氧消耗。如果该结果低于正常值,需要考虑组织缺氧的可能性。

中心静脉血氧饱和度并不需要肺动脉导管,但理论上,由于 $ScvO_2$ 是由锁骨下静脉或颈内静脉采血,不是通过上腔静脉或冠状窦的回流血液,并不能反映静脉血流,所以两者的值是不同的。通常来说,$ScvO_2$ 大约高于 $SvO_2$ 5%。实际上,对于终末器官低氧 $ScvO_2$ 与 $SvO_2$ 有相似的预测价值。所以在脓毒症早期目标化治疗中,将 $ScvO_2$ 大于 70% 作为给予输血和血管活性药物的界限。

除体循环和肺循环的血管内容积外,其他因素也会影响中心静脉压力,表 2-1 总结了可能影响中心静脉压的因素。

**表 2-1　影响中心静脉压的因素**

| | |
|---|---|
| 中心静脉血容量 | 三尖瓣返流 |
| 静脉回流／心输出量 | 心律失常 |
| 总血容量 | 传感器的位置 |
| 血管张力 | 患者体位 |
| 心室顺应性 | 胸廓内压力 |
| 心肌疾病 | 呼吸状态 |
| 心包疾病 | 间歇正压通气 |
| 心包填塞 | 呼气末正压 |
| 三尖瓣狭窄 | 张力性气胸 |

CVP 相当于右心室舒张末期容积这个公式中,血管压力其实是指跨壁压,即血管内压力与腔外压力之差。跨壁压是真正导致血管和心脏扩张的压力。但是,采用中心静脉导管测定的压力实际上是血管内压力,受到血管内容量和血管外压力(如胸腔内压)的影响。危重患者胸腔内压增加的常见原因包括正压通气、呼气末正压(PEEP)、内源性 PEEP,可能也包括腹内压。在这些情况下,血管内压力升高并不反映跨壁压增加,因此无法有效估计血管内容积。在呼气末胸腔内压最接近大气压,胸腔内压的变化对血管内压力的影响最小。因此,应当在呼气末测定中心血管压力。但是,即使在呼气末,PEEP 或内源性 PEEP 均有可能增加肺泡压力。根据肺和胸廓顺应性,可以计算传导至胸膜腔的肺泡压力比例。正常情况

下,肺和胸廓顺应性大致相等,因此大约一般肺泡压力可以通过肺传导到胸膜腔。在进行单位换算后(气道压力的单位是 $cmH_2O$,而血管压力的单位是 mmHg)可以发现,10 $cmH_2O$ 的 PEEP 可以使中心静脉压数值增加 4 mmHg(5 $cmH_2O×0.74$)。当肺顺应性显著降低时(如急性呼吸窘迫综合征),仅有少部分压力得以传导。当肺顺应性升高(如慢性阻塞性肺病)或胸廓顺相应性下降时(如腹胀),更多压力能够传导。一般不建议为提高中心血管压力测定的准确性暂时终止 PEEP,其理由有两个:首先,终止 PEEP 可能导致肺泡塌陷和低氧血症;其次,PEEP 对血管产生的压力以及对血流动力学的影响是客观存在的。因此,终止 PEEP 并不能反映当前患者的生理状况。在危重患者当中胸腔内压力升高的情况下,可以插入食管探头测得跨胸腔压力,减去 CVP 之后可以提供跨壁压来更好地估计右心房压力。房室瓣的严重狭窄(如三尖瓣狭窄)影响了对心室压力的准确估计。这类瓣膜病变时,心房内压力明显高于相应心室内压力。随着疾病进展,心室会逐渐发生充盈不足。因此,压力数值将高估心室容积。

将所有因素都考虑在内,不难发现 CVP 值不一定能在危重病患者当中提供可靠的前负荷估计值。CVP 值与全身血容量状态、右心室舒张末期容量,休克指数和个体对补液治疗的反应等相关性不佳。尽管有上述原因可能导致测量不准确,中心血管压力测定仍广泛用于诊断低血压的原因以及指导治疗。但因为 CVP 能提供右心室充盈及静脉回流的估计,可选择利用 CVP 值的变化趋势来指导液体治疗,利用 CVP 提示血压降低是由于低容量还是由于心脏衰竭,以此根据来决定继续补液或限制补液。很显然,应当结合患者病情以及其他临床资料,对血流动力学数据进行恰当的解释及利用。

留置中心静脉导管的过程不可避免会发生并发症。文献报道穿透上腔静脉有 67% 的死亡率,而右心室撕裂伤则有 100% 的死亡率。其他如损伤周围神经、空气栓塞等并发症。晚期并发症包括导管移位、血管栓塞和感染。中心静脉导管相关性感染主要病原菌为:表皮葡萄球菌,30%;金黄色葡萄球菌,8%;链球菌,3%;革兰阴性杆菌,18%;念珠菌属,24%;其他病原菌,15%。常规导管护理、定期更换导管能最大限度地减少细菌定植和全身脓毒血症的发生。

### (二)肺动脉导管

连续的、可靠的、准确的心脏压力及血流速度监测,在早期治疗中可以指导治疗,达到稳定的血流动力学目标。经肺动脉导管监测及衍生的参数能指导危重病患者治疗,并平衡异常的生理状态。1970 年 Swan 和 Ganz 两人首次设计了双腔、顶端有气囊的、流速指导的导管。经过多次调整导管之后,现在的肺动脉导管能够利用热稀释法连续监测心输出量、血管内压力和混合静脉血氧饱和度。肺动脉导管过去常常用于全面了解循环信息,包括心脏前负荷、心肌收缩力和心脏后负荷,同时还能测得混合静脉血氧饱和度,使临床医师能够判断患者目前情况,并通过干预手段达到患者目前氧输送和氧需求的平衡。有了这些信息,根据不同患者的需要制订相应的治疗方案。

肺动脉导管进入到合适的位置,顶端的气囊便会暂时充气以闭合肺动脉。从肺动脉远端传回来的压力为肺毛细血管楔压(pulmonary capillary occlusion pressure,PCWP)。左心房的压力对于远端压力起着绝对作用,因为这一固定容量的血液连接了肺毛细血管床两边。所以这个肺毛细血管楔压可估计左心室前负荷。准确的识别波形十分重要,然而部分临床医师识别波形的能力不佳,可能导致数据读取有误。导管必需放置在正确的位置,在呼气末时进行测定,排除了血管外和胸腔内压力对测量值的影响。

为了使肺毛细血管楔压提供一个准确的估计左心室前负荷,需要符合以下标准:血流通过肺毛细血管床时没有阻抗;无二尖瓣相关疾病;左心室内压力和容量(顺应性)呈线性关系。由于在危重病患者中无法完全符合上述标准,肺毛细血管闭合压与 CVP 同样不能完全评估全身前负荷。另外,有大型观察性研究报道肺动脉导管的应用与预后较差相关,虽然无法明确是导管本身引起的生存率下降或是选择人群疾病较严重。但有一点可以肯定的是,合理使用肺动脉导管十分重要。

肺动脉导管插管能辅助 CVP 监测,能提供与左心室充盈压监测及肺动脉血采样以确定混合静脉血氧饱和度。肺动脉导管是末端带热敏电阻导管以热稀释法检测心输出量。在心脏中应用带气囊的漂浮导管,其特有的压力波形可以提示导管远端的位置。当导管进入到右心室,同时予以心电监测,可以及时监测室性心动过速。当插入导管过深会引起导管在心脏内打折成环。无论是锁骨下静脉还是颈内静脉,一般插入导管的长度为:右心房 10 ~ 15 cm;右心室 10 ~ 20 cm;肺动脉 45 ~ 50 cm;肺毛细血管 50 ~ 55 cm,此时可以测得肺毛细血管楔压(图 2-4)。气囊过度充气会引起测得压力持续升高至高限。

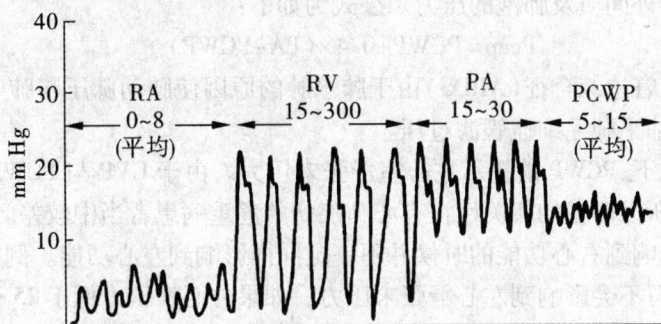

图 2-4 从肺动脉导管上可见正常的压力及波形

选择肺动脉导管尖端最佳位置是关键所在,这与肺的Ⅲ区有关。肺的三区由气道与血管压力决定(图 2-5)。在Ⅰ区和Ⅱ区,平均动脉压有时会高于肺静脉压力,导致导管与左心房之间的血管塌陷。在这个位置,观察到的压力会更加能提示气道压力,而不是左心房压力。只有在Ⅲ区,有持续的血流在导管及左心房之间。如果患者处于半卧位,Ⅲ区更可靠。气道压降低会改变通气血流比,Ⅲ区会相对升高。低氧血症减少了血管压力并且减少了Ⅲ区。

有三种方法可提示肺动脉导管在合适位置:第一种方法是导管从肺动脉深入至肺毛细血管时,可见压力下降;第二,从远端能获取血液;第三,将气囊充气,由于肺泡死腔增加,可见呼气末 $CO_2$ 含量下降。当患者正接受呼气末正压通气(PEEP),如果增加 PEEP 而肺毛细血管楔压增加小于 50%,也提示患者导管位置正确。肺毛细血管楔压可测得左心室舒张末期压力从而评估患者左心室前负荷功能。由于肺血管是低阻力血管,正常人肺动脉舒张末期压力要比平均肺毛细血管楔压高 1 ~ 3 mmHg。过去常常因为无法获得 PCWP,用肺动脉压力来估计左心压力,这样的结果在肺部疾病、肺动脉高压和心动过速的患者当中是不可靠的。

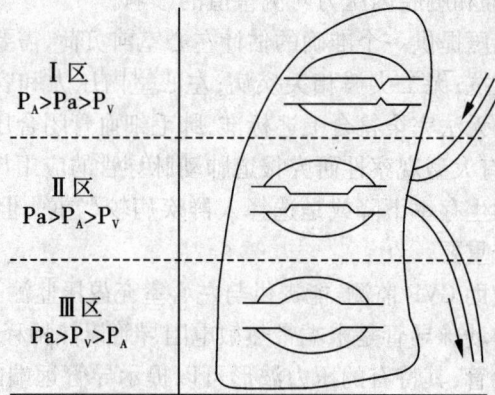

**图2-5 气道压力对于肺血管的影响**

$P_A$:肺泡压  Pa:肺动脉压  Pv:肺静脉压

肺毛细血管滤过压(pulmonary capillary filtration pressure, Pcap)用于检测潜在驱动液体从肺血管进入血管外间质及肺泡的压力。公式为如下:

$$Pcap = PCWP + 0.4 \times (PA - PCWP)。$$

成人急性呼吸窘迫综合征(ARDS)由于肺水肿的原因使肺动脉压与肺毛细血管楔压的差距加大,从而增加了肺毛细血管滤过压。

在大多数情况下,PCWP能提示左心室舒张末压力。由于CVP与PCWP分别代表右心功能及左心功能,所以两者的相关性在有心肺疾病的危重病患者当中较差。在有些情况下,肺血管床的变化影响到右心功能的时候并不一定同样影响到左心功能。例如肺栓塞时影响到右心的后负荷,但不会影响到左心舒张末压力。如果左心房压力低于25 mmHg,PCWP与左心房压力相关性较好。但在低血容量患者当中,患者吸气时会引起肺血管塌陷,所以PCWP一般低于左心房压力。当左心房压力高于25 mmHg,可能是由于急性心肌梗死后左心室顺应性下降,此时PCWP会低估左心室舒张末期压力。当左心功能下降,心房收缩引起的左心室充盈压增加,此时左心室末期舒张压力明显高于PCWP。有多种情况影响到PCWP评估左心室舒张末期的准确性。在二尖瓣狭窄患者当中,左心房舒张末期压力明显高于左心室压力,在PCWP监测波形中可见一个较大的$v$波。左心房较大的黏液瘤也会引起PCWP升高。主动脉反流者会使得PCWP低估左心室舒张末期压力,这主要是由于在左心室压力仍在升高时二尖瓣已提早关闭。而二尖瓣反流中在收缩期返回的血流会使左室舒张末期压力升高。当患者出现心包填塞时,限制性因素影响了心脏四腔的充盈压力,使CVP与PCWP相当。机械通气患者应用呼气末正压(PEEP)的同时也影响了PCWP监测左心室前负荷的准确性。较高的正压通气(PEEP>15 mmHg)会导致肺血管的塌陷,导致PCWP反映的是气道压力而非左心房压力(从Ⅲ区换到了Ⅰ区)。即使PCWP与左心室舒张末期压力十分接近,这些值可能也无法准确反映左心室前负荷,因为左心室前负荷包括左心室舒张末期容量和心肌收缩力。如果患者出现左心室肥大、舒张性心力衰竭和左心缺血性疾病,这两者的关系不一定相一致。总的来说,单一的PCWP的监测值不如连续性监测PCWP的动态变化有价值,尤其是经过补液或利尿治疗后PCWP的动态变化可辅助临床诊治。

混合静脉血氧饱和度（SvO₂）可由肺动脉导管远端采集的静脉血所做的体外检查，也可通过特殊的肺动脉导管（光电血氧肺动脉导管）连续测定。混合静脉血氧饱和度可量化全身氧利用的情况，正常值是 70% ~ 75%。该值的下降是由于氧输送的下降或氧利用的增加。了解混合静脉血氧饱和度的影响因素，有助于理解患者的全身循环功能。正常情况下，外周氧消耗不同于氧输送。所以，当心输出量与氧输送下降时，外周组织抽取氧增多以保证不变的氧消耗，从而导致混合静脉血氧饱和度的下降。相反，脓毒症会引起外周氧消耗减少，从而升高混合静脉血氧饱和度。混合静脉血氧分压在正常人当中为 40 mmHg，导致血红蛋白氧饱和度为 75%。氧含量可通过动脉和静脉的血红蛋白饱和度（% Sat Hb）计算，公式：$CxO_2 = 1.34 \times Hb \times \% Sat + (0.0031 \times PxO_2)$。如果血红蛋白含量单位为 g/dL，则氧含量的单位为 mL/dL，溶解氧含量（$0.0031 \times PxO_2$）对于氧含量的影响很小，但在严重贫血的患者当中影响较大。正常动静脉血氧含量之差大约 5 mL/dL。血容量不足及心源性休克都增加动静脉血氧含量之差（>7 mL/dL），而脓毒症时减少了动静脉血氧含量之差（<3 mL/dL）。心脏左向右分流会显著影响右心室的血红蛋白含量从而减少动静脉血氧含量之差。混合静脉血氧饱和度可以依靠肺动脉导管上的纤维光学血氧测定能力持续监测。双重的血氧测定法结合了静脉与动脉的脉搏血氧测定，可提供氧提取及肺内分流的估计。根据持续性的血氧监测数据及以下公式可以计算通气血流比（$\dot{V}/\dot{Q}I$）：

$$\dot{V}/\dot{Q}I = [1.32 + Hb \times (1 - SpaO_2) + (0.0031 \times P_A O_2)] / [1.32 + Hb \times (1 - SvO_2) + (0.0031 \times P_A O_2)]$$（$P_A O_2$ 为肺泡氧分压，可从肺泡气体公式中得来）

肺动脉导管的并发症可能出现在插管时及插管之后。在锁骨下及颈内静脉置管，气胸的发生率接近 2% ~ 3%。导管打折主要与导管的大小与导管置入的深度有关，导管型号越小及在心室内插入过深会导致打折弯曲。导管引起的右束支传导阻滞主要发生在希氏束，发生率在 0.1% ~ 0.6%。在合并左束支传导阻滞的患者当中，发生率高达 23%。室性的心律失常也可能出现，但多是一过性并且不需要处理。其他可能出现的并发症包括气管撕裂、无名动脉受损、肺动脉撕裂等。肺动脉撕裂可能是由于导管尖端割破，也有可能肺动脉远端的气囊过度通气所致。基本上，肺动脉撕裂伤的发生率小于 1%。其他相关因素，包括导管远端位置，血管直径缩小（肺动脉高压），全身抗凝，气囊延长充气时间。咯血是首先症状。是否完全拔除导管有争议，因为监测的需要与并发症共存。这时将肺动脉导管往外拔出至合适的位置，且患者应处于患侧卧位以供合适的通气血流比。如果出血无法控制需急诊开胸处理。空气栓塞大多出现在导管改变或传感仪校准时，大约 20 mL/s 的空气栓塞速度会引起症状，75 mL/s 血流动力学不稳定或死亡。直接原因是空气栓子所致右心室的机械梗阻。血栓栓子可能来自于导管的顶端或导管的体部，会引起肺栓塞。导管留置时间过长会引起锁骨下或颈内静脉栓塞。其他并发症包括心内膜炎、脓毒症和腱索断裂。与中心静脉导管相似，每天的导管消毒、敷料更换和常规更换导管是减少导管相关性感染的关键。

（三）心输出量

心输出量（cardiac output，CO）是一分钟内心室射血的容量，取决于心率和每搏输出量。一个 70 kg 的成人每搏输出量在 70 ~ 80 mL，而心率在 65 ~ 75 次/min，所以心输出量约为5 100 mL/min（75 mL×70 次/min）。当然，心输出量在不同人之间也可能有相当大的差异。

ICU 监测中还包括用热稀释法在床边监测心输出量。在循环中注射一定剂量的溶液能够产生时间-温度曲线以供计算流速。时间-温度曲线下面积是相反的心输出量比例。可以下列 Stewart-Hamilton 指示稀释公式计算:

$$CO = [V_I \times (T_B - T_I) \times S_I \times C_I \times 60] / (S_B \times C_B)$$

$V_I$ 是注射的容量(mL),B 指的是血,I 指的是指示器,T 是温度,S 是比重,C 是比热。

尽管冰水的应用能改善信噪比,冰水或室内温度的溶液均可应用。但严重的心律失常可能减少可重复性,且结果有时不能准确反映平均心输出量。患者过度活动也会导致结果不一致。推荐每次测定心输出量时应进行多次测量(通常为 3 次)。即使如此,对临床情况稳定的患者进行 CO 测定仍有高达 10% 的差异。由于呼吸频率、静脉回流及心脏功能的差异,在呼吸周期的各个阶段心输出量也不尽相同。因此,指示剂的注射时期会影响热稀释法测定心输出量的结果。如果需要比较心输出量的变化趋势,则最好在呼吸周期的同一时间点(通常在呼吸末)进行注射。如果需要了解呼吸周期内的平均值,则应在呼吸周期内随机选择时间点进行 3 次测量,然后取平均值。低心输出量会影响心输出量测定的准确性,特别是使用室温注射液时。此时如采用冰点温度注射液则能够得到更准确的测量结果。三尖瓣反流使得心输出量测定结果可能偏高,也可能偏低。当冷的指示剂注射液在三尖瓣附近反复循环时,可以造成热稀释曲线延长且峰值降低,从而使得心输出量测定结果升高。当患者合并三尖瓣返流,血液与指示剂混合,延长转换时间,产生的曲线显示为缓慢上升及下降,增加了曲线下面积,从而也可能低估了真实的心输出量。

对于热稀释法测量心输出量时,正确的温度和容量是最重要的因素。如果注射用指示剂量小于计算公式内所需的剂量,指示剂温度变化会低于预期,而测得的心输出量值会升高。如果注射剂的温度高于计算所需温度,心输出量同样会被视作升高。新型的心输出量计算机程序能克服这个问题,自动测量注射剂的温度并计算入公式。但右向左分流的心脏疾病会导致指示剂的丢失,进而错误抬高了心输出量。左向右分流使已通过肺脏的指示剂重新进入循环,这导致了时间-温度曲线多个高峰,无法使心输出量计算机识别翻译,造成坏的曲线报警。

持续热稀释法测定心输出量,可以通过特殊的肺动脉导管测定。在右心室这一段的导管可以自动小幅度提高血液温度。一种导管会利用敏感的热敏电阻记录下体温变化。另一种类型的导管是监测需要维持导管略高温度所需的电流强度。血流量在一定程度上与电流强度直接相关。

其他检测心输出量的方法:

1. 多普勒超声　19 世纪物理学家 Christian Doppler 证实了在移动物体上传递信号或反射信号的频率与物体移动的速率相一致。这项发现广泛用于监测移动物体的速度如红细胞。经皮多普勒超声广泛用于临床,可监测外周血管、中心静脉与动脉的血流速度。

多普勒超声仪检测升主动脉血流并计算心输出量。连续波探头放置在胸骨颈静脉切迹来监测主动脉弓血流速度。另一个 A 模式下的脉搏探头放置在第三或第四肋间隙,测量横断面上主动脉根部的直径。每搏输出量是横断面面积和平均血流速度的乘积。而心输出量是心率和每搏输出量的乘积。可能存在的测量错误主要来源于:①多普勒计失调,在计算血流速度时产生错误;②假设主动脉是圆形的;③假设主动脉内血液是层式的。这些因素造成了大约有 15% 心输出量错误。文献报道,胸骨上多普勒检测方法与标准热稀释法检测心输出量差距范围在 -4.9 ~ +5.8 L/min。目前有食管探头用于检测降主动脉血流速度。插入食管探头约 30 cm 可到达食管探测位置。这一技术与胸骨上检测技术结果较一致,并且可以连续获得检测数据。这种方法相对无创并可持续监测心输出量,还能够测定校正后的血流时间和峰值血流速(这两项指标分别代表心脏前负荷和心肌收缩力)。但是,目前尚无足够样本量的对照试验可以验证危重病患者食管多普勒监测的准确性。

2.**阻抗法**　心电收缩时随着射血,胸腔内电阻抗发生变化。心阻抗法又称生物阻抗法(thoracic electrical bioimpedance,TEB),是利用心动周期中胸部电阻抗的变化,测定左心室收缩时间并计算心输出量。电阻抗心电技术能够测量胸部电阻抗及血流阻力。胸廓的阻抗变化与胸腔内血流变化相关。阻抗 dz/dt(dz 是阻抗的变化,dt 是时间的变化)是升主动脉内血流及容量的变化产生的。利用基础阻抗的仪器,大量胸腔积液如严重肺水肿会干扰阻抗信号并减缓波形。新技术可以单独测定基础阻抗,提供连续的心率和每搏输出量的变化趋势,进而计算心输出量和心脏指数。将强度为 2.5~4.0 mA 射频在 70~100 kHz 的交互电流通过胸部,经过胸部的持续的电流变化,然后根据身高、体重和性别计算胸腔容积。根据溶剂的变化,推导并同步连续显示心率、心输出量等参数的变化。它不仅能反映每次心跳时各参数的变化,也能计算一段时间内(如 4 s、10 s)的平均值。它需要四个电极(两个感应器,两个传感器),两个放置在颈部,两个放置在剑突水平平坦处。大部分的收缩期血流都是在降主动脉搏动的血流。每搏输出量,是通过分析一个心脏循环的阻抗变化所得,并乘以心率获得心输出量。由于电阻抗测定心输出量是无创的,所以可以经常重复测定,与温度稀释法的测量结果有良好的相关性。TEB 适用于非胸腔手术患者的监测,在 ICU 中连续监测患者血流动力学状态,对心血管药物效果的评价,对小儿心血管功能和脱水的评估,对分娩过程中血流动力学监测等。但胸部阻抗的变化除了受血流影响外,还受通气和患者的活动影响。呼吸变化的影响通常较缓慢,可以被计算机程序所清除。同样的,运动伪差也可以进行处理。其他影响电阻抗监测心输出量的因素还包括感受器的距离、心律失常等。文献报道两个感受器之间相差 2 cm 的变化会引起心输出量 20% 的变异度。另外,当患者出现全身活动包括寒战时,读取数据也有困难。当出现前负荷下降,低血压需要应用血管活性药物,主动脉瓣关闭不全时心输出量可能被高估。如果患者出现高动力型脓毒症、高血压或心内分流,心输出量多被低估。由于 TEB 很容易受到干扰,影响监测结果,故在临床上的广泛应用受到一定程度的限制,且目前在危重患者当中的有效性尚不明确。

3.**非克方法(Fick method)**　Fick 定律的基础是质量守恒定律。应用于肺时,Fick 定律表明,流经肺泡的血流量等于肺摄取或排出的气体量($\dot{V}O_2$)除以进出肺的血流中该气体浓度差。心输出量可通过相关的动脉氧消耗和混合静脉血氧饱和度来计算,Fick 公式如下:

$$CO = VO_2/[C(a-v)O_2×10]$$

以这种方式计算心输出量可供参考。动静脉氧含量$[C(a-v)O_2]$差异需要放置肺动脉导管获得混合静脉血。氧消耗可以检测吸气与呼气之间氧含量的差异获得。由于很难准确测定 $\dot{V}O_2$,而且测定方法对血红蛋白浓度的变化非常敏感,因此通常用 $CO_2$ 代替 $O_2$ 进行计算。

4.**无创脉搏波形分析**　动脉脉搏波形分析可以提供利用数字分析动脉脉搏波形的方式持续性监测心输出量是一种无创的方法。脉搏波形与心输出量有一定关系,但是脉搏波形同时也受血管床的阻抗、电容等其他因素影响。

5. 脉搏轮廓分析 通过动脉内置管进行动脉脉搏分析可以获得除了动脉血压以外的很多数据。在桡动脉或股动脉处置管获得动脉脉搏波形,这一技术的发展可以用来连续性监测心输出量。利用动脉脉搏波形监测每搏输出量好处在于,大多数危重病患者已经有动脉置管并且能连续、快速地监测每搏输出量及心输出量的变化,也可用于某些血流动力学不稳定的患者,如心脏监护病房和心脏手术后的患者。血压在平均值上下波动是由于每一次收缩期血流量即每搏输出量冲入动脉血管所致。脉搏压力变化的大小就是每搏输出量变化的大小。脉搏轮廓分析法的优点还在于对于完全机械通气的患者,每搏输出量变异对于输液反应性的预测效果与动脉血压变异相同,甚至更佳。但有些因素可能影响理论转换成实际应用。①主动脉的顺应性不是简单的压力与容量的线性关系。非线性关系影响了从压力变化直接评估容量变化。在每一个单独的患者当中需要矫正非线性关系。②波形反射:从动脉导管内监测的脉搏压力是心内射血的压力和外周血管的压力反射总和。为了计算每搏输出量,两种波形需要确认和分开。③由于在平均值范围上下的压力能描述每搏输出量,需要准确的压力监测。然而,在常规临床实践当中,压力传感器系统常常导致不理想的波形和监测。④尽管主动脉充盈血流是间歇性的、搏动性的,实际上流出血液趋向更连续性。

尽管有很多局限性,目前仍有不断发展的技术,在个体患者当中通过校准这些影响因素,利用脉搏波形分析来监测每搏输出量。目前脉搏指示持续心输出量(pulse indicator continuous cardiac output,PiCCO)或锂稀释法(LiDCO)已经可以利用这些技术进行血流动力学参数监测。

PiCCO 同肺漂浮导管一样,应用热稀释法监测心输出量。PiCCO 监测仪的使用需要放置中心静脉置管,另外需要在患者的股动脉放置一根 PiCCO 专用监测导管。测量开始,从中心静脉注入一定量的冰生理盐水(2~15℃),经过上腔静脉→右心房→右心室→肺动脉→血管外肺水→肺静脉→左心房→左心室→升主动脉→腹主动脉→股动脉→PiCCO 导管接受端。计算机可以将整个热稀释过程画出热稀释曲线,并自动对该曲线波形进行分析,得出一系列具有特殊意义的重要临床参数。在测定心输出量时,与传统的漂浮导管相似也采用热稀释法,只是近、远端温感探头的位置不同。它采用相继的 3 次的热稀释心输出量的平均值来获得一个常数,以后只需连续测定主动脉压力波形下的面积,从而获得患者的连续心输出量。PiCCO 不但可以测量连续的心输出量,还可以测量胸腔内血容量和血管外肺水量,可以更好反映心脏前负荷,不需要 X 射线帮助确定导管的位置,实现真正的连续性心输出量测量,并可以达到微创的效果。

6. NICO(novametrix noninvasive cardiac output)监测 NICO 血流动力学监测方法是一种无创监测心输出量方法,机制在于短暂的重复呼吸后二氧化碳的浓度变化。该方法依靠传感器收集血流速度、气道压力和二氧化碳浓度,然后计算二氧化碳清除率来反映心输出量。利用这些数据,并利用 Fick 定律计算心输出量。NICO 一般用于手术室、ICU 或急诊科的机械通气患者,仅需将它的监测装置接在气管插管与呼吸机的 Y 形管之间,操作简便,可无创、连续的监测心输出量,同时还可以监测多项呼吸参数,弥补部分呼吸机监测功能的不足。NICO 的优点在于:①无创性,减少了导管相关的出血、感染的发生;②连续性,可连续监测;③准确性,与目前普遍应用的热稀释法结果相关性良好;④可监测呼吸功能参数,如死腔率、动态顺应性、气道阻力等;⑤可计算肺分流。不足体现在:①不能监测肺动脉压、肺动脉楔压、中心静脉压等血流动力学指标,缺乏对心脏前负荷判断;②仅适用于机械通气患者;

③重复呼吸引起 $PaCO_2$ 短暂升高 2~5 mmHg，对无法耐受 $PaCO_2$ 上升的患者不太合适，如慢性阻塞性肺病患者。目前研究认为，通过 $CO_2$ 重复吸入测定心输出量，可用于监测 ICU 及手术室绝大部分患者（包括急性呼吸窘迫综合征）的心功能、呼吸参数；也可直接计算肺分流指导临床判断；但不能监测 PAP、PAWP、CVP 等血流动力学指标，不能评价心脏前负荷，尚不能取代肺动脉漂浮导管。

心输出量监测可与全身动脉、静脉和肺动脉参数计算一系列血流动力学指标，辅助确定患者全身血流动力学状态。表 2-2 为常见血流动力学指标计算公式和正常范围。

**表 2-2　血流动力学常见指标计算公式和正常范围**

| | 公式 | 正常范围 |
| --- | --- | --- |
| 每搏输出量，mL | $\dfrac{1000 \times CO\,(L/min)}{HR\,(次/min)}$ | 60~90 mL |
| 每搏输出指数，mL/m² | $\dfrac{每搏输出量\,(mL/次)}{BSA\,(m^2)}$ | 30~65 mL |
| 心指数，L/(min·m²) | $\dfrac{CO\,(L/min)}{BSA\,(m^2)}$ | 2.8~4.2 L/(min·m²) |
| 全身血管阻力，dyn·s/cm⁵ | $\dfrac{[平均\,BP\,(mmHg)-CVP\,(mmHg)]}{CO\,(L/min)} \times 80$ | 1 200~1 500 dyn·s/cm⁵ |
| 肺血管阻力，dyn·s/cm⁵ | $\dfrac{[平均\,PAP\,(mmHg)-PAWP\,(mmHg)]}{CO\,(L/min)} \times 80$ | 100~300 dyn·s/cm⁵ |

CO=心输出量；BSA=全身体表面积；BP=血压；CVP=中心静脉压；PAP=肺动脉压力；PAWP=肺动脉楔压

有很多不同的方法用于监测血流动力学。最简单及可靠的方法是监测压力，监测血流和其他变量会更加复杂且可靠性降低。临床医生应该选择合适的参数监测各项指标，并且牢记监测技术的各种局限性。对于不同个体应实行目标性治疗。对于不同个体选择合适的血流动力学监测手段并且实施目标性治疗能够改善患者预后。

### 三、心血管超声监测

心脏超声是目前唯一能在床旁进行心脏结构和功能检查的影像学检查。多普勒心脏超声技术可以更加详细评估血流动力学参数改变，因而可以快速明确循环衰竭的原因和机制。目前很多研究表明，心脏超声的使用，尤其是经食管心脏超声的应用，在重危病患者当中，包括已经应用右心漂浮导管的患者，有益于患者的治疗。因此，近几年心脏超声的应用在 ICU 中越来越多。

在 ICU 中管理血流动力学不稳定的患者时，多调节血管内容量和心脏前负荷以提高心排出量和组织灌注。在这个过程中，准确评估患者的容量状态十分重要。当患者需要进行补液治疗时，评估患者对容量的反应性是关键，心脏超声评估患者的容量状态是传统有创血流动力学监测评估的有益补充，更准确便捷地判断患者处于容量过多还是容量不足的情况。有时如果心脏超声图像不够理想时，经食管超声可以提供更佳的图像，并且比经胸心脏超声更准确评估心内流量、心肺交互作用和上腔静脉扩张变异度等。心脏超声除了可以直接测量心输出量外，还可显示静态指标和动态指标对容量状态进行判断。静态指标指测定心脏内径大小和流速快慢。动态指标用于判断患者对于干预措施（如液体复苏、被动抬腿试验等）的反应性，如流速和内径的变化。严重低血容量时，心脏超声可表现为左室功能增强但容量很小，测量左室舒张末期面积，若此时 $<5.5\ cm^2/m^2\ BSA$（BSA 为体表面积），如果患者容量负荷耐受性低，即不能适应继续补液治疗。此时心脏超声可有严重右室功能不全的表现，如超声上显示右室大于左室，上、下腔静脉仍充盈（排除心脏压塞的情况），左室充盈压较高等。或应用被动抬腿试验（相当于内源性容量负荷试验），同时应用心脏超声观察左室射血流速增加来预测容量反应性。在完全机械通气的窦性心律的患者当中，心脏超声也可预测容量反应性，如利用上腔静脉塌陷率、下腔静脉扩张指数、左室射血时呼吸变化率等。如果机械通气患者呼气末下腔静脉呼吸变化非常小，提示患者血容量不足。

心脏超声在评估前负荷及容量反应性方面有效且极具前景，但在评估液体反应性时需要考虑以下几点：①液体反应性的评估需要多个参数的测量；②左室、右室内径的大小变化对液体反应性的预测不一定可靠；③相关液体反应性指标仅在感染性休克和围手术期患者被证明有效；④当患者存在心律失常或自主呼吸时，应用心肺相互作用的指标评估液体反应性可能不准确，此时被动抬腿试验可能是有用的方法；⑤必须考虑自主呼吸与间歇正压通气对指标有不同影响；⑥心脏超声很容易发现其他检测方法评估液体反应性的假阳性原因（尤其是严重的右心衰竭）。

心功能的测定包括左（右）心室功能如收缩功能和舒张功能，左心室的功能临床上最为重要。射血分数是目前研究最多，且最为临床所接受的心脏功能指标，射血分数具有容易获得、可重复性好以及能够较早评价全心收缩功能等优点；射血分数还是目前发现和预后最相关的心功能指标，当然，其他指标研究可能有待进一步研究。射血分数的测量方法有很多，其中辛普森法最普遍，被美国超声学会所推荐，但最大弊端在于对心内膜边缘的确认水平要求较高，两腔像与死腔像垂直要求高，而且操作略显繁杂费时。射血分数值作为一个最重要的普通心功能（收缩功能）指标，有明显的局限性，尤其是对前后负荷的依赖非常明显，前负荷增加通过 Frank-Starling 机制增加射血分数值，而后负荷增加抑制射血分数值。另外一个重要的评估心功能指标是平均左室周径向心缩短率（mVCF），其最大优点在于不依赖前负荷改变，同时经过心率纠正后的指标（rVCF）由于去除了心率的影响，因此可能比射血分数能更好地评价心肌收缩功能。

有研究证明，组织多普勒技术（TDI）的心肌收缩速度与射血分数相比较，更可以代表全心室功能，尤其是二尖瓣环心肌收缩速度，同时研究给出了可能的临界值。另外，相关研究显示，尽管也存在对前后负荷的依赖，但在肥厚性心肌病和具有舒张功能不全的患者中，运用 TDI 的心肌收缩速度指标可以在显性心肌肥厚和显性心肌收缩功能不全之前即发现渐进的心肌收缩功能受损，并且研究显示这些指标对前、后负荷的依赖不大。

近年来，有关心脏超声多普勒技术领域，评估左室心脏收缩指标的进展集中在两个方向，一是发展一些对负荷依赖程度低的指标，即接近心肌内在性能的指标，如：左室压变化率（LVdP/dT）和左室压变化率峰值（Peak LVdP/dT）不依赖于后负荷而前负荷轻度依赖、应力调节的 mVCF 相对对前、后负荷均依赖程度低，同时也有许多研究认为，这些指标有助于预后的判断，如左室压变化率和左室压变化率峰值可以独立预测充血性心衰的预后及包括瓣膜手术后转归等。二是研究心肌本身的指标:以往的指标都是测量心室对血容量(腔室的大小)和血流(多普勒流速和压力的变化)的效果,而最近许多研究开始关注心肌本身。基础研究中已经可以用游离动物模型的心肌细胞,然后测量长度、大小、收缩状态记忆收缩和舒张功能,尽管这些结果可以代表心肌本身的实际状态,但真正常规用于临床有一定困难。

随着近几年超声多普勒技术的进步,尤其是组织多普勒的发展应用使无创技术测量心肌本身或内在的功能成为可能,目前已有的指标有心肌收缩速度、左室质量等。近年来,生物力学作为一门快速发展的跨学科专业,而其中动力学与变形体力学、严重感染和感染性休克时的血流动力学变化有紧密联系,其中变形体力学(材料力学)与心脏本身的力学改变和功能改变极为相关,而应力与应变及两者关系是研究变形体材料本质特征的黄金方法和指标,它表现为压力-容量关系,并且其受负荷影响小,因此临床更有意义。随着相关技术的快速发展,使得应力和应变的测量变得能够较为准确获得,同时两者的关系分析也变得可行。因此,应变、应变率以及与应力的关系应该具有更好地前景。这些指标对预后的影响研究尚少,尤其大样本量的研究几乎没有,仅发现在充血性心衰患者心肌收缩速度<5 cm/s 可以预测心脏不良事件的发生。国外相关临床研究集中在心肌病、冠心病以及高血压致心脏改变的研究上,目前仅在儿童研究中发现生物力学的研究有助于发现肥厚性心肌病的不明显的心功能不全。

在危重病患者当中,心功能的改变非常常见,尤其是心脏功能衰竭或抑制,此时心室收缩、舒张功能的定量分析对于病情监测、指导治疗和判断预后具有十分重要的临床意义。心脏超声作为无创手段对心脏功能进行评估,包括二维心脏超声、M 型心脏超声、利用几何模型的容量方法、辛普森法、组织多普勒技术、Tei 指数和三维心脏超声等方法。

Tei 指数又称为心肌做功指数(MPI),MPI =(心室等容收缩时间+心室等容舒张时间)/心室射血时间。该指数于 1995 年由日本学者 Tei 提出,能综合性反映心室收缩及舒张功能。目前,国内多采用传统测量方法,即在心尖五腔像于左室流出道与流入道交界处同时获得二尖瓣口及左室流出道血流频谱来测量 Tei 指数。目前 Tei 指数尚无公认的正常值,TDI 测定的 Tei 指数是无创、敏感、可行的评价左室功能的指标,是对常规监测的血流多普勒参数的重要补充。

临床上如果能实时三维心脏超声,进行全面、快速、准确地测定左室功能,将极大限度地利用心脏超声技术,但既往的重建和实时三维往往需要多个心动周期的图像进行重建及多项处理才能得到结果,在临床上推广应用得到限制。最近的突破性研究显示,仅用一个心动周期的图像即可自动算出心室射血分数。实时三维心脏超声可以采用实时三维的心脏图像,以及左室时间-容积曲线,克服二维超声的限制,测量心室容积时不需要几何图形的假定,因而测量结果更加准确、全面,实时的观察和测量动态心室的整体及局部容积的大小、运动及功能状态,从而提高心功能评估的可靠性,是一种无创的新方法。

心脏超声多普勒技术还可以用来直接测量外周血管阻力,但操作略显复杂。临床上也可通过除外诊断,如在心脏足够负荷同时左右心脏收缩功能均满意的情况下,仍然存在的低血压来提示外周血管阻力的降低。

对于心脏超声的深入了解使得人们借助心脏超声工具应用于更多的临床方面,例如判断患者能否成功脱机。在 ICU 中有 25% 的患者尽管符合脱机标准但仍然脱机失败。脱机时,由于没有了正压 PEEP 和压力支持对吸气做功的支持,左心的前后负荷同时增加。在有左心疾病基础或慢性阻塞性肺病患者中，脱机失败的关键原因或合并原因主要是由于左心功能不全，导致不能适应脱机时呼吸做功增加的要求，甚至导致左心房压力过大或肺水肿。心脏超声可以在脱机实验的末期发现脱机困难的心脏原因。常见评估指标包括代表左心房压力改变的压力指数改变；新发的或原有的节段室壁运动异常；左心室整体功能下降；新出现或恶化的二尖瓣反流。如果在开始脱机试验前应用心脏超声进行心脏的基础评估，前后比较获得准确结果，将有助于预测脱机的成功可能性。

在 ICU 中无论是围手术期还是严重的创伤患者，缺血性心脏病非常常见，局部心肌的缺血导致局部心肌的运动异常。临床实际中，局部心肌缺血评估最常用到的方法是对二维超声显像室壁活动和室壁增厚率进行目测。与心肌节段的室壁增厚率相比较，二维超声应变成像对心肌缺血的变化更加敏感。急性心梗后可出现多种舒张期充盈异常即左心室舒张功能异常，表现为二尖瓣血流频谱 E 峰峰值速度减低，A 峰峰值速度增高，E/A 比值小于 1，E 峰减速，时间 DT 延长，IRT 延长，肺静脉血流频谱 S/D 峰值比值增加等。彩色多普勒心脏超声在临床的广泛应用，使对急性心肌梗死后左室舒张功能改变有更全面深刻的认识。心脏超声可作为左心室舒张功能的一种重要的评估方式，对指导临床治疗方案也起到重要作用。心肌应变测量的是心肌各阶段的变形，在定量评价心肌各阶段的收缩和舒张功能时，心肌应变与心急的收缩和舒张功能密切相关，因此能准确评估心肌收缩和舒张功能。

心脏超声还对急性肺动脉血栓栓塞的病变程度、治疗效果及评估预后有重要作用，已普遍应用于临床。超声检查急性肺动脉血栓栓塞一般包括心脏超声检查及下肢深静脉检查。心脏超声可以从直接征象及间接征象为诊断 PTE 提供依据。直接征象包括：主肺动脉和左右肺动脉主干内血栓；右心内血栓伴右心扩大、肺动脉高压；血栓到达肺动脉以前，可以被腔静脉入右房处的 Eustachil 瓣、三尖瓣、右心耳阻截，如果同时伴有右心室扩大或肺动脉高压，则可以直接诊断肺动脉栓塞。经心脏超声发现直接征象的概率较低，主要由于：当肺栓塞栓子位于肺动脉外周血管时，难于检出；新鲜的血栓回声多较低，超声不易识别；机化血栓与血管壁融合，也不易区分。心脏超声检测 PTE 的间接征象包括肺动脉高压及肺源性心脏病征象。具体表现在以下几方面：右心系统扩大，受机械、神经反射和体液因素的综合影响，肺血管阻力升高，右心负荷增大，右心系统增大；右室壁运动幅度减低，室间隔与左室后壁运动不协调，在左室短轴切面，室间隔向左心室膨出，左心室呈"D"字形改变；三尖瓣返流、肺动脉高压，由于右心扩大，三尖瓣瓣环扩大，可引起不同程度三尖瓣反流，频谱多普勒可以测得三尖瓣反流压差，并据此可估计肺动脉压力。此外，还可见多普勒改变、肺动脉血流流速曲线发生特征性改变，主要表现为加速、减速时间缩短及频谱形态改变；如果伴有肺动脉高压，则血流频谱表现为收缩早期突然加速，加速至陡直，峰值流速前移至收缩早期，而后提前减速，呈直角三角形改变，有时可于收缩晚期血流再次加速，出现第二个较低的峰。心脏超声可通过上述的直接征象来直接诊断 PTE，而间接征象可以提示诊断，更重要的是对具有胸痛、呼吸困难、心悸、气短等症状的患者可以与急性心肌梗死、冠心病、主动脉夹层、心包积液等疾病进行鉴别。对于确诊的 PTE 患者，超声探测到中毒、重度右室功能障碍者，其近期及长期病死率明显升高，而不伴有右室负荷过重的患者，近期预后良好。因此，超声能够根据右室功能状态进行危险度分层及预后判断。心脏超声可以动态、无创、重复估测肺动脉压力、因此可以判断治疗效果，可以作为随访追踪的一种快速、简便的检查手段。

目前很多 ICU 医生能掌握心脏超声的操作技术，在理解危重病患者的血流动力学基础上,利用心脏超声判断容量状态与容量反应性。但心脏超声与其他工具比较尚缺乏足够的证据证明其在血流动力学监测方面的有利地位。心脏超声的数据获得依赖于心脏超声操作者的专业技术能力,缺乏一定的客观性。心脏超声检测有其自身特点,监测的指标包括静态指标与动态指标。静态指标仅在极端状态下如低血容量和容量过负荷时意义较大除此之外需利用动态指标,但动态指标需要患者完全机械通气并且心率正常。既有自主呼吸又有心律失常时可选择动态手段衍生的动态指标如被动抬腿试验或容量负荷试验后的相关指标评估。心脏超声除了在 ICU 常见的心血管危重疾病应用外,在其他临床诊治诸多方面都逐步开始应用。

总之,目前血流动力学监测在危重患者中的评估及处理起着十分重要的作用。ICU 中常规的心电监测如心率、心律及血压的变化能够辅助医生及时进行干预,恢复正常的生理指标。有创动脉导管不仅能提供持续性的血压监测,同时也提供了方便简单获取血气分析及其他实验室指标的方法。目前而言并没有绝对的中心静脉压力阈值判断患者对液体治疗的反应性,但可通过中心静脉压力值的变化趋势指导液体治疗,并提供中心静脉血氧饱和度。肺动脉导管可以监测心输出量、右心房压力、肺动脉压力、肺毛细血管楔压及混合静脉血氧饱和度等。心输出量的监测在血流动力学监测中占有举足轻重的位置,目前有相当多的方法可以测量,普遍为大家所接受的是热稀释法测量。这些测量技术都可用来检测心输出量、组织氧合情况等一系列血流动力学指标,但众多测量方法各有其优点及局限性,有待进一步研究确定其有效性。它们的治疗作用取决于正确的操作技术、波形解读和数据理解。虽然临床上广泛应用这一类技术,但临床益处的文献报道较有限。应用这些技术时应同时考虑患者目前的情况,专业技术人员的操作能力,可能发生的不良后果及治疗花费等。必须牢记的是,所有的血流动力学参数,需要同时结合患者的体格检查结果和实验室数据判断患者目前的情况。

(瞿洪平　李梅玲)

# 第三节　呼吸系统监护

## 一、呼吸功能监测

呼吸功能监测是用有创或无创的方法对患者呼吸系统实际生理功能的连续或接近连续的评估。呼吸功能监测的目的是确保患者的安全,确定医疗干预的时机和强度水平,并对干预效果进行评估。虽然呼吸功能监测在 ICU 中已普遍开展,但这种监测能否改变危重患者的最终转归尚无定论,临床上应根据患者病情需要和客观医疗条件开展呼吸功能监测。

(一)换气功能监测

1. 动脉血氧分压($PaO_2$)、动脉血氧饱和度($SaO_2$)、动脉血氧含量($CaO_2$)、脉搏氧饱和度($SpO_2$)监测

(1)适应证　各类呼吸衰竭,低氧血症,心肺复苏,CO 中毒,机械通气,心内直视手术及

胸部大手术后,其他需严密观察氧合状态的危重患者。

(2)方法　$PaO_2$ 和 $SaO_2$ 一般采动脉血样由血气分析仪直接测出,ICU 内经常用床旁检测(point-of-care test,POCT)作为血气分析方法,最新的方法还有运用光学生物传感技术将带微型荧光探头置入动脉腔内连续监测 $PaO_2$ 和其他血气指标;$SpO_2$ 由脉搏血氧计测得,其原理是通过检测特定波长的光线经搏动的血管床后的光吸收率,推算氧合血红蛋白和脱氧血红蛋白的相对含量;$CaO_2$ 按下式推算:

$$CaO_2(mL/dL) = 1.34 \times Hb \times SaO_2 + 0.0031 \times PaO_2$$

(3)参考值　$PaO_2$ 9.3~13.3 kPa(70~100 mmHg);$SaO_2$ 92%~98%;$CaO_2$ 6.7~10.3 mmol/L(15~23 mL/dL)。注意:实测的 $SaO_2$ 和 $SpO_2$ 高于氧合血红蛋白占总血红蛋白的百分率;在 CO 中毒和高铁血红蛋白血症时,$SpO_2$ 高于实测的 $SaO_2$,$SpO_2$ 监测可能会漏判低氧血症,可以用更高级的能分辨碳氧血红蛋白和高铁血红蛋白的仪器监测;$SpO_2$ 的测定结果受许多因素的影响,当氧饱和度较低(<80%)时,$SpO_2$ 与真实的氧饱和度误差较大。另外,末梢循环不良、静脉搏动、内源性和外源性染料及色素、肤色较深、探头大小不合适、室内强光或某些理疗用光、肌肉活动和重度贫血等均可干扰 $SpO_2$ 测定,影响测定结果准确性。

(4)意义　$PaO_2$、$SaO_2$、$CaO_2$ 和低,即为低氧血症,常见原因是:① 肺部疾病导致通气-血流不匹配和弥散障碍,使肺内分流增加;② 低通气;③ 吸入气体氧分压降低(如高原)也可导致低氧血症。$PaO_2$、$SaO_2$、$CaO_2$ 和 $SpO_2$ 增高,即为高氧血症,见于氧疗和高压氧舱治疗。$PaO_2$、$SaO_2$ 和 $CaO_2$ 迄今仍是临床评价肺气体交换的金标准。注意:$SpO_2$ 不能用于新生儿高氧过高的监测;$SpO_2$ 也不是低通气的敏感指标。

2.肺泡-动脉氧分压差[$P(A-a)O_2$]和动脉-肺泡氧分压比($PaO_2/P_AO_2$)

(1)适应证　判断低氧血症的病理机制,指导呼吸衰竭的治疗;计算肺内分流量。

(2)方法　先在一定的吸氧浓度下做动脉血气分析,再按下列公式计算:

1)一般公式　$P(A-a)O_2 = P_AO_2 - PaO_2$

$$P_AO_2 = PiO_2 - P_ACO_2 \times [FiO_2 + (1 - FiO_2)/R]$$

$$PiO_2 = (PB - PH_2O) \times FiO_2$$

$P_AO_2$ 为肺泡氧分压;$PiO_2$ 为吸入气氧分压;$P_ACO_2$ 为肺泡 $CO_2$ 分压,其数值一般与 $PaCO_2$ 相等;$FiO_2$ 为吸入气氧浓度;PB 为大气压,海平面约 100 kPa;$PH_2O$ 为饱和水蒸气压,37℃时 6.3 kPa,R 为呼吸商,通常以 0.8 计算。

2)简化公式　以下 $PaO_2$、$PaCO_2$ 和 $P(A-a)O_2$ 单位都是 kPa:

海平面吸空气时,$P(A-a)O_2 = (20 - PaCO_2 \times 1.25) - PaO_2$

吸氧时,$P_AO_2 = PiO_2 - PaCO_2/R$

吸纯氧 15 min 后,$P(A-a)O_2 = (100 - 6.3 - PaCO_2) - PaO_2$

(3)参考值　不同吸入氧浓度下,$P(A-a)O_2$ 参考值是截然不同的,吸空气时平均 1.2 kPa,最高 3.3 kPa;吸纯氧时平均 4.7~6.7 kPa,最高 10 kPa。$PaO_2/P_AO_2$ 正常值较 $P(A-a)O_2$ 更恒定,约为 0.8,但 $PaCO_2$ 或 V/Q 改变时,$PaO_2/P_AO_2$ 会发生变化。

(4)意义　$P(A-a)O_2$ 增大和 $PaO_2/P_AO_2$ 下降均提示换气功能不全,原因可能是肺内分流、通气血流比失调和弥散障碍。改变吸入气氧浓度,$PaO_2/P_AO_2$ 值相对恒定,故可用于估计改变 $FiO_2$ 对 $PaO_2$ 的影响。

3.肺内分流百分比($Qs/Qt$)

（1）适应证　各类呼吸衰竭，尤其是 ARDS 患者；严重或难以纠正的低氧血症。

（2）方法　抽动脉血和（或）混合静脉血作血气分析，氧分压以 mmHg 计，氧含量以 mL/dL 计。

1）吸纯氧 15 mim 后作血气分析，分别测动脉血和混合静脉血（经飘浮导管抽肺动脉血）的氧分压（$PaO_2$、$PvO_2$）和氧饱和度（$SaO_2$、$SvO_2$），求得氧含量（$CaO_2$、$CvO_2$）和 P（A-a）$O_2$，再按下式计算：

$$\frac{Qs}{Qt} = \frac{0.0031 \times P(A-a)O_2}{(CaO_2 - CvO_2) + 0.0031 \times P(A-a)O_2} \times 100\%$$

2）对未插飘浮导管者，（$CaO_2 - CvO_2$）正常人按 5 mL/dL，有呼吸道疾病者按 3.5 mL/dL 代入上式，可估计。

3）为迅速估计，尚可用以下粗略公式估计：

$$Qs/Qt（\%）=（700 - PaO_2）\times 5/100$$

（3）参考值　3% ~5%。

（4）意义　Qs/Qt 增加，表示可能有右向左分流、肺内动静脉短路、无通气的灌注或通气-血流比失调。急性肺损伤（ALI）时 Qs/Qt>10%。

### （二）通气功能监测

1. 动脉血 $CO_2$ 分压（$PaCO_2$）、经皮 $CO_2$ 分压（$Tc-PCO_2$）、呼出气 $CO_2$ 分压（$PetCO_2$）和 $CO_2$-容积曲线（volume-based capnometry）

（1）适应证　伴有通气不足或通气过度的危重患者；机械通气治疗中或撤离前后；呼吸道梗阻伴高碳酸血症；气管插管操作时用 $PetCO_2$ 确认气管插管位置。

（2）方法　$PaCO_2$、$Tc-PCO_2$ 和 $PetCO_2$ 分别由血气分析仪、经皮 $O_2$ 和 $CO_2$ 分压监测仪、呼出气 $CO_2$ 分析仪测得。将呼出气 $CO_2$ 检测与流速监测结合，可以描绘出纵坐标为 $CO_2$ 浓度、横坐标为潮气量变化的 $CO_2$-容积曲线。

（3）参考值　$PaCO_2$ 正常值 4.3 ~6.0 kPa（35 ~45 mmHg）；$Tc-PCO_2$ 为 $PaCO_2$ 的 1.5 倍，校正后的值则与后者相近，水肿或末梢循环不良等可影响测定结果。

（4）意义　$PaCO_2$ 与 $CO_2$ 产生量成正比，与肺泡通气量成反比，而与弥散功能和 $V_A/Q_C$ 关系不大，在代谢率和呼吸商不变的情况下，$PaCO_2$ 直接反映肺泡通气量。若测定条件良好，$Tc-PCO_2$ 的意义与 $PaCO_2$ 相同。$PetCO_2$ 不仅取决于 $CO_2$ 产生量和肺泡通气量，还受死腔量和 $V_A/Q_C$ 的影响，与后两者负相关。对呼吸系统疾病患者以及机械通气病人，$PetCO_2$ 多会低估 $P_ACO_2$ 和 $PaCO_2$ 的值，并且往往缺乏较固定的关系常数，因此无法用 $PetCO_2$ 监测替代 $PaCO_2$ 测定。但 $PetCO_2$ 是目前临床上判别气管内插管进入气管或误入食管的标准方法，误入食管时，$PetCO_2$ 接近于零或随呼吸逐次下降并迅速接近于零。还可用于复苏中肺血流量的评估，肺循环不良、肺血流量小，无效通气增加，$PetCO_2$ 就低，甚至为零。呼出气 $CO_2$ 分析仪可以连续测定和记录潮气中 $CO_2$ 分压的变化，并描记出 $CO_2$ 分压-时间曲线，称为 $CO_2$ 描记图，图形形态改变可以反映呼吸期某些病理生理变化，如气道阻塞。$CO_2$-容积曲线的曲线下面积就是 $CO_2$ 清除量，在稳态情况下等于 $CO_2$ 产生量（$VCO_2$，正常值 2.6 mL/kg·min），后者受代谢率影响，因此可用于估算静息能量消耗（REE）。

2. 潮气量（$V_T$）和每分呼气量（$V_E$）

（1）适应证　呼吸中枢驱动力、呼吸肌力量、呼吸负荷等异常，机械通气时。

（2）方法　气管导管接流量传感器，经监护仪或呼吸机连续监测；或用肺量计或流量仪测定。经呼吸机测定患者自主 $V_T$ 和 $V_E$ 时，应选择支持模式，并将 CPAP 和压力支持水平均置于零。

（3）参考值　自主呼吸时 $V_T$ 男性约为 7.8 mL/kg，女性约 6.6 mL/kg，$V_E$ 为 5 ~ 7 L/min。

（4）意义　$V_T$ 减少，呼吸频率加快，即浅快呼吸，即使 $V_E$ 不减，也可能发生呼吸肌疲劳和呼吸衰竭。$V_E$ 在 15 L/min 以上者，一般难以撤离呼吸机，而 $V_E$ 在 10 L/min 以下，撤机较易成功。

3. 死腔量/潮气量（$V_D/V_T$）

（1）适应证　需动态监测，以判断通气效果者；可能存在的气道部分阻塞、肺过度膨胀及呼吸衰竭的患者。

（2）方法　由 $PaCO_2$ 和呼出混合气 $CO_2$ 分压（$P_ECO_2$）按 Bohr 公式计算。$P_ECO_2$ 可用塑料袋在呼吸机呼气端收集呼出气，通过血气分析仪测定，或通过对 $CO_2$-容积曲线积分求潮气中 $CO_2$ 分压平均值的方法获得。Bohr 公式如下：

$$V_D/V_T = （PaCO_2 - P_ECO_2） / PaCO_2$$

（3）参考值　0.2 ~ 0.4。

（4）意义　$V_D/V_T$ 反映通气功能，解剖无效腔和肺泡无效腔的增加均能使 $V_D/V_T$ 升高，$V_D/V_T$ 大于 0.5，常提示有通气衰竭。

## 二、呼吸力学监测

（一）用力吸气负压

1. 适应证　需要了解通气储备能力的患者，尤在呼吸机撤离前。

2. 方法　通过接口或气管导管和负压表密接，当患者用力吸气时，直接读出负压。理论上也可借机械呼吸机测定：关闭机械呼吸机的同步触发，令患者以最大努力吸气，从压力表中读出最大负压。

3. 参考值　-7.4 ~ -9.8 kPa。

4. 意义　反映吸气肌强度。机械通气病人用力吸气负压值低于 2 kPa 时，提示需要继续机械通气支持；负值大于 3 kPa 时，撤离机械通气相对较容易。

（二）呼气峰流速（PEFR）

1. 适应证　支气管哮喘等气流阻塞性疾病，机械通气时以及呼吸机撤离过程中。

2. 方法　PEFR 可以用肺功能仪、手持式峰流速计测得。机械通气患者可在 CPAP 模式下，令患者在最大吸气后用力呼气，从呼吸机图形或参数监测中读出最大呼气流速值。

3. 参考值　正常范围成年男性为 500 ~ 700 L/min，成年女性为 380 ~ 500 L/min。PEFR 正常范围受年龄、性别影响大，故一般以正常预测值的百分比表示。PEFR 还受昼夜变化等许多因素影响，用患者个体最佳值（无症状状态下）替代正常值作为参考标准，可以排除非发作性疾病因素的影响。

4. 意义　PEFR 增大反映气道阻力增加。临床上用于评估气道阻塞的程度和支气管扩张剂的疗效,并指导支气管扩张剂使用。支气管哮喘发作时,PEFR 低于预测值的 50%,是患者入 ICU 的指标之一;低于 30% 提示呼吸衰竭。使用吸入性支气管扩张剂 20 min 后,若 PEFR 上升超过 15%,提示对支气管扩张剂反应良好,可继续重复使用;若 PEFR 上升小于 10%,提示对支气管扩张剂反应差,不宜继续使用。

(三)呼吸系统顺应性(Crs)、吸气阻力(Rins)和呼气阻力(Rexp)

1. 适应证　判断呼吸衰竭的病理机理;胸、肺创伤或疾患;肺水肿;机械通气治疗中;指导选择呼气末正压通气(PEEP)的水平。

2. 方法

(1)用体积描记仪测定。

(2)机械通气者,从呼吸机或监护仪上直接读出 Crs 和气道阻力(Raw);或读出潮气量($V_T$)、吸气峰压(Ppeak)、吸气末屏气压(Ppause)、PEEP 和吸气流速(Fins)和最大呼气流速(Fexp),再按下列公式计算:

$$Crs = V_T / (Ppause - PEEP)$$
$$Rins = (Ppeak - Ppause) / Fins$$
$$Rexp = (Ppause - PEEP) / Fexp$$

3. 参考值　Crs 为 $0.5 \sim 1.0$ L/kPa($50 \sim 100$ mL/cm$H_2$O)。成人气道阻力为 $2 \sim 4$ cm$H_2$O/(L/s),气管插管和机械通气病人应 $<10$ cm$H_2$O/(L/s),小儿气道阻力正常值可达成人的 10 倍。

4. 意义　机械通气中动态监测 Crs 和 Raw 有助于了解病情变化和对治疗的反应。Crs 对 ALI 患者更有意义,有人还通过 Crs 寻找最佳 PEEP,方法是:逐渐增大 PEEP,测算对应的 Crs,当 Crs 达最大值时,此时的 PEEP 值即为最佳 PEEP。肺水肿利尿剂治疗的疗效可以用治疗前后 Crs 变化来评价。Raw 监测对气道阻塞性疾病,尤其是支气管哮喘更有意义,平喘药的疗效可以用治疗前后 Raw 的变化来评价。由于机械通气病人因 Raw 受呼吸管路阻力影响大,因此动态监测更有意义。

(四)食管压

1. 适应证　胸肺疾患致通气功能不全者;机械通气患者。

2. 方法　通常用食管气囊导管插入食管中下 1/3 处,经压力传感器显示食管气囊压力。

3. 意义　食管压的变化间接反映胸腔内压的变化。应用食管压监测可以测定内源性 PEEP;在完全机械通气的条件下,测定胸壁顺应性;测定呼吸功。

## 三、人工气道建立和气道管理

(一)人工气道

1. 概念　人工气道是指上呼吸道及气管受阻,其通畅受到威胁或者需要机械通气治疗时,在生理气道与大气或其他气源之间建立的有效连接。为了达到充分氧合的目的,保护和控制气道是危重病急救处理中的关键。

2. 人工气道适应证　各种原因导致气道通气受阻或可能受阻,或呼吸衰竭需要机械通气,具体情况有:①无论什么原因的呼吸停止。②心跳骤停。③上呼吸道梗阻。④伴舌后坠或气道保护性反射减退的严重意识障碍。⑤颅脑伤、颌面伤、颈部伤危害气道,且凡疑及颈椎损伤者均应在颈椎保护下建立人工气道。⑥喉损伤、气道灼伤。⑦大咯血，口、鼻腔大出血，严重乙醇中毒导致误吸或有误吸危险的。⑧拟行有创机械通气者或镇静、麻醉镇痛需要。

3. 人工气道方式　人工气道主要是气管插管和气管切开，但决不仅限于这两种方式。还包括：

(1)手法开放气道　抢救者徒手操作，使伤员气道恢复和保持通畅，主要手法有：托项、提颏、牵下颌和推挤腹部（即 Heimlich 手法），前三种手法主要用于解除舌后坠，后一种手法对气管异物甚为有效。

(2)清理气道　吸引是清理气道的主要方法，为保证有效吸引，应选用口径较大的硬质、弯曲吸引头，气道吸引切忌用细吸痰管和孔径很小的玻璃连接管。

(3)简易人工气道　主要有口咽通气管和鼻咽通气管，用于防止牙咬伤、暂时解决舌后坠和维持气道通畅。

(4)面罩　"扣面罩—捏皮球(bag-valve-mask, BVM)"是复苏术中常用的简单、有效的方法，主要技术要求是面罩要扣紧，伴舌后坠者一般加用口咽通气管或鼻咽通气管。无创通气也用面罩。

(5)中间气道(intermediate airway)　是指介于上述应急气道建立方法和确定性的气道控制方法(气管插管或造口)之间的一类改良的暂时性人工气道，主要用于无条件实施气管插管、气管切开、气管插管困难，而又需要正压通气的意识不清病人。这类人工气道包括：食管阻塞通气管(esophageal obturator airway, EOA)、食管胃管通气管(esophageal gastric tube airway, EGTA)、喉罩通气管(laryngeal mask airway, LMA)、食管气管联合管(esophageal-tracheal combitube, ETC)。

(6)常规气管插管技术　是应用最广的确定性人工气道方式，按插入途径分经口气管插管和经鼻气管插管，按操作方式分明视插管和盲探插管。

(7)特殊气管插管技术　属于改良气管插管技术，目的是提高困难条件插管的成功率。主要改进有发光导芯气管插管、可视喉镜下气管插管、纤维支气管镜导引气管插管、逆行气管插管。

(8)气管造口术　气管插管困难或有禁忌证时，或估计需要长期(>14 d)保留气管插管者，应考虑选择气管切开造口。

(9)改良或快速气管造口技术　包括经皮扩张气管造口术、外科环甲膜造口术、针头穿刺环甲膜造口术(needle cricothyrotomy)等，后者可用于紧急情况下经皮喉喷射通气(percutaneous translaryngeal jet ventilation)。

4. 人工气道方式的选择

(1)人工气道方式的选择，要兼顾患者病情、现场条件、操作者技术三方面因素，尽量选择简便、有效而又不耽误时机、不会造成继发损伤的方式。

(2)经鼻或经口气管插管是经典可靠的人工气道方式，对插管有禁忌或无法完成时，采用外科造口方式；特殊插管方式主要作为困难插管的备选方式；简易气道、中间气道与 BVM 一起作为临时方式主要用于急救，改良造口方式主要也适用于急救场合。

(3)在紧急情况下，操作者最有成功把握的方式就是最适当的方式。

5. 注意事项

（1）插管过程中应随时准备心肺复苏，尤其是严重缺氧和心功能不全的患者。

（2）插管物品保持齐备，操作前确认吸引器工作正常。

（3）反复插管易造成急性缺氧，随之而来的是心搏骤停，均要尽量避免。

（4）尽一切可能保持高浓度吸氧，紧急插管时，可一面准备物品，一面行面罩辅助通气，增加氧储备，减少缺氧时间。

（5）创伤急救中始终坚持在颈椎保护原则下插管。

**（二）气管插管**

最经典和最常用的气管插管方法是明视经口气管插管，所谓"明视"是指借助喉镜直接暴露声门。

1. 插管时头位

（1）经典式喉镜头位（Jackson 式），又称悬挂式，在头颈部创伤中禁用这式头位。

（2）改良式喉镜头位：头垫高 10 cm，肩部贴床面，这样可使颈椎呈伸直位，颈部肌肉松弛，门齿与声门之间的距离缩短，咽轴线与喉轴线重叠成一线，有人称此头位为嗅物位或士兵敬礼位。再利用弯型喉镜将舌根上提，喉镜着力点在舌根会厌之间的脂肪组织，无须用门齿作支点，故较为通用。

2. 用弯型喉镜操作法

（1）在改良头位下，用右手提起下颌，使患者张口。

（2）用左手持喉镜沿口角右侧置入口腔，将舌体推向左，使喉镜片移至正中位，此时可见悬雍垂（为显露声门的第一标志）。

（3）慢慢推进喉镜使其顶端抵达舌根，稍上提喉镜，可看到会厌的边缘（为显露声门的第二标志）。

（4）继续推进喉镜，使其顶端抵达舌根与会厌交界处，然后上提喉镜，以拉起会厌而显露声门。

（5）助手可根据情况轻压环状骨，既便于暴露，又防止反流。

（6）右手执气管导管，斜口对声门裂，在吸气未顺势将导管轻柔插入。导管插入气管内的长度，成人为 5 cm，小儿为 2 cm。如果用导丝塑型，在导管斜面进入声门 1 cm 后，要及时抽出。

（7）导管插入气管后，立即塞入牙垫，然后退出喉镜，将导管与牙垫一起妥加固定。

（8）检查确认导管在气管内，而非在食管内。

3. 气管插管导管选择的依据

见表 2-3。

4. 禁忌证

（1）呼吸衰竭不能耐受仰卧位的患者。

（2）由于口腔空间小，无法经口插管者，包括：①下颌固定术后；②解剖病变，如口腔小、颞颌关节僵硬、牙关紧闭等；③持续抽搐；④口咽部梗阻性占位。

（3）无法后仰者，包括：①可疑或明确的颈椎损伤；②去大脑强直；③破伤风；④颈椎严重退行性改变或风湿性关节炎。

5. 盲探经鼻气管插管

（1）适应证

1）呼吸衰竭不能耐受仰卧位的病人。

2）由于口腔空间小,无法经口插管者,如:①下颌固定术后;②解剖病变,如口腔小、颞颌关节僵硬、牙关紧闭等;③持续抽搐;④梗阻性占位。

表2-3　气管插管导管的选择

| 年龄<br>（岁） | 导管内径<br>（mm） | 标号<br>（外周径） | 气管导管从唇至气管中段的距离(cm) |
|---|---|---|---|
| 2 | 4.5 | 20 | 13 |
| 4 | 5.0 | 22 | 14 |
| 6 | 5.5 | 24 | 15~16 |
| 8 | 6.0 | 26 | 16~17 |
| 10 | 6.5 | 28 | 17~18 |
| 12 | 7.0 | 30 | 18~20 |
| 14 以上 | 7.5~10 | 32~34 | 20~26 |

3）无法后仰者,如:①可疑或明确的颈椎损伤;②去大脑强直;③破伤风;④颈椎严重退行性改变或风湿性关节炎;⑤需要清醒插管不宜使用麻醉肌松剂者。

（2）禁忌证

1）呼吸停止。

2）严重鼻或颌面骨折。

3）凝血功能障碍。

4）鼻道或鼻咽部梗阻,如:①鼻中隔偏曲;②息肉;③囊肿;④脓肿;⑤水肿;⑥过敏性鼻炎;⑦异物;⑧血肿。

5）颅底骨折。

（3）优点　①容易固定,不易移位。②对于清醒患者容易耐受。③对于颈部或下颌活动受限的病人,插管相对容易。④无病人咬管之虞。⑤对于不适于作纤支镜或没有设备条件的病人,该法较好。

（4）操作要点

1）必须保留较强的自主呼吸,因为操作时需要依靠导管内呼吸气流声的强弱或有无来判断导管头端与声门之间的位置与距离。

2）操作过程　紧急情况下只能对患者作仓促准备,也来不及等麻醉剂起作用,患者应先行纯氧面罩过度通气,增加氧储备,如果时间允许可对导管加热,使之软化,这样可减少损伤,操作也容易些。导管头端斜面对着鼻中隔,这样做可防止撕裂伤和出血,导管与面部垂直进入,导管弯度向前,逐渐加压并轻轻旋转,导管进入鼻腔及咽腔。在右手推进导管的同时,操作者可一面注意倾听通过导管的气流,一面用左手调整头颈方向角度,当操作者感觉到气流最强烈时,右手缓慢推导管进入声门,必要时由助手轻轻在环状骨上施压,这样做使导管前进方向与喉一致,同时封闭食管,防止反流。然后迅速在吸气时推入导管。不要施暴力。如果遇到阻力,则改用小一号的导管或插另一侧鼻孔。如果遇阻力同时伴有呼吸气流声中断,提示导管前端已触及梨状窝,或误入食管,或进入舌根会厌间隙,应拔出,重试。根据经验,经左鼻孔插管时,头部宜偏右斜;反之,亦然。之后要加固定并确认导管位置。

(5)并发症 鼻出血、咽穿孔、喉痉挛、喉损伤、鼻甲或鼻黏膜坏死、鼻窦炎、咽炎。

(6)注意事项 成功率在70%左右,需要较多经验。插入后务必确认气管导管在气管内而不是在食管内。反复插管易造成喉头水肿、喉痉挛及出血,导致急性缺氧,诱发心搏骤停。

6. 盲探经口气管内插管 不是借助直接喉镜,而是借助特制导丝或手指引导进行经口气管插管。这里介绍手指引导经口气管插管。

(1)适应证 ①其他插管方法或环甲膜切开不合适时。②患者能轻松被动张口。③深昏迷,心跳呼吸停止或神经肌肉麻痹,否则操作者手指可能被咬断。

(2)操作方法 操作者面向患者或站在患者一侧,用张口器或大牙垫使张口,双手戴保护手套,左手深入口腔,顺舌面抵达舌根,触摸会厌并用指尖拨起会厌,右手持气管导管在左手导引下,贴会厌送入气道。置入牙垫,固定,检查确认导管位置。

7. 明视经鼻气管插管

(1)暴露声门方法基本同明视经口插管法。

(2)先将鼻腔润滑并作表面麻醉。

(3)应将导管沿下鼻道推进,操作时将导管与面部作垂直方向插入鼻孔,沿鼻底部出鼻后孔至咽腔,切忌将导管向头顶方向推进;否则,极易引起严重出血。

(4)鼻翼至耳垂的距离相当于前鼻孔至咽喉腔的距离,当导管推进至上述距离后,用左手持喉镜显露声门,右手继续推进导管进入声门,如有困难,可用插管钳夹持导管前端送入声门。

(5)检查确认导管位置并固定。

8. 判断气管插管成功的方法

(1)传统常用指征 ①肺部闻及呼吸音。②胃部未闻及过水音。③胸部起伏与呼气、吸气同步。④在呼吸时可在气管导管壁上见到同步变化的水蒸气。⑤挤压胸部可在气管导管口查及气流通过。⑥颈部可触及气管内导管气囊。⑦胃膨隆消失。⑧用食管探测器判断气管导管在气道内。

(2)更可靠的指征 ①直接喉镜下见到气管导管通过声带。②呼出气二氧化碳探测,一次性二氧化碳探测条变色、呼出气二氧化碳浓度曲线呈与呼吸一致的潮式变化或读数较高。③经气管导管插入纤维支气管镜可见到隆突或气管软骨。④胸部摄片提示气管导管位置、深度合适。

(三)气管切开

常规的气管造口术需要经验、技巧及特殊器械,且操作需时较长,一般在非紧急情况下应用,而在紧急情况下多采用经皮扩张气管造口或环甲膜造口技术。

1. 适应证 ①估计需要长期(>14 d)保留气管插管者。②气管插管禁忌或插管困难者。

2. 操作步骤

(1)局麻,在上自甲状软骨下至胸骨切迹的范围内,用2%利多卡因以气管为中心在皮下作菱形浸润麻醉,正中切口部位再补加皮内注射1次。

（2）仰卧位，肩下垫枕，头后仰，颈过伸位，头正中，鼻尖、喉结及胸骨切迹三点在一条直线。

（3）在安全三角内作切口（环状软骨与胸锁乳突肌交点，及胸骨切迹连线）。

（4）在颈前正中，自环状软骨下缘至胸骨切迹间行纵行切开皮肤组织及颈阔肌。

（5）切开颈前筋膜，用直止血钳沿切口方向纵行分开两侧的胸骨舌骨肌及胸骨甲状肌，拉钩拉开，暴露甲状腺峡部及下方的气管环。

（6）用尖刀在气管前壁刺入，刀刃从下向上挑开气管环中任何2个软骨环。

（7）切开气管后，用小弯止血钳夹住气管切口两侧的软骨间组织，向两侧提起，吸除气管内血液及分泌物，迅速插入气管导管，拔除管芯，吸净分泌物，给气囊充气。

（8）系带固定。

3. 注意事项

（1）严守中线，随时用手触摸气管位置，两侧拉钩用力要均衡。

（2）气管前筋膜不可分离过多，以免引起纵隔气肿。

（3）不可损伤或切断环状软骨。

4. 并发症

（1）伤口出血，常见原因：①伤口感染；②切口过低，右无名动脉暴露或近于暴露；③切口过长；④导管脱位。

（2）皮下气肿。

（3）纵隔气肿和气胸。

（4）急性肺水肿。

（5）呼吸骤停。

（6）肺部感染。

（7）气管食管瘘。

（8）伤口感染。

（9）拔管困难。

（10）喉、气管狭窄。

（11）气管瘘管。

**（四）气管插管和气管切开导管的管理**

1. 气道吸引　气管插管或气管造口患者的口咽部和气管导管经常需要吸引，以清除分泌物，保持导管通畅。但是，气道吸引是一项有风险的不良操作。所以，近年来根据循证医学研究，国际上相关专业组织制定的指南对气道吸引提出了下列建议：

（1）无需常规吸引气道，而仅在有分泌物时需作气道吸引。

（2）如果气道吸引导致患者有临床意义的氧饱和度下降，做气道吸引前应考虑预先提高氧合。

（3）主张患者不脱开呼吸机作气道吸引（封闭式气道吸引）。

（4）主张用浅部吸引替代气道深部吸引。

（5）不主张在气道吸引前常规滴注生理盐水。

（6）对新生儿和使用高吸氧浓度、高水平 PEEP 以及有肺不张风险的成人患者，主张用封闭式气道吸引。

（7）急性肺不张患者如果发生吸引导致的肺不张，应避免脱开呼吸机吸引，并使用肺复张手法。

（8）吸痰管粗细在成人和儿童应小于气管导管腔的50%，在婴儿应小于70%。

（9）一次吸痰时间应限于15 s以内。

2. 套囊管理

（1）套囊的作用　正压通气时需要封闭气管内导管周围的间隙，以防止肺被吹张时气体经导管周围从声门漏出。气管导管远端有一个称作套囊的可充气的塑料球囊，充气后发挥这种封闭作用。

（2）套囊压力　当今临床上使用的气管导管，多数带高容量、低压套囊，这种设计可以用较低的压力封闭气管。鉴于气管内壁毛细血管静水压为25 mmHg这样的推测，气管导管套囊压不应超过25 mmHg（35 cmH_2O）。

（3）套囊漏气　如果能听到气体通过套囊周围漏入咽喉部发出的声音，就表明存在套囊漏气。严重漏气需要更换导管，少量漏气一般向套囊内适当补充注气便可解决。套囊漏气的常见原因及其处理方法有：

1）套囊位置过高　由于导管插入过浅，套囊未过声门或正好卡在声门上，使得套囊无法密闭气管腔。喉镜检查或X射线摄片可以证实套囊位置过高。套囊放气后将导管向下插入，重新充气，可解决问题。

2）套囊损坏　从套囊、连接管、示压气囊到注气阀任意部件的损坏，均可引起漏气。漏气严重的应更换导管。

3）气管扩张　套囊相对过小，无法密闭气管腔，导致持续漏气。X射线摄片可以诊断。可能需要更换大号的气管导管，若可能最好同时改变插管深度，使套囊位置避开气管扩张处。

3. 更换气管导管　各种原因气管导管阻塞、漏气或打折，无法用吸引、补充注气、调整位置等方法解决时，就需要更换导管。必须认识到，更换气管导管可能是一项危险的操作，须与紧急人工气道同等对待。用专门设计用于更换气管导管的管芯或纤维支气管镜有助于安全、迅速完成气管导管更换。更换造口术后不足10 d、尚未形成窦道的气管切开导管，须备全整套气管切开手术器械，并且有手术医生在场。

### 四、机械通气对生理功能的影响

#### （一）影响呼吸

影响呼吸是最主要的生理效应，也是主要的治疗作用，少数效应成为副作用。

1. 对肺容量的影响

（1）使潮气量（$V_T$）、死腔量（$V_D$）、功能残气量（FRC）和肺总量（TLC）都增加。

（2）$V_D/V_T$一般减少，但如果呼吸管道选用或连接不当，或存在严重气体陷闭，使$V_D$增加过多，则$V_D/V_T$可能增加，导致通气衰竭。

2. 对肺内气体分布的影响　与气道压（Paw）、气道阻力（Raw）、肺顺应性和肺泡单位时间常数（TC）相关。

（1）使气体分布趋于均匀　改善V/Q，改善换气功能。这是机械通气治疗换气功能不全的主要机制。

（2）中央区过度通气而周边区通气不足　由于不同肺区域肺泡单位的 TC 不一，以及压力从中央到周边传递过程中逐渐递减，故肺内正压通气时容易发生中央区过度通气和周边区通气不足，长期机械通气和吸气时间设置过短更容易造成这种结果。

（3）气体陷闭和肺段过度膨胀　控制通气时容量设置过大、呼吸时间过短以及患者有小气道阻塞基础，可以产生内源性呼气末正压（PEEPi），造成气体陷闭和动态肺膨胀，导致各种气压伤。呼气末正压（PEEP）通气可以对抗 PEEPi。

3. 对气体弥散的影响

（1）弥散面积增加　因为正压通气使肺泡复张（recruitment）增加，参与换气的肺单位增加。

（2）弥散时间延长　正压通气尤其在应用 PEEP 时，呼气末期小气道闭合时间退后，甚至始终开放，肺泡与传输气道间的气体弥散时间延长，肺毛细血管中血液与肺泡气之间的气体弥散时间也相应延长。

（3）弥散距离缩短　肺泡内正压使肺泡壁组织间液静水压增加，可以减少肺泡壁水肿，使气体弥散距离缩短。

4. 对呼吸力学的影响

（1）顺应性增加　一定条件下呼吸系统的比顺应性（specific compliance）恒定，比顺应性为顺应性与 FRC 的比值。正压通气时 FRC 增加，故顺应性也增加。

（2）气道阻力下降　正压通气扩张患者气道，气管插管或造口便于气道分泌物清除，故气道阻力下降。

（3）呼吸功减少　顺应性增加和气道阻力下降使弹性功和阻力功均减少，总呼吸功也减少。机械通气可以使患者在省功或无功状态下呼吸。

（4）"剪力（share force）"损伤　肺单位动态膨胀可产生沿支气管和肺泡壁的"剪力"，这种力作用可以造成肺泡壁机械损伤，是呼吸机相关肺损伤（ventilator associated lung injury，VALI）的机制之一。

5. 对肺血流量的影响　过度通气和高浓度吸氧使肺血管收缩，肺血流量下降，可以损伤肺泡上皮细胞。

（二）影响循环

影响循环是正压通气主要副作用。正压通气使胸内压增加，影响静脉回流，造成心输出量减少和外周静脉淤血。影响的大小取决于患者心血管调节功能、血容量和通气参数的设置。

（三）影响氧动力学

氧输送等于血氧含量与心输出量的乘积。机械通气通过改善换气使动脉血氧含量提高，但可能使心输出量减少，因此机械通气对氧输送的影响是双重的。

（四）影响中枢神经

机械通气可以调节 $PaCO_2$，而 $PaCO_2$ 上升使脑血管舒张，脑血流量增加，颅内压增加；$PaCO_2$ 下降，脑血流量下降，颅内压下降。

（五）影响内分泌

长期通气使 ADH 分泌增加，造成水钠潴留。

### 五、机械通气的实施与管理

#### (一)机械通气适应证

任何原因引起的呼吸衰竭的治疗和预防都是机械通气的适应证,具体包括:

1. 严重通气不足　中枢性呼吸抑制、神经-肌肉疾病或严重电解质紊乱所致的呼吸肌麻痹或痉挛、慢性阻塞性肺疾患并发急性呼吸衰竭、支气管哮喘重度发作、限制性通气障碍并发呼吸衰竭。

2. 严重换气障碍　肺部严重感染、急性呼吸窘迫综合征(ARDS)、心源性和非心源性急性肺水肿、严重肺挫伤。

3. 不能负荷过多的呼吸做功　胸、肺或心脏手术后、严重胸部创伤。

4. 其他　咳嗽和排痰能力差而需借助机械通气疏通呼吸道、多根多处肋骨骨折、配合气道湿化和药物的雾化吸入。

#### (二)禁忌证

几乎没有绝对禁忌证,而相对禁忌证有:①巨大肺大泡、未经引流的高压气胸或纵隔气肿。②支气管胸膜瘘或大量胸腔积液(用高频通气均不禁忌)。③大咯血后气道未通畅。④低血容量性休克,在补足血容量前。⑤肺组织无功能。⑥对机械通气缺乏必备的应用知识或对呼吸机性能不了解。

#### (三)应用时机

何时使用机械通气无确定的标准,应根据临床症状、呼吸功能测定和血气分析结果综合考虑。对咳嗽和排痰能力差,呼吸衰竭对全身影响较大,或对常规治疗反应不佳者,病情有恶化趋势者,宜尽早施行机械通气。下列参考指标有一项阳性时,应考虑使用机械通气:

1. 呼吸表浅、点头呼吸、潮式呼吸或呼吸停止。

2. 呼吸极度困难或严重呼吸窘迫(呼吸>35 次/min)。

3. $PaO_2/FiO_2<150$ mmHg,或 $P(A-a)O_2>400$ mmHg;因缺氧出现末梢发绀、心率>120 次/min或意识改变。

4. 急性呼吸衰竭时 $PaCO_2>6.7$ kPa,或 $PaCO_2$ 进行性升高,pH 值进行性下降,或因高碳酸血症出现大汗、谵妄或昏迷。

5. 胸部创伤后出现反常呼吸。

#### (四)通气治疗前的准备

1. 设备、用品的准备

(1)呼吸机　按治疗要求选用合适的呼吸机。现场急救、转运途中、急诊抢救选用便携式电动呼吸机,配有大容量电池者尤适用。治疗低氧血症宜选用功能较齐全、性能良好的气动呼吸机。通气时间超过 24 h 者,应配湿化器。应正确安装、连接湿化器与呼吸管道,接上电源和气源,开机测试,检查呼吸机工作是否正常、呼吸回路气密性是否良好。

(2)简易呼吸球囊　无论选用什么样的呼吸机,在治疗过程中均有可能需暂时脱开病人,进行检查,其间往往需要用简易呼吸球囊手动通气。因此,每间 ICU 病房必须每床有 1 个简易呼吸球囊备用。

（3）气道护理盘　粗细适宜的吸痰管数根，纱布数块，气道湿化用无菌生理盐水 1 瓶，注射器 2 把（分别用于注射湿化水和气管内导管气囊充气、放气），无菌镊 2 把和盛有无菌蒸馏水的治疗杯 2 套（分别用于气道内吸引和口腔内吸引）。最好备有可测定气管内导管气囊压力的压力计。

（4）床旁负压吸引系统或电动吸引器

2. 呼吸机与患者的连接　为了实施肺内通气，必须在呼吸机的呼吸管道和患者的生理气道之间建立起有效的连接，即建立人工气道。常见的呼吸机与患者的连接方式有面罩、气管插管和气管切开造口。

（五）选择通气模式

1. 概念　通气模式（ventilation modes）一词被用于描述呼吸机的工作方式，或被用于强调某种控制参数，如辅助通气模式、同步间歇指令通气模式、容量控制模式、压力支持模式等。由于通气参数甚多，不同作者描述呼吸机工作方式的侧重不同，因此，文献中通气模式种类繁多，概念互有重叠。为正确理解通气模式，有必要了解机械通气的原理和通气模式的实质。

（1）机械通气原理　呼吸机通过吸气阀系统和呼气阀系统，按预定的要求将气流周期性地输入患者气道，达到人工通气的目的。在现代呼吸机上，通气过程为气道压力和流速传感器监测下的自动化控制过程。

呼吸机由控制单元和患者单元组成。控制单元中主要包括指令程序和时钟，功能是按指令程序向阀门调节系统发放指令，并接受和处理来自流速传感器和压力传感器的信息。患者单元负责按指令向患者气道传输气流，并向控制单元反馈气流信息。

（2）通气模式的实质　了解了机械通气原理后，就可以弄清通气模式的实质。通气模式实质是呼吸机内预装在 CPU 中的指令程序，这种程序规定了呼吸机以一定的流速和压力，节律性地向患者气道内提供气流，使肺容量发生改变，也就是对流速（F）、压力（P）、容量（V）和时间（T）关系的控制。

2. 通气模式种类与应用

（1）持续指令通气（continuous mandatory ventilation，CMV）　每次吸气的潮气量或吸气压都是预先设置的，吸气时间一般也是预先设置的，而通气是否是由患者的吸气努力而同步触发的无关。根据吸气触发方式的不同，又可分病人触发和时间触发，前者呼吸机通过气道压力或流速的变化感知患者自主吸气努力，分别称压力触发和流速触发，两者合称同步连续指令通气（SCMV）；后者根据预设的周期而非患者的自主呼吸启动吸气，又称完全控制通气。预置潮气量的称容量控制（volume control，VC），预置吸气压的称压力控制（pressure control，PC）。VC 模式实际上往往是预置吸气流速，因为吸气时间也是预置的，所以潮气量也就被预置了。控制模式适用于自主呼吸能力很差或丧失的患者，其中 VC 注重用于潮气量而较少考虑高气道压影响的患者，如颅内高压的患者；PC 可用于多数患者，尤适用于管路漏气时或气压伤风险较大患者，婴幼儿一般用 PC。

（2）辅助自主呼吸（assisted spontaneous breathing，ASB）　主要是压力支持通气（pressure support ventilation，PSV）和持续气道正压（continuous positive airway pressure，CPAP）两种形式。PSV 每次吸气由患者的吸气努力触发，呼吸机仅在吸气期提供一个恒定的吸气压，而呼吸频率和吸气时间完全由患者决定，用于呼吸驱动力完好而呼吸力量受限的患者，或用于撤机过程。CPAP 是病人在预置的较恒定的气道正压下完全的自主呼吸,呼吸机提供一按需气流,维持气道正压。用于呼吸驱动力完好,无通气不足,但存在肺内分流导致的低氧血症的病人。

(3)间歇指令通气(intermittent mandatory ventilation,IMV)  部分呼吸为指令通气,其余部分为 ASB 或完全自主呼吸,且常为同步间歇指令通气(SIMV)。因指令通气部分有 VC 和 PC 之别,SIMV 也有 VC 型和 PC 型之分。IMV 用于中间状态的患者,或用于撤机过程。

(4)其他模式  除了 VC 和 PC 两种基本控制方式,近年又出现了一些既预置潮气量又预置吸气压的双重控制模式(dual control modes),有的在一个呼吸周期内同时控制压力和容量,如定容压力支持(volume-assured pressure support,VAPS),有的则以上一周期的潮气量反馈控制本次呼吸的吸气压,连续调整,使潮气量接近目标潮气量,如压力调节容量控制(pressure-regulated volume control)和容量支持(volume support)模式。另外还有比例辅助通气(proportional assisted ventilation,PAV)和双水平气道正压(bi-level positive airway pressure,BiPAP)等模式。PAV 是呼吸机感知到患者自主呼吸后,迅速根据其自主呼吸的强度,提供流速或容量按一定的比例放大了的气流,这种模式患者自主度较大,呼吸又不费力,但医生要设置一符合患者生理的辅助比例并非易事。BiPAP 模式可以说是一种全能的模式,高压、低压的水平和各自的持续时间设置不同,可以变化出相当于 CMV、IMV、CPAP 等模式的实际效果。因此,如果操作者对各种通气模式的本质认识清楚,则用 BiPAP 模式就显得十分方便。

**(六)通气参数设置**

1.传统方法  根据通气模式设置相应的有关参数,具体数据应根据患者的年龄、理想体重、基本病情和机体代谢率等进行估计,且应随病情变化和监测结果不断调整。但 80% 患者可参照下列参数值设置:

(1)潮气量一般为 8~12 mL/kg。

(2)呼吸频率成人 12~18 次/min,儿童 18~25 次/min。

(3)吸呼比 1∶2 左右。

(4)吸气压一般 10~20 cmH$_2$O。肺保护性通气时,要求平台压不超过 35 cmH$_2$O。

(5)每分钟通气量成人一般 6~8 L。

(6)吸入气氧浓度一般 30%~40%,尽量避免长时期>60%。

(7)呼气末正压(PEEP)常 0~10 cmH$_2$O。

2.肺保护性通气

(1)背景  机械通气一直是急性肺损伤(acute lung injury,ALI)的主要支持治疗手段,但近年的文献中,呼吸机相关肺损伤(VALI)的报道迅速增加。现有的研究认为:① 肺单位的过度膨胀可能导致肺泡-毛细血管屏障的机械性撕裂;② 肺单位动态膨胀可产生沿支气管和肺泡壁的"剪应力",这种力可造成肺泡壁的损伤;③ ALI 肺病灶不是全肺均匀分布的,正常肺泡和病灶交叉存在,且正常肺泡数量明显减少,成为所谓的"婴儿肺(baby lung)",因此,ALI 肺更易受高容量损伤;④ 低通气导致的高碳酸血症的危害不大,"允许性高碳酸血症(permissive hypercapnia)"是可行的;⑤ PEEP 可以使部分充盈或在潮气末塌陷的肺泡中保持全程开放。

(2)要点  鉴于上述认识,提出对急性呼吸窘迫综合征(ARDS)患者采用肺保护性通气

（lung protective ventilation），这种替代通气策略的要点有：① 采用合适水平的 PEEP；② 限制潮气量，使跨肺压 $<20$ $cmH_2O$，避免肺泡过度扩张；③ 限制膨胀压，使平台压 $<30$ $cmH_2O$，或低于肺顺应性曲线的上拐点；④ 允许出现高碳酸血症和酸血症。⑤ 小潮气量（$V_T \leqslant 6$ ml/kg）。

（3）主要参数设置 ① 潮气量一般为 $5 \sim 9$ mL/kg（理想体重）；② 呼吸频率范围 $15 \sim 25$ 次/min；③ 吸气平台压 $\leqslant 35$ $cmH_2O$；④PEEP 多数需 $10 \sim 15$ $cmH_2O$。

（4）肺保护性通气策略与传统方法的比较，见表 2-4。

表 2-4 肺保护性通气策略与传统方法的比较

| 参数 | 传统方法 | 肺保护性通气 |
| --- | --- | --- |
| 潮气量 | $12 \sim 15$ mL/kg | $<6$ mL/kg |
| 呼吸频率 | 保持正常 $PaCO_2$ | $15 \sim 25$ 次/min |
| PEEP 范围 | | |
| 最小值 | 无 | 保持肺泡开放，常高于顺应性曲线下拐点（ALI 患者多为 $10$ $cmH_2O$） |
| 最大值 | 以 $PaCO_2$ 升高不影响血流动力学为限 | 平台压不超过顺应性曲线上拐点 |
| 气道压 | 峰压 $\leqslant 50$ $cmH_2O$ | 平台压 $\leqslant 35$ $cmH_2O$（除胸廓活动受限者） |
| 氧合 | $PaO_2 > 75$ mmHg | $SaO_2 (90 \pm 5)\%$ |
| $PaCO_2$ | $40 \pm 5$ mmHg | 容许达 $50 \sim 80$ mmHg 水平（其他参数优先） |
| 动脉血 pH 值 | $7.4 \pm 0.05$ | 容许出现酸血症（$>7.1$） |

**（七）通气过程中的监测**

**1.呼吸机工作状况**

（1）吸气压 吸气峰压（PIP）增高表示气道阻力增大或呼吸不合拍，PIP 过高可能导致气压伤。吸气压过低常见于管路泄漏或脱管。在 VC 模式下尤应注意 PIP。

（2）通气量 包括吸入潮气量、呼出潮气量和分钟通气量。若呼出量显著小于吸入量，常表示管路漏气。在 PC 模式下尤应注意潮气量和分钟通气量。

（3）呼吸频率和节律 频率过快常表示通气不足，节律明显不规则可能是呼吸驱动力不足或压力支持水平不合适。

（4）吸入气氧浓度 若明显低于设置值，可能系供气压力不足。

**2.通气效果监测** 患者安静，末梢循环良好，无大汗，自主呼吸 $<20$ 次/min，无辅助呼吸肌剧烈收缩，两肺呼吸音适度，胸廓稍有起伏，血压、心率平稳，说明通气满意；否则，可能有通气不足或呼吸衰竭纠正不理想。

**3.血气监测** 一般在开始通气后或通气参数有大的调整后半小时，应作血气分析。情况平稳的患者，一般每日复查血气 $1 \sim 2$ 次，病情有剧烈变化者随时作血气监测。条件许可

时应作持续 $SpO_2$ 和 $P_{ET}CO_2$ 监测。

**(八)通气治疗中的特殊问题**

1. 护理 必须有专人护理,严密观察呼吸机工作状况,及时发现并排除故障。详细记录各项通气参数及其调整情况。定时测量并记录血压、脉搏、心率和上述监测项目,定时检查气管导管气囊压力,以充气后刚好无漏气或通气中有轻微漏气但不影响呼吸机正常工作为宜,气囊压一般不超过 30 $cmH_2O$。经常翻身、拍背、吸痰,做好口腔护理,尤其要注意心理护理。

2. 体位 若无禁忌证,机械通气中的患者常规应保持半卧位,床头升高45°,以防止呼吸机相关肺炎的发生。

3. 呼吸道湿化

(1)加温湿化 湿化器内加适量蒸馏水,吸入气温度控制在 30~35℃。

(2)喷雾湿化 用于配合药物的雾化吸入。

(3)被动湿化 在气道和"Y"形管之间连接一个人工鼻,使呼出气中的水分重吸入。

(4)气管内直接滴注 每 15 min 左右往气管导管内注一次生理盐水,成人每次约 2 mL,儿童酌减。

4. 吸痰 是气道护理中最重要的内容。吸痰方法提倡封闭式吸痰,以尽量减少气道暴露和污染的机会,操作须轻柔,以减少气道黏膜损伤;吸痰频度因患者而异,听到痰鸣音或看到气道内有痰,均应及时吸去。吸痰还是检查人工气道通畅性的重要手段,故应每日定时进行。

5. 呼吸机与患者呼吸不协调

(1)原因 通气不足、缺氧、存在引起过度通气的疾患、通气障碍、恐惧等。

(2)处理 查清原因并予排除;增加通气量或手控呼吸,并吸纯氧,用人为的过度通气抑制自主呼吸;用镇静剂,可选用吗啡 10 mg、安定 10~20 mg 或咪唑仑(midazolam)2.5 mg 间歇静脉注射,后者可 0.03~0.2 mg/(kg·h)维持;以上处理无效者可加用肌松剂,如静脉注射潘库溴铵(pancuronium)2~4 mg、筒箭毒碱(tubocurarine)10~20 mg、阿曲可宁(atracurium)12.5~25 mg 或维库溴铵(vecuronium)4 mg,后者可用 0.05~0.08 mg/(kg·h)维持。

6. 呼吸机故障 应立即脱开,并换用简易呼吸球囊或备用呼吸机。

7. 预防深静脉血栓 若无禁忌证,应常规应用抗凝药物预防血栓;也可用机械方法预防,如穿梯度弹力袜、用间歇性加压泵。

8. 呼吸机的消毒 应按照医院感染管理部门的规定,定期更换无菌管道和湿化器,换下的物品按材料种类用相应的消毒液浸泡灭菌、冲洗、晾干、备用。每例治疗结束后,呼吸机应进行终末消毒,更换滤菌器,重复使用的滤菌器用环氧乙烷等熏蒸消毒。

### 六、机械通气的撤离

为减少并发症,节省医疗资源,一旦病情允许,应尽早撤离机械通气。引入撤机方案,每日评估撤机条件,对满足条件者作自主呼吸试验(spontaneous breathing trial, SBT)评估,判断是否能够撤机。

1. 自主呼吸试验(SBT)　可以行"T"形管(T-piece)呼吸,或 CPAP 5 cmH$_2$O,或低水平 PSV(根据气管导管型号给予 5~10 cmH$_2$O 压力支持)。

2. 撤机基本条件

(1)导致呼吸衰竭的病因基本得到控制,且无新的病症。

(2)镇静剂减量或停用后,患者可被唤醒,吸痰时伴有咳嗽。

(3)循环稳定,且无需升压药物。

(4)所需的通气条件低,每分钟通气量<15 L/mim,PaO$_2$/FiO$_2$>200 mmHg,吸氧浓度用面罩或鼻导管吸氧能满足。

(5)做 2 min SBT,呼吸频率(次/min)/潮气量(L)≤105。

3. SBT 期间代表撤机尝试失败的指标

(1)呼吸频率>35 次/min。

(2)SpO$_2$<90%。

(3)脉率>140 次/min,或变化≥20%。

(4)收缩压>180 mmHg,或<90 mmHg。

(5)出现兴奋、出汗或焦虑。

(6)呼吸频率/潮气量≤105。

4. SBT 撤机步骤

(1)病情稳定后,逐渐撤停升压药物,下调呼吸机参数,减少或暂时停用镇静剂,达到撤机基本条件时,作 SBT 评估。

(2)SBT 观察 30~120 min,然后终止 SBT,出现任何一项代表撤机尝试失败的指标,应返回 SBT 前的条件维持机械通气。

(3)SBT 观察最长 2 h,若患者稳定,未达到任何撤机尝试失败的指标,即可撤去呼吸机。患者有自我气道保护能力,能咳嗽清除气道分泌物,就可以拔除气管插管,拔管后根据需要进行吸氧。

(4)SBT 撤机方案不适合因慢性呼吸衰竭急性加重而行机械通气治疗的患者,也不适用于依赖呼吸机的神经肌肉疾病患者。

(俞康龙)

# 第四节　消化系统监护

## 一、肝功能监测

### (一)肝脏的生理功能概述

肝脏为人体重要器官,担负着重要而复杂的生理功能。

1. 分泌胆汁　每日持续不断地分泌胆汁 600~1 000 mL,经胆管流入十二指肠,帮助脂肪消化以及脂溶性维生素 A、维生素 D、维生素 E、维生素 K 的吸收。胆汁排入肠道,参与肝肠循环。

2. 代谢功能 食物消化后由肠道吸收的营养物质经门静脉系统进入肝。肝能将碳水化物、蛋白质和脂肪转化为糖原,储存于肝内。当血糖减少时,又将糖原分解为葡萄糖,释放入血液。

在蛋白质代谢过程中,肝主要起合成、脱氨和转氨三个作用。蛋白质经消化液分解为氨基酸而被吸收,肝又利用氨基酸再重新合成人体所需要的各种重要的蛋白质,如清蛋白、纤维蛋白原和凝血酶原等。如肝损害严重,就可出现低蛋白血症和凝血功能障碍。体内代谢产生的氨是对人体有害的物质,肝能将大部分的氨合成尿素,经肾排出。肝细胞受损时,脱氨作用减退,血氨因此增高。肝细胞内有多种转氨酶,能将一种氨基酸转化为另一种氨基酸,以增加人体对不同食物的适应性。

肝在脂肪代谢中起重要作用,并能维持体内各种脂质(包括磷脂和胆固醇)的稳定性。

肝也参与多种维生素代谢。肝内胡萝卜素酶能将胡萝卜素转化为维生素 A,并加以储存。肝还储存维生素 B、维生素 C、维生素 D、维生素 E 和维生素 K。

在激素代谢方面,肝对雌激素、垂体后叶分泌的抗利尿激素具有灭活作用;肾上腺皮质酮和醛固酮的中间代谢大部分在肝内进行。

3. 凝血功能 肝是合成或产生许多凝血物质的场所。除上述的纤维蛋白原、凝血酶原的合成外,还产生凝血因子 V、Ⅶ、Ⅷ、Ⅸ、Ⅹ、Ⅺ和Ⅻ。另外,储存在肝内的维生素 K 对凝血酶原和凝血因子Ⅶ、Ⅸ、Ⅹ的合成是不可缺少的。

4. 解毒作用 代谢过程中产生的毒物或外来的毒物,在肝内主要通过单核-吞噬细胞系统进行吞噬和通过分解、氧化和结合等方式而成为无毒物质。参与结合方式的主要是葡萄糖醛酸、甘氨酸等,与毒物结合后使之失去毒性或排出体外。

5. 吞噬或免疫作用 肝通过单核-吞噬细胞系统的 Kupffer 细胞的吞噬作用,将细菌、抗原抗体复合物、色素等从血液中除去。此外,肝内有维生素 $B_{12}$、叶酸等造血原料,故间接参与造血。肝又储存大量血液,当急性失血时,可起到调节血液循环的作用。

另外,与一般脏器不同的是,肝的再生能力巨大。动物实验证明将正常肝切除70% ~80%,仍可维持正常的生理功能,且能在 6 周后修复生长到将近原来的重量。因此,当肝有局限性病变时,可施行肝段、肝叶乃至更大范围(如右三叶)肝切除术。值得注意的是,肝对缺氧非常敏感,在常温下阻断注入肝的血流超过一定的时限,将可能引起严重的血压下降和不可逆的肝细胞缺氧坏死。

(二)肝脏功能生化监测

重症监护方面,患者缺乏主诉,肝脏功能监测主要依赖肝脏生化试验(liver biochemical tests,LBT),这是判断有无肝损害、评估肝病严重程度、追踪肝病进展以及判断治疗效果和预后的重要方法。常用肝脏生化试验主要包括血清丙氨酸氨基转移酶(ALT)、天冬氨酸氨基转移酶(AST)、碱性磷酸酶(ALP)、γ-谷氨酰转移酶(GGT)、胆红素(Bil)、白蛋白(Alb)和凝血酶原时间(PT)等检测项目。

1. 血清氨基转移酶 血清氨基转移酶主要包括丙氨酸氨基转移酶(ALT)和天门冬氨酸氨基转移酶(AST)。ALT 广泛存在于组织细胞内,以肝细胞含量最多,其次为心肌、脑和肾组织中。组织中 ALT 位于胞浆,其肝内浓度较血清高 3 000 倍,血清半衰竭期为(47±10 h),是肝细胞损害的敏感指标。AST 主要分布于心肌,其次为肝脏、骨骼肌和肾脏等组织中,存在于胞浆和线粒体两个部位,线粒体型 AST 活性占肝脏 AST 总活性 80% 左右。成人血清 AST 和 ALT 比值的正常值约为 0.8。心肌梗死和慢性酒精性肝病等情况下以线粒体型 AST 活性升高为主,血清中 AST/ALT 比值升高;病毒性肝炎或其他肝病时,若肝细胞损伤加重和(或)累及线粒体,则 AST/ALT 比值也可明显升高。对血清 ALT 和 AST 的正常值上限(ULN),一般定为男 40 U/L、女 35 U/L。氨基转移酶轻度(<5 倍 ULN)至中度(<10 倍 ULN)升高可见于多种疾病和生理情况。而氨基转移酶水平显著升高(>15 倍 ULN)仅见于少数疾病,如急性病毒性肝炎、缺血性肝炎、急性药物或毒物诱导性肝损害。也可见于自身免疫性活动性肝炎的急性恶化、慢性乙型肝炎活动、急性布-加综合征(尤其是伴有门静脉血栓者)、HELLP 综合征、妊娠期急性脂肪肝、肝梗死等。但是氨基转移酶水平高低与肝损害严重程度并不一定相关,不能仅凭氨基转移酶的水平来判断病情的严重程度。

在急性病毒性肝炎及药物或毒物诱导的肝损害患者,其氨基转移酶水平需数周至数月恢复正常。而在缺血性肝损伤如低血压、心肌梗死、大出血的患者,只要其缺血缺氧状态得到纠正或缓解,其氨基转移酶水平在在达到高峰之后的 24 h 或数天内可降至正常。结石引起的一过性胆总管阻塞,在胆管阻塞解除后 24 ~ 48 h 内显著下降。

血清氨基转移酶活性升高是反映肝损害的敏感指标。一般情况下,ALT 反映肝损害的灵敏度高于 AST,但它们的水平高低与肝损害的严重程度常常并不平行,且应注意骨骼肌、心脏、肾脏等其他组织器官病变也可导致血清 ALT 和(或)AST 活性升高,临床中应引起重视。

2. 血清碱性磷酸酶和 γ-谷氨酰转移酶　　血清碱性磷酸酶(alkaline phosphatase,ALP)主要来自肝脏和骨骼,也可来源于胎盘、肠道或肾脏。妊娠 3 个月后,胎盘型 ALP 进入血液循环,可达到正常的 2 ~ 3 倍,并在分娩后持续升高数周。在周岁儿童以及 10 岁后青春期少年血清 ALP 水平高于成年人,青春发育长高期的血清 ALP 水平甚至可达成人的 3 倍。高脂饮食后可使血清 ALP 水平短暂升高。排除上述生理因素及其骨骼疾病,血清碱性磷酸酶明显升高提示肝胆疾病。血清 ALP 升高程度与肝胆疾病来源有一定的相关性。大约 75% 的长期胆汁淤积患者血清 ALP 显著升高(≥4 倍 ULN)。血清 ALP 轻度升高(≤3 倍 ULN)可见于各种类型的肝病及充血性心力衰竭。动态观察血清 ALP 活性有助于黄疸病情判断。如果血清中 ALP 持续低值,则阻塞性黄疸的可能性很小;若血清胆红素逐渐升高,而 ALP 不断下降提示病情恶化。导致单项 ALP 升高或以 ALP 升高为主的肝生化指标异常病因很多,可见于:①结石或肿瘤所致的胆管部分梗阻。②原发性硬化性胆管炎和原发性胆汁性肝硬化的早期。③肝脏浸润性疾病:如淀粉样变性、结节病、肝脓肿、肝结核及转移性肝癌。④肝外疾病:如骨髓纤维化、腹膜炎、糖尿病、亚急性甲状腺炎、胃溃疡。⑤肝外肿瘤:包括骨肉瘤,肺、胃、霍奇金淋巴瘤等恶性肿瘤。⑥各种肝损害的药物:如苯妥英纳。

γ-谷氨酰转移酶(γ-glutanmytransferase,GGT)分布在多种组织包括肾、胰、肝、脾、心、脑及生精管等多种组织的细胞膜上。血清 GGT 升高主要见于肝胆胰疾病。GGT 的临床价值在于它有助于判断高碱性磷酸酶的组织来源,因为 GGT 活性在骨病时并不升高。血清 GGT 水平升高也见于服用巴比妥类药物或苯妥英钠的患者,以及酗酒或酒精性肝病,亦见于慢性阻塞性肺病、肾功能不全、急性心肌梗死后等疾病状态。

3. 血清胆红素　　胆红素代谢功能的常规检测,主要包括血清总胆红素(STB)、结合胆红素(CB)和非结合胆红素(UCB)。其中,血清非结合胆红素水平的增高源于生成过多、摄取或结合胆红素生成过程障碍;而结合胆红素水平增高则可能由于分泌减少或它的逆行渗漏所致。肝细胞生成胆红素的限速步骤是结合胆红素分泌入毛细胆管,因而肝细胞功能严重低下会导致以结合胆红素升高为主的高胆红素血症。在肝胆管疾病的恢复后期,几乎所有的结合胆红素都以与白蛋白结合的大分子形式存在,形成δ胆红素,使原有结合胆红素的半衰期4 h延长至接近白蛋白的半衰期(12～24 d),导致血清胆红素水平缓慢下降,并且出现血清结合胆红素升高而尿胆红素阴性征象。

许多因素可以影响血清胆红素和体内总胆红素含量的关系。水杨酸、磺胺类药物及游离脂肪酸等物质可以加重黄疸;而血清白蛋白浓度升高(如血液浓缩),则能使胆红素暂时从组织向血液循环转移,减轻黄疸。由于肝脏具有较强的清除胆红素储备能力,血清总胆红素不是评价肝功能异常的敏感指标。即使在中度至重度的肝实质损害,部分或短暂的胆总管梗阻,其血清胆红素浓度亦可正常。血清总胆红素升高的程度几乎没有指导黄疸病因诊断的价值,大致规律为:①一般程度的溶血很少能使血清胆红素值超过5倍ULN(85.5 mmol/L);②肝实质疾病或胆管结石所致的不完全性肝外胆道梗阻,较胆总管的恶性梗阻所致血清胆红素浓度要低;③在病毒性肝炎的患者中,血清胆红素浓度越高,经组织学证实的肝细胞损害越重,病程越长。在酒精性肝炎患者,血清胆红素浓度超过5倍ULN是预后不良的表现。在原发性胆汁性肝硬化,胆红素水平持续升高提示预后不良。肝衰竭患者血清胆红素常较高,且呈进行性升高,每天上升≥1倍ULN,达到或超过10倍ULN;也可出现胆红素与ALT和AST分离现象。将总胆红素分解成结合胆红素(CB)和非结合胆红素(UCB)两部分有利于单纯性血清胆红素水平升高的分类和鉴别诊断。当血清总胆红素升高≥1.5×ULN,结合胆红素/总胆红素<20%,可做出非结合型高胆红素血症的诊断。血清结合胆红素升高提示肝胆疾病,但难以准确分辨实质性(肝细胞性)和胆汁淤积性(梗阻性)黄疸。需要结合血清氨基转移酶、碱性磷酸酶等其他肝脏生化试验指标综合分析。

**4. 血清白蛋白** 白蛋白(Albumin)是血浆含量最多的蛋白质,肝脏是其唯一合成部位。血浆白蛋白半衰期较长,约为20 d,每天约4%被降解。任何时间的血清白蛋白水平反映了此时该蛋白质合成与降解的速度及其分布容量。低白蛋白血症通常反映了肝损害严重和白蛋白合成减少,常见于慢性肝病如肝硬化患者。肝硬化腹水时血清白蛋白浓度降低,尚与此时分布容积增大有关。低白蛋白血症并非对肝病特异,尚见于蛋白质丢失(肾病综合征、烧伤、蛋白质丢失性肠病)、白蛋白转化增加(分解代谢状态、糖皮质激素)和蛋白质摄入减少(营养不良、极低蛋白饮食),以及感染和恶性肿瘤等。

**5. 血浆凝血酶原时间** 血浆凝血酶原时间(prothrombin time, PT):用于反映凝血酶原转变为凝血酶,导致血浆凝固的时间,是外源性凝血系统较为灵敏和最常用的筛选试验,可反映肝脏合成凝血因子的能力。PT检查结果以秒表示,通常将PT超过正常对照4 s作为肝损害诊断和预后的截断值,用于评价急性肝损害的严重程度和预后。

组织凝血活酶试剂的质量是凝血酶原时间测定结果的重要影响因素,这种敏感性目前用"国际敏感性指数(ISI)"来表示。ISI值越小,表示该试剂对相关凝血因子的减少越敏感。结合市售凝血活酶试剂标明的ISI值,可计算报告凝血酶原时间的国际标准化比率(international normalized ratio, INR),常用于指导华法林等抗凝治疗时的临床用药剂量。凝血酶原时间延长并非肝病特异,尚见于先天性凝血因子缺乏、纤溶亢进、DIC和服用抗凝药等。

**6. 血氨** 人体内血氨(plasma ammonia)含量极微,血液中氨的来源主要为肠道中细菌分解尿素和由氨基酸脱氨所生成。此外,组织细胞中有多种脱氨酶,能使蛋白质、核苷酸脱氨而生成氨。在正常情况下,氨的主要去路是在肝脏通过鸟氨酸循环合成尿素,另外,脑和肾脏等器官的氨与谷氨酸作用生成谷氨酰胺后被运输到肝脏,在肝脏转变成尿素或其他含氮化合物后由肾脏排出体外,或形成铵盐随尿排出。

引起血氨增高的原因有:重症肝病时尿素生成功能低下、门静脉侧支循环增加、静脉营养、尿路感染、休克、白血病、心衰竭等一过性的血氨增高,以及 Reye 综合征和鸟氨酸氨基甲酰酶缺乏症等。

值得注意的是,血氨的测定虽可以间接反应肝功能有无异常。但由于血氨增高的肝外因素较多,特异性较差,临床中只有在明确血氨增高是肝功能异常的情况下才可以用于监测肝功能损害的程度。

（三）肝脏功能临床监测

肝功能异常时往往会出现许多特异和非特异的临床症状,有些症状需要较长时间出现,有的在短期内即可出现,这在重症监护室尤其须关注。

1. 消化功能异常,致食欲减退、厌油腻、恶心、呕吐、腹泻或便秘等症状。

2. 胆色素代谢异常,可致黄疸,主要症状变现为为皮肤、巩膜等组织的黄染,黄疸加深时,尿、痰、泪液及汗液也被黄染。

3. 白蛋白合成异常,白蛋白低,血液的胶体浓度下降,血液中的水分透过血管进入组织中,严重时导致腹水、胸水等。

4. 维生素 K 代谢及凝血因子合成异常,可致全身出血倾向增加;

（四）临床常用肝功能评分

1. Child-Pugh 分级　广泛应用于评估肝硬化患者肝功能储备、手术风险及预后。根据 5 项的总分判断分级,A 级 5 ~ 6 分;B 级 7 ~ 9 分;C 级 10 ~ 15 分。Child A 级为代偿期肝硬化,Child B 和 C 级为失代偿期肝硬化。其具体评分,见表2-5。

表2-5　Child-Pugh 分级

| 临床生化指标 | 1 分 | 2 分 | 3 分 |
| --- | --- | --- | --- |
| 肝性脑病（级） | 无 | 1 ~ 2 | 3 ~ 4 |
| 腹水 | 无 | 轻度 | 中、重度 |
| 总胆红素（μmol/L） | <34 | 34 ~ 51 | >51 |
| 白蛋白（g/L） | >35 | 28 ~ 35 | <28 |
| 凝血酶原时间延长（秒） | <4 | 4 ~ 6 | >6 |

2. 终末期肝病模型（model for end-stage liver disease, MELD）评分　可有效评价各种中晚期肝脏疾病的严重程度,并将其作为终末期肝病患者进行肝移植的器官分配标准。现多采用 Kamath 提出的改良 MELD 法:$R = 3.8 \times \ln(胆红素, mg/dL) + 11.2 \times \ln(INR) + 9.6 \times \ln(肌酐, mg/dL) + 6.4 \times 病因分值（胆汁性或酒精性 0,其他 1）$。R 值越高,肝移植的风险越大,患者生存率也越低。

### 二、胃肠功能监测

多器官功能障碍与衰竭是各种急危重症患者常见的临床综合征,胃肠功能障碍与衰竭既继发于其他器官功能障碍与衰竭,也可以引起其他器官功能的相继障碍和衰竭,在多脏器功能衰竭过程中起重要作用。1986 年,Meakins 和 Marshall 首先提出肠道是发生 MODS 的原动力。现在认为肠道是 MODS 的枢纽器官,是炎症介质的扩增器,是全身性菌血症和毒血症的发源地。因此,在危重病救治中,加强对胃肠道功能的监测,积极预防和治疗胃肠道功能障碍非常重要。

#### (一)胃肠道的生理功能概述

1.营养吸收功能　各段吸收功能差异很大,胃和十二指肠吸收很少,空肠上段吸收碳水化合物、蛋白质和大多数水溶性维生素,脂肪则主要在小肠。上段小肠液稀释食糜,可达摄入容量的 5~8 倍,故上段空肠对水、电解质和营养的吸收平衡非常重要。小肠大部切除后,随着时间的延长,剩余小肠和结肠的结构和功能将发生适应和代偿性变化。

2.免疫功能　现代研究表明胃、肠道是机体最大的免疫器官,其主要组成为胃肠道相关样淋巴组织(gut associated lymp-hatic tissue,GALT),约占人体总体液免疫的80%,细胞免疫的 50%。

3.特殊的营养吸收机制　机体所有的组织器官均接受动脉血液供应的营养,唯独肠黏膜从血供接受的养分只占其总需求的30%,余70%直接从肠腔内摄取。全肠外营养可以供给全身所有组织器官的需要,满足其组织代谢更新需求,但有可能会导致肠黏膜萎缩,这也是长期静脉营养可引起肠屏障功能障碍,发生细菌易位的重要原因。

4.屏障功能　胃肠道是人体四大菌库之首(其他为呼吸道、阴道、皮肤)。肠道内菌群与肠黏膜上皮、机体总体状态处于动态平衡中。一般认为上消化道及空肠上部细菌数小于或等于$10^3$,被认为是无菌。人体中存在三种生物屏障,除过去已非常清楚的血脑屏障与胎盘屏障外,还有现在认识比较清楚的肠道屏障。肠道屏障是存在于肠道内的具有高效选择性功能的屏障系统。肠道屏障包括机械屏障、免疫屏障、化学屏障及生物屏障。肠黏膜屏障在保护机体免受食物抗原、微生物及其产生的有害代谢产物的损害,维护机体内环境的稳定等方面起重要作用。

#### (二)临床症状和体征监测

患者发生胃肠功能障碍时,可在原发病的基础上出现腹痛、腹胀、腹泻或便秘、消化道大量出血、肛门排便排气停止和(或)减少等,同时常伴有消化、吸收功能的障碍,可出现不能耐受食物、鼻饲营养等症状。但需要注意的是重症患者在病情危重的情况下,对腹胀、腹痛等不适的反应水平降低,同时表达与沟通能力下降。因此,不能单以临床症状作为判断重危患者的胃肠功能障碍的依据。

发生胃肠功能障碍的患者可出现消化道体征如肠鸣音减弱或消失等。肠鸣音是一种在自然条件下记录胃肠运动的简便、可靠的办法,是重症患者监测肠功能的重要方法。近年来,研究者试图研制科学、客观的肠鸣音监测仪器,以克服人为听诊的主观性,但临床应用尚有难度。

**（三）内环境监测**

危重患者全身炎症反应，血管通透性增加，大量液体积聚在机体的第三间隙，使有效血容量减少，肠功能障碍引起的水、电解质吸收障碍，肠道积液，肠瘘、肠造口引起的胃液、胰液、肠液、胆汁和水分等的丢失容易造成水、电解质和酸碱失衡。因此，监测患者每天的出入量，以及电解质和酸碱等内环境情况非常重要。

**（四）胃肠动力功能检查**

胃肠动力功能包括胃肠推进性蠕动、胃肠平滑肌收缩的压力梯度和频率、胃肠排空、胃肠压力等。反映胃肠动力学特性的胃肠运动生理参数已成为胃肠动力障碍性疾病的重要诊断方法。目前，临床上应较多的有腔内测压、放射学检查、超声检查、核素显象、胃肠电图、呼气试验、胶囊内镜等。本节就腔内测压、胶囊内镜两种方法进行简述。

1. 胃肠测压法　胃肠道内的压力参数是评价胃肠道动力性疾病的一个重要参数。测量腔内压力的方法主要有低顺应性的灌注测压法和腔内微型传感测压法。灌注测压时，用微泵向导管内恒速注水，导管末端侧孔溢水时克服的阻力即为胃肠腔内压力。另一种为微型压力传感器导管法，是在一根细的导管顶部安装几个微型压力传感器，末端通过导线与压力记录仪连接。通过微型压力传感器导管可以直接感受腔内压力的变化，但由于胃肠测压管带侧孔或传感器的导管部位需安置在患者肠道的相应准确部位，如胃窦部、十二指肠、空肠、回肠等处，这样才能测量肠道移行性复合运动，故用于危重患者的监测难度较大。

2. 胶囊生理参数遥测和胶囊内镜　生理参数遥测胶囊可定时测量胃肠道 pH 值、压力和温度变化，从而较准确地测算胃排空、肠转运时间，与作为金标准的核素显像检查有较高的一致性。胶囊内镜一般由智能胶囊、图像记录仪和影像工作站 3 个部分组成，是集图像处理、信息通讯、光电工程、生物医学等多学科技术为一体的典型的微机电系统高科技产品。检查时患者吞服下智能胶囊，然后胶囊随着胃肠肌肉的运动节奏沿着胃、十二指肠、空肠与回肠、结肠、直肠的方向运行，同时对经过的腔段进行 2 次/s 的连续摄像，并以数字信号传输图像给患者体外携带的图像记录仪进行存储记录，检查时间达 6～8 h，共摄取图像数千幅，可检查全消化道的黏膜病变状况和肠道转运时间。但多数危重患者不能吞咽，且其检查价格昂贵，限制了其使用。

**（五）肠消化吸收功能检测**

碳水化合物吸收检测：①粪便 pH 值检查，腹泻患者粪便 pH 值<5.5，是碳水化合物吸收不良的有力证据。②短链脂肪酸和乳酸：是细菌对碳水化合物进行分解代谢的产物，可通过滴定法来检测其在粪便中的量。

脂肪吸收检测：①粪便脂肪定量分析（Vande Kamer）法，是一种对脂肪酸化学当量进行滴定分析的测量方法。②粪便脂肪半定量分析，以随机挑取的粪便为标本进行分析，其对脂肪泻诊断比 Vande Kamer 方法有更高的灵敏度和特异度，但对一些便脂肪含量处于临界点和需要测定粪便中脂肪损失的患者，则不能用以代替定量分析。③粪便脂肪定性分析，将随机挑取的粪便标本加上冰醋酸和苏丹Ⅲ染液后在显微镜下进行脂肪分析。优点是易操作，对诊断脂肪泻有一定意义。

**（六）胃肠激素检测**

胃肠激素与胃酸调节和胃肠运动功能密切相关。胃动素（motilin，MTL）的主要生理作用是引发消化间期移行性复合运动(migrating motor complex, MMC)。胃泌素(gastrin, GAS)是引起消化道应激损伤的原因之一,危重患者易发生消化道出血,可能与高胃泌素有关,监测危重症患者胃肠功能障碍时胃肠激素水平对判断患者胃肠功能有积极意义。

(七)肠屏障功能检测

①糖分子探针:例如,尿乳果糖与甘露醇比值(L/M)。乳果糖和甘露醇在体内不代谢,受肠腔内渗透压影响较小,乳果糖和甘露醇从肠腔入血后由尿中排除,故可在尿中进行准确的定量测定。②血浆内毒素水平:血浆内毒素水平在一定程度上反映肠通透性的改变。内毒素是革兰阴性细菌细胞壁的脂多糖成分,肠黏膜屏障功能下降,肠道内细菌或内毒素向肠腔外迁移。血液中可出现一段时间内的增高。目前多采用改良鲎实验定量测定。③血浆二胺氧化酶(DAO)活性:DAO 是人类和所有哺乳动物肠黏膜绒毛上皮细胞中具有高度活性的细胞内酶,以空、回肠活性最高。血浆 DAO 增高提示存在肠屏障的破坏。目前有较多学者应用此指标来判断患者的肠屏障功能。④外周血 D-乳酸水平:D-乳酸是细菌代谢、裂解的产物。肠缺血等原因致肠黏膜细胞损伤细胞间紧密连接破坏、肠通透性增加后,肠腔中 D-乳酸水经受损黏膜入血,故测定血中 D-乳酸含量可反映肠黏膜损伤程度和肠通透性的改变。

重危患者机体多种器官功能减弱,循环、呼吸等不稳定,不宜进行复杂、有创的检查和操作。到目前为止,临床上还没有一种较好适用于重危患者的较为简便、准确、客观、廉价的、能够对整个胃肠道多项参数进行长时间动态监测的可靠方法。因此,医护人员在临床监护工作中应及时严密观察患者症状和体征,利用可能的方法和条件进行胃肠动力、胃肠消化吸收及胃肠屏障功能的动态监测,为及早发现和防治胃肠功能障碍提供依据,从而避免重症患者因胃肠功能损害向多器官功能障碍发生、发展,提高危重症患者救治成功率。

### 三、腹内压监测

腹内压(intra-abdominal pressure, IAP)即指腹腔内的压力,反应了腹腔内自组织和脏器总体的压力情况,是临床监测腹腔脏器情况的重要生理学参数之一。各种因素引起腹内压持续升高可导致腹腔高压症(intra-abdominal hypertension, IAH),继而进展为腹腔室间隔综合征(abdominal compartment syndrome, ACS),危及患者生命。在 ICU 内常规进行腹内压监测,可准确预测 IAH 患者病情变化,及早防止 ACS 的发生,降低危重患者的死亡率。

(一)腹内压概述

危重患者的正常腹内压(IAP)为 5 ~ 7 mmHg,腹内压的测量单位国际标准采用毫米汞柱(mmHg)。腹内压可分为 4 级:12 ~ 15 mmHg 为 Ⅰ 级,16 ~ 20 mmHg 为 Ⅱ 级,21 ~ 25 mmHg 为Ⅲ级. >25 mmHg 为Ⅳ级。通常将 IAP 持续或反复的病理性升高大于等于 12 mmHg确定为腹内高压,将持续的 IAP>20 mmHg,并伴有新的器官功能不全或衰竭定义为腹腔间隔室综合征(ACS)。

近年来,腹内压监测在危重患者的监护中得到高度重视,可为患者提供诊断、治疗依据,观察手术治疗后的效果。IAP 增高常发生于创伤后或腹部手术后,对此类患者应常规进行腹内压监测,可及时发现病情变化,预防并发症的发生,整体提高危重患者的监护水平。ICU 内引起腹内压升高的原因很多,常见的如腹腔内感染、急性胰腺炎、复杂的腹腔血管手术、术后腹腔内出血、腹腔内或盆腔内或腹膜后血肿形成、严重腹水、肠梗阻、使用抗休克裤或腹腔内填塞止血、腹腔镜操作中腹腔内充气等,故在 ICU 中监测腹内压非常重要。

（二）腹内压的测量

腹内压测量方法分为直接测量法和间接测量法,直接测量法即通过腹腔引流管或穿刺针连接传感器进行测压,测量值准确。但此方法为有创操作,加之大多数患者腹腔情况复杂,故临床少用。间接测压法即通过测量腹腔内脏器的压力间接反映腹腔内压力。临床上常采用间接测压法,即通过测定直肠、胃、上腔静脉、下腔静脉及膀胱的压力来估计腹内压。

1. 直肠压力　通过开放性连续缓慢经直肠导管灌肠的方法进行直肠压力测量,经常使用一种特殊的充满液体的气囊导管,但该导管较为昂贵因此限制了使用,由于剩余粪便可以阻止导管尖端张开因而导致 IAP 偏高且技术要求高,操作也较麻烦。

2. 胃内压　腹内压与胃内压呈显著正相关,方法是通过鼻胃管向胃内注入 $50 \sim 100$ mL 等渗盐水,连接至压力计或传感器,以腋中线为零点进行测量。胃内压测量可用于外伤后盆腔血肿或骨折、膀胱外伤、腹膜粘连等不能用膀胱压监测 IAP 的情况,该方法操作简单且便宜,但会受鼻饲物质或胃内气体影响。

3. 上下腔静脉　动物实验证实在不同腹腔内压条件下,膀胱压、上腔静脉压、下腔静脉压与腹腔内压明显相关,此方法可以对腹腔内压进行连续性动态监测且不受尿量的影响,但需要进行深静脉置管且为有创性操作,有感染、静脉血栓形成等危险,所以一般只应用于已深静脉置管的危重患者。

4. 膀胱内压　此方法最早由 Kron 等提出。该方法为无创操作、简便易行、相关性好,被认为是目前间接测定腹腔内压力的金标准,因而最常用。测量方法:患者应仰卧和腹肌松弛,排空膀胱内尿液后注入 25 mL 无菌生理盐水,以腋中线为 0 点线,在呼气末测定。如果在急性膀胱炎、膀胱肿瘤、神经元性膀胱或腹腔粘连等情况下,用膀胱压来估计腹腔内压力就不太可靠。

（三）ACS 分类

IAH 的病因及其持续时间为影响 ACS 发展和患者预后的重要因素,国际指南把 ACS 分为原发性、继发性和复发性三类。①原发性 ACS:过去称为外科性、手术后或腹腔性 ACS。以腹腔内病因导致的、相当短时间内发生的急性或亚急性 IAH 为特征,多发于腹部严重创伤和腹部术后,如腹主动脉瘤破裂、腹腔积血、急性腹膜炎、继发性腹膜炎、腹膜后出血和肝移植等。②继发性 ACS:过去称为药物性或腹腔外 ACS。以腹腔外病因导致的亚急性或慢性 IAH 为特征,多见于药物治疗或烧伤患者,包括脓毒血症、毛细血管渗漏、大面积烧伤或其他需液体复苏的患者。③复发性 ACS:可发生于腹腔开放之时,也可见于关腹术后新出现的 ACS,多为急性 IAH 和意味二次打击,患者病情险恶,预后极差。

（四）ACS 危险因素及监测要点

危险因素:①腹壁顺应性减弱:见于急性呼吸衰竭,尤其是伴有胸内压升高;一期腹部筋膜闭合术;大面积创伤、烧伤;俯卧时床头高度>30 度;高体重指数（BMI）和中央型肥胖。②胃肠内容物增加:胃轻瘫、肠梗阻和结肠假性梗阻。③腹腔内容物增加:腹腔积血/积气、腹水、肝功能不全。④毛细血管渗漏/输液:见于酸中毒（pH 值<7.2）,低血压,低温（<33℃）,大量输血,凝血功能障碍,大量输液,胰腺炎,少尿,败血症,大面积烧伤、创伤。

如出现两个或两个以上的 IAH/ACS 危险因素,应获得 IAP 的检测基础值;如患者存在 IAH,则在患者危重期整个过程均要动态测量 IAP;并且应采用指南所推荐的标准化 IAP 测量方法。

(五) ACS 的损害机制

腹膜和内脏水肿、腹腔积液致腹内压急剧升高引起腹腔室隔综合征时,可损害腹内及全身器官生理功能,导致器官功能不全和循环衰竭。

1. 腹壁张力增加　腹内压升高时,腔壁张力增加,严重时可致腹膨胀、腹壁紧张。此时多普勒超声检查发现腹直肌鞘血流减弱,如开腹手术后强行关腹,其切口感染和切口裂开发生率高。腹腔 dV/dP(容量/压力)曲线不是呈直线型,有如氧离解曲线那样陡然上升,至一定限度后腹腔内容量即使有较小的增加就足以使腹内压大幅度升高;相反,部分减压就可明显降低腹腔高压。

2. 心动过速、心排出量减少　腹内压升高后明显降低每搏输出量,心排出量也随之下降。腹腔镜手术时,低至 10～15 mmHg 的腹内压即可产生不良反应。心排出量(及每搏输出量)下降原因有静脉回流减少、胸腔压力升高所致的左室充盈压增加和心肌顺应性下降、全身血管阻力增加。静脉回流减少主要由毛细血管后小静脉压与中心静脉压压差梯度下降、下腔静脉回流血减少、重症肝背侧大静脉外伤填塞止血后膈肌处下腔静脉功能性狭窄或机械性压迫、胸腔压力升高等所致。此时股静脉压、中心静脉压、肺毛细血管楔压和右心房压等与腹内压成比例升高。

心动过速是腔内压升高最先出现的心血管反应,以试图代偿每搏输出量的降低而维持心排出量。显然,心动过速如不足以代偿降低的每搏输出量则心排出量急剧下降,循环衰竭将随之发生。

3. 胸腔压力升高和肺顺应性下降　腹腔高压使双侧膈肌抬高及运动幅度降低,胸腔容量和顺应性下降,胸腔压力升高。胸腔压力升高一方面限制肺膨胀,使肺顺应性下降,结果表现为机械通气时气道压峰值增加,肺泡通气量和功能残气量减少。另一方面,使肺血管阻力增加,引起通气/血流比值异常,出现低氧血症、高碳酸血症和酸中毒。用呼吸机支持通气时,需要较高压力方能输入足够潮气量;如腹腔高压不及时解除,机械通气使胸腔压力继续升高,上述变化将进一步恶化。

4. 肾脏血流减少　腹内压升高最常见的表现是少尿。有研究表明腹内压升至 10 mmHg 尿量开始减少,15 mmHg 时尿量平均可以减少 50%,20～25 mmHg 时显著少尿,40 mmHg 时无尿,减压 1 h 尿量才恢复。腹内压升高时尿量减少也是多因素所致,包括肾表浅皮质区灌注减少、肾血流减少、肾静脉受压致肾血管流出部分受阻、肾血管阻力增加、肾小球滤过率下降,肾素活性及醛固酮水平上升。上述因素均因腹腔高压直接压迫所致,但输尿管受压迫致肾后性梗阻的可能并不存在。

实验研究证明,腹内压升高至少尿后,腹腔高压解除并未立即出现多尿,而是在约 60 min 后少尿才开始逆转,说明腹腔高压机械性压迫并非是少尿的唯一原因。少尿与腹内压升高后醛固酮和 ADH 作用有关。

5. 腹内脏器血流灌注减少　腹内压升高时,肝动脉、门静脉及肝微循环血流进行性减少,肝动脉血流变化较门静脉血流变化更早、更严重;肠系膜动脉血流和肠黏膜血流,以及胃十二指肠、胰和脾动脉灌注均减少。总之,除肾上腺外所有腹内脏器血流灌注均减少。上述变化超过心排出量下降的结果,也可以出现在腹内压升高而心排出量和全身血管阻力仍属正常时。

肝硬化腹水患者的腹腔高压可引起肝静脉压升高,肝静脉楔压和奇静脉血流进一步增加,但腹内压升高是否引起食管静脉曲张破裂出血仍有争论。

（六）腹内压增高的处理

1. 腹腔灌注压（APP）　单一 IAP 阈值难以适用所有危重患者的决策。与广泛应用的脑动脉灌注压类似,APP 大于等于 60 mmHg 及以上具有良好的预后判断价值;持续 IAH 和不能维持 APP 大于等于 60 mmHg,并维持 3 d 以上则成为患者生存的分水岭。APP 检测具有显著益处和较低风险,建议 IAH/ACS 患者的 APP 应维持于 50～60 mmHg。

2. 镇静和止痛　疼痛、激动、人与呼吸机不协调等均可增加胸腹肌肉紧张和 IAP 升高;镇静和麻醉可减低肌肉紧张,理论上能降低 IAP。但由于缺乏镇静和麻醉治疗对 IAP/ACS 的受益和安全的前瞻性研究资料,目前尚无足够证据作出临床建议。

3. 神经肌肉阻滞剂　疼痛、腹壁紧张缝合和第三间隙积液等均可降低腹壁顺应性和增高 IAP,神经肌肉阻滞剂（NMB）可逆转轻至中度 IAH 的负面作用,但对重度 IAH 或进展为 ACS 的患者则疗效不佳,还必须平衡 NMB 降低腹肌紧张的潜在受益与延长麻醉所带来的风险。因此,对轻至中度 IAH 患者,除其他降 IAP 措施外,可考虑短时试用神经肌肉阻滞剂。

4. 体位　抬高头部可预防吸入性肺炎,但抬高床头可显著升高 IAP,尤其是针对 IAP 较高的 IAH 患者;床头抬高 20 度可使 IAP 明显升高 2 mmHg,以俯卧位升高更甚。因此,在临床中,对中至重度 IAH 或 ACS 患者,应考虑到体位有潜在增加 IAP 的作用。

5. 胃肠减压和促动力药物　胃肠梗阻常伴发肠腔积气积液,升高 IAP 和导致 IAH/ACS。鼻胃管和（或）肛管、灌肠和内镜减压作为简便和相对非侵入性的降 IAP 疗法,可用于治疗轻至中度 IAH。胃肠促动力药有助于排空肠腔内容物,为降 IAP 治疗带来新希望。

6. 液体复苏　过量液体输入为 IAH/ACS 的独立评估因素和继发性 ACS 的重要病因,对存在 IAH/ACS 危险因素的患者,应严密监测补液量以防止过量输液;对 IAH 患者应给予高渗晶体和胶体补液,以避免进展为继发性 ACS。

7. 利尿剂和血液滤过治疗　有利用间歇性或持续性血液滤过或超滤方法治疗 IAH 伴少尿和无尿患者的报道;一旦患者血流动力学稳定,利尿剂联用胶体也可用于第三间隙水肿的治疗。

8. 经皮插管腹腔减压治疗　B 超或 CT 引导下经皮插管减压术被证实能有效降低 IAP 和纠正 IAH/ACS 导致的器官功能衰竭,避免外科开腹减压术,已成为治疗游离性腹腔积液、积气、脓肿或积血等导致的 IAH 或继发性 ACS 的微侵袭减压疗法代表。因此,对腹腔积液、脓肿或积血等表现为症状性 IAH/ACS 患者,可考虑实施经皮插管减压术。

9. 腹腔减压术　外科腹腔减压术作为 ACS 的标准疗法可有效缓解药物治疗无效且伴有明显器官功能不全的 IAH,而开腹减压术后应使用保护物覆盖或暂时关腹,如筋膜开放法、巾钳关闭法等。

（陈远卓　彭　沪）

# 第五节　神经系统监护

经过近 20 年来的发展,神经科危重症监护已成为神经病学专业的重要组成部分,已纳入许多神经内外科医师的主流培训计划中。"神经重症监护病房"(NICU)或其类似病房的发展,起初是为了满足患有神经科某方面疾患的家庭和病床患者的需要,并希望一方面用ICU 的一般原则对其进行护理,另一方面神经科的患者也需要来自心肺监护、术后监护的临床经验,如神经肌肉疾患经常出现的呼吸衰竭、颈动脉内膜剥脱术后神经功能的改变、脑外伤后的营养需求等。广义的神经科重症监护包括所有威胁脑和脊髓功能的且通过监护和临床干预可改善预后的疾病。而典型的 NICU 疾病主要为脑和脊髓的外伤、脑卒中、各型脑肿瘤术后、格林-巴利综合征、重症肌无力、癫痫持续状态等。这些情况的处理并不是简单地靠一般 ICU 完成,它们要求懂得神经系统检查及相关疾病过程,需要了解脑血流、颅内压、脑代谢、脑和神经肌肉电活动的生理变化,了解脑电图及其相关技术、呼吸机机械力学等,而所有这些构成了神经重症监护的主要内容。

## 一、脑血流监测

临床上监测脑血流(CBF)是通过直接或间接监测反映 CBF 的方法来实现的。由于脑缺血是阈值性的,一旦 CBF 减少引起脑氧合、氧代谢、脑功能发生改变,这时就可通过间接的非定量的 CBF 监测手段反映 CBF,如脑电图(EEG)、局部脑氧饱和度($SrO_2$)、颈静脉球血氧饱和度($SjvO_2$)等,另一类是直接测量 CBF 和局部脑血流量(rCBF)的技术。rCBF 定量监测为研究 CBF 的调节、脑功能和脑代谢的关系提供了重要手段,但许多方法,例如核素标记微球法,只能用于动物实验,并不能用于临床。

(一)脑血流监测生理基础

1. 脑血流量变化病理生理　大脑约占体重的 2%,但代谢水平相对很高,占 20% 的基础氧消耗量和 25% 的基础葡萄糖消耗量。静息状态下大脑接受 15% 的心排血量(成人750 mL/min),相当于 50 mL/(100 g·min)的平均脑血流量(CBF)。由于白质和灰质的代谢水平不同,灰质的代谢水平高于白质,它们所需的平均脑血流各自变动在 25~80 mL/(100 g·min)之间,CBF 与脑代谢水平相匹配,相互影响,即存在血流-代谢偶联。

临界 CBF 是指以电活动和代谢功能脑丧失为界限。一般认为 CBF 小于 16~17 mL/(100 g·min)时,脑电活动衰竭,CBF 大于 24 mL/(100 g·min)时,EEG 不出现缺血表现。体感诱发电位(SEP)在 CBF20 mL/(100 g·min)时尚能完全维持,但此后开始迅速改变,在12 mL/(100 g·min)时完全消失。离子泵衰竭的 CBF 阈值大约在 10 mL/(100 g·min)。脑水肿形成的 CBF 阈值在 20 mL/(100 g·min),CBF 低于此阈值,水分开始向细胞内转移。

2. 脑血流的调节　CBF 的调节机制包括整体水平上的调节和局部调节。前者包括代谢-血流偶联、自身调节、$PaCO_2$、$PaO_2$,血细胞比容以及自主神经系统,后者主要是局部代谢因素和药物作用。

CBF 主要取决于脑灌注压(CPP)和脑血管阻力(CVR),其关系:CBF = CPP/CVR。CPP

=平均动脉压（MAP）-（颅内压+脑静脉压）。脑灌注压增高超过正常值的30%～40%，或降低30%～50%，CBF可保持不变。也就是说平均动脉压在60～150 mmHg 范围内，CBF依靠其自身的自动调节机制而维持稳定。CBF 自动调节机制可能主要是通过调节脑血管阻力来完成。影响脑血管阻力的主要因素是脑血管直径，次要因素是血液黏性。

CBF 与脑活动和脑代谢之间密切相关。增加脑活动可使局部脑血流量（rCBF）增加。rCBF 调节与局部组织代谢需要相适应，是通过扩张血管的代谢产物乳酸和 $CO_2$ 浓度的局部变化来调节的。$CO_2$ 是强力的脑血管床扩张剂。当 $PaCO_2$ 在 20～60 mmHg 之间变化时，正常脑的 CBF 变化与其呈线性关系。$PaCO_2 > 60$ mmHg 或 <20 mmHg 时，脑血管不再扩张。$PaO_2$ 未减少至 50 mmHg 以前，并不增加 CBF。当低于这一阈值时，脑血管扩张，CBF 开始增加。

到目前为止，已证实肾上腺素能和胆碱能神经末梢广泛分布于各级脑血管。这些神经末梢释放的介质可作用于血管壁上的特异性受体，对脑血管产生舒缩作用，改变 CBF。

（二）脑血流的测定方法

CBF 监测包含两方面含义，一是直接定量的监测 CBF 和 rCBF。这已被近年采用无损伤性及短半衰期核素技术所解决，用 $^{133}$Xe 吸入或静脉注射可以在手术中直接定量的测量 rCBF。虽然这种测定在术中可以重复数次，但仍不能做到连续监测。二是间接的非定量的监测 CBF 或脑缺血，包括已公认的 EEG 对 CBF 的监测，和近年发展起来的新技术，近红外光光谱技术和经颅多普勒（TCD）。正电子发射断层扫描（PET）、单光子发射断层扫描（SPECT）、rCBF 图像处理复杂，均不利于 NICU 床旁监测。而 TCD 超声脑血流检测技术作为脑底动脉环脑血流动力学的一项无创检测技术得到临床医学的广泛重视，已作为脑血管疾病的常规筛选性检测手段，同时还可作为重症脑功能损伤患者的脑血流动力学监测指标。由于 TCD 具有仪器设备简单、床边操作简便、无创、无辐射、重复性好等特点，在 NICU 具有重要的临床使用价值。TCD 虽然监测的是脑动脉的血流速度，但能够反映 CBF 变化的许多生理特性，而且 TCD 是目前惟一无创伤、连续性的适用于围手术期临床 CBF 监测的简便技术。

1. 经颅多普勒超声技术　TCD 是通过多普勒超声技术，包括脉冲波（PW）和连续波多普勒（CW）超声，经过特定的检测部位（声窗）实现对颅内、外脑血流动力学的检测。1982 年以前由于颅骨影响声波的穿透性，超声技术对于成年人的颅内脑血流动力学检测无法实现。此后采用低额率高发射功率的脉冲波多普勒探头，直接检测到了颅底动脉主干的血流速度，而使客观评价脑血流动力学成为可能。另外，采用连续波多普勒超声探头，可对颅外段颈动脉或周围血管的功能状态进行检测分析。TCD 这一新技术的特点是可以无创伤、连续、动态地监测脑血流动力学。超声波能够穿透颅骨的部位即 TCD 的检测声窗。不同的声窗位置可检测到颅内不同的血流信号。常用声窗部位有颞窗、眼窗、枕窗、下颌下声窗。

TCD 虽可以测定单个脑血管的血流速度（常用 Vmean），能反映 CBF 变化的许多生理特性，如反映 CBF 的局部变化，CBF 的自动调节，和 CBF 对 $CO_2$ 的反应性等。但是 TCD 测定的是脑动脉的血流速度，而不是脑血流量（CBF）。通过脑底动脉的血流速度（最常用大脑中动脉），来反映脑皮质的 CBF 的前提是多普勒探头的入射角度不变和脑动脉的直径不变。在此前提下，维持一定的血流速度，可以测得满意的 CBF。然而，由于脑动脉的直径不同和年龄差异，TCD 的正常值也有相当大的变异。如大脑中动脉 Vmean 在 6～10 岁的儿童最高

(79 cm/s),70 岁以上的老人明显降低(47 cm/s)。

尽管 TCD 不能定量地监测 CBF,但可以判断 CBF 急性变化的程度。如 TCD 监测脑血流可定量地提供由于脑灌注压下降所致的脑灌注不足的信息。当颅内压过度增高超过舒张期脑灌注压时,会出现一个特定的波形,此时舒张末血流速度为 0。而且这一参数已不再依赖上述假设的限制。

TCD 对由于颅内压增高所致的颅内循环停止(脑死亡)的监测与诊断有特异性。当颅内压超过动脉舒张压时,TCD 频谱表现为收缩/舒张期的交替血流,即收缩期的前向血流和舒张期的反向血流。颅内压进一步升高时 TCD 频谱变为非常小而尖锐的收缩峰。当颅内压超过动脉血压时血流信号消失。值得注意的是未检出颅内动脉的多普勒信号,并不能作为颅内循环停止的结论,可能是技术上的原因。

TCD 出现收缩/舒张期交替血流提示颅内循环停止,此时采取治疗措施已不能逆转颅内高压,对判断预后可提供一定参考。与用临床标准和 EEG 标准诊断脑死亡相比较,敏感性 91.3%,特异性为 100%。

TCD 监测的影响因素:①血流速变的对称性,两侧半球血流有轻微差异,国内认为,双侧流速相差 20~30 cm/s 时应考虑血管病变。②TCD 检测结果的重复性:不同的操作者或同一操作者不同时间的检测结果存在一定的差异。③探头角度的影响,血流速度的高低取决于超声波与血流之间角度的大小,不同的角度所获得的血流速度不同。④血液中 $CO_2$ 浓度的影响:动脉血中 $CO_2$ 浓度是 CBF 潜在性生理调节剂。$PaCO_2$ 升高,阻力血管扩张,CBF 增加,反之 CBF 减少。⑤血细胞比容的影响:血细胞比容与 MCA 流速呈负相关。⑥年龄和性别的影响:随年龄增加脑血流速度减低。女性脑血流速度高于男性。

TCD 监测的注意事项:①血管确定,通常选择双侧大脑中动脉及基底动脉监测。②探头固定:选择监护探头,采用人工或头架固定。③监测设置:输出功率依据每台机器的允许范围而定;信号太弱时可在允许范围内增加初设功率;信噪比调整以清晰显示频谱为准。④特殊情况下,如老年患者尤其是老年女性患者,经颞窗不易检测到清晰的血流信号或完全检测不到血流信号,对初次被检者未探及血流信号时,采用眶窗和枕窗对相关的动脉进行检测,以排除因颞窗不穿透或操作技术问题造成的假象。特别是在判定脑死亡时,必须排除假阳性和假阴性。

2.热扩散流量仪 脑皮质组织的热传导性是与 CBF 成比例的。测量脑皮质组织的热扩散用来测定 CBF,监测仪有二个热敏电阻组成,其中一个是热的,将热扩散探针置于脑表面根据极板之间不同温度计算 CBF。此方法仍是有创的而且需要更多的临床试验验证。

3.成像技术 已有多种成像技术用于评估 CBF。动态计算机 X 射线层扫描术(compmer tomography,CT)量化吸入氙或静脉注射的放射性碘化造影剂的清除来检测局部 CBF。正电子发射断层摄影术(positron emission tomography,PET)提供脑血流的图像、评估局部的变化以及 CBF 对增加刺激/代谢的反应。PET 还可以提供脑血流容积、氧摄取和脑氧代谢率的信息。然而,这套设备非常昂贵,技术上要求也很高。单光子发射计算机层扫技术是用 $\gamma$-发射$^{99m}$Tc 定性的显示经过脑所有区域的血流图像一个或更多区域可以及时的在某一特定时刻做出比较。功能性的磁共振成像(functional magnetic resonance imaging,fMRI)用磁共振成像技术反映与脑神经活性相适应的脑血流动力学的变化。静脉注射顺磁造影剂或降低局部脱氧血红蛋白水平可生成局部 CBF 的断层影像。

4. **N₂O 法** 根据 Fick 原理,每单位时间内组织吸收指示剂的量等于动脉带到组织的量减去静脉血从组织带走的量。$N_2O$ 是一种惰性气体,吸入后在体内不分解代谢,通过测定动脉和颈静脉血 $N_2O$ 浓度可根据公式求出 CBF。$N_2O$ 法的优点是可定量地测定脑的平均血流量,结果准确。缺点:①需作颈静脉和周围动脉插管多次取血;②需 10 min 以上的饱和期以达到血液和组织间惰性气体的平衡,因此,不能测定 CBF 的快速变化;③不能测定 rCBF;④静脉血样要避免脑外的污染。

5. **动静脉氧差法** 同样,根据 Fick 原理,脑氧摄取量等于 CBF 乘上动静脉氧差。假设脑氧摄取稳定不变,则 CBF 为动静脉氧差的倒数:$CBF = 1/(A-V)O_2$。

此方法需测定周围动脉和颈内静脉血氧。而且不适用于脑代谢发生变化的情况。

6. **核素 133 氙清除技术** 颈动脉内或静脉内注射或吸入核素 $^{133}Xe$,通过头部闪烁探测器测定放射性示踪剂从组织中的清除率,得出时间—放射性强度变化曲线,即清除曲线。$^{133}Xe$ 的清除曲线的斜率与局部 CBF 成比例关系,可根据曲线计算求出 CBF,曲线呈二次指数,快和慢的部分可能代表了灰质和白质的血流。该方法既能测量全脑,又能测量局部脑血流。静脉法和吸入法的核素用量比动脉法大,而且要解决核素的再循环和脑外组织污染的技术问题,需要同时测定呼出气 $^{133}Xe$ 曲线。因此对肺部疾患患者会产生误差。

由于探测系统的固定所限,上述方法只能得到平面的 rCBF 的分布图形。采用先进的单光子发射计算机断层扫描(SPECT,简称 ECT),利用电子计算机辅助的旋转型探测系统,可以测得许多断层图像上的 rCBF。

7. **近红外光光谱法** 近红外光光谱法测定 CBF 是近年的新技术。将红外光示踪剂以弹丸形式经中心静脉导管注入右房,示踪剂通过脑测出循环的光信号变化曲线,从而计算出示踪剂的脑通过时间(transit time)。脑通过时间是用血流的速度来反映血流量,其关系:平均脑通过时间 = 脑血容量/脑血流量。虽然脑通过时间只是 CBF 的半定量间接指标,但大脑不同部位同时测定的通过时间的比率与这些部位的 CBF 的比率很接近。

## 二、颅内压监测

颅内压(ICP)是相对于大气压的颅内空间的压力。ICP 反映了脑脊髓轴的容量增减与其适应这些变化能力之间的动态关系。正常 ICP 一般小于 10 ~ 15 mmHg,但它很少恒定不变,实际常受个体多样性及生理波动的影响,例如随着体位的改变、用力和咳嗽而变化。1948 年,Kety 和 Schmidt 证明了 ICP 的显著升高可能导致颅内血流(CBF)的减少,这一发现引发了评估颅内灌注压(CPP)的兴趣,颅内灌注压目前仍然是神经重症监护治疗的基石之一。在 ICP 监测被引入临床实践后,ICP 升高(>25 mmHg)与预后不良之间负相关性的证据不断增加,影响了许多以 ICP 及 CPP 为目标的现代神经重症监护治疗策略。

ICP 有多种监测方法包括硬膜下、硬膜外导管测压等。需要应用导管尖端压力传感器及相应导管连接系统。此外,无创性颅内压监测新技术的出现为临床监测颅内压开辟了广泛的应用前景。

(一)颅内压的生理学基础

1. **颅内压的形成** 正常人颅内大约有 1 400 g 脑组织,100 ~ 150 mL 血液和 75 ~ 150 mL 脑脊液构成颅内压的 5.3 ~ 15 mmHg。ICP 反映脑脊髓适应体积增加的能力。在坚硬的颅骨内,任何一种成分其体积的任何增加需要有另一成分体积减少相匹配,否则 ICP 将升高(Monro-Kellie 学说),一旦超过代偿能力,体积的进一步稍有增加便可导致 ICP 明显升高。由于脑脊液介于颅腔壁和脑组织之间,且脑室和脑、脊髓的蛛网膜下隙互通,通常以脑脊液压代表颅内压。正常情况下,颅内压反映的是脑脊液形成与重吸收之间的平衡。脑脊液的生成速度是基本不变的(大约 0.4 mL/min),而重吸收却依赖于脑脊液-静脉压力梯度。重吸收的最小压力梯度需要 5.3 mmHg,在这一压力梯度上,重吸收的速度与压力梯度成线性关系。脑血容量(CBV)也是形成颅内压的重要因素。而脑血容量与脑血流量的改变并非总是一致。脑脊液压正常时,脑血流增加对颅内压的影响并不重要;当脑脊液压已升高时,增加脑血流对颅内压的影响就十分明显。

颅内压增高时机体有一定的代偿机制来减轻这一改变:①通过对脑静脉施压以减少颅内血容量;②脑脊液转移进入脊髓蛛网膜下隙;③增加脑脊液重吸收。而轻度高颅压对脑脊液的生成并无影响。颅内压升高的程度取决于颅内容物变化的幅度和速度。颅内容物增加一旦越过了颅腔代偿能力,颅内容物的少许增加就会引起颅内压大幅度上升,而且颅内压越高,这种上升的幅度就越大。

2. 影响颅内压的因素

(1)动脉血二氧化碳分压($PaCO_2$)  二氧化碳对颅内压的影响源自脑血流量的改变。当 $PaCO_2$ 在 20～60 mmHg 之间急骤变化时,脑血流量的改变十分敏感,与之呈线性关系,约 2 mL/mmHg。$PaCO_2$ 超过 60 mmHg,脑血管不再扩张,因为已达到最大限度;低于 20 mmHg,脑组织缺血和代谢产物蓄积也将限制这一反应。

脑血管对 $CO_2$ 敏感主要是受细胞外液 pH 值影响。$PaCO_2$ 下降,细胞外 pH 值升高,脑血流量减少,进而颅内压降低。反之,$PaCO_2$ 升高,pH 值下降,脑血流量增加,颅内压增高。

$CO_2$ 通过对脑血流量的调节对颅内压的影响:控制动脉血二氧化碳分压是改变脑血流量和脑血容量(CBV)的有效手段。低碳酸血症可以减少脑血流量、脑血容量和颅内压。因此,过度通气策略曾用于颅内高压的患者以及用于手术中降低大脑张力。对于缺血性或外伤性中枢神经系统损伤患者的低碳酸血症,还有一个重要问题是血流量的减少是否会增加损伤。预防性的过度通气尚未被证明对脑卒中患者有任何的益处,实验室数据表明低碳酸血症可显著降低缺血大脑的脑血流,这样的净结果是血流量重度减少(包括缺血)的脑组织的数量增加。在颅脑损伤的情况下,预防性过度通气的应用与损伤后 3～6 个月结局的恶化有关联。在这类患者中,缺血的大脑区域随着低碳酸血症而急剧增加。因此,美国脑外伤基金会建议,颅脑损伤后的早期内应避免预防性过度通气。过度通气也并非完全无害,应与其他治疗干预措施同样对待,应在了解其并发症时使用。在头部受伤及脑缺血时,过度通气有可能增加损伤。如果过度通气已经应用,应在其目的已实现或过度通气不再必要时予以终止。

另外,急性降低 $PaCO_2$ 使颅内压下降被认为是一个短暂的影响。即使持续低 $PaCO_2$,颅内压仍逐渐返回正常。这是由于低颅压减少了脑脊液的重吸收,呼吸性碱血症抑制脑脊液的生成速度,导致脑脊液容量增加直至颅内压恢复正常。长时间过度通气,颅内压正常化的另一个因素是脑血流量恢复正常。高原缺氧产生的过度通气,3～5 d 后脑血流量恢复正常。高 $PaCO_2$ 与脑血量、脑血容量和颅内压的增加是成正比的。但脑血流量在高碳酸血症后 8～11 h 逐步恢复原水平。因此目前并不提倡通过应用预防性或控制性过度通气来降低颅内压。

（2）动脉血氧分压（$PaO_2$）　$PaO_2$ 在 60～135 mmHg 范围内变动时，脑血流量和颅内压不变。$PaO_2$ 低于 50 mmHg，颅内压的升高与脑血流量的增加相平行。如果低氧时间较长，由于脑水肿，在恢复正常氧合后颅内压也不能恢复原水平。此外，缺氧后脑血管自动调节也可能受损，从而导致动脉血压与颅内压之间呈被动关系。高 $PaO_2$ 时轻度减少脑血流量，对颅内压影响很小。

（3）动脉血压　正常人平均动脉压在 60～150 mmHg 范围，脑血流量依靠其自身的自动调节机制而保持不变，对颅内压的影响很小。超出这一限度，颅内压将随血压的升高或降低而呈平行改变。任何原因如长时间低血压、脑病理性损害，特别是高血压将会对颅内压产生重大影响。

（4）中心静脉压　中心静脉压或胸膜腔内压的变化通过两个途径能影响颅内压：①增加的压力可能在颈静脉和椎静脉中逆行传递，提高脑静脉压，从而升高颅内压；②胸、腹内压增加，如呛咳，导致椎管内的静脉扩张，从而升高脑脊液压力。

（二）颅内压的监测方法

颅内压（ICP）监测方法大致可分为有创监测和无创监测，动态监测 ICP 对于判断病情和指导治疗显得尤为重要。

1. 有创颅内压监测技术的方法　传感器及连接系统包括：①微型探头，新型的脑室内、硬膜下及脑实质内的微型传感器可以使感染率降低，脑实质内探头需要通过密闭的支撑杆被置入（例如 Codman 或 Camino 系统）或是在开颅术后或床旁经皮下钻孔置入（Codman 系统）。通常情况下，放置在脑实质内的探头所测压力为局部压，并不能代表脑脊液（CSF）的压力。置入微型探头后通常不能被重新标度，在长期监测时会发生零度漂流。②脑室引流系统：外部压力探头与脑室引流系统末端连接，这种直接的压力测量目前仍然作为颅内压测量的金标准。优点包括可以定期进行外部标准校定及脑脊液引流。然而，对于进行性脑水肿的患者很难或不可置入脑室内导管，并且在连续监测 3 d 后，其感染率也明显增加。开放脑室外引流（EVD）进行测量时，应谨慎小心，当 EVD 开放时测得的颅内压的数值是无效的。在测量时 EVD 应被关闭（至少 15 min），除非使用单独的脑实质内探头。③其他传感器：其他的有创系统还包括硬膜外探针，但是颅内压和硬膜外压力之间的确切关系仍然不很明确。现代的硬膜外传感器与 10 年前相比有更高的可信性。在神经外科重症监护中，腰部脑脊液压力测量也不被认为是一种可信的方法。

（1）侧脑室内置管测压　无菌钻孔，硅管插入侧脑室，通过与脑外压力换能器连接持续测压被认为是最标准的方法。此法简便、可靠，可以间断释放脑脊液以降低颅压和经导管取脑脊液样品及注药，具有诊断和治疗价值。缺点是属于有创性监测，有感染的危险；置管时间一般不超过 1 周；在脑室移位或压迫时，置管比较困难。气泡、血液、组织可能堵塞导管。为保证读数的准确，当患者头的位置改变时，需重新调整传感器的位置。

（2）硬脑膜下测压　硬脑膜下放置特制的中空螺栓可测定脑表面液压。颅骨钻孔，打开硬脑膜，拧入中空螺栓至蛛网膜表面，螺栓内注入液体，然后外接压力传感器。此法测压准确，但硬脑膜开放，增加了感染的机会，现已很少应用。目前应用的是一些新的导管技术。

（3）硬脑膜外测压　目前比较常用的方法是将压力传感器直接置于硬膜与颅骨之间，在硬脑膜外连接测定颅内压。压力传感器只有纽扣大小，经颅骨钻孔后，水平置入约 2 cm

即可。硬膜外传感器法保留了硬脑膜的完整性,颅内感染的危险性较颅骨钻孔侧脑室内置管测压和蛛网膜下隙置管测压小。但是基线易漂移,硬脑膜外测压法显示出的颅内压较脑脊液压力略高,相差 2 ~ 3 mmHg。近年传感器已发展为纤维光束传感器,其置入部分为含探测镜的微型气囊,根据颅内压力变化造成镜面反光强度的改变来测定颅压。尽管技术进步,但硬膜外监测颅内压的准确性和可靠性受质疑。

(4)脑实质置管测压　目前,尖端应变计传感器和纤维光束传感器被应用于脑实质置管测压。作为脑室置管困难时一种替代方法。但当脑肿胀时,脑脊液流动受限甚至停止,颅内压不是均衡分布。这时脑实质置管所测压力可能是区域压力而不是真正的颅内压。长期测压,基线易漂移。

(5)腰部脑脊液压测定　方法简单,校正及采集 CSF 容易,但有增加感染的可能,对已有脑疝的患者风险更大,也有损伤脊髓的报道。

2. 无创监测法

(1)经颅多普勒超声技术(TCD)　无创性 ICP 监测、技术研究报道最多的是 TCD。TCD 并不能定量地反映颅内压数值,但是连续监测可以动态地反映颅内压增高的变化。研究表明,大脑中动脉的血流速度与颅内压呈反比关系。颅内压增高,脑血流量下降,大脑中动脉的血流速度减慢。血流速度的波动与颅内压的变化呈平行关系。

颅内压增高时,TCD 频谱的收缩峰血流速度(Vsys)、舒张末期血流速度(Vdia)和平均血流速度(Vmean)均降低,以 Vdia 降低最明显;搏动指数(PI)和阻力指数(RI)明显升高。频谱形态也有一定特异性。颅内压轻度增高,Vdia 减低,收缩与舒张期间的切迹更加明显,收缩峰尖锐。颅内压接近舒张压时,舒张期开始部分和舒张期末频谱消失。颅内压与舒张期血压基本相同时,舒张期血流消失,仅留一个尖锐的收缩峰。因此,TCD 可间接地估价颅内压增高的程度。

(2)囟门面积传感器　对 1 岁以内的婴儿可通过囟门这一特定条件来进行无创伤性颅内压评估。囟门面积传感器的优点是简便,可以准确反映呼吸和循环的变化,但绝对值不可靠,囟门的大小也使这一技术受到限制。

(3)视觉诱发电位(VEP)　VEP 与颅内压的关系近年受到重视。现已证实颅内压的改变会影响 VEP。例如,脑积水的儿童 VEP 的潜伏期较正常儿童明显延长。从脑室引流 4 mL 脑脊液,可使潜伏期缩短。行分流术减压后,VEP 的潜伏期恢复正常。进一步研究表明脑水肿患者 VEP 的 $N_2$ 用硬膜外纤维光束传感器测定的颅内压力水平呈线性相关($\gamma = 0.90$)。VEP 的 $N_2$ 波成分起源于原始视皮质,属皮质电位活动。因此,它的潜伏期对可逆的皮质损伤,如缺血或来自蛛网膜下隙压力增高的压迫是十分敏感的。通过测定 VEP 的潜伏期可计算出颅内压的实际水平。美国 AXON Systems Sentine 1 ~ 4 神经系统监护仪已配有此种软件,根据 VEP 参数计算显示颅内压,这为无创伤监测颅内压提供了重要手段。

(4)经颅超声波技术　将声波探头置于大脑双侧颞叶,向大脑发射超声波。提高的颅内压和脑组织弹性的改变将改变声波的速度。研究发现,颅内压的变化确实导致声波速度的同步变化。但两者的相关性及准确性还需进一步研究。

### 三、颅内压监测临床意义

ICP 升高最常见的病因为颅内占位性病变、脑水肿及脑血容量或 CSF 体积增加;存在头痛、意识改变或视乳头水肿的临床表现患者,需要怀疑 ICP 升高,尚不存在 ICP 升高特有的影像学征象,虽然一些特征可能提示颅内高压。

1. 急性颅脑损伤 严重颅脑损伤患者,平均 ICP 高于 25 mmHg,其死亡风险增加两倍,患者的平均颅内压的不同导致预后也不同,创伤后颅内高压是引起死亡的真正重要原因。脑创伤后最常见的状况包括 ICP 升高并且稳定(>20 mmHg),出现高度限定的血管源性波形。在创伤后重症监护病房,较为常见的波形为血管源性 B 波、平顶波以及与动脉压及充血性病变改变相关的波形。

急性颅脑损伤也最适合进行颅内压监测:一方面因为外伤后 3～5 d 病情变化较大;另一方面根据临床征象推断有无颅内压增高不可靠,从而难以指导治疗。颅内压监测有助于区别原发性与继发性脑干损伤。原发性脑干损伤的患者,临床表现严重而颅内压正常。脑外伤患者在颅内压监测过程中颅内压逐渐上升,在大于 40 mmHg 时,颅内血肿的可能性大。持续性合理测量 ICP 是脑创伤后脑监测的重要因素。

2. 蛛网膜下隙出血 采用导管法,在脑室颅内压监测的同时进行脑脊液引流,将颅内压控制在 15～20 mmHg,也是对蛛网膜下隙出血的重要治疗措施。

3. 急救 各种原因导致颅内压增高患者,如呼吸心跳骤停、呼吸道梗阻等原因引起严重脑缺氧、脑水肿与颅内压增高,均可考虑行颅内压监测,协助控制颅内压。

不但颅内压的数值有临床意义,其压力波形分析也很有价值。ICP 波形分 A 波,B 波与 C 波。A 波又称高原波,由一组 ICP 60～75 mmHg 的压力波构成,压力在一般水平,突然上升,持续 5～20 min 后,下降到原压力水平。高原波反复出现,预示 ICP 代偿能力耗竭,脑血管舒缩的自动调节趋于消失,颅内血容量增加,致 ICP 骤升。A 波出现频繁时,要考虑病情凶险,预后欠佳。B 波为压力 5～10 mmHg 的阵发性低幅波,代表 ICP 顺应性降低。C 波,为偶发单一的低或中波幅波形,无特殊意义。

颅内压监测也有局限性,仅仅在脑代谢变化构成脑肿胀时,颅内压才会产生有意义的变化。颅内压在计算脑灌注压上有很大价值,但并不能精确地反映局部脑血流和脑功能。在非心脏停搏性的脑缺氧损伤,颅内压往往是正常的。无创伤性颅内压监测,如 VEP、TCD 等使用虽不受限制。但目前对其在测定颅内压绝对值的准确性和反应的敏感发生器(时间)上还需进一步研究,无创监测 ICP 和 CPP 尽管精确度有限,目前也是可行的。

### 四、脑氧代谢监测

#### (一)颈静脉球部静脉氧饱和度

颈静脉球血氧饱和度(jugular bulb venous oxygen saturation,$SjvO_2$)用于评估全脑氧代谢,此项监测技术是 20 世纪 80 年代中期以后兴起的,通过颈内静脉逆行置管,测量颈静脉球部以上一侧大脑半球混合静脉血氧饱和度,反映脑氧供及氧需求之间的关系,间接提示脑代谢状况。

置管技术:行颈内静脉穿刺,通过导丝引导向头侧置管,直至位于颅骨基底部面总静脉开口远端的颈静脉球部。当颈侧位片显示导管尖端位于乳突水平 C1 下缘之上时,即可确定已正确置管。颈内静脉通常是右侧优势,因此一般行右侧置管以保证所取血样来自更具代表性的那侧脑。禁忌证和并发症与颈内静脉中心静脉压置管相同。

测量方法有两种：一是通过抽取一些血样行血气分析测得氧饱和度、动静脉氧差、乳酸、血糖等值，显示取样当时的脑氧合代谢状态。影响准确取血样的因素有：颅外静脉血的混入、导管位置过低或入髁静脉、抽血过快等。另一种是置入光纤管至颈内静脉连续测量 $SjvO_2$，正常值为 55% ~85%（平均 62%），其变化与脑的氧摄取呈负相关。在最初的校准后便不再需要抽取血样，可以连续 $SjvO_2$ 实时显示，但是该监测技术易发生零点漂移，需要频繁的体内再校准。当导管顶端发生血栓形成时会降低光线感应探头的近红外光强度，导致读数不准确。另外，感应探头贴壁、患者头部位置变化及静脉血流性质改变时读数也会不准确。

影响颈静脉血氧测定的因素：虽然 $SjvO_2$ 并未给出脑血流量及脑氧代谢率的量化值，但它却能反映二者之间的平衡关系。低 $SjvO_2$ 值意味着释放入脑组织氧量过低（低脑血流灌注或低动脉血氧含量），也可表示高脑氧代谢率引起氧耗量增加。高 $SjvO_2$ 反映高氧释放量（充血或动静脉血混合）或低脑氧代谢率。但代表发生脑缺血的 $SjvO_2$ 的阈值可随不同个体和不同病理情况有所变化。

临床应用：如果 ICP 升高而 $SjvO_2$ 正常或降低，主要病因是脑组织水肿；如果 ICP 和 $SjvO_2$ 均升高，则表示由充血引起，此时宜采用过度通气。$SjvO_2$ 可指导过度通气治疗。过度通气引起脑血管收缩，假设脑代谢保持恒定，此时 $SjvO_2$ 也降低，行过度通气时应保持 $SjvO_2$ 也在 55% 以上。对于蛛网膜下腔出血患者，监测 $SjvO_2$ 有助于术中和术后处理病情时评估是否脑血流不足。

局限性：由于是一种针对全脑的检测，局部的脑氧合状态无法测到，只有当这种局部变化大到足以影响全脑氧饱和度变化时才能反映出来。但在神经外科麻醉和重症监护中此法仍是监测脑氧合的常用手段。

通过 $SjvO_2$ 的监测，可引申出两个指标，脑动静脉氧含量差和脑氧摄取（$CEO_2$）。动静脉氧差值是动脉血氧含量与颈内静脉血氧含量的差值，其正常值为 8 mL/dL；$CEO_2$ 是动脉血氧饱和度与颈内静脉血氧饱和度之差，正常值为 24% ~42%。二者均反映脑氧消耗的状况，其中动静脉氧差值受血红蛋白浓度的影响，而 $CEO_2$ 与血红蛋白浓度不相关。动静脉氧差值增加提示脑缺血，动静脉氧差值减少表示脑充血。大部分颅脑外伤患者的动静脉氧差值减低。$CEO_2$ 直接反映脑氧耗的多少，由于其不受血红蛋白浓度影响，能够提供较准确的信息。

### （二）近红外光谱仪

近红外光谱技术是 20 世纪 80 年代应用于临床的无创脑功能监测技术。应用近红外光谱仪（near-infrared spectroscopy, NIRS）对局部脑氧合进行无创性监测。监测的基本原理类似脉搏血氧饱和度仪，但无需动脉搏动，直接测量大脑局部氧饱和度，主要代表静脉成分，用于临床治疗和脑氧供需平衡的监测，在低血压、脉搏搏动减弱、低温、甚至心搏骤停等情况下使用不受限制。

人类脑组织仅被近红外线波长范围的光线穿过，光线经过浅层（700 ~1 000 nm）的脑组织相对容易。根据它的吸收和发散结果可以评价 $HbO_2$、Hb 和细胞色素氧化酶，每一种都有各自不同的吸收光谱，这些物质的浓度依靠它的氧合状态。NIRS 使用脉冲性激光发射二极管发送不同波长的近红外光进入脑组织，然后再通过放置在特定区域的发光二极管进行检测。光探头通过遮光的支架固定，范围在 4 ~7 cm。一个纤维光学感光检测窗确保光从皮肤表面传导到探头而不会因为空间干扰形成扭曲。探头与激光二极管束正确的定位十分必要。探头照射的脑组织容积最多达 10 mL,探测深度取决于光探头间的距离,探头放置在前额一侧偏离中线,这样可以避开脑静脉窦和颞侧肌肉。仪器根据推算出的公式,每一波长都会有不同的测量数据的变化,然后转换成 $HbO_2$、$Hb$ 浓度的改变和细胞色素氧化酶从 0 基线开始的浓度变化。

通过测定入射光和反射光强度之差,用 Beer-Lamber 定律计算近红外光在此过程中的衰减程度,可以得到反映脑氧供需平衡的指标——局部脑血氧饱和度($rScO_2$)。

脑血氧饱和度实际就是局部脑组织混合血氧饱和度,它的 70% ~ 80% 成分来自于静脉血,所以它主要反映大脑静脉血氧饱和度。目前认为 $rScO_2$ 的正常值为$(64 \pm 3.4)$%。< 55% 提示异常,<35% 时出现严重脑组织缺氧性损害。

影响 $rScO_2$ 的因素主要有缺氧、颅内压(ICP)升高、灌注压(CPP)下降。$rScO_2$ 对于脑缺氧非常敏感,当大脑缺氧或脑血流发生轻度改变时,$rScO_2$ 就可以发生变化。志愿者研究发现 $rScO_2$ 对缺氧的敏感性高于 EEG,这是由于 $rScO_2$ 直接监测脑组织的氧含量,而 EEG 探测到的是脑组织发生缺氧以后出现的结果。$rScO_2$ 与 ICP 的关系研究发现,ICP>25 mmHg 的颅脑损伤患者的 $rScO_2$ 明显低于<25 mmHg 组的患者,而且在吸入高浓度氧以后结果没有变化,说明 ICP 升高可以导致脑循环障碍,出现脑组织缺氧性改变。

由于 $rScO_2$ 监测对患者没有创伤,对颅脑损伤患者进行监测表明,$rScO_2$ 对病情判断有明显的提示作用。在深低温停循环的复杂颅内动脉瘤手术中监测 $rScO_2$,$rScO_2$<35% 的患者出现缺血缺氧性脑病,表现出意识障碍,而 $rScO_2$>45% 的患者术后恢复好。

临床应用:NIRS 可以很好的建立在婴儿身上,能够提供脑血氧饱和度,脑血容积(CBV)和脑血管的反应数据,作为治疗性干预的指标。成人主要在 ICU 中使用。

NIRS 优点:相对于 $PbO_2$、$SjvO_2$ 是无创性操作,相对于 PET 来讲是一种实时的床旁监测,患者不会暴露于离子辐射下,NIRS 联合应用新的功能影像学能够测量脑氧合以及 CBV、CBF。

NIRS 缺点:读数反映的是局部区域的变化且有很大的变异性,不如 PET 的可重复性;另外,颅外血流和氧合的影响,也可使读数变异度大,如果增加光探头间的距离减少这种影响,但探测信号亦变弱。

(三)脑组织氧分压

脑组织氧分压(pressure of brain tissue oxygen,$PbO_2$)是脑组织细胞外液的氧分压,是直接反映脑组织氧合状态的指标,代表氧化能量代谢(产生 ATP)中氧的可利用度、氧供需是否平衡。它是通过放置在脑局部的细探头直接测量的。

监测仪器:Licox 传感器现在被普遍使用,Licox 测量 $PbO_2$ 和温度。它覆盖在大约 15 $mm^2$ 的 $PbO_2$ 敏感区域。此传感器用一个封闭的极谱法电池和可逆的电化学电极。当氧从脑组织经半透膜扩散后,与极谱法的金阴极作用,产生与氧浓度成比例的电流。这种氧的消耗过程具有温度依赖性。而过去经常使用的 Neurotrend 现在已经不再生产。

置入细探头:传感器的置入可以在 ICU 中通过颅骨钻孔实现或者通过外科手术明视下插入 Licox 探头至脑组织,探头直径<1 mm。Licox 拥有一个事先计算好的图表能够保证迅速置入。植入探头后要经过 X 射线断层照相术进行精确定位,这对于其准确的解释原因和

使用非常重要。除去与植入相关的微量出血或感受器损害,吸入氧浓度可以短暂增加以确保 $PbO_2$ 相应增加。植入探头后至读数稳定时的平衡时间大约是半小时。

有效性和安全性:$PbO_2$ 的测量与脑静脉血氧分压、$SjvO_2$、$rCBF$、$PET$ 检测出的末端毛细血管氧分压和微透析产物葡萄糖、乳酸显著相关。尽管其属于有创性操作,但几乎没有并发症的报道。零点的飘移会影响测量的准确性。

临床应用:$PbO_2$ 主要用在 ICU 中和外伤性脑损伤(TBI)患者手术的监测。TBI 后低氧和低血压会使预后不佳,避免脑组织的低氧状况会使外伤性脑损伤的预后改善,TBI 后出现的脑缺血可能是脑血流波动的结果,而且常常有脑水肿和颅内压升高,术中监测具有重要意义。监测 $PbO_2$ 不仅可以发现缺氧,还能分辨出正常和异常的脑组织。当患者处于脑死亡时会出现 $PbO_2$、pH 值降低同时伴随有 $PaCO_2$ 增加。一般认为 $PbO_2$ 的正常范围是 $16 \sim 40$ mmHg。$10 \sim 15$ mmHg 提示轻度脑缺氧,$<10$ mmHg 则为重度缺氧。TBI 后正常状态脑组织的 $PbO_2$ 正常阈值的范围认为在 $37 \sim 48$ mmHg。阈值要根据探针的类型、位置、关键的病理改变和低氧的持续时间来综合考虑,普遍认为 $<10$ mmHg 是临床上重要的低限。

$PbO_2$ 监测的优点:持续氧合监测,从准确度和技术上将比颈静脉血氧定量法更可靠,在置入前需要校正,直接脑温测量,增加临床可用的有效数据。通过对 $PbO_2$ 的监测,尽可能的获得最适的脑组织氧输送、早期发现和尽可能的改善继发性脑损伤、监测局部脑损伤区域、监测未损伤的脑组织,预测整个脑部的氧合状况,较好的评价治疗性干预措施。缺点:为有创性操作、感受器的脆弱性、为局部监测,定位在正常脑组织时可评估全脑。

### 五、脑电生理监测

脑电生理监测的内容包括脑电图(electroencephalogram,EEG)、肌电图、诱发电位等。

#### (一)脑电图监测

脑的电活动来源于轴突的电流,如果一些长轴突和并联的轴突同时发生传导就产生比较大的振幅。两个电极间的电压差作为神经电活动可以被探测到。由大脑活动产生的电压差非常小,典型的只有 $20 \sim 200$ mV。类似心电图对从心脏产生的电压进行描记,一个正式的脑电图由头皮上标定位置的特殊电极之间电压的一系列描记组成,任意两个头皮电极之间产生的电压被书面和数字化记录下来,又称为一个脑电图频道。用于研究的电极和它们的位点总体上称为研究的组合。国际 $10 \sim 20$ 电极方案中,有 20 个头皮脑电图电极的位点,位点通过字母数字组合标定出来,分别代表不同的大脑区域(如额、顶)和与矢状窦的距离。偶数代表位点在头的右侧,奇数代表位点在左侧。小的数字代表距中线近,大的数字代表距中线远。在数字系统中被定义定位的电极远远多于真正记录期间的电极。虽然现代脑电图系统能够处理多于 128 个频道的数据,而术中监测时频道典型的少于 8 个,有时只有 2 个或 4 个。

大脑电信号的频谱分析显示出在 $0.5 \sim 30$ Hz 范围内能探测到信号。在 $0.5 \sim 4$ Hz 范围内能探测到 $d$ 波,在 $4 \sim 7$ Hz 范围内可探测到 $q$ 波,在 $8 \sim 13$ Hz 范围内可探测到 $a$ 波,在 $13 \sim 30$ Hz 范围内可探测到 $b$ 波,大于 30 Hz 的范围可探测到 $g$ 波。$a$ 波特征性地反映安静的清醒状态,低幅 $b$ 波与激烈的大脑活动相关。$q$ 和 $d$ 波伴随睡意和慢波睡眠。神经外科医生也直接将电极放在皮层表面描记脑皮层电图,电极直接接触大脑皮层表面提供了非常干净清晰的脑电活动,它没有肌肉信号的污染和皮层头骨的弱化。但是还没有一种头皮和皮层的电极能探测到由大脑深层产生的电信号。EEG 是脑皮质神经细胞电活动的总体反应,受丘脑的节律性释放所影响。由于脑电活动与新陈代谢活动相关,因此也受到代谢活动因素的干扰,例如氧摄取、皮质血流量、pH 值等。

脑电图用于术中的监测主要有:癫痫手术过程中通过监测有利快速指导治疗方案;术中指导麻醉药物调整、控制麻醉深度。

癫痫发作定义为一种不可控的脑电活动。在癫痫手术中通过监测鉴别发作活动,在切除与癫痫相关的脑组织前为外科医师提供定位信息。慢性癫痫患者也常有发作间期的脑电图异常。

双频谱指数分析:Gibbs 等 1937 年首先将 EEG 用于手术麻醉的监测,以往脑电图信号信息是采用傅里叶(Foriers)分析原始脑电波,后者是一种复杂的数学模型。如今发展出脑电双频谱指数(BIS)监护仪,双频谱分析是利用现代数字信号的处理方法外加简化了的头皮组合得出“指数”,用于麻醉深度的监测。这种分析方法对脑电波的同步性(频率间位相的相干性)这一数学复杂指数进行计算。如果相同频率的两个波的最高点和最低点同时出现,我们就称它们为“同位相”。例如,持续的膝盖疼痛导致一个采样接着采样一个脑电活动,与疼痛相关的大脑区域不同频率的波之间会发生同位相的关系。当这些重复的位相关系持续存在,双频谱指数分析会产生 100% 的频率间位相相干性。如果来源于疼痛、思考或其他感觉的大脑信号的重复始终持续,要考虑到麻醉效应不占优势,大脑没有充分被麻醉。双频谱指数监护仪产生了一个简单数字,在 0～100 之间,由小到大相应代表深度意识抑制和清醒状态,100 反映清醒或接近清醒,30 反映深麻醉。大量研究结果表明,BIS 与中枢抑制药物(丙泊酚、硫喷妥钠、异氟烷、咪达唑仑等)的用量呈负相关,在一定程度上可反映镇静催眠深度。但 BIS 不能反映氯胺酮的神志消失程度。

### (二)肌电图和诱发电位

肌电图(electromyography,EMG)和诱发电位(evoked potential,EP)是某些神经外科手术中使用的神经功能的监测手段。已有证据显示这些技术能够鉴别手术中神经功能的可逆性改变,从而可以进行干预,阻止可能的损伤。肌电图可以通过将针状电极置入特定肌肉或放在其附近,从而对颅内和外周的运动神经进行连续评估。如果在手术中某一神经被触及或牵拉,那么它所支配的肌肉就会在肌电图上表现活跃。轻微神经刺激导致的 EMG 放电会很快消失,更强烈的神经刺激可以产生持续的 EMG 放电,其电活动主要被电刀和生理盐水干扰。肌电图通常在包括开颅在内的手术过程中用于保护面神经(第Ⅶ对脑神经),例如听神经瘤切除。其他脑神经所支配的肌肉活动也可以由 EMG 记录,包括第Ⅲ、Ⅳ、Ⅵ、Ⅸ、Ⅹ、Ⅺ和Ⅻ对脑神经。

EMG 的活动可以在肌肉的上下两极记录到,常常用于在脊髓手术时检查脊髓和脊神经根的损伤。电极被放置于最易造成神经损伤的肌肉处。

麻醉药物不会干扰 EMG 结果。肌肉松弛剂会阻断神经肌肉连接,在记录 EMG 期间应避免使用。

EP 监测技术是使用一种刺激来唤起一种反应。“诱发”相对“自发”而言,EEG 是大脑皮层在无外界刺激时产生的自发电位活动,具有连续性和节律性;而 EP 是中枢神经系统感受外在或内在刺激过程中产生的生物电活动,须通过计算机同步叠加技术完成,了解神经系统功能状态,是继 EEG 与 EMG 之后的临床神经电生理第三大进步。两种脑电生理特征的区别见表 2-6。

**表 2-6　脑诱发电位与脑电图的特征**

| 特征 | 脑诱发电位 | 脑电图 |
| --- | --- | --- |
| 脑电性质 | 诱发性脑电 | 自发性脑电 |
| 脑电强度 | 较弱(0.3 ~ 20 μV) | 较强(30 ~ 100 μV) |
| 波形特征 | 限程性 | 连续性 |
| 波形含义 | 解剖性、生理性、心理性 | 生理性 |
| 记录手段 | 同步叠加 | 直接放大 |
| 记录条件 | 有时相关系,需信号刺激 | 无时相关系,无需信号刺激 |
| 分析内容 | 潜伏期、波幅、波形、位相、其他 | 频率、振幅、波形、其他 |

给予神经系统(包括感受器)某一特定部位适宜刺激,在中枢神经系统(包括周围神经系统)相应部位检出的与刺激有锁定关系的电位变化,即中枢神经系统在感受外在或内在刺激过程中产生的生物电活动。感觉诱发电位可以在多种感觉输入后被记录,运动诱发电位指的是刺激运动皮层来引起脊髓外周神经或肌肉的反应。临床按给予刺激模式不同,可分为躯体感觉诱发电位(somatosensory evoked potential,SEP)、听觉诱发电位(auditory evoked potential,AEP)、视觉诱发电位(visual evoked potential,VEP)和运动诱发电位(motor evoked potential,MEP)。

所有诱发电位反应都根据潜伏期(从刺激到反应的时间)和幅度(反应的大小)来描述。按潜伏期长短不同,可分为短、中和长潜伏期诱发电位。短潜伏期诱发电位因其重复性好,受镇静药物和觉醒水平或主观意志的影响少,是目前临床监测中应用最多的一种。中潜伏期诱发电位发生于脑皮质,与皮质特异性的感觉区相关较好,受镇静药物和过度换气等因素的影响,可用于镇静水平等的监测。长潜伏期诱发电位与注意力、期望、失落等情绪状态密切相关。

感觉诱发电位短潜伏期成分有脑干听觉诱发电位(BAEP)和短潜伏期体感诱发电位(SLSEP)。BAEP、SLSEP、MEP 等之所以被广泛地应用于临床监测,主要原因是其神经发生源和传导路径相对明确,不受意识水平的影响,易于引出,重复性好,而且受镇静药物影响较小。相反,长潜伏期成分由于神经发生源不够明确,且易受镇静药物和患者意识水平的影响。由于诱发电位能够敏感而客观地反映神经通路的功能状况,同时在头皮和皮肤表面就能采集到这种电位,这为及时了解神经系统功能状况提供了一种简便、快速而且完全无创的检测手段。

脊髓、脑干、幕上不同阶段的感觉通路的传入神经元的突触改变皆可影响 SEP,导致潜伏期延长、波幅降低或 SEP 成分丢失。因此,SEP 不仅可以监测特殊的感觉通路,而且对远处的神经结构改变也非常敏感。

正常人脑干听觉诱发电位术中监测是一组七个顶端向上的波形。这种潜伏期小于

10 ms的远声电位反映了听觉通路和脑干功能状况,且通常可用来快速地检测听觉和脑干功能。BAEP之所以能够理想地应用于临床监测,是因为镇静药物和患者意识水平对其影响不大,在没有相应神经损伤的前提下,BAEP能100%地被检测出。BEAP有Ⅰ～Ⅶ七个主波成分,其Ⅰ、Ⅲ、Ⅴ三个波最容易辨认,辨认率几乎高达100%。BAEP诸波的神经发生源见表2-7。但体温降低可引起BAEP波潜伏期和波间期的明显变化,并呈线性相关。

视觉诱发电位(VEP)是感觉诱发电位中最难判读的一种类型。一方面,因为闪光刺激的强度不稳定;另一方面在镇静和昏迷状态下患者的瞳孔大小和眼球注视方向不容易控制,使视网膜不易获得稳定而均匀的成像刺激;此外,VEP中P100成分属长潜伏期电位,易受镇静药物、昏迷程度、血压水平、低温和缺氧等因素的影响。

**表2-7 BAEP诸波神经发生源**

| 成 分 | 神经发生源 | 成 分 | 神经发生源 |
| --- | --- | --- | --- |
| Ⅰ | 听神经颅外段 | Ⅴ | 下丘 |
| Ⅱ | 听神经颅内段和耳蜗核 | Ⅵ | 内侧膝状体 |
| Ⅲ | 上橄榄体 | Ⅶ | 丘脑听放射 |
| Ⅳ | 外侧丘系 | | |

### (三)微透析监测

微透析(microdialysis,MD)是一种通过监测活体细胞外液某种化学物质浓度的方法,该技术是20世纪70年代后发展起来的一种实验室微量生物化学检测技术,90年代后始用于临床。在神经重症监护过程中监测脑组织化学物质的变化仍然是它的主要应用领域。

微透析系统包括微量灌注泵,置入组织中的导管,收集透析液的微量试管和分析仪。将聚氨酯导管(直径1 mm)置于待测的脑组织区域内,好比是一人工血管,它由内部和外部的管路组成,在末端还包含一个半透膜,一个小的便携输注泵以0.1～2.0 μL/min的速度向导管内输注包含$Na^+$、$K^+$、$Ca^{2+}$、$Mg^{2+}$、$Cl^-$的液体。一旦液体通过导管的内部管路到达膜区域,细胞内(ECF)的高浓度化学物质依靠浓度梯度扩散到灌注液中。膜上的孔径所能允许的分子的最大通过质量是20～100 kD,因此样本中的氨基酸和小分子蛋白可以通过。在稳定的流速下液体通过外部管路流到样本微试管中。再经过预先定义的过程(通常为1 h),微试管中样本产生改变,对收集的透析液进行分析。普通生化标记物(葡萄糖、乳酸盐、丙酮酸盐、谷氨酸、丙三醇和尿素)的测量可以通过酶的测定用比色法进行检测。监测活体动物或人体特定组织区域内细胞外液生物活性物质浓度随时间改变而发生动态变化。任何能够通过膜的小分子物质都能够通过近似的技术进行检测。该技术具有对组织损伤小、取样少、方便、快捷、可连续监测且易实现自动化等优点。

膜部位与灌注液的稳定交换可以帮助维持浓度梯度,但同时又能防止细胞内液和灌注液达到平衡,微透析液中被检出物的浓度称为"回收率",物质的回收率与其在细胞外液中的浓度是成比例的,可代表其占细胞外液真实浓度的比例。相对回收率是指离开膜区域的透析液中物质的浓度,是随着总的细胞内液的浓度而变化的比率。相对回收率随着灌注速率的降低而增加,因为时间越长越有利于弥散,当流速接近于0时能够达到100%的细胞内液浓度。在相同流速时导管的膜面积越大回收率越高,因为增加了弥散面积。但是低流速限制了可供分析的透析液数量,增大膜面积又导致导管植入困难。另外,影响回收率的因素包括交换的相对分子质量或膜的性质、pH 值、温度、压力和细胞内的渗透压。

监测物质主要有葡萄糖、乳酸、丙酮酸,以及乳酸-丙酮酸比率(L/P 比率)等糖代谢指标;谷氨酸、丙三醇等。葡萄糖、乳酸和丙酮酸是床旁监测能量代谢的标识物。L/P 比率是衡量有氧代谢是否受损的敏感指标。谷氨酸和丙三醇是反映组织状况好坏的另外的指标。

微透析的局限性:微透析提供了追溯性的生化标识物的测量方法,而非一种即时技术,解释结果时要注意监测数据的趋势变化,这对提供有效的临床信息非常重要,还需要考虑导管的位置与损伤组织的关系。体内许多因素会影响回收率和生化物质的组织浓度。同时它是一种侵入性的操作,要求经过特殊训练的人来完成,这也限制了它的广泛应用。微透析作为一项重要的科研工具发展而来,目前在临床危重症的神经生化监测中尚未普及,仍有许多需要改进与完善的方面,包括微型探头、灌流液成分、回收率测定方法、新型传感器等。

(贾宝辉　韩　飚)

# 第六节　肾功能监护

肾脏是重要的生命器官,其主要的功能是通过肾小球滤过及肾小管重吸收和分泌生成尿液,排泄代谢废物,维持体内水、电解质和酸碱平衡;同时,肾脏有内分泌功能,可产生肾素、红细胞生成素、活性维生素 D 等,调节血压、红细胞生成和钙磷代谢。正常人每日通过肾小球滤出的原尿约180 L,而排出体外的尿量只有 1.5 L,99% 以上的原尿被重新吸收入血。当肾小球滤过功能正常时,肾小球滤过形成原尿进入肾小囊,再从肾小囊进入肾小管,原尿进入肾小管后,肾小管上皮细胞以主动或被动方式重吸收原尿中的水分、电解质,同时一些物质也从肾小管上皮细胞分泌入肾小管腔,最终形成终尿,经肾盏、肾盂、输尿管、膀胱和尿道排出体外。当肾小球滤过功能下降时,原尿形成发生障碍,将发生水分和代谢废物潴留、电解质紊乱和酸中毒;当肾小管功能异常时,即使肾小球功能正常,也会发生电解质紊乱和酸中毒。

各种危重疾病时,肾脏是最易受累的器官之一。据报道,危重病人入院时 5% 存在不同程度的肾功能损害,其中 20% 发展为急性肾衰竭。急性肾损害可引起一系列病理生理紊乱,如水钠潴留诱发急性左心衰竭,严重高钾血症和代谢性酸中毒等,使危重症治疗更为棘手。监测肾功能对于及早发现早期肾损害,探索病因,判断疾病严重程度,从而采取相应措施,阻止肾功能进一步恶化,改善预后具有重要意义。

## 一、肾功能监测基础

### (一)肾脏的基本结构

人体有两个肾脏,位于腹膜后。中国成人肾的长、宽、厚分别约为 10.5 ~ 11.5 cm,5 ~ 7.2 cm,2 ~ 3 cm,男性肾脏重量约为 100 ~ 140 g,女性略轻。

肾由肾单位、肾小球旁器,以及肾间质、血管、神经等组成。肾单位是肾脏的基本功能单位,是制造尿液的主要场所。人体每个肾脏有 100 万～120 万个肾单位,肾单位受到损伤后一般不能再生,老年人肾脏中有功能的肾单位逐渐减少,在这种情况下,剩余的肾单位可进行功能上的代偿。肾单位由肾小体(包括肾小球和肾小囊)及肾小管组成。肾小管分为近端肾小管、髓袢、远端肾小管以及连接小管四部分。髓袢又可分为直部(近端小管的垂直部分)、降支细段、升支细段和升支粗段。每一个远端小管最终流入集合管,集合管贯穿肾皮质层、外层髓质和内层髓质,在肾乳头处注入肾盂。

肾小球旁器位于肾小球的血管极,包括一组具有特殊功能的细胞群,如入球小动脉终末部壁上的球旁颗粒细胞、致密斑,以及无颗粒的球外系膜细胞,其与肾素的分泌与调节密切相关。

肾间质是填充于肾单位各部分和血管之间的组织,由间质细胞和细胞外基质组成。皮质部的 I 型细胞是肾脏产生促红细胞生成素之处,肾髓质的间质细胞是前列腺素合成的主要场所。间质细胞可合成间质中的基质物质。

**(二)肾脏生理**

**1. 肾小球滤过功能** 肾脏最主要的功能是维持身体的液体和离子的动态平衡,调节这些物质的排泄和重吸收。尽管只占全身体重的 0.5%,但是肾脏能接受心输出量的 20%～25%。这个构成了比其他重要脏器更多的单位体积血流量,确保有效的滤过。尽管肾动脉灌注压波动范围很大(80～180 mmHg),但是通过肾血管阻力的自动调节(入球和出球动脉),使肾血流量维持稳定。其中肾素-血管紧张素、前列腺素和交感神经系统是最主要的调节因素。大约 20% 的肾血流(600 mL/min)通过肾小球滤过,导致肾小球滤过率为 120 mL/min。肾小球滤过率由血流速、肾小囊中的静水压、毛细血管的超滤分数和滤过膜面积来决定。同时肾小球滤过膜的孔径屏障和电荷屏障,能有效限制相对分子质量大于菊粉(5 200 Da)的物质的通过和带负电荷的蛋白(白蛋白)的排出。

**2. 肾小管重吸收和分泌功能** 每天从血浆中通过超滤排泄的原尿约 180 L,但正常人每日排出的尿量仅 1 500 mL 左右,原尿中约 99% 以上的水和很多物质被肾小管重吸收。

近端肾小管主要承担滤液的重吸收功能,滤过的葡萄糖、氨基酸 100% 重吸收,90% 的碳酸氢根、70% 的水和 NaCl 被重吸收。还与有机酸排泄有关。

髓袢在逆流倍增过程中起着重要作用,维持髓质、间质的高张及尿液的浓缩和稀释。

远端肾小管,特别是连接小管是调节尿液最终成分的主要场所。

**3. 肾脏内分泌功能** 肾脏也是一个重要的内分泌器官,所分泌的激素分为血管活性激素和非血管活性激素。血管活性激素参与肾的生理功能,调节肾脏的血流动力学和水盐代谢,它包括肾素、血管紧张素、前列腺素、激肽类等。肾生成的非血管活性激素主要作用于全身,包括 α-羟化酶和促红细胞生成素等。

**4. 肾内血流分布** 肾血流主要供应肾皮质,来调节肾小球滤过和溶质重吸收。相反,肾髓质的血流速很低,以维持渗透压梯度和增加尿浓度。在髓质内,肾小管和直小血管呈发卡结构分布,通过逆流倍增来浓缩尿液浓度。氧气从动脉经直小血管向静脉弥散,使外层髓质缺氧。在这个区域,髓襻升支粗段通过激活 NaCl 的重吸收形成渗透压梯度,这是一个高氧耗的过程。在正常情况下,肾髓质缺氧能被微电极感知,这已在多种哺乳动物中证实,包括人。髓质缺氧是哺乳动物为了成功浓缩尿液必须付出的代价。

### (三)急性肾衰竭病理生理

急性肾衰竭(acute renal failure,ARF)是由各种原因引起的肾功能在短时间内急剧地进行性下降而出现的临床综合征,表现为血肌酐和尿素氮迅速升高,水、电解质和酸碱平衡紊乱,以及全身各系统并发症。常伴有少尿(<400 mL/d)、无尿(<100 mL/d),有些为尿量无明显变化,称为非少尿型。

1802 年,William Herberden 观察到肾脏功能损伤会造成少尿现象,称为"ischuria renalis"。1909 年,Dr. Bright 分析急性肾功能丧失的可能原因包括感染、外伤、药物等,当时称作"acute Bright's disease"。到了第二次世界大战,许多学者发现非肾脏外伤也可引起急性肾损伤,称作"war nephritis"。一直到 1951 年,由 Homer W Smith 提出"急性肾衰竭(acute renal failure,ARF)"概念,他对急性肾损伤有较完整的生理、病理及临床观察。近年研究表明,肾功能轻度损伤即可导致 ARF 发病率及病死率增加,住院患者血清肌酐的轻微改变即与不良预后相关。因此,近年来国际肾脏病和急救医学界趋于用急性肾损伤(acute kidney injury, AKI)取代 ARF 的概念。本书仍统一沿用 ARF。

ARF 是一个综合征,而不是疾病分类学的诊断。依据病因的不同,在临床上常分为肾前性、肾性和肾后性 ARF。

1. 肾前性　肾前性 ARF 是由于肾前因素使有效循环血容量减少、肾血流灌注量不足引起的肾功能损害。当休克或有效血容量严重不足时,肾血流(renal blood flow,RBF)可比正常时减少 50% ~70%。RBF 的急剧减少,主要发生在肾小球所在的皮质部分,因此肾小球血液灌注显著降低,肾小球滤过率(glomerular filtration rate,GFR)随之下降。肾前性 ARF 多处于氮质血症期,肾组织尚未发生器质性改变,其 GFR 的改变多是可逆性的。然而,随着病情的不断进展,这种功能性的疾患亦可演变成为具有器质性损害的 ARF。肾前性 ARF 在住院的 ARF 患者中约占 50%。

肾前性 ARF 主要的病理生理变化包括:①肾脏通过自动调节能够保证肾小球的正常血流,使肾小球灌注压保持在 60 ~100 mmHg。低血压时,交感神经系统兴奋,激活肾素-血管紧张素系统等,肾脏血流重新分布,肾皮质血流量减少,促进肾小管对钠、水、尿素和肌酐再吸收,尿量和尿钠排出减少,尿渗透压增加,尿素氮和肌酐增高,形成肾前性氮质血症。②非甾体抗炎药(nonsteroidal anti-inflammatory drugs,NSAIDs)和血管紧张素转换酶抑制剂(angiotensin converting enzyme inhibitors,ACEI)亦可对上述发病机制中的某些环节产生影响,使 GFR 降低。NSAIDs 是前列腺素环氧化酶抑制剂,可抑制前列腺素的合成,抑制其对肾血管的扩张作用。ACEI 类药物可抑制血管紧张素Ⅱ,使肾小球出球动脉扩张,引起肾灌注压降低,对 GFR 产生不利的影响。

2. 肾实质性　肾实质损害,约占所有 ARF 患者的 25% ~40%。从临床病理观点可将肾实质性急性肾衰竭分为肾血管阻塞、肾小球或肾微血管病、缺血性或肾毒性急性肾小管坏死、间质性肾炎等。大多数肾实质性急性肾衰竭是由缺血或肾毒素所致,常伴急性肾小管坏死(acute tubular necrosis,ATN)。肾脏血液灌注不足加上恢复不良是肾脏缺血的重要原因,大出血、感染性休克、血清过敏性反应等临床上较常见;而血清过敏性反应主要包括外源性毒素和内源性毒素两类。但肾缺血和肾毒性损伤往往不能截然分开,常交叉存在,如挤压综合征、感染性休克、大面积深度烧伤等。

肾实质性 ARF 的主要病理生理包括:①肾脏管球反馈机制,即 ARF 时肾小管对钠、氯重吸收功能降低,使到达致密斑处的小管内液钠、氯浓度升高,促使肾素-血管紧张素作用于入球小动脉,肾小球内压力升高,阻力增大,RBF减少,进一步使GFR下降。由此可见,肾小管功能障碍直接影响GFR。②肾小管阻塞和滤液渗漏:肾小管上皮细胞变性坏死、脱落,与小管中刷状缘纤毛形成囊泡状物,与管腔液中Tamm-Horsfall蛋白形成管型,阻塞肾小管,造成小管内高压,使GFR下降,导致少尿。肾小管基底膜断裂,肾小管内原尿液反渗入间质,引起间质水肿,压迫肾单位,加重ARF。③肾血流动力学异常:主要为RBF不断下降,肾内血流重新分布,早期表现为肾皮质血流量减少,后期髓质尤其是外层髓质也出现缺血,重吸收能力减低。造成上述血流动力学障碍的原因很多,主要有:交感神经过度兴奋;肾内肾素-血管紧张素系统兴奋;肾内舒张血管性前列腺素(主要为$PGI_2$、$PGE_2$)合成减少,缩血管性前列腺素(血栓素$A_2$)产生过多;由于血管缺血,导致血管内皮损伤,血管收缩因子(内皮素)产生过多,舒张因子(NO)产生相对过少。目前认为本机制可能是最主要的:管-球反馈过强,造成肾血流及GFR进一步下降。④肾小管上皮细胞代谢障碍:主要为缺氧所致,表现为ATP明显减少,Na-K-ATP酶活性下降,使细胞内$Na^+$、$Cl^-$浓度上升,$K^+$浓度下降,细胞肿胀;$Ca^{2+}$-ATP酶活性下降,使胞浆中$Ca^{2+}$浓度明显上升,线粒体肿胀,能量代谢失常;细胞膜上磷脂酶因能量代谢障碍而大量释放,进一步促使线粒体及细胞膜功能失常;细胞内酸中毒等。⑤近来对生长因子以及细胞间黏附因子(ICAM-l)的研究取得了一定的进展,并发现应用ICAM-l单克隆抗体对缺血性ATN有保护作用。

3.肾后性　由于尿路梗阻所致。肾后性氮质血症如能及时解除梗阻,肾功能可迅速改善,如长期梗阻超过几个月,则可造成不可逆转的肾损害。梗阻性肾病有以下特点:①尿量突然变为少尿或无尿,梗阻部位以上尿潴留,氮质血症日益加重;②有尿路梗阻或尿路感染既往史或有骨盆或腹膜后疾病史或手术史者;③有易患肾乳头坏死的病史,如糖尿病、镰状细胞病,滥用NSAIDs;④有膀胱排尿梗阻表现,如排尿困难、夜尿、尿频、排尿不畅等;⑤进行性肾衰竭而尿检无异常;⑥B型超声检查或静脉肾盂造影见双肾增大,有肾盂、肾盏、输尿管扩张积液现象;⑦放射性核素肾图见梗阻图形;⑧腹部X射线平片对诊断尿路结石有很大帮助,90%以上结石是不透过X射线的;⑨CT、MRI对测量肾脏大小、结构、诊断肾盂积水和发现结石、肿瘤均有帮助。

## 二、危重患者肾损伤常见原因

ICU患者是ARF发生的高危人群,而且因为存在病情危重、免疫力受损、机体应激等特殊情况,其ARF的病因存在特殊性。在ICU发生急性肾损伤的病因分析中,以严重感染占多数。Beginning and Ending Supportive Therapy for the Kidney(BEST Kidney),是一个纳入将近3万人的前瞻性研究,其中近2 000例患者伴有急性肾损伤,最常见的原因是严重感染,占47.5%,其他常见原因依次为重大手术、心源性休克、低液体容积、药物、肝肾综合征等。而另一篇研究:Program to Improve Care in Acute Renal Disease(PICARD)显示,严重感染与低血压是最常见的病因,同时指出慢性肾衰竭、心血管疾病、糖尿病、慢性肝病、结缔组织病等是常见的危险因素。ICU患者发生肾后尿路梗阻性ARF较少见,可能的病因包括急性尿路创伤、机体高凝状态等。

危重病人急性肾衰竭常为多种因素共同作用所致,如严重创伤、大手术等,一方面可引起容量不足,另一方面机体应激产生大量炎症因子如肿瘤坏死因子可促使发生肾损害。

表2-8~表2-10根据ARF的部位不同,列举了肾前性、肾性和肾后性肾衰竭的病因。

表2-8 肾前性肾衰竭的病因

**心输出量降低**

心肌梗死、心肌病、心包炎(缩窄性或心脏压塞)、心律失常、心脏瓣膜功能障碍

肺栓塞、肺动脉高压、机械通气(尤其是用不恰当呼气末正压)、创伤

细胞外容量减少

**脱水**

经胃肠道丢失(呕吐、胃肠减压、腹泻、造瘘口丢失)

经肾脏丢失(利尿剂、渗透性利尿、非少尿急性肾小管坏死、肾上腺功能不全)

经腹膜丢失(外科引流)

经皮肤丢失(烧伤、出汗)

出血(胃肠道、腹腔内和腹膜后)

**体液再分布**

低蛋白血症(肾病、肝硬化、营养不良)

血管扩张性休克(脓毒症、肝功能衰竭)

腹膜炎、胰腺炎、挤压伤、腹水、血管扩张剂

原发性肾内血管收缩

非甾体抗炎药(前列腺素抑制剂),肝肾综合征,先兆子痫,恶性高血压,头孢菌素

**肾血管阻塞**

肾动脉(血管内狭窄、栓子、内膜撕裂、血栓)

肾静脉(血管内血栓、肿瘤浸润、血管外压迫)

表2-9 肾后性肾衰竭的病因

**输尿管梗阻(双侧或单侧肾脏)**

外源性:肿瘤(子宫内膜、宫颈、淋巴瘤、转移)、腹膜后纤维化或出血、意外手术结扎

内源性:结石、血凝块、脱落的肾乳头(乳头坏死)、肿瘤(移行细胞等)

**膀胱或尿道梗阻**

前列腺肥大或肿瘤、膀胱癌、子宫脱垂、结石、血凝块、脱落的肾乳头

神经元性膀胱(功能性或医源性)

导尿管阻塞

**表 2-10    肾性肾衰竭的病因**

急性肾小球肾炎

感染后:链球菌、细菌、乙型肝炎、HIV、内脏脓肿

系统性血管炎:系统性红斑狼疮,韦格纳肉芽肿,结节性多动脉炎,过敏性紫癜,IgA 肾炎,肺出血肾炎综合征

膜性增生性肾小球肾炎

特发性肾小球肾炎

急性间质性肾炎

药物:青霉素、非甾体抗炎药、血管紧张素转化酶抑制剂、别嘌呤醇、西咪替丁

$H_2$受体阻滞剂、质子泵抑制剂

感染:链球菌感染、白喉、钩端螺旋体病

代谢:高尿酸血症、肾钙沉着症

毒物:乙二醇(草酸钙)

自身免疫病:系统性红斑狼疮、冷球蛋白血症

微血管/肾小球阻塞

血栓性血小板减少性紫癜、溶血性尿毒症综合征、DIC、冷球蛋白血症、胆固醇栓子

急性肾小管坏死

药物:氨基糖苷类、顺铂、两性霉素 B

感染性休克

缺血

肾小管内阻塞:横纹肌溶解、溶血、多发性骨髓瘤、尿酸、草酸钙

毒物:不透 X 射线的对比剂、四氯化碳、乙二醇、重金属

皮质坏死

---

创伤患者有时会出现慢性尿路梗阻(如神经元性膀胱),为避免梗阻进行性加重,需要放置 Foley 尿管。危重患者肾后性无尿的主要原因是 Foley 尿管本身的阻塞,很容易被忽视。因此,在导致急性肾衰竭的原因中,必须排除导尿管阻塞或折叠造成的少尿。要迅速识别各种原因造成的肾后性肾衰竭,立即解除梗阻,避免肾实质损害并恢复肾功能。

### 三、肾功能评价

肾脏科医师是在长时期稳定情况下评价患者肾功能的,ICU 医师无法像肾脏科医师那样进行标准的肾功能监测。为了维持肾脏正常的功能(滤过、重吸收、分泌)必须保证充足的灌注。直接监测肾灌注是理想的,但是不具备可操作性。利用血流动力学监测保证足够的血管内容量和心脏做功,可作为间接维持肾功能的方法。

1. 中心静脉压(central venous pressure, CVP)    CVP 是指腔静脉与右房交界处的压力。

它反映右心前负荷,是评价重症患者血流动力学的重要指标。CVP 与血容量、静脉张力、右心功能等有关。正常值 5 ~ 12 cmH$_2$O,但有时存在很大个体差异。低于 5 cmH$_2$O 表示心室充盈欠佳或血容量不足,高于 15 ~ 20 cmH$_2$O 提示右心功能不全,但 CVP 不能完全反映左心功能。影响 CVP 的因素有:①病理因素,CVP 升高见于心力衰竭,心房颤动,肺梗死,支气管痉挛,输血补液过量,纵隔压迫,张力性气胸及血胸,慢性肺部疾患,心包填塞,缩窄性心包炎,腹内压增高及先天性和后天性心脏病。CVP 降低的原因有失血和脱水引起的低血容量,以及周围血管扩张,如神经性和过敏性休克等。②神经体液因素,交感神经兴奋,儿茶酚胺、抗利尿激素、肾素和醛固酮等分泌增加,血管张力增加,使 CVP 升高。相反,某些扩血管活性物质使血管张力减小,血容量相对不足,CVP 降低。③药物因素,快速输液,应用去甲肾上腺素等血管收缩药时,CVP 明显升高;用扩血管药或心功能不全者用洋地黄等强心药后,CVP 下降。④其他因素,缺氧和肺血管收缩,气管插管和气管切开,患者挣扎和躁动,控制通气时胸内压增加,腹腔手术和压迫等,均使 CVP 升高;麻醉过深或椎管内麻醉时血管扩张,则 CVP 降低。

2. 肺动脉楔压(pulmonary artery wedge pressure,PAWP) PAWP 反映左房压,曾被认为是左心前负荷的金标准。正常参考值 5 ~ 15 mmHg。根据 Frank-Starling 定律,心肌收缩的力量取决于舒张末期心肌纤维的长度(前负荷)。心肌纤维收缩前的长度与左室舒张末容积密切相关,而左室舒张末容积又取决于心室顺应性、牵张或跨壁压等因素。所以,PAWP 并不等同于前负荷。机械通气时,随着 PEEP 增加,PAWP 也随之增加。

3. 右室舒张末期容积指数(right ventricular end diastolic volume index,RVEDVI) 通过肺动脉导管在测量心排出量的同时,计算机测定出注射后的热稀释曲线,算出右心室射血分数(RVEF),而 RVEDVI=CI/(HR×RVEF)。研究发现,RVEDVI 与 CI 有良好的相关性。

4. 胸腔内血容积指数(ITBVI)与全心舒张末期容积指数(GEDI) 临床上应用 Picco 的经肺热稀释技术测得 ITBVI 与 GEDVI。对 36 位感染性休克病人研究表明,补充容量显著增加了中心静脉压(CVP)、全心舒张末期容积指数(GEDI)、每搏量指数(SVI)以及心指数(CI)。GEDI 的变化与 SVI 相关,而 CVP 的变化则与 SVI 无关。此结果证实 GEDI 是心脏前负荷的指标。Hoeft 和 Lichtwarck Aschoff 等在研究中严格控制了其他研究因素,证实 ITBVI 与 CI 相关,在分别给予容量治疗、儿茶酚胺和机械通气等多种改变时,ITBVI 均能反映前负荷的变化。

5. 心功能监测 通过肺动脉导管和 Picco 导管可进行有创心功能监测。超声心动图可提供对瓣膜功能、心室收缩性的评估以及舒张期松弛情况和心包情况的检查。心内结构如赘生物、肿瘤或血栓也均可显示。

## 四、肾功能监测指标

### (一)尿液分析

1. 尿量 肾灌注下降的患者排出的尿量减少,尿量监测是基于上述假设,而且是评价肾灌注是否充分的简易指标。但是,尿量是肾功能的间接指标,许多非肾脏因素可影响尿量。尿量反映肾小球滤过、肾小管重吸收和尿路通畅的综合情况。尿量减少并不特异性地反映肾脏灌注不足。尿量正常也不能保证肾功能正常,肾上腺皮质功能低下或应用大剂量利尿剂时,尿量可无明显减少。非少尿性急性肾衰竭平均尿量在 1 000 mL/d 左右,易被漏诊或延误诊治。急性肾损伤时尿量变化迅速,需密切动态观察每小时尿量变化。

2. 管型 在一定条件下,肾脏滤出的蛋白质以及细胞或碎片在肾小管(远曲)、集合管中凝固后,可形成圆柱形蛋白聚体而随尿液排出,称为管型。尿中出现多量管型表示肾实质有病理性变化,对于疾病的诊断有提示意义。

透明管型:为无色均匀的半透明圆柱体。27% 的正常人尿中可有透明管型,在剧烈运动、肾脏受到刺激及乙醚麻醉时,尿内可见到此种管型,临床意义不大。

白细胞管型:管型内白细胞或脓球呈滚筒状排列者,提示有急、慢性肾盂肾炎存在,急性肾盂肾炎常同时伴细菌管型。白细胞管型也可见于非肾实质性感染性疾病,如链球菌感染性肾炎、膜增殖肾炎及活动性狼疮性肾炎。

红细胞管型:指管型内含有多个红细胞。当红细胞裂解成红棕色颗粒后,则称为血液管型。红细胞管型与血液管型均提示肾内出血,可见于急慢性肾小球肾炎、急性肾小管坏死、肾梗死、肾移植排异反应等。

肾小管上皮细胞管型:管型内肾小管上皮细胞规则排列者,提示来自肾小管同一部位,而呈不规则排列者提示来自肾小管不同部位,这些都表示肾小管受损。

颗粒管型:透明管型内含有颗粒,其量在管型的 1/3 以上者称为颗粒管型,一般分为细颗粒管型和粗颗粒管型。前者管型含有较多细小的稀疏颗粒,见于慢性肾小球肾炎或急性肾小球肾炎后期;后者颗粒粗大而浓密,见于慢性肾小球肾炎或药物、重金属中毒等所致肾小管损伤。

脂肪管型:管型内含有大量脂肪滴,常见于肾病综合征。

蜡状管型:外形宽大,色淡均匀,见于慢性肾炎晚期、肾淀粉样变、慢性肾衰竭。

细菌管型:指管型透明基质中含有大量细菌,多见于急性肾盂肾炎。

真菌管型:指管型中含有孢子、菌丝或假菌丝,并常可见到红细胞、白细胞或肾小管上皮细胞等,发现真菌管型可早期诊断为肾脏原发性及播散性真菌感染。

3. 蛋白尿 蛋白尿是肾损伤的重要标识。每日尿蛋白量持续超过 150 mg 称为蛋白尿。产生蛋白尿的原因很多,一般可分为以下几类:

肾小球性蛋白尿:系由于肾小球滤过膜损伤或通透性增高,致原尿中滤出的蛋白量超过了肾小管的重吸收能力所致的蛋白尿。各种原发性或继发性肾小球疾病均可使滤过膜屏障损伤,如滤过膜孔异常增大或断裂,即机械屏障受损,则血液中的大、小相对分子质量蛋白质不加选择地滤出,称为非选择性蛋白尿,尿液中常可出现大分子蛋白质如 IgG、$C_3$ 甚至于巨球蛋白等。若病变仅损害肾小球滤膜的电荷屏障,使负电荷量减少,则仅有白蛋白的滤过增加,出现所谓选择性蛋白尿,尿液中出现以白蛋白为主的中分子蛋白质。

肾小管性蛋白尿:是由于肾小管重吸收功能受损,使原尿中的蛋白质不能充分被重吸收而致的蛋白尿,多为免疫球蛋白轻链、$\beta_2$-微球蛋白、淀粉酶等小相对分子质量蛋白质。

溢出性蛋白尿:由于血浆中某种异常小相对分子质量蛋白质产生过多,经肾小球滤过剧增,超过了肾小管的重吸收能力而产生的蛋白尿。如免疫球蛋白轻链、血红蛋白等。常见于多发性骨髓瘤的本-周氏蛋白尿、溶血性贫血的血红蛋白尿。

分泌性蛋白尿:肾小管炎症或药物刺激后分泌 IgA 或大分子 Tamm-Horsfall 蛋白等所致的蛋白尿。

组织性蛋白尿：为肾组织受到破坏后结构分解，胞质中的酶和蛋白质释出所致的蛋白尿，多为小分子蛋白质。

产生蛋白尿的原因较复杂，有时两种因素并存，则称混合性蛋白尿。在蛋白尿确立之前，需先分清是生理性还是病理性。前者包括功能性（即运动、发热或寒冷等引起的肾血流动力学改变而出现的短暂性蛋白尿）和体位性蛋白尿（由于站立或脊柱前凸而影响肾脏血流动力学，肾静脉循环障碍产生的蛋白尿，多见于体型瘦长的青年男性）。对持续性体位性蛋白尿应长期观察，以排除病理性蛋白尿的可能。生理性蛋白尿一般程度较轻，量多≤1 g/24 h，为发作性，祛除诱因后蛋白尿可迅速消失。

**（二）肾小球滤过功能评价**

肾小球滤过功能是肾脏的重要功能之一，用肾小球滤过率（glomerular filtration rate，GFR）表示。

GFR：单位时间内（min）经肾小球滤出的血浆液流量，是反映肾小球滤过功能的最客观指标（正常 120～160 mL/min）。由于 GFR 难以直接测得，临床上常通过测定各种物质的血浆清除率来计算肾小球滤过率或通过测定血清某些物质的浓度间接反映肾小球的滤过功能。

血浆清除率（clearance，C）指肾脏在单位时间（min）内能将多少毫升血浆中的某种物质完全清除出去，这个被完全清除了某种物质的血浆毫升数就称为该物质的血浆清除率（mL/min），C=U×V/P（U 为尿浓度；V 为尿流速率；P 为血浆浓度）。由于尿生成是通过肾小球滤过及肾小管重吸收和分泌过程完成的，而血浆中不同物质在肾小管的重吸收和分泌是不同的，因此各种不同物质的清除率是不同的。

假如某种物质完全被肾小球自由滤过清除而无肾小管的分泌和重吸收，则这类物质的血浆清除率可以代表肾小球滤过率，即 GFR=U×V/P，该物质的血浆浓度与 GFR 成反比，可间接反映 GFR 水平。

这种理想的物质也称为标记物，其应符合以下几个条件：①不与血浆蛋白结合，在肾小球可自由滤过；②在肾小管中不被合成或分解；③在肾小管中不被重吸收和分泌；④体内不能生产，不被破坏，也无生理功能；⑤能准确测定其在血浆和尿中浓度。

常用测定 GFR 的标记物可分为两大类：

内源性标记物：指体内存在的物质，如肌酐、尿素氮、中低相对分子质量蛋白质（$β_2$ 微球蛋白、胱抑素 C）。

外源性标记物：①多糖类，如菊粉（inulin）；②放射性核素标记物，如 $^{51}$Cr-EDTA、$^{99m}$Tc-DTPA（$^{99m}$Tc-二乙烯三胺五醋酸）、$^{125}$I 或 $^{131}$I 标记的泛影酸盐（diatrizoate）（泛影葡胺，hypaque）；③非放射性标记的造影剂，如碘海醇（iohexol）（欧乃派克，omnipaque）。

**1. 外源性标记物评价 GFR**

（1）菊粉清除率 菊粉是 32 个果糖组成的多聚糖，相对分子质量 5200，可从大丽菊等植物的块茎中提取。无毒，经静脉注入人体后不与血浆蛋白结合，可自由通过肾小球滤过膜，不被肾小管重吸收和分泌，是理想的 GFR 标志物。菊粉清除率可准确反映肾小球滤过功能，是测定 GFR 的金标准，但其操作复杂，需时长，需静脉滴注和多次采血，仅供在科学研究或评价其他方法时使用。

（2）放射性核素评价 GFR 使用某些放射性核素标记的造影剂评价 GFR 比菊粉方便、

易行,准确性较好,可被认为是临床工作中评价 GFR 的金标准。最初,人们使用 $^{51}Cr-EDTA$ 的清除来测定 GFR,因它的清除与菊粉的清除很接近。后来发现, $^{99m}Tc-DTPA$ 与 $^{51}Cr-EDTA$ 的清除相关性好,且更为经济,放射剂量低,故得到广泛应用。

(3)碘海醇清除率评价 GFR 碘海醇静脉注射后与蛋白质结合率很低,在体内不参与任何代谢,经肾小球滤过,不被肾小管重吸收和排泌,24 h 内几乎 100% 从尿中排出,非常适合于作为一种 GFR 测定的标志物。碘海醇清除率(iohexol clearance,Cioh)与菊粉清除率相似。缺点是碘海醇价格比较昂贵,且需要特殊的仪器设备,临床常规应用受到限制。

2. 内源性标记物评价 GFR

(1)标准 24 h 留尿法

收集 24 h 全部尿液,测定血、尿肌酐浓度并计算肌酐清除率。

$$肌酐清除率(Ccr)(mL/min) = \frac{尿肌酐浓度(\mu mol/L) \times 每分钟尿量(mL/min)}{血肌酐浓度(\mu mol/L)}$$

为排除身高、体重的影响,可用 1.73 $m^2$ 的标准体表面积,对接受检查者的体表面积进行校准,即 GFR[mL/(min · 1.73 $m^2$)] = Ccr×1.73 $m^2$/受检者体表面积($m^2$)

临床上用 Ccr 评价 GFR 避免了肌肉容积变化及肌酐肾外清除的影响。但是,肾小管对肌酐的排泌、留尿过程中血清肌酐的波动、血、尿肌酐的侧脸误差及留取尿标本不标准是影响肌酐清除率评价 GFR 可靠性的因素。

肾小管对肌酐的排泌可导致 Ccr 过高估计 GFR。由于肾小管对肌酐的排泌在同一个体的不同时段以及不同个体间存在差异,我们不可能通过 Ccr 的变化来准确推测 GFR 的变化。

原则上肾脏肌酐清除率应为尿肌酐除以血清肌酐浓度-时间曲线下面积(留尿时间内)获得。但临床中均以尿肌酐除以单次血清肌酐浓度作为 Ccr 的结果,这是以血清肌酐浓度在留尿时间内恒定为前提的。但实际上血清肌酐在留尿的 24 h 内是波动的,主要受饮食和运动的影响,因此,临床中使用单次血清肌酐浓度降低了 Ccr 的准确性。

血清肌酐的日间变异系数约为 8%。肌酐清除率通过血、尿肌酐两个测量值计算,其变异系数应大于单独血清肌酐的变异系数。

尿液标本收集和测量不标准会影响尿肌酐的测量结果,进而影响 Ccr 的结果。研究表明,经过培训者由于留取尿标本不标准造成的 Ccr 变异为 3% ~ 14%,而未经培训者变异高达 70%。另外,较高的温度和较低的 pH 值会促进尿中肌酸转变为肌酐。通过冰箱保存尿液或及时测量尿肌酐含量可解决以上问题。

尿量多会使 Ccr 测值偏高,高度水肿少尿测定的 Ccr 值偏低。Ccr 受到尿流率的影响,正常肾功能人群中,尿流率在 1 mL/min 时,Ccr 所测值最大;肾功能受损人群中,当尿流率在 1.5 mL/min 时,Ccr 测值最大。

(2)西咪替丁改良法 为克服肾小管排泌对应用 Ccr 评价 GFR 的影响,可使用抑制肾小管排泌的药物西咪替丁。据文献报道,当 GFR 中度异常时[30 ~ 60 mL/(min · 1.73 $m^2$)],Ccr 通常高估 GFR 50% ~ 100%。许多学者尝试使用西咪替丁抑制肾小管排泌后计算 Ccr,从而使尿中肌酐完全来自肾小球滤过,使肌酐清除率能更可靠地反映肾小球滤过率,以提高其准确性。但在实际应用中,如果肾小管排泌未被完全阻断,使用西咪替丁后所得 Ccr 仍会高估 GFR。

（3）公式推断法 由于测定 Ccr 需要留取尿液，尿液收集及测量不准确会造成 Ccr 结果的误差，应用经验公式通过血肌酐数值计算 Ccr 或 GFR，不会受到留取尿液的影响，在评价 GFR 方面更为精确，更适用于少尿患者。

1976 年，Cochcroft 和 Gault 以 Ccr 为标准推导出了 Cochcroft-Gault 公式，该公式考虑到年龄和性别对结果的影响，但未考虑到相同年龄和性别个体间的差异，同一个体在不同时间内肌酐水平的差异、肾小管排泌、肌酐的肾外清除及肌酐测量误差等的影响。

$$肌酐清除率（mL/min） = \frac{(140-年龄)×体重（kg）}{72×血肌酐（mg/dL）}（男性）$$

$$肌酐清除率（mL/min） = \frac{(140-年龄)×体重（kg）}{85×血肌酐（mg/dL）}（女性）$$

1999 年，Andrew S. Levey 等从 MDRD（Modification of Diet in Renal Disease）研究中总结出了新的评价 GFR 的公式，该系列公式通过临床上易获得的 GFR 独立相关因素（血肌酐水平、年龄、性别、种族、血清尿素氮水平及血清白蛋白水平）计算 GFR，被称为 MDRD 公式或 Levey 公式。该公式不仅避免了留尿的影响，而且精确性高于测量所得的 Ccr 以及 Cochcroft-Gault 公式计算的 Ccr。

2000 年，为临床应用更加方便，作者对 MDRD 方程进行了简化，仅包含血清肌酐、年龄、性别、种族 4 个变量，称为简化的 MDRD 方程。

MDRD 方程来源于西方人群，且众多研究已证实人种是影响这种方程准确性的重要因素。为更准确地估计我国 CKD 患者的 GFR，2006 年，我国 eGFR 协作组发表了适合我国人群的估计公式。

肾小球滤过率（GFR）$[mL/(min \cdot 1.73\ m^2)] =$
$186.3×血清肌酐（mg/dL）^{-1.154}× 年龄^{-0.203}× 1.212$（如果患者为黑人）$/ × 0.742$（如果患者为女性）

我国肾脏病工作者根据我国 CKD 人群特征对简化 MDRD 方程进行了改良，即用原始简化 MDRD 方程估计出 GFR，再乘以 1.233，即：GFR$[mL/(min \cdot 1.73\ m^2)] = 186×血肌酐（mg/dL）^{-1.154}×年龄^{-0.203}×[女性×0.742]×[中国×1.233]$。该改良方程偏差较小，精确性和准确性均较好。尤为重要的是，该方程评估 CKD 患者早期肾功能改变有显著优势，过低估计 GFR 参考值的程度明显降低。改良 MDRD 方程操作简便，费用低廉，相关参数的数据获得相对容易，GFR 的计算也可由计算机轻松完成，重复性好，临床易于应用。对临床 CKD 患者肾功能的准确评估、定期随诊 GFR 变化及大规模的人群筛查方面都具有很高的实用价值。

但由于改良 MDRD 方程在肾功能正常患者中也存在轻度过低估计 GFR 参考值的倾向，能否在未来的预测方程中添加新的预测变量，如 Cystatin C 等以进一步改善 GFR 评估方程的准确性，还有待进一步研究。

3. 血清肌酐 肌酐由肌肉中肌酸代谢产生，相对分子质量 113 Da，正常时产生量恒定，不与蛋白质结合，可自由经肾小球滤过，不被肾小管重吸收，仅仅在近端小管少量排泌。故肾脏肌酐清除率高于肾小球滤过率。肾小管对肌酐的排泌在同一个体不同时间段及不同个体间均存在差异，随着肾小球滤过功能下降，肾小管分泌肌酐量占尿肌酐排泄总量的比例逐渐升高，可达 15% ~60%。肾小管对肌酐的排泌可被西咪替丁、甲氧苄啶、乙胺嘧啶及氨苯砜抑制。另外,肌酐尚可经肠道细菌分解为二氧化碳和甲胺排出体外,肾功能正常时肠道排泄肌酐几乎为零,终末期肾衰时肠道排泄肌酐明显增多,可达肌酐生成量的2/3。

血肌酐浓度是反映肾小球滤过率的指标之一,肾功能下降时,血肌酐上升,但只有肾小球滤过率下降到正常的50%以下时,血肌酐浓度才明显升高(图2-6)。严重肾脏疾病患者约2/3肌酐从肾外排泄,且从尿中排泄的肌酐约60%来自于肾小管的排泌。所以,肌酐并不是反映GFR减少的早期敏感指标。肾脏功能下降的早期和晚期都不能直接应用血清肌酐来判断GFR的实际水平,否则会造成对GFR的过高估计。肌酐水平的动态变化在急性肾衰竭诊断中更有意义,肌酐在短时间内急剧增高往往提示急性肾功能障碍的发生。

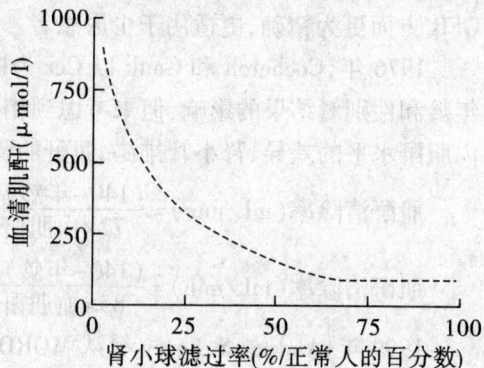

**图2-6  肾小球滤过率与血清肌酐的关系**

肌酐受年龄、性别、肌肉量、饮食、肾小管分泌排泄、胃肠道分泌排泄等因素影响,不能真实反映GFR。

肌酐是骨骼肌蛋白分解产物,年长患者产生率低于年轻患者,女性低于男性。许多慢性疾病,体弱老年病人尽管肾浓缩能力和肾小球滤过率下降了,血肌酐仍在正常范围内。相反,许多有发生急性肾衰竭危险的危重患者因为高营养、败血症或创伤后代谢率高,高代谢率意味着更多含氮废物产生,需要高于平均的肾血流量和尿量排泄以保持正常血肌酐浓度。急性肾衰竭的患者,水肿可稀释肌酐浓度。

肌酐浓度升高临床上应排除下列情况:①肌肉疾病导致肌酐产生量增多;②某些因素使肾小管分泌肌酐减少,如西咪替丁、磺胺增效药TMP和螺内酯等;③一些因素干扰肌酐测定致肌酐假性升高,如果糖、葡萄糖、蛋白质、酮体、尿酸及头孢唑林等干扰Jaffe反应;血胆红素升高干扰自动测定仪检测结果。

4. 血清尿素  尿素主要在肝脏生成,是蛋白质代谢产生的氨在肝脏经鸟氨酸循环生成的终产物,相对分子质量60 Da,可自由经肾小球滤过,小部分被肾小管重吸收。

尿素生成量依赖于:①机体蛋白质摄入量;②某些因素促进蛋白质分解,如应激状态、高热、大面积烧伤、应用糖皮质激素;③机体蛋白质营养状态;④消化道出血;⑤肝功能受损时,尿素生成减少。

正常情况下,肾小管重吸收尿素氮约30%~40%,并排泌少量尿素氮,当脱水、血容量不足、心力衰竭时,肾血流量减少,肾小管重吸收功能增强,尿素氮重吸收增加,尿素氮浓度升高;尿路梗阻时集合管扩张变薄,对尿素重吸收增加,也可出现尿素氮明显升高,而血肌酐正常或轻度升高。

肾小球滤过率下降到正常的1/3以下时,血尿素氮浓度才明显升高。

联合肌酐和尿素氮共同评估肾功能比单个指标能提供更为有力的信息。肾功能正常时,尿素氮(μmol/L)与肌酐(μmol/L)比值为(10~15):1,若尿素氮、肌酐升高,且尿素氮/肌酐>15:1,提示肾前性氮质血症或肾后梗阻性氮质血症;若尿素氮、肌酐升高,且尿素氮/肌酐仍为(10~15):1,提示肾实质疾病引起的氮质血症。

5. 血半胱氨酸蛋白酶抑制剂 半胱氨酸蛋白酶抑制剂(cystain C,Cyst C)是一种碱性非糖基化蛋白,人体几乎各种有核细胞都可表达、分泌。相对分子质量 13 000 Da,可自由通过肾小球。其生成速度恒定,不受炎症、饮食、年龄、性别以及肌肉比重等非肾脏因素影响。肾脏是唯一清除循环中 Cyst C 的器官,Cyst C 可经肾小球自由滤过,原尿中 Cyst C 几乎全部被近端小管上皮细胞摄取、分解,不再重返血液中,也不被肾小管上皮细胞分泌,尿中仅微量排出。故 Cyst C 是评价 GFR 较为理想的内源性标志物。由于 Cyst C 的体内过程特点,其血浆浓度与 GFR 的线性相关性显著好于血肌酐、尿素氮和其他内源性小分子蛋白。Cyst C 检查较灵敏,轻度损伤时即可出现升高。故 CystC 对早期肾功能损害具有较高的诊断价值。

6. 血 $\beta_2$ 微球蛋白($\beta_2$-MG) 是体内有核细胞产生的一种小分子蛋白,不和血浆蛋白结合,可自由通过肾小球滤过膜,在近端小管几乎全部被重吸收,在肾小管上皮细胞内分解破坏,仅微量自尿中排出。在体内生成速度恒定,不受年龄、性别、肌肉组织多少、饮食蛋白质量等影响。血 $\beta_2$-MG 升高,提示 GFR 降低,肾小球滤过功能受损。$\beta_2$-MG 升高比血肌酐灵敏,在 Ccr<80 mL/min 时即可出现。炎症及肿瘤时也可致 $\beta_2$-MG 升高。

(三)肾小管功能评价

1. 肾小管重吸收功能 肾小管上皮细胞具有强大的重吸收功能,对维持机体内环境的"自稳状态"起重要作用。当小管功能损伤时,尿电解质排泄异常。同步、动态监测血清 $K^+$、$Na^+$、$Cl^-$、$Ca^{2+}$、$P^{3+}$ 浓度和 24 h 尿电解质排泄量有助于评价肾小管功能。此外,机体血糖浓度、肾小球滤过率和肾小管重吸收能力间动态平衡是影响尿糖水平的三大因素。当近端小管重吸收障碍时,血糖正常而 24 h 尿糖阳性,称为肾性糖尿。生理状况下,经肾小球滤出的氨基酸绝大多数由近端小管重吸收,在遗传性疾病或毒物、药物影响下,尿排泄异常而产生氨基酸尿。

(1)维生素结合蛋白(retinal binding protein,RBP) 为一单肽链蛋白质,相对分子质量 21 kD,在肝细胞中合成。经肾小球滤过的 RBP 大部分在近曲小管重吸收而分解,RBP 尿排出量很少。其尿浓度升高提示近端小管重吸收能力下降,表明近端肾小管损伤。在酸性尿中 RBP 较 $\beta_2$-MG 稳定,故认为 RBP 较 $\beta_2$-MG 更容易发现近端肾小管损伤。

(2)尿 $\alpha_1$ 微球蛋白($\alpha_1$-mG) 主要由肝细胞产生,广泛存在于各种体液间。尿含量升高表明肾小管重吸收降低或功能障碍。$\alpha_1$-MG 较 $\beta_2$-MG 稳定性好,室温保存 4 天能保留 86.4% 的活性。尿中排出量高于 $\beta_2$-MG,可减少测定误差,提高精确度,重复性好。

(3)尿 $\beta_2$-MG 可自由从肾小球滤过,99.9% 以胞饮形式被近端肾小管摄取,转运到溶酶体降解,故尿液排泄很少。近端小管上皮细胞是分解 $\beta_2$-MG 的唯一场所,故尿 $\beta_2$-MG 升高,提示近端小管受损。但需要排除合成增加的因素。Sethi 发现应用氨基糖苷类抗生素后,在血肌酐增高前 4~6 d,可见尿 $\beta_2$-MG 增加 2 倍以上。$\beta_2$-MG 受尿 PH、温度及蛋白水解酶的影响,庆大霉素和细菌对其有降解作用,故应留新鲜尿液尽快检测。

2. 肾小管浓缩稀释功能

(1)尿钠 在肾前性少尿情况下,肾小管功能健全,尿钠低于 20 mmol/L,而急性肾小管坏死时,尿钠常高于 40 mmol/L。尿钠的影响因素很多,包括肾单位的多样性、醛固酮分泌、抗利尿激素分泌、利尿治疗、静脉注射盐溶液、交感神经张力和潴钠状态(充血性心力衰竭、肝硬化)。利尿治疗抑制了肾小管的保钠作用,因此,尿钠高并不能说明肾小管功能丧失。但是,在利尿治疗中,如果尿钠低,则意味着存在严重肾前性损害因素。

关于尿钠诊断急性肾小管坏死和肾前性氮质血症的敏感性和特异性的报道显示,大约有一半的急性肾小管坏死能被检测出来。由于钠稳态生理的复杂性,应用尿钠来评价急性肾小管坏死和肾前性氮质血症是不可靠的。

(2)尿钠排泄分数 尿钠浓度与肾脏排水量有关。尿钠排泄分数 $FE_{Na}$ 代表尿钠排泄量占肾小球滤过钠量的比例,与肾脏排水量无关。计算如下:

$$FE_{Na} = (Uvol \times UNa \times 100\%)/(GFR \times PNa)$$

$$= (UNa \times PCr \times 100\%)/(UCr \times PNa)$$

UNa 和 PNa 分别代表尿和血钠浓度,UCr 和 PCr 分别代表尿和血肌酐浓度。

肾前性少尿时,肾小管无损伤,滤过钠减少,肾小管重吸收增加,$FE_{Na} < 1$;急性肾小管坏死时,肾小管重吸收钠障碍,尿钠排泄增加,$FE_{Na} > 2$。$FE_{Na}$ 是鉴别肾前性氮质血症和急性肾小管坏死的敏感指标之一。

(3)尿比重、尿渗透压 是评估尿液浓缩和稀释功能的指标。尿比重是同体积尿液与纯水的重量比。比重反映单位容积尿中溶质的治疗,既受溶质分子浓度影响,又受溶质相对分子质量影响。低灌注或肾前性氮质血症时尿比重可达 1.030,反映了肾脏水钠潴留。急性肾小管坏死时尿浓缩功能丧失,尿比重 1.010。很多物质可调节也可影响尿比重。如老年患者远端肾小管功能通常受损,而近端肾小管功能不受累,这些患者在低灌注时肾脏浓缩尿液的能力被削弱,所以尿比重不可靠。

尿中糖、蛋白质、矿物质、造影剂等都可使尿比重升高。因此,蛋白尿或糖尿时应测尿渗透压。

尿渗透压是反映单位容积尿中溶质分子和离子的颗粒数,其仅仅与溶质克分子浓度有关,不受溶质相对分子质量影响。尿糖 10 g/L 可使尿渗透压升高 60 mOsm/(kg·H₂O),蛋白对尿渗透压影响较小。禁水 8 h 后晨尿渗透压应 >700 ~ 800 mOsm/(kg·H₂O)。

尿比重和渗透压过低,反映远端肾小管浓缩功能障碍,见于多种肾小管间质改变,如重金属或氨基糖苷类抗生素引起肾毒性损伤,急性肾小管坏死。

急性肾小管坏死时肾脏不能产生浓缩尿,当渗透压低于 350 mOsm/(kg·H₂O)提示有急性肾小管坏死,当渗透压超过 500 mOsm/(kg·H₂O)认为存在肾前性氮质血症。

应用尿渗透压区分急性肾小管坏死和肾前性氮质血症,缺乏敏感性和特异性。当尿渗透压大于 500 mOsm/(kg·H₂O)时,诊断肾前性氮质血症的阳性率是 60% ~ 100%,低于 350 mOsm/(kg·H₂O)时,诊断急性肾小管坏死的阳性率是 69% ~ 95%。

(4)自由水清除率(free water clearance,$CH_2O$) 反映肾小管浓缩稀释功能。$CH_2O$ 指单位时间内从血浆中清除到尿中不含溶质的水量。正常情况下,排出的尿液均含有溶质且已被浓缩,$CH_2O$ 应为负值。正常参考值为 −120 ~ −25 mL/min。

自由水清除率($CH_2O$)试图通过区分溶质的肾清除率和自由水的肾清除率,来反映肾小管内尿浓缩和稀释的程度。溶质或渗透清除率(Cosm)计算如下:

$$Cosm = (Uosm \times V)/Posm(mL/min)$$

Uosm 为尿渗透浓度(mosm/kg),Posm 为血浆渗透浓度(mosm/kg),V 为尿流量(mL/min)。

尿流量减去渗透清除率即为自由水清除率:

$$CH_2O = V - Cosm(mL/min)$$

当尿与血浆等渗时($Uosm = Posm$),渗透清除率(Cosm)与尿流量(V)相等,$CH_2O = 0$。

低渗尿时,尿流量超过渗透清除率,自由水清除率为正值。高渗尿时,尿流量低于渗透清除率,自由水清除率为负值(即自由水潴留),这一情况也称为肾小管的保水作用,从概念上讲,肾小管的保水作用表示要使尿渗透浓度与血浆渗透浓度相等而应加入尿中的液体量。

$CH_2O$ 若为负值,提示远端肾小管浓缩-稀释功能正常;$CH_2O = 0$,提示浓缩功能完全丧失;$CH_2O$ 为正值,表明浓缩功能丧失而稀释功能存在。

急性肾小管坏死时,肾脏浓缩功能丧失,使尿成为等渗液,$CH_2O$ 接近于0,$CH_2O$ 回到负值,表明进入恢复期。连续监测 $CH_2O$,有助于急性肾衰竭的早期诊断和预后判定。这一变化比临床症状和其他实验室指标早 $2 \sim 3$ d。

尿液浓缩能力是肾小管功能的一个敏感指标。在肾前性少尿状态下,尿渗透压明显增加。在急性肾小管坏死血清肌酐和尿素氮增加前,尿浓缩功能可能已经丧失 $24 \sim 48$ h。

(5)尿渗透压/血渗透压　肾小管对脱水和低血容量的正常反应是尿-血渗透压之比为 1.5 或更大。少尿时,等渗尿(血、尿渗透压相等)意味着肾小管功能丧失和急性肾衰竭发生。应用利尿剂时可使尿渗透压降低。

肾前性少尿与急性肾小管坏死时某些检查结果常可重叠,从而影响鉴别诊断。应在给予利尿剂前收集尿标本。

### 五、急性肾损伤的早期生物标记物

1951 年,Homer W Smith 首次提出急性肾衰竭(acute renal failure, ARF)的概念。近年来,国际肾脏病及重症医学界使用急性肾损伤(acute renal injury, AKI)代替 ARF。原因为损伤(injury)一词较衰竭(failure)更能体现早期病理生理变化。据报道,大约5%的住院病人和30%的 ICU 病人发生 AKI。AKI 与死亡率增加、花费增加和 ICU 时间和住院时间延长有关,虽然尝试发展许多疗法预防和减轻 AKI,但是取得的效果有限。其中一个主要原因是由于不能早期发现 AKI,导致干预延迟。

2004 年,急性透析质量指导小组(Acute Dialysis Quality Initiative, ADQI)提出了急性肾损伤的 RIFLE 标准。2005 年,急性肾损伤网络(Acute Kidney Injury Network, AKIN)工作组,在 RIFLE 标准上对 AKI 的诊断及分级标准进行了修订。但上述标准都强调血清肌酐和尿量的变化。这些指标受多种因素影响,不能及时和准确反映肾功能的变化,对 AKI 缺乏足够的敏感性和特异性。因此,迫切需要寻找可靠的能预测随后出现 AKI 的生物标记物。功能基因组学和蛋白组学技术促进了几个有希望的 AKI 早期生物标记物的发现,如中性粒细胞明胶酶相关载脂蛋白(neutrophil gelatinase-associated lipocalin, NGAL)、半胱氨酸蛋白酶抑制剂 C(cystatin C)、肝型脂肪酸结合蛋白(liver-type fatty acid binding protein, L-FABP)、白介素-18(interleukin-18, IL-18)、肾损伤分子-1(kidney injury molecule-1, KIM-1)。他们可用于评价新技术和新疗法对肾功能的效果,也可作为监测药物肾毒性的标记物。例如 NGAL 和 Cys C 可被用于心脏手术后羟乙基淀粉治疗安全性的监测以及早期发现 AKI。这些生物标记物的应用已经超越研究的范畴,正快速向临床扩展应用。

#### (一)中性粒细胞明胶酶相关载脂蛋白

中性粒细胞明胶酶相关载脂蛋白(neutrophil gelatinase-associated lipocalin, NGAL)是脂

质运载蛋白超家族的新成员,共价结合于中性粒细胞明胶酶上。正常情况下,NGAL 在肾组织表达很少,当肾小管上皮细胞受到刺激时表达显著增加。肾损伤后,NGAL 作为一种铁离子转运蛋白,在早期被原始上皮细胞摄取,通过介导铁的转运促使原始肾脏上皮细胞成熟,因而,NGAL 可能作为早期诊断 AKI 的生物标记物。缺血性和脓毒性 AKI 以及肾毒性 AKI 的 NGAL 均升高。对心肺转流术患者的研究显示,术后发生 AKI 的患者尿 NGAL 在术后 2 h 就明显增高,术后 4~6 h 达到基础值的 25 倍,而血肌酐的升高发生在术后 2~3 d。NGAL 也是评价 AKI 严重程度的标记物。Bennett 等在心肺转流术后患者的研究中发现,术后 2 h 尿 NGAL 水平与患者的肾损伤程度以及 AKI 持续的时间成正相关。Thomas 等用多因素回归分析对 635 例急诊患者预后进行评估,发现与 NAG、肌酐和 $\alpha_1$ 微球蛋白相比,尿 NGAL 是判断患者预后的敏感指标。然而,NGAL 的测量也受一些因素影响,包括泌尿道感染或全身性感染或是已有慢性肾脏疾病,在此类病人 NGAL 的应用有待进一步研究。

（二）半胱氨酸蛋白酶抑制剂 C（cystatin C）

CystatinC 为人体内几乎各种有核细胞均可表达、分泌的一种碱性非糖基化蛋白,每日分泌量较恒定,可经肾小球滤过,并在肾小管重吸收和代谢,但不能被肾小管分泌。在健康人尿中 Cystatin C 浓度和肌酐浓度之间存在良好的相关性,在出现持续性蛋白尿但无肾小管损伤的患者中也观察到了这种相关性。平均尿肌酐浓度随年龄增加而增加,且受肌肉量影响;而尿 CystatinC 浓度不受肌肉量的影响,所有年龄的人均保持恒定。CystatinC/肌酐比值（CCR）是反映近端肾小管 CystatinC 重吸收状态的一项很好的指标,当 CCR 处于正常范围时,尿 Cystatin C 浓度可准确反映肾小球的滤过功能。因而 CystatinC 是早期判断 AKI 的敏感性和特异性指标。

（三）肾损伤分子-1（kidney injury molecule-1，KIM-1）

肾损伤分子-1（kidney injury molecule-1，KIM-1）是 I 型跨膜糖蛋白,具有免疫球蛋白和黏蛋白结构域,可能参与肾脏疾病的损伤与修复过程。KIM-1 在正常肾组织中表达甚微,发生肾损伤后,在去分化和增殖中的肾小管上皮细胞中高表达,提示 KIM-1 与早期肾小管上皮细胞损伤与修复有关。近端肾小管上皮细胞受到缺血和肾毒性损伤后明显增多,经蛋白水解剪去细胞外段脱落至尿中。Han 对心肺转流患儿的研究发现,术后发生 AKI 的患者尿 KIM-1 在术后 6~12 h 明显升高,而血肌酐则在术后 24~48 h 升高,这说明 KIM-1 可作为早期诊断 AKI 的敏感指标。对肾移植术后患者的研究显示,KIM-1 不仅对诊断肾损伤有较高的敏感性和特异性,而且其表达量与肾损伤程度有较强的相关性,并且进一步研究表明,KIM-1 能预测肾功能的恢复情况。

（四）白介素-18

白介素-18（IL-18）以前体形式表达于单核-巨噬细胞、未成熟树突状细胞、T 细胞、B 细胞等表面,在半胱氨酸天门冬氨酸酶 1（caspasel-1）作用下激活并参与炎症和免疫反应。当收到缺血等刺激后,前体 IL-18 迅速表达并被 caspasel-1 激活,参与肾损伤和修复过程。IL-18 可作为早期诊断 AKI 的敏感指标。在评估 NGAL 对 AKI 的早期诊断作用时发现,AKI 患儿尿 IL-18 升高比血肌酐提前了 48 h,并在血肌酐升高 50% 时就达到了峰值。对心血管造影术后发生 AKI 的患者的研究也得到类似的结果。

（五）N-乙酰-β-D氨基葡萄糖苷酶（NAG）

NAG是一种溶酶体酶,存在于肾小管上皮细胞,不被肾小球滤过。正常情况下,出现于尿中的蛋白以胞饮方式进入细胞和溶酶体,形成次级溶酶体,次级溶酶体将蛋白分解为氨基酸重新返回血液循环,每日只有少于20%以胞外分泌方式进入肾小管腔,因此尿中NAG排泄量低。异常情况下,如某些重金属、有机溶剂、造影剂、氨基糖苷类抗生素、大量蛋白尿、出现于尿中的某些血液成分如轻链,尿NAG排泄量增加,表明溶酶体活性增强。

上述AKI的生物标记物对AKI的早期诊断、严重度评估和预后评估方面具有一定临床价值。但是,AKI是一个复杂的临床综合征,病因多样,常需要一组标志物并结合其他临床参数组成诊断工具,以区分AKI的不同亚型（肾前性氮质血症、梗阻、缺血、脓毒血症、中毒）,并将AKI与其密切相关的疾病区分开（如系统性红斑狼疮、急性肾炎）。故希望以后AKI的诊断不再依赖血肌酐的变化,而是依赖多种生物学标记物和临床参数,早期发现急性肺损伤,以期早诊断、早治疗,改善预后。

（徐　磊　王志勇）

# 第七节　内分泌功能监护

## 一、肾上腺皮质功能不全

在感染、创伤、休克等严重应激情况下,部分危重病人可出现急性肾上腺皮质功能不全并使死亡率增加,适量糖皮质激素的替代治疗可显著降低其病死率。但对于无急性肾上腺功能不全的严重感染病人,糖皮质素的应用则可能增加感染、消化道出血等并发症的风险。因此,监护中尽早判断危重病人的肾上腺皮质功能状态,对休克复苏及进一步治疗非常重要。

（一）病因

1. 慢性肾上腺皮质功能减退症（Addison病）　常作为发生急性肾上腺功能不全的基础疾病。该病未治疗或停服激素,或治疗中发生感染、创伤和手术等应激情况可诱发肾上腺皮质功能急性减退。慢性肾上腺皮质功能减退的原发病因常见有:肾上腺皮质自身免疫性疾病;肾上腺结核;真菌感染;肾上腺转移的肿瘤;先天性皮质功能障碍等。

2. 急性肾上腺皮质出血、坏死血栓形成　可因局部感染或全身性感染导致肾上腺静脉细菌性血栓形成、全身出血性疾病如出血热、严重烧伤和DIC等引起。

3. 医源性的相关因素　长期大量肾上腺皮质激素治疗者,垂体肾上腺皮质受抑制而萎缩。骤然停药或减量过快,或遭遇应激刺激。肾上腺双侧全部切除或一侧切除,或单侧肿瘤切除而对侧萎缩者,如术前准备不全、术后治疗不当或补给不足、停用过早等。一些药物可能损伤肾上腺皮质功能产生功能减退,如酮康唑、甲地孕酮、甲羟孕酮、氨鲁米特、邻氯苯对氯苯二氯乙烷、甲吡酮、依托咪酯,以及大剂量的氟康唑。

## (二)发病机制

肾上腺糖皮质激素在调解血糖、脂肪、蛋白质代谢和参与人体应激防御反应中均具有十分重要的作用。应激刺激可促使肾上腺通过下丘脑-垂体前叶-肾上腺(HPA)轴调节,分泌皮质醇增多,约较平时增加 2～7 倍,以适应机体应激的需要。慢性肾上腺功能减退时,因肾上腺不能产生满足人体代谢需要的肾上腺素、醛固酮或同时两种激素,但垂体-肾上腺轴功能存在。因正常的 ACTH 反馈受到抑制造成血清 ACTH 浓度升高。而高 ACTH 分泌增多又造成其他类同化学机构的激素分泌增多,如黑色素刺激激素,导致皮肤黏膜的高色素沉着。同时患者出现体位性低血压、低钠血症、高血钾、代谢性酸中毒等。在慢性肾上腺皮质功能不全或出现急性肾上腺功能损害的基础上,任何一种应激刺激均可能诱发严重的肾上腺皮质分泌激素不足及危象的发生,常见的诱因和应激因素有:感冒、过劳、大汗、创伤、手术、分娩、呕吐、腹泻、变态反应、骤停皮质激素治疗等,特别是在感染、创伤或大手术过程等严重应激状态下,极易诱发"危象"。重症患者相对性肾上腺皮质功能不全发生率高,其机制主要与脓毒症和 SIRS 所引起的继发性肾上腺皮质功能减退有关。脓毒症期间,大量的细胞因子和炎症介质的释放导致 ACTH、促皮质醇释放激素(CRH)和皮质醇合成降低及释放减少。危重患者中绝对性肾上腺素分泌不足极为罕见。

## (三)临床表现

肾上腺皮质激素缺乏大多数为混合性,即糖皮质激素和潴钠激素两者均缺乏。临床表现既有肾上腺皮质激素缺乏的症状,同时又有原发性慢性肾上腺皮质功能减退的表现。

1. 发热多见 体温可高达 40 ℃以上,部分危重患者体温无反应,体温正常或降低。

2. 胃肠道症状 食欲不振、恶心、呕吐、腹痛和腹泻等。

3. 神经系统症状 委靡、无欲、淡漠、嗜睡,或烦躁不安、谵妄、神志模糊,甚至昏迷等。

4. 循环系统症状 心动过速,四肢厥冷,血压下降,甚至休克,常伴有不同程度脱水,由于本病存在糖皮质激素和盐皮质潴钠激素两者均缺乏,更易快速出现循环衰竭。

一部分患者在发病过程中能够提供相关原发病病史,但对于临床症状缺乏典型性的慢性自身免疫性疾病,或肾上腺病变发展缓慢而隐匿的患者,往往在疾病未能得到明确诊断期间常遇应激刺激而诱发肾上腺危象。

## (四)支持治疗

1. 补充糖皮质激素 氢化可的松、甲波尼松和地塞米松三种激素可选。氢化可的松具有糖皮质激素和盐皮质激素的活性而常作为首选。剂量视病情轻重和治疗反应而定。常用剂量:氢化可的松 200～300 mg/d,分 3～4 次给药,每 6 h 50 mg 或每 8 h 100 mg;或首剂 30 min 50～100 mg,随后 10 mg/h 持续输注。应与盐水、葡萄糖同时给予。

2. 补充盐皮质激素 对收缩压不能回升至 100 mmHg(13.3 kPa),或者有低钠血症,可增加氟氢可的松 0.5～2 mg/d。严重慢性肾上腺皮质功能减低或双肾上腺切除后的患者需长期服用维持量。

3. 纠正脱水和电解质紊乱 需根据个体的脱水程度、年龄和心脏情况而定,及时纠正高钾血症和酸中毒。

4. 病因与并发症处理 包括感染、引流、清创手术和镇痛等。

（五）监测

1. 一般监测

（1）血常规　可有嗜酸粒细胞增多，淋巴细胞增多，正常血红蛋白及正常细胞性贫血。

（2）生化监测　可有低血钠、高血钾、低血糖，尿钠和氯化物排出增多，尿钾减少。

2. 血浆激素监测

（1）血清皮质醇水平测定　①方法：在多种测定方法中以放射免疫法最敏感。ICU 内危重患者因应激后 HPA 轴被激活，皮质醇分泌昼夜节律和峰值消失，肾上腺危象的监测试验可在任意时间内进行，包括肾上腺皮质激素水平测定和 ACTH 刺激试验。②意义：血浆皮质醇系肾上腺皮质束状带分泌糖皮质激素，反映血浆总皮质醇水平，正常范围在 5～24 μg/dL。

（2）血浆 ACTH 基础值测定　①方法：放射免疫法。②意义：继发性肾上腺损伤分泌不受影响，原发性则降低。标准钠钾饮食和卧位条件下，正常值为 0.03～0.15 nmol/L（1～5 ng/dL）。

3. ACTH 兴奋试验　①常规剂量（高剂量）兴奋试验：静脉给予 ACTH 250 μg，分别抽取注射前、注射后 30 min、60 min 的血标本检测皮质醇浓度。②低剂量兴奋试验：将 ACTH 250 μg 稀释到 250 mL 生理盐水内，以 1 μg/mL 静脉注射，测定注射前、60 min 血浆皮质醇浓度。低剂量兴奋试验相对较常规剂量更敏感。

意义：ACTH 刺激试验测定皮质醇水平是 ICU 内对肾上腺皮质功能危象患者标准和最为重要的诊断和监测方法。用于检查肾上腺皮质的功能贮备，发现轻型慢性肾上腺皮质功能危象症患者，帮助对原发性与继发性慢性肾上腺皮质功能减退鉴别。试验快捷，简单易于操作，不受干扰，可信度较好，副作用较少。

## 二、甲状腺危象

甲状腺危象是甲状腺功能亢进症（甲亢）病情未得到控制或有效治疗，或因甲状腺水平代谢异常升高，因某些诱发因素或应激因素导致突然的病情加重，并危及生命的一组临床综合征，是严重甲状腺功能及代谢亢进引起代偿机制衰竭的结果。

（一）病因

甲状腺危象常见于已知有甲状腺功能亢进的患者，也可是既往未确诊甲状腺毒症患者的首发症状。常见的诱因如下：

1. 内科相关诱因　内科疾病引发的甲状腺危象较外科多见。发病诱因可混合几种，常见有：①感染，如上呼吸道感染、咽炎、支气管肺炎最常见，其次是胃肠和泌尿道感染、脓毒症，皮肤感染等较少见。②应激，精神过度紧张、多度劳累、高温、饥饿、药物反应（如过敏、洋地黄中毒等）、心绞痛、心力衰竭、糖尿病酸中毒、低血糖、高血钙、肺栓塞、脑血管意外、分娩及妊娠毒血症等。③不适当停用碘剂，突然停用碘剂，原有的甲亢表现可迅速加重，因为碘化物可以抑制甲状腺素结合蛋白的水解，使甲状腺激素释放减少。此外，细胞内碘化物增加超过临界浓度时，可使甲状腺激素的合成受抑制，由于突然停用碘剂，甲状腺滤泡上皮细胞内碘浓度减低，抑制效应消失，甲状腺内原来贮存的碘又能合成激素，而释放入血中的激素使病情迅速加重。④其他少见原因，放射性碘治疗甲亢引起的放射性甲状腺炎、甲状腺活体组织检查,以及过多或过重或反复触摸甲状腺,挤压或损伤甲状腺,可使大量的甲状腺激素在短时间内释入血中,引起病情突然加重。

2. 外科相关诱因 甲亢患者在手术后 4～6 h 内发生危象者,要考虑危象与手术有关;而危象在 16 h 以后出现者,需要寻找感染病灶或其他原因。甲状腺本身的外伤、手术或身体其他部位的急症手术均能诱发危象。与手术有关的危象原因有:①甲亢未被控制而行手术,甲亢患者术前未服用抗甲状腺药物准备,或准备不充分,或虽用抗甲状腺药物,但已停用过久,手术时甲状腺功能仍处于亢进状态,或是用碘剂做术前准备时,用药时间较长,作用逸脱,甲状腺又能合成及释放甲状腺激素。②术中释放甲状腺激素,手术本身的应激、手术挤压甲状腺,使大量甲状腺激素释放入血中,另外,采用乙醚麻醉时也可使组织内的甲状腺激素进入末梢中。

(二)发病机制

甲状腺激素的作用机制是激素进入靶器官的细胞核,细胞核内存在与遗传物质有关的特异甲状腺激素受体,甲状腺激素与特异的核受体相互作用,影响组织特异的在细胞代谢中随变化的基因表达。过多的甲状腺激素进入细胞核与受体作用,是引起甲状腺危象发生的主要机制。影响甲状腺激素异常增多和危象发生的有关因素有:

1. 大量甲状腺激素释放入血 服用大量甲状腺激素者、甲状腺手术、不适当地停用碘剂以及放射性碘治疗后者,可使甲状腺激素快速升高,骤然释放入血引起危象。

2. 血中游离甲状腺激素增加 感染、手术应激,可使血中甲状腺激素解离,血中游离甲状腺激素增多。

3. 肾上腺素能的活性增加 与交感神经功能兴奋,儿茶酚胺增多和作用增强有关。因而,服用抗交感神经或 β 受体阻滞剂,均可使甲亢的症状和体征得到改善。

4. 甲状腺素在肝脏中清除减低 手术前后和其他非甲状腺疾病的存在、进食热量的减少,均引起 $T_4$ 清除减少,而使血中的甲状腺素含量增加。

(三)临床特点

典型甲状腺危象临床表现为:

(1)体温升高 体温急骤升高,高热常在 39℃ 以上,大汗淋漓,皮肤潮红,继而可汗闭,皮肤苍白和脱水。

(2)中枢神经系统 精神变态、焦虑、震颤、烦躁不安、谵妄、嗜睡,甚至陷入昏迷。

(3)循环系统 窦性或异源性心动过速,常达 160 次/min 以上,与体温升高程度不成比例。可伴有心律失常、甲亢性心脏病、心功能衰竭或肺水肿和休克。危象晚期,患者可因呼吸衰竭及循环衰竭,以及电解质失衡而死亡。

(4)消化系统 食欲极差,恶心、呕吐频繁,腹痛、腹泻明显,恶心和腹痛常是本病早期表现。病后体重锐减,肝脏可肿大,肝功能不正常,随着病情的进展,肝细胞功能衰竭,出现黄疸,黄疸出现则预示预后不良。

(5)电解质紊乱 因进食差,吐泻以及大量出汗,而出现电解质紊乱,常见低钾血症,或血钠减低。

"淡漠型"甲亢危象,较为罕见,临床症状和体征不典型,突出的特点为表情淡漠、木僵、嗜睡、反射降低、低热、明显乏力、心率慢、脉压小及恶病质,甲状腺常轻度肿大,最后陷入昏迷,甚至死亡。

（四）支持治疗

1. 保护脏器 因高热、呕吐及大量出汗,易发生脱水及高钠血症,需及时纠正水及电解质紊乱。补充所需热量及维生素,及时提供有效氧疗,处理并发症,如心力衰竭或肺水肿。重症患者根据病情可给予肾上腺皮质激素(相当氢化可的松 200～300 mg/d),如合并高热或休克者,或潜在肾上腺的储备功能不足者。

2. 降低循环中甲状腺激素的合成和分泌 ①抑制甲状腺激素的合成和分泌,硫脲类抗甲状腺药可抑制甲状腺激素的合成,口服或经胃管鼻饲较大剂量药物,不能口服时可经直肠给药;②交换输血和血浆置换从循环中清除大量甲状腺素。

3. 降低周围组织对甲状腺激素的反应 抗交感神经药物可减轻周围组织对儿茶酚胺的作用。常用如下:①β 受体阻断剂,常用的是普萘洛尔,有抑制甲状腺激素对交感神经的作用,也可较快地使末梢中的 $T_4$ 转变为 $T_3$ 而降低。②利血平和胍乙啶:消耗组织内的儿茶酚胺,大量时有阻断作用,减轻甲亢在周围组织的表现。

4. 控制诱因 去除应激因素,如抗感染治疗等。

（五）监测

1. 一般监测 临床怀疑甲状腺危象时,需查甲状腺激素水平或行甲状腺 2 h 摄碘率。甲状腺功能的实验室检查能证实甲状腺功能亢进,表现为总甲状腺素($TT_4$)、总三碘甲腺原氨酸($TT_3$)、游离甲状腺素($FT_4$)和游离三碘甲腺原氨酸($FT_3$)升高,而促甲状腺激素($TSH$)水平降低或几乎测不到。但在重症患者,同时存在的其他疾病可使 $T_4$ 和 $T_3$ 水平降低,$T_4$ 和 $T_3$ 的水平可能与患者的临床表现不一致。

2. 其他试验指标改变 肝功能异常,包括转氨酶升高、高胆红素血症和肝肿大。碱性磷酸酶水平升高,偶有血糖降低。血清钙可升高,反映骨骼再吸收增加。

## 三、高渗性昏迷与酮症酸中毒

（一）发病诱因

1. 感染 是导致高渗性昏迷、酮症酸中毒的常见诱因,以呼吸道、泌尿道、消化道感染最为常见。

2. 胰岛素使用不当 突然减量或随意停用或胰岛素失效,或因胰岛素抵抗增强,均可诱发。

3. 饮食失控 进食过多高糖、高脂肪食物或饮酒等。

4. 应激 手术、外伤、麻醉、妊娠、脑血管意外、心肌梗死等。

5. 精神因素 精神创伤、过度激动或劳累等。

6. 升糖激素水平的影响 如甲亢、应用肾上腺皮质激素治疗等。

7. 原因不明 有10%～30%的患者突然发病,无明确的诱因。

（二）发病机制

1. 胰岛素缺乏或与胰岛素作用相反的激素如胰高血糖素、儿茶酚胺、生长激素、肾上腺皮质激素增多加重了代谢紊乱,使脂肪分解加速,脂肪酸在肝脏内经 β 氧化酶产生的酮体大量增加。

2. 糖异生加强,三羧酸循环停滞,血糖升高,酮体积聚。

3. 大量有机酸积聚消耗了体内碱贮备,并超过体液缓冲系统和呼吸系统代偿能力,即发生酸中毒,使动脉血 pH 值可以低于 7.0。

4. 尿渗透压升高,大量水分、钠、钾、氯丢失,可达体液总量的 10% ~ 15%。

（三）临床表现

1. 糖尿病症状加重,烦渴、尿量增多,疲倦乏力等,但无明显多食。

2. 消化系统症状表要表现为食欲不振、恶心、呕吐、饮水后也可出现呕吐。

3. 呼吸系统症状可有酸中毒时的呼吸深快,呈 Kussmaul 呼吸,动脉血 pH 值低于 7.0 时,由于呼吸中枢麻痹和肌无力,呼吸渐浅而缓慢。呼出气体中有丙酮味(烂苹果味)。

4. 脱水症状表现,脱水量超过体重的 5% 时,尿量减少,皮肤黏膜干燥,眼球下陷等。如脱水量达体重的 15% 以上,由于血容量减少,出现循环衰竭、心率快、血压下降、四肢厥冷,即使合并感染体温多无明显升高。

5. 神志状态的表现有明显个体差异,早期感头晕、头痛、精神委靡;逐渐可出现嗜睡、烦躁、迟钝、腱反射消失,甚至昏迷,经常出现病理反射。

6. 其他表现还可有广泛剧烈的腹痛,腹肌紧张,偶有反跳痛,常被误诊为急腹症,多因脱水而出现。

（四）治疗原则

1. 补液  应迅速补足液量,纠正失水,并纠正血浆高渗状态,改善体液循环和机体应激状态。补液速度一般应先快后慢,以尽快补充血容量,改善循环和肾功能。要根据血压、心率、末梢循环状态,决定补液量及速度,对老年病人和心功能不全者输液速度不宜过快,宜在中心静脉压监测下调节输液速度,防止出现心力衰竭。一般失水常可达到体重的 10%,24 h 补液量应在 4 ~ 6 L,前 4 h 是治疗的关键,常补液 1 ~ 2 L,以后每 5 ~ 6 h 约补液 1 L。

2. 胰岛素治疗  ①正确使用胰岛素,包括胰岛素的剂型、用量、速度等,一般酮症酸中毒时只能用短效胰岛素,不可使用中效或长效胰岛素。②主张采用小剂量胰岛素疗法,4 ~ 6 U/h,一般不需给予胰岛素冲击量,但有人认为若血糖很高>33.3 mmol/L,可给予首次冲击量。③控制降血糖速度,不宜过快,治疗中应每 2 h 测血糖 1 次,根据血糖、尿糖检测结果调节胰岛素用量,了解降血糖的效果,防止血糖反弹。④血糖<13.9 mmol/L,可将胰岛素减为 2 ~ 4 U/h,并改为 5% 葡萄糖输入,胰岛素与葡萄糖之比为 1:（2 ~ 4）。⑤如果病情稳定,液体量已经补足,血压正常,也可转为皮下注射胰岛素,在停止静脉滴注胰岛素前 1 h,皮下注射短效胰岛素一次,使静脉滴注胰岛素与皮下注射胰岛素有重叠过程,防止血糖反弹。⑥当血酮体正常而 pH 值仍低于正常,尿酮体仍阳性时,应继续使用胰岛素,同时输入葡萄糖或进食,使代谢逐渐恢复正常。⑦高渗性昏迷者绝大多数为非胰岛素治疗的糖尿病病人,对胰岛素的敏感性比酮症酸中毒病人高,但严重的高血糖脱水症时仍存在胰岛素抵抗或不足,宜采用小剂量胰岛素持续静脉滴注,当血糖下降至 13.9 mmol/L 时,胰岛素可改为皮下注射。

3. 纠正电解质和酸碱平衡失调  除病人有肾功能不全、无尿或高血钾等暂缓补钾外,一般在开始静脉滴注胰岛素和病人排尿后即可补钾。若有高血钾、尿闭则应严密观察,一旦血钾降低仍需补钾,血钾正常和饮食恢复后仍需口服补钾3~4 d。补碱过程中应严格控制补碱量以及补碱速度,5%碳酸氢钠100~200 mL稀释成等渗溶液(1.4%)后在30~45 min内静脉滴入,30 min后再测血pH、$CO_2Cp$来决定是否再补碱。如pH值>7.1、$CO_2Cp$>11.2 mmol/L(25Vol%),无明显酸中毒大呼吸,可暂不补碱。

**4.去除诱因、防止并发症** ①防治感染;②注意脑水肿;③预防心力衰竭;④防治急性肾衰竭。

**(五)监测**

**1.酮症酸中毒**

(1)临床表现 ①常见症状有食欲减退、恶心呕吐、乏力、头晕头痛、腹痛、倦怠,还有诱发因素的表现,如感染时有发热等。②体检特点:脱水明显,呼吸加快,可呈酸中毒深大呼吸,呼吸有酮臭味(烂苹果味),心跳加快;严重者可陷入昏迷状态。

(2)实验室检查 ①血糖升高,一般在16.7 mmol/L,若大于33.3 mmol/L则多伴有血浆高渗状态。②酮体阳性,血酮体、尿酮体定性均为阳性。③血pH值及二氧化碳结合力减低可判定酸中毒的程度,当血pH值≤7.1或二氧化碳结合力小于10 mmol/L时,为重度酸中毒;血pH值≤7.2或二氧化碳结合力在10~15 mmol/L时,为中度酸中毒;血pH值>7.2或二氧化碳结合力在15~20 mmol/L时,为轻度酸中毒。④电解质及其他生化指标测定,需检测钾、钠、氯等离子浓度,血尿素氮、肌酐水平。

**2.高渗性昏迷**

(1)临床表现 ①大多有糖尿病史,也可有部分病人无糖尿病史。②1型糖尿病胰岛素治疗中断,2型糖尿病感染应激为最常见的诱因;中老年2型糖尿病多因胰岛素抵抗、糖尿病未控制,严重感染、胃肠病引起大量失水所致;糖尿病患者服用双胍类药物、休克、缺氧等均可诱发。③起病缓慢,常被忽视,有多饮、多尿、烦渴,有饥饿感,有胃肠病者可有腹痛、恶心等症状;以神经系统症状为主,表现为神志淡漠、迟钝、木僵、昏迷,尚可有局灶运动神经元失常症。

(2)实验室检查 ①血糖升高,一般>33.3 mmol/L。②酮体阳性,血酮体>2 mmol/L,尿酮体定性为阴性或阳性。③血pH值正常或降低,二氧化碳结合力稍低于正常。④血浆渗透压明显升高,常>350 sOsm/L,血乳酸一般正常,可稍>2 mmol/L。⑤电解质及其他生化指标测定:血钠多增高,常>145 mmol/L,血钾可低、正常或偏高。

(3)病情监测

1)严密观察体温、脉搏、呼吸、血压变化 严重酸中毒可使外周血管扩张,导致低体温和低血压,并降低机体对胰岛素的敏感性,故应监测病人体温和血压的变化,及时采取措施。迅速大量补液不当时,还可发生肺水肿等并发症,如发现病人咳嗽、呼吸困难、烦躁不安、脉搏加快,特别是在昏迷好转过程中出现上述表现,则提示输液过量的可能,应立即减慢输液速度并及时报告医生,必要时可进行中心静脉压监测。

2)严密观察病人意识状态、瞳孔大小以及对光反射的动态变化:补充大量低渗溶液、补碱不当,都有发生脑水肿的可能。如病人经治疗后神志转清,而后又转为昏迷,则要警惕脑水肿。

3)监测尿量:尿量是衡量病人失水状态和肾功能的简明指标,当尿量>40 mL/h时,提示严重失水已改善。

4)观察皮肤弹性,估计失水情况,正确记录出入水量。监测血糖、血酮、电解质、血气分析、血 pH 值,了解酸中毒情况。

5)注意并发症护理:昏迷病人头侧向一边,防止呕吐物误吸发生吸入性肺炎。按时翻身,防止褥疮。

(钱巧慧)

# 第八节 凝血功能的监护

## 一、正常生理

**要点:**

1. 危重病人中血细胞及出凝血因子数量缺乏的情况非常多见。

2. 危重病人往往同时缺乏多种血细胞及凝血因子,且往往是获得性而非先天性因素所导致的。

3. 缺乏的原因包括产生减少、消耗增多、提前破坏、逸出至血管外,或其中多个因素的结合。

4. 局部出血的治疗效果较好,但两个或两个以上部位同时大量出血常意味着出凝血系统的自身调节能力下降,是 DIC 的表现。

5. 若血沉大于 30%,血小板计数大于 $80 \times 10^9/L$,纤维蛋白原大于 1 g/L,APTT 和 PT 升高不超过 3~5 s,通常意味着出凝血系统稳定。

血液由血细胞和液态的血浆构成。红细胞、白细胞、血小板来自骨髓干细胞,而血浆蛋白质主要在肝脏合成。与大部分生理系统一样,正常情况下血液中的细胞数目和血浆蛋白浓度在小范围内波动(表 2-11)。在危重病人中,血液系统异常主要表现在数量方面,而性质方面的异常比较少见。同样,大部分血液系统异常是继发于非血液系统的单个或多个器官损伤。获得性损伤比例大大高于先天性损伤,血细胞和凝血因子的联合损害也比血液科常见的单因子损害更加常见。

从解剖角度看,血细胞包括外周循环、骨髓、淋巴结、脾中的细胞。其中红细胞主要功能为运输氧气,白细胞主要与免疫反应和控制感染有关,血小板主要功能为维持血管完整。出凝血系统的主要作用为维持血液流动性的同时在血管破坏的局部快速启动适当的血栓形成机制防止血液流失。这一系统十分复杂,既有细胞成分又有血浆因子,即血小板、凝血剂纤溶系统、自然抗凝通路及血管内皮细胞。

产生血液细胞成分的过程称为造血,在成年人主要发生于中轴骨的骨髓腔中。造血开始于数量充足的干细胞,它们的作用表现为两方面:一是分裂以维持干细胞的数目,二是分化形成红系、髓系、淋巴系干细胞及巨核细胞,即血小板的前体细胞(图 2-7)。造血干细胞的产生和分化是由多种糖蛋白细胞因子以旁分泌或内分泌的方式调控的,这种调控在细胞分化的早中晚期均发挥作用。而靶细胞对细胞因子的应答与细胞因子的产生和靶细胞表面特异性受体的表达这两个因素有关。在分化早期发挥作用的细胞因子有干细胞因子和白介素-3,而对分化更加成熟的细胞产生作用的细胞因子包括颗粒细胞集落刺激因子(GCSF)、颗粒-巨噬细胞集落刺激因子(GM-CSF)、促血小板生成素以及近年来发现的血小板生长因子和肾脏生成调控红细胞增殖的促红细胞生成素。这些蛋白质的人工合成技术的发展使它们可以在某些情况下用于治疗贫血或粒细胞减少。同样存在的还有抑制性细胞因子(如肿瘤坏死因子 TNF、转化生长因子及白介素-2 等,这些抑制性生长因子发挥负性调节作用抑制造血过程。在某些以造血系统抑制为主的病理过程,特别是慢性疾病导致的贫血中,这些因子发挥了重要作用。

表 2-11　血液检验值正常范围

| | | |
|---|---|---|
| 血红蛋白(g/dL) | 男性 | 13.0 ~ 16.5 |
| | 女性 | 11.5 ~ 15.5 |
| 红细胞沉降率(mm/h) | 男性 | 0.40 ~ 0.50 |
| | 女性 | 0.37 ~ 0.47 |
| 红细胞(×10^{12}/L) | 男性 | 3.8 ~ 5.6 |
| | 女性 | 3.4 ~ 5.2 |
| 平均细胞体积(fL) | | 84 ~ 99 |
| 网织红细胞(×10^9/L) | | 20 ~ 70(0.5% ~ 1.6%) |
| 红细胞体积(mL/kg) | 男性 | 25 ~ 35 |
| | 女性 | 20 ~ 30 |
| 血浆体积(mL/kg) | | 35 ~ 45 |
| 白细胞(×10^9/L) | 总数 | 4.0 ~ 10.5 |
| | 中性粒细胞 | 2.0 ~ 8.0 |
| | 淋巴细胞 | 1.0 ~ 4.0 |
| | 单核细胞 | 0.1 ~ 0.5 |
| | 嗜酸性粒细胞 | 0.1 ~ 0.5 |
| | 嗜碱性粒细胞 | 0.01 ~ 0.1 |
| 血小板(×10^9/L) | | 150 ~ 400 |

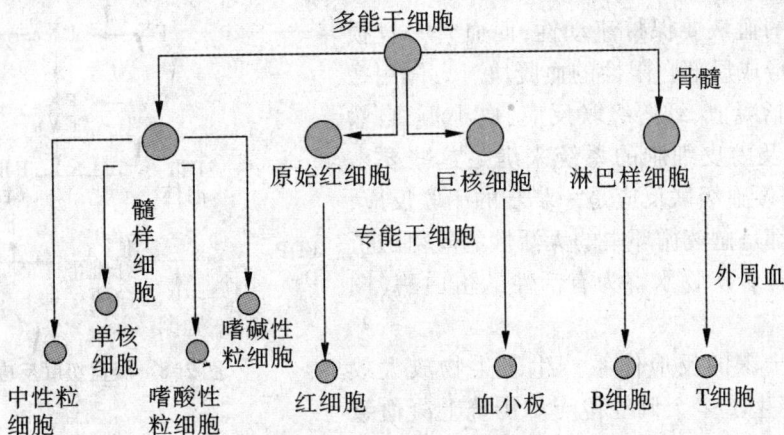

图 2-7　造血干细胞的分化

红细胞是血液循环中最常见的细胞。其在骨髓中的前体细胞是有核的,但释放到外周血液循环后就不再包含细胞核。红细胞的寿命在 120 d 左右,主要在网状内皮系统被破坏。刚刚从骨髓中释放到外周血的红细胞中含有痕量的 RNA,可以在特殊染色显色,称为网织红细胞。网织红细胞计数可以反映骨髓合成功能。红细胞减少的可能原因包括出血导致的丢失,骨髓原发疾病或缺铁、维生素 $B_{12}$ 或叶酸导致的合成障碍,慢性疾病导致的促红素合成减少,以及红细胞的过早破坏即溶血。血红蛋白含量测量值不仅取决于红细胞的数量以及每个红细胞的血红蛋白含量,同时取决于血浆容量以及血液分布。血浆容量的减少会导致血红蛋白测量值升高,而与血浆容量减少同时发生的血红蛋白及红细胞数目下降很可能被掩盖。因此,用同位素方法同时测量血浆容量及红细胞体积有时可以提供更多信息。

白细胞分为五种,即中性粒细胞、淋巴细胞、单核细胞、嗜酸性及嗜碱性粒细胞。其中数量最多的是中性粒细胞,其主要功能是防御致病细菌的入侵,半衰期相对较短,只有 6 h。相对于随外周血液流动的循环池,中性粒细胞的很大一部分黏附在血管壁上。在应激、感染、创伤、烧伤等情况下,黏附在血管壁上的中性粒细胞可以很快地被动员从而导致外周血中性粒细胞数增多。淋巴细胞又分为 B 细胞、T 细胞以及自然杀伤细胞(NK)。B 细胞在体液免疫反应中发挥重要作用,而 T 细胞主要参与细胞免疫。越来越多的证据表明,B 细胞和 T 细胞必须同时发挥作用才能维持机体免疫系统的正常功能。

血小板是巨核细胞胞质的有序碎片。血小板没有细胞核,其表面表达特殊的糖蛋白,协助其于血管内皮、内皮下组织及血浆蛋白的黏附。在黏附、聚集、活化等一系列反应后,血小板可以将胞浆中的颗粒释放出来,加速聚集反应。活化的血小板同时给凝血因子级联反应提供了带负电荷的磷脂表面。尽管每一个血小板的体积都非常小,但是很多血小板聚集在一起可以形成栓子阻塞血管损伤的部位,并且在表面形成稳定的纤维蛋白网。为了发挥这一功能,血小板要有足够的数目和正常的功能。在功能正常的前提下,血小板数要大于 $80 \times 10^9/L$ 以维持正常的凝血功能,低于这一数值会导致出血时间的进行性下降。而血小板数小于 $20 \times 10^9/L$ 则意味着有很高自发性出血的可能性。

血管内的血液要保持流动性,而血管一旦损伤就要快速形成局部自限性的血凝块。人体用一套复杂的包括凝血、纤溶级联反应、血小板、自然抗凝通路以及内皮细胞的系统来满足这些要求(表 2-12)。凝血级联反应是一步步的串联反应,每一步反应都是血液循环中的无活性的丝氨酸蛋白酶原被上一步产物水解为有活性的蛋白酶(图2-8)。

这种多步骤的反应体系产生了生物放大效应,同时也产生了多个调控位点。传统上凝血级联反应分为内源性通路和外源性通路,但现在的共识是,绝大部分生理情况下的凝血过程都

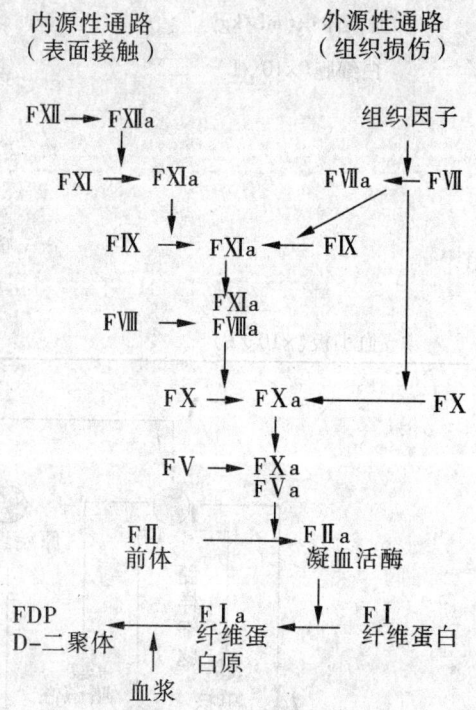

图 2-8 凝血级联反应

是从组织因子的暴露开始的,因此激活的是外源性凝血通路。然而,组织因子-Ⅶa因子复合物可以同时活化X因子和Ⅸ因子,激活共同通路。内源性通路的生理作用还不明确,除了激活凝血通路之外,Ⅺ因子和Ⅻ因子还可以激活纤溶反应、补体系统以及产生有血管活性的炎症介质如缓激肽等。凝血系统级联反应的最终目的是产生凝血活酶,把可溶性的纤维蛋白原水解成不溶的纤维蛋白。凝血活酶还可以活化Ⅴ因子和Ⅷ因子,使Xa因子和Ⅱa因子的产生效率提高1000倍以上,从而对凝血系统产生强大的正反馈效应。另外,凝血活酶也能有效地加速血小板聚集。大量凝血活酶不受调控地生成是DIC的特征性表现,因此凝血活酶的产生受到自然抗凝通路的严密调控(图2-9)。自然抗凝通路的主要组成部分是抗凝血酶,它是凝血活酶快速且高效的抑制剂,通过与游离的凝血活酶结合成凝血活酶-抗凝血酶复合物自杀式的中和凝血活酶,使其丧失蛋白酶活性。另外,游离的凝血活酶还可能与血管内皮表面的血栓调节蛋白结合,导致其底物特异性的改变,使其不再水解纤维蛋白原或者活化Ⅴ因子、Ⅷ因子,而是活化蛋白质C。活化的蛋白质C与其辅酶蛋白质S共同作用,可以水解活化的Ⅴ因子和Ⅷ因子。因此,与血栓调节蛋白结合的凝血活酶作为一个抗凝因子以负反馈机制限制凝血系统活化的程度。自然抗凝通路中的任何一个因子缺乏,不管是抗凝血酶、蛋白质C、还是蛋白质S,都会导致静脉中过量的血栓形成。在危重病人中,这些因子的获得性缺乏十分常见。

表2-12 正常凝血指数

| | |
|---|---|
| 活化部分凝血酶原时间(APTT) | 27.4～40.3 s |
| 凝血酶原时间(PT) | 12.3～16.1 s |
| 凝血活酶时间(TT) | ±3 s |
| 纤维蛋白原 | 1.7～3.1 s |
| D-二聚体 | <0.25 μg/L |
| 出血时间(BT) | <8 min |
| 凝血因子Ⅱ,Ⅴ,Ⅶ,Ⅷ,Ⅸ,X,Ⅺ,Ⅻ | 50%～150% |
| 抗凝血酶活性 | 80%～120% |
| 蛋白质C活性 | 73%～121% |
| 蛋白质S | |
| 　总量 | 55%～125% |
| 　游离 | 21%～53% |
| 活化蛋白C拮抗率 | >2.0 |
| vW因子抗原 | 50%～150% |
| vW因子活性 | |

纤溶系统级联反应与凝血级联反应相似,但终产物不是凝血活酶,而是纤溶酶。纤溶酶的作用与凝血活酶相反,它可以水解纤维蛋白。纤溶通路同样受到特殊的抑制因子以及正

负反馈的调控。尽管纤溶系统的先天性缺陷并不多见,但用纤溶系统中的因子作为心脑血管、下肢深静脉以及肺血管内栓子形成相关疾病的溶栓治疗还是证实有效的。过去,人们认为血管内皮细胞是没有生物学功能的,只是排布在血管壁上,对血流动力学没有显著影响。而最近的研究表明,在正常状态下血管内皮细胞发挥了积极的抗凝血作用。血管内皮细胞可以产生一氧化氮和前列环素,有扩张血管及抑制血小板聚集的作用;其表面表达血栓调节蛋白,可以启动自然抗凝通路;表达糖胺聚糖及类肝素样物质,抑制凝血通路;还可以产生 tPA 启动纤溶通路。然而,当内皮细胞被细菌内毒素等外界因子活化后,就不再产生一氧化氮和前列环素,反而在表面表达组织因子启动凝血通路,下调血栓调节蛋白的表达,并且产生纤溶通路的抑制因子而不是活化因子。vW 因子、选择素等黏附分子也在其表面释放或表达,导致血管内皮表面产生利于血液凝固的环境。

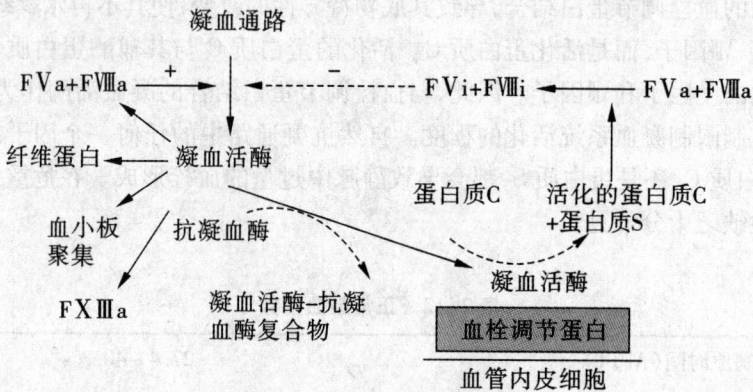

图 2-9　自然抗凝通路

　　抗凝药肝素的作用机制为增强抗凝血酶抑制凝血活酶的作用。普通肝素可以延长凝血活酶时间和 APTT,后者也是监测肝素疗效的指标。但最近研发的低分子肝素对 Xa 因子的亲和力比凝血活酶大,而对 APTT 没有很大的影响。因此,如果必须要监测低分子肝素的效果,只能使用抗 Xa 因子的检测。口服抗凝药华法林可以抑制凝血因子 Ⅱ、Ⅶ、Ⅸ、Ⅹ 以及蛋白质 C 和 S 中谷氨酸基团的翻译后羧基化,导致这些合成产物没有活性。华法林的半衰期很长,药代动力学也十分复杂,可能与多种药物产生相互作用。逆转华法林的作用可以使用新鲜冰冻血浆或者注射维生素 K,如果危及生命,可以使用特殊的凝血因子提取物。

　　对长期卧床病人预防血栓可以使用小剂量的普通或低分子肝素,这种剂量下两者都不需要监测。在先天性或获得性抗凝血酶、蛋白质 C 或 S 水平低下的情况下,血栓更易形成。在危重病人中,由于凝血大量激活导致的消耗增加和肝功能损伤导致的合成减少使这些因子更容易缺乏,导致其血液水平获得性的降低。

　　尽管想要将危重病人的出凝血系统异常完全纠正非常困难,但如果能保持红细胞沉降率大于 30%,血小板数量大于 $80 \times 10^9/L$,APTT 和 PT 增高不超过 4~5 s,病人的出血倾向将会明显降低。这种情况下,包括深静脉穿刺、动脉穿刺在内的有创操作基本是安全的。而这种情况下大量出血的原因一般是局部的止血异常(如手术后)或弥散性的出凝血障碍。

### 二、凝血异常

**(一)病理生理**

**要点:**

1. 为防止不当出血或血栓形成,出凝血系统在严密控制下维持巧妙的平衡。

2. 循环血小板、凝血因子、血管内皮细胞、纤溶系统及各种抑制通路相互作用维持正常的出凝血功能。

3. 急性弥散性血管内凝血(DIC)是大量组织因子释放和细胞因子产生所介导的出凝血功能严重障碍。

4. 只有对各种相关通路有全面的理解,才能做到快速评估并有效干预出凝血系统异常。

出凝血系统是进化的奇迹,因为它巧妙地平衡了两个相互矛盾的要求,使血液能快速凝集以防止出血,而在循环系统中又能维持液体状态。这一奇迹归功于血管内皮、凝血级联反应、抗凝机制、纤溶系统、血小板、白细胞、细胞因子、血流动力学等因素之间错综复杂的平衡。

在危重病人中,出凝血系统的异常十分常见,这与外伤、感染、手术、药物、细胞因子、心肺功能不稳定等因素导致的自身稳态保护机制失调有关。因此,危重病人可能同时表现出出血和栓塞或其中的一种异常。

1. **正常出凝血通路**　当血管受到损伤时,受损血管及其邻近的微小动脉的收缩使受损部位的血流开始减慢。一系列的反应之后,由血小板组成的栓子形成,交联的纤维蛋白迅速将其稳定。这些促凝血反应在很多调控机制的作用下被限制在局部。为了叙述方便,我们人为地把它们分为五个功能部分:血小板功能、凝血级联反应、自然抗凝因子、纤溶系统和内皮细胞。

2. **血小板功能**　受到外伤之后,血管内皮细胞的缺损导致血小板与内皮下结缔组织的直接接触,引发了以下一系列反应:①vW 因子协助下血小板与暴露胶原蛋白的黏附;②血小板释放包含 ADP、血清素、纤维蛋白原、溶酶体酶以及血小板因子4 的颗粒;③刺激前列腺素的合成,导致 $TXA_2$ 的合成增加血小板释放的溶酶体酶、ADP,以及 $TXA_2$ 都能促进血小板聚集,导致血小板组成的初级血栓的形成(初级凝血)。除了暂时封堵破坏的血管内皮之外,血小板血栓还为促凝血反应提供了介导的表面。在危重病人中血小板的数量或功能异常都很常见(表2-13),主要症状为出血或淤青。出血时间是评价血小板功能的常用指标。

3. **凝血级联反应**　凝血级联反应是稳定的纤维蛋白血栓的形成途径。一个相对较小的刺激通过一系列互相联系的酶促反应可以产生一个较大的反应。现今,循环Ⅶ因子与损伤处血管内皮下组织表达的组织因子相接触启动凝血级联反应这一理论已经被广泛接受。组织因子-Ⅶa 因子复合物激活Ⅸ因子和Ⅹ因子,产生凝血酶,将纤维蛋白原水解为纤维蛋白,活化ⅩⅢ因子和血小板。凝血酶既能促进血栓形成,又能与血栓调节蛋白结合活化蛋白质 C,调节凝血反应。现有的一些筛查,如凝血酶原时间(PT)、活化部分凝血酶原时间(APTT)、凝血活酶时间(TT)能分别反映外源性、内源性凝血通路及凝血酶-纤维蛋白通路的功能。先天性或获得性的主要凝血因子异常可以导致颅内、消化道、肌肉、关节、软组织等多部位出血。

表 2-13　危重病人出凝血异常

| | |
|---|---|
| 肝脏疾病 | 除Ⅷ因子和 vW 因子之外的所有凝血因子减少 |
| | 抗凝血酶Ⅲ(ATⅢ),蛋白质 C、S 减少 |
| | 血小板数减少 |
| | 血小板功能障碍 |
| | 血纤维蛋白原减少 |
| | 纤溶亢进(罕见) |
| | 急性肝衰竭病人 |
| | 主要表现为血小板功能障碍 |
| 肾衰竭 | 如并发尿毒症肠炎、肝脏疾病或 DIC,可能出现凝血因子减少 |
| | 肾病综合征时 ATⅢ减少 |
| | 血小板功能障碍(最常见,与手术时间有关) |
| 心肺旁路手术 | 纤维蛋白原减少 |
| | Ⅱ,Ⅴ,Ⅶ,Ⅸ,Ⅹ因子减少 |
| | DIC |
| 颅脑外伤 | 过肝素化常见,导致 APTT 延长,但出血不常见 |
| | 纤维蛋白降解产物(FDP)增高 |
| | DIC |
| 大量输血 | Ⅴ因子、Ⅷ因子减少 |
| | DIC |
| 华法林 | Ⅱ,Ⅶ,Ⅸ,Ⅹ因子减少 |
| | 蛋白质 S、C 减少 |
| 肝素 | Ⅹa 因子抑制 |
| | 血小板减少(罕见) |
| 溶栓药物 | 纤溶酶、FDP 增加 |
| | 纤维蛋白原减少 |
| | Ⅱ,Ⅷ,Ⅸ,Ⅺ因子减少 |
| DIC | 纤维蛋白原减少 |
| | 蛋白质 C、S,ATⅢ减少 |
| | 血小板减少 |
| | FDP 增加 |

4. 自然抗凝机制　与抗凝血酶Ⅲ(ATⅢ)相关的有两条主要抗凝通路:一条是丝氨酸蛋

白酶,一条是维生素 K 依赖的蛋白质 C-蛋白质 S 通路。抗凝血酶Ⅲ是凝血酶及 Xa 因子的强效抑制剂,同时还可以灭活Ⅸa、Ⅺa、Ⅻa 因子。肝素和硫酸乙酰肝素可以极大地提高抗凝血酶Ⅲ的活性,这也就是肝素的抗凝机制。凝血酶通过与血管内皮上的受体血栓调节蛋白结合活化蛋白质 C,后者与蛋白质 S 结合后水解促凝血通路中重要的辅因子Ⅴa 和Ⅷa 因子来发挥抗凝活性。蛋白质 C 还可以促进纤溶系统,其机制为抑制组织纤溶酶原激活物(tPa)与其抑制因子的结合,从而加强纤溶酶原向纤溶酶的转换。特殊的免疫学和功能学检验可以检测这些抗凝蛋白的异常。蛋白质 C 可能在弥散性血管内凝血(DIC)的发病机制中也起了重要作用。ATⅢ、蛋白质 C、S 的数量或功能异常使血栓形成的可能性大大增高。

5.纤溶系统 纤溶系统与凝血系统一样,也是血管损伤后出凝血系统的正常反应。纤溶酶原是存在在血液及组织液中的 β 球蛋白酶原,在血栓形成、外伤、运动或静脉血流停滞等刺激下,被内皮细胞分泌的组织纤溶酶原激活物(tPa)转化成纤溶酶。tPa 被释放出来之后,立刻与纤维蛋白结合,把结合在栓子上的纤溶酶原转化成纤溶酶,因此纤溶反应被局限在血栓的部位。纤溶酶能同时分解纤维蛋白和纤维蛋白原,产生各种纤维蛋白分解产物。纤溶酶的活性受很多生理抑制因子调控,其中最重要的是 $\alpha_2$ 抗纤溶酶。两种常用于治疗的抑制因子为 ε-氨基己酸和氨甲环酸。与此相反,纤溶药物链激酶可以与纤溶酶原形成复合物,增加纤溶酶的产生。

6. 内皮细胞 正常情况下,内皮细胞可以合成很多抗凝物质,如糖胺聚糖、血栓调节蛋白、一氧化氮、前列环素等,在血液和组织之间形成了一道具有代谢活性的屏障。在出凝血系统出现改变时,血管内皮细胞可以相应调整自身的代谢。血栓形成后的急性反应表现为快速的生成和释放局限血栓的调节物质,如一氧化氮、前列环素等。而当暴露于细胞因子或细菌内毒素时,内皮细胞产生一系列缓慢发生的改变,包括表达组织因子等,使内皮表面更倾向于促进凝血。这种变化如果发生在局部有很大的正面作用,但如果在全身系统性地发生,则会导致有害的结果。这一发现导致了新的治疗概念的产生,即拮抗细胞因子对内皮细胞的作用在危重病人的治疗中可能十分重要。

7. 危重病人的出凝血障碍 危重病人中最常见的出凝血障碍是 DIC。这一获得性凝血障碍往往与败血症、复杂手术、出血、急性心血管损伤、恶性肿瘤或产科意外有关。DIC 的临床后果很可能为大量凝血因子消耗导致的血栓与出血同时存在的严重异常。最新进展表明,肿瘤坏死因子、白介素 1 等细胞因子可能在 DIC 的病理机制中起到重要作用。这些因子在急性刺激的早期分泌,可以对各种细胞代谢产生影响。出凝血系统中的两个通路受到这些细胞因子的调控最为明显,其中一个是组织因子介导的凝血通路。组织因子的促凝血功能十分强大,因此它的表达是被严格控制的。组成生物屏障的细胞层如表皮、血管外膜、肠道黏膜上皮、器官浆膜层等的细胞都持续表达组织因子,组成了包绕血管、器官和整个机体的"凝血套"。而正常状态下与血液直接接触的细胞(如白细胞)不表达组织因子。然而,体外实验表明,暴露于细菌内的毒素、肿瘤坏死因子、IL-1、活化的补体成分或免疫复合物后,单核细胞和内皮细胞可以表达组织因子。另外,这些炎症介质还可以下调内皮细胞表面血栓调节蛋白的表达,抑制蛋白质 C 介导的抗凝通路,进一步促进凝血。这种程度的促凝血状态很可能使其他调控机制失效,被认为是 DIC 的基础。现有在体实验也支持这一理论。被内毒素处理后,从兔子的血液及其他解剖部位(如腹腔)提取的单核细胞表达很强的组织因子活性。在狒狒试验中,注射内毒素可以导致致死性的 DIC,而提前注射抗组织因子抗体可以减弱这一反应,肿瘤坏死因子和 IL-1 的特异性阻滞剂也可以减少死亡率。对人类来说,单核细胞表达组织因子活性提高与脓毒血症、恶性肿瘤、阻塞性黄疸有关,这些都是临床上 DIC 发生率很高的情况。而脑膜炎双球菌脓毒血症的病人一般有获得性的蛋白质 C 缺乏,这类病人的预后大多不好,但输注蛋白质 C 浓缩物可以很快地改善病人的状态。另一个下调蛋白质 C 通路的机制与蛋白质 S 和 C4b 结合蛋白组成可逆性失活的复合物有关。C4b 结合蛋白是一种急性期反应蛋白,在炎症过程中它的水平上升导致了有活性的蛋白质 S 的减少。

(二)弥散性血管内凝血

**要点:**

1. 危重病人中绝大多数的弥散性血管内凝血(DIC)病例都与败血症有关。

2. DIC 主要表现为出血、血栓形成,和(或)有代表性的实验室检查异常。

3. 需要与 DIC 鉴别的疾病有肝脏疾病、维生素 K 缺乏、血栓性血小板减少性紫癜(TTP),以及某些手术后状态。

4. 处理 DIC 的关键为诊断和治疗原发疾病、纠正低氧血症,以及维持组织的充分灌注。

5. 补充血小板和(或)凝血因子只用于有出血表现或需要手术的病人。

弥散性血管内凝血(DIC)是一种病理过程,涉及出凝血系统的广泛性活化,导致循环内可溶性和不溶性纤维蛋白的形成。有许多原因可能导致 DIC,但在危重病人中,至少一半的病例与败血症有关。DIC 可能表现为出血(90%),微血管内广泛的血栓形成导致多器官功能障碍,或者只是实验室检查偶然发现凝血功能障碍。而对 DIC 的处理还存在争议,其中一部分原因是 DIC 是在很多的不同情况基础上发生(表 2-14),另外相关的前瞻性临床试验也比较少见。要做出比较理性的治疗选择就要求医生对其发病机制有一定的了解。

1. 发病机制  DIC 的发生始于一个强大或是持续的"刺激因子"活化出凝血系统,继而导致各种生理和病理生理过程产生相互作用。可能的刺激因子包括细菌内毒素、组织因子、休克、烧伤、免疫复合物、蛇毒、恶性细胞分泌的某些物质等。公认的出凝血系统中最重要活化因素是内皮损伤和(或)循环白细胞释放的组织因子启动外源性凝血通路。内源性通路也可以激活不涉及正常活化机制的部分凝血级联反应或者直接对血小板或内皮细胞产生作用。相应的,一些其他因素也可以增强这些效果,特别是补体系统,肿瘤坏死因子、白介素-1 等细胞因子,以及网状内皮系统的阻滞。

这些反应导致了游离凝血活酶的释放,进而使纤维蛋白在微血管内广泛的沉积,同时引起继发性纤溶反应,产生纤溶蛋白和其他蛋白酶。尽管这一反应的本来目的是调控凝血系统,但纤溶蛋白反而因为水解凝血因子、纤维蛋白(原)而进一步导致出凝血系统的不稳定。而纤维蛋白(原)的水解产物又可以直接抑制纤维蛋白凝块的形成,并导致血小板功能障碍。血小板聚合物和纤维蛋白阻塞微循环可能导致血小板减少,并且在大约 50% 的病例中可以导致微血管病性溶血。

理论上,急性 DIC 可以分为两个阶段:初始的"代偿期"和后期的"失代偿"。至少在某些形式的 DIC 中,生理性抑制因子抗凝血酶Ⅲ和蛋白质 C 的消耗标志着第一阶段向第二阶段的转变,这可能给我们提供了治疗的思路。因此,DIC 的特点可以概括为凝血因子减少导致的出血,血小板减少和功能障碍,以及以广泛的微血管血栓形成为表现的高凝血倾向。其临床表现及预后由原发疾病、刺激因子的性质和强度、凝血及纤溶系统的相互作用等多个因素共同决定。

表2-14 可能并发 DIC 的临床情况

| | |
|---|---|
| 感染 | 细菌性 |
| | 病毒性 |
| | 其他（真菌、立克次体） |
| 产科意外 | 胎盘早剥 |
| | 胚胎留存综合征 |
| | 羊水栓塞 |
| | 重度子痫前期 |
| 创伤 | 手术 |
| | 烧伤 |
| | 中暑 |
| | 颅脑外伤 |
| | 碾压伤 |
| | 脂肪栓塞 |
| 休克 | 任何原因导致的低血容量 |
| 恶性肿瘤 | 转移瘤 |
| | 黏液性腺癌 |
| 肝脏疾病 | 肝硬化 |
| | 急性肝细胞坏死 |
| | 胆汁淤积 |
| 免疫疾病 | ABO 血型不匹配输血 |
| 重要的全球性因素 | 恶性疟 |
| 蛇毒 | |

2. 病因学　ICU 中的大部分 DIC 都与败血症，特别是革兰阴性菌血症有关。最早发现也是最严重的一种是脑膜炎双球菌脓毒血症，它可以导致广泛出血，双侧肾上腺出血可能导致休克（Waterhouse-Friederichsen 综合征），预后十分凶险。自此，DIC 就与各种革兰阳性菌及革兰阴性菌感染联系在一起。某些情况下，病毒也可能通过免疫复合物导致 DIC，尤其是带状疱疹病毒、巨细胞病毒、肝炎病毒甚至 HIV 等。

DIC 也可能是多种产科意外的并发症（表2-14），一部分原因为产妇本身就处于一个高凝基础状态。在发生羊水栓塞或胎盘早剥时，重要的致病机制之一为胎盘凝血酶释放到母体循环中。羊水栓塞表现为急性起病的呼吸衰竭、血压降低，接着出现凝血异常和出血性休克。尽管羊水栓塞的发生率很低（大约每50 000次分娩发生一次），但死亡率大约有80%。胎盘早剥的出凝血障碍与休克的状态和胎盘剥离的程度有关。在大量隐性出血及胚胎坏死的情况下，DIC不可避免，而且常常十分严重。相反的，胚胎残留综合征并发的DIC通常是一个缓慢发展的过程，晚期才表现为出血，且常常出现在肾脏功能减退之后。

DIC可以继发于各种类型的创伤，比如烧伤、中暑、颅脑开放伤、碾压伤等。任何原因引起的低血容量都可能导致DIC的发生，酸中毒、脱水、低氧血症等都是重要的致病因子。

在肝硬化、急性大量肝细胞坏死、长期（大于5 d）的肝内外胆汁淤积等情况下，DIC是公认的并发症之一。其发病机制可能与组织凝血酶的释放及肝脏代谢纤维蛋白降解产物及活化的凝血因子的能力下降有关。

其他一些ICU内不太常见的疾病也与DIC有关。比如恶性肿瘤就是DIC的一个重要原因，尤其是转移瘤和（或）黏液性肿瘤。这种情况一般导致慢性且代偿性的DIC。很长时间以来，人们认为DIC是急性早幼粒细胞白血病的常见并发症，而最近的研究表明，急性早幼粒细胞白血病的出血更多的与原发纤溶亢进有关。世界范围内，DIC的重要原因还包括恶性疟和蛇毒，后者一般导致特殊凝血因子的直接激活，产生血液不凝。

3.诊断　当病人出现出血、血栓形成或实验室凝血功能某种特殊形式的异常时，应考虑DIC，尤其是同时存在某些疾病或异常的病人。DIC最常见的明显表现是出血，可能具体表现为淤点淤斑、黏膜渗出、伤口血肿、软组织自发青紫或静脉穿刺点和动脉置管的出血。当出现多部位出血时，DIC是一定要考虑的诊断。血栓形成一般发生在微小血管中，典型表现为肾功能、肺功能或神经系统功能的异常。然而，大血管也有可能受到影响，尤其见于一些循环衰竭的病人、中心静脉管中也可能出现血栓形成。

血涂片可见红细胞碎片、小球形细胞以及其他微血管病变性溶血的证据。DIC的实验室检查还应该包括血小板计数、凝血酶原时间（PT）、部分活化凝血酶原时间（APTT）以及纤维蛋白原浓度。血清纤维蛋白降解产物有时也是必要的检查。大多数情况下实验室检查表现为PT及APTT延长、低纤维蛋白原血症、血小板减少，以及纤维蛋白降解产物增多。然而，这些实验室检查异常的形式是多种多样的，没有一个或几个检查的结合是绝对特异性的。近年来，出现了一种新的检查指标D-二聚体，是纤溶酶降解交联的纤维蛋白后产生的新抗原。这一指标可以将纤维蛋白和纤维蛋白原的降解区分开来，因此比起传统的指标来说可以更好地提示DIC的可能。而且D-二聚体可以用常规的血浆标本检测，不需要特殊提取的血清标本，这也是它的主要优势之一。

其他可能有效的更先进的检查包括检测生理性抑制因子抗凝血酶Ⅲ、蛋白质C，血小板活化标志物如血小板因子4和β凝血球蛋白，以及标志出凝血系统活性提高的凝血活酶-抗凝血酶Ⅲ复合物、纤溶蛋白-$\alpha_2$抗纤溶酶复合物等。如果考虑到他们的特殊替代作用，抗凝血酶Ⅲ、蛋白质C检测可能是有用的。其他检测不太常用，而且对治疗的必要性没有提示作用，然而，对没有临床表现的DIC病人来说，它们可以协助评估出凝血系统活化程度的微小变化。

4.鉴别诊断　DIC需要与许多其他临床情况相鉴别。PT及APTT延长，低纤维蛋白原血症，血小板减少，以及纤维蛋白降解产物增多在肝脏疾病中都可能出现，在鉴别困难的情况下，Ⅷa因子检测可以帮助鉴别（DIC时低，而肝脏疾病时正常或增高）。危重病人可能因为维生素K缺乏产生凝血障碍，诊断性维生素治疗可以明确是否存在缺乏。广泛血栓形成、多器官功能障碍、血小板减少、微血管病变性溶血也是血栓性血小板减少性紫癜(TTP)的典型表现,然而这一疾病中明显的凝血系统异常较为少见。最后,纤维蛋白降解产物的增多可能见于大的血栓形成、溶栓治疗以及大手术后,这些情况一般不难鉴别。

5.处理 DIC 病人的治疗目标是争取时间来控制原发疾病。首先要确定导致 DIC 的原因,并立刻开始适当的治疗。脓毒血症时使用静脉广谱抗生素,低血容量性休克时静脉补充容量。对胎盘早剥或胚胎残留综合征的病人,及时的清宫可能挽救生命。与原发疾病无关的一般支持治疗也非常重要,尤其是纠正低氧血症及维持足够的组织灌注。

对正在出血或需要手术的病人可以使用替代疗法。PT 或 APTT 显著升高(高于参考值的 1.5 倍)的病人需要输注包含所有主要凝血因子的新鲜冰冻血浆。有显著临床意义的低纤维蛋白血症(<0.8 g/L)需要纤维蛋白原替代治疗,可以输注冷沉淀或浓缩纤维蛋白原。使用冷沉淀(0.2 袋/kg)使病人暴露于很多捐献者的血液制品,可能传播病毒感染,虽然可能性很小,但危险性很大。浓缩纤维蛋白原更加安全,但价格也更高。严重的血小板减少($<50\times10^9$/L)是输注血小板的适应证(1 IU/10 kg 体重)。为监测治疗效果,输注后应马上复查血小板计数及凝血功能,之后的每 4~6 h 都要复查。

越来越多的研究关注抗凝血酶Ⅲ和蛋白质 C 提取物可能的治疗作用。在 DIC 的发病早期抗凝血酶Ⅲ被迅速消耗,且其最初的下降速度对提示疾病预后有重要作用。实验室及临床试验表明抗凝血酶Ⅲ提取物在某些病例治疗中有效,但其效果仍有待大规模多中心临床试验的证实。蛋白质 C 提取物已经在动物实验中证实有预防 DIC 的作用,但其在人体的效果仍需进一步研究。

在 DIC 治疗中肝素的使用是一个有争议的话题。在某些直接活化凝血级联反应的病例中肝素可能是有效的,如羊水栓塞、ABO 血型不相容的输血、大血管栓塞的病人等。建议用法为小剂量持续输注(500~1000 IU/h)。而对于大量出血的病人,肝素疗法可能是灾难性的,只有当足量的替代疗法仍然无法控制出血时才予以考虑。

**(三)血栓形成**

**要点:**

1.在 ICU 诊断静脉血栓栓塞需要很强的临床警惕性。

2.初始抗凝应在密切监测下以肝素持续静脉输注。

3.使用任何形式肝素的病人都应监测血小板计数,以早期发现肝素诱导的血小板减少症。

4.溶栓及腔静脉滤网的考虑因素。

5.导致血栓栓塞疾病的原发临床或血液学病因。

6.使用大量血浆置换及新鲜冰冻血浆早期治疗血栓性血小板减少性紫癜。

ICU 病人的血栓栓塞性疾病是诊断和治疗的难题。很多患有严重疾病的病人都有不同程度的出凝血系统障碍,大多继发于肝、肾衰竭,导致潜在的血栓形成问题的处理更加复杂。有效地处理有赖于详细的临床评估和适当的实验室检查,还要求 ICU 和血液科的密切合作。

1.静脉血栓栓塞

(1)ICU 病人预防血栓形成 危重病人常常同时存在多种血栓栓塞的危险因素,特别是长期卧床、手术、血管内导管留存等,因此预防血栓形成的措施对他们是有益的。然而,因为近期的手术、肾衰竭导致的出凝血障碍(肾衰竭也可以导致肝素的清除率下降)、严重的肝脏疾病、血小板减少等情况,他们出血的风险也大大增加。这些因素是抗凝治疗的相对禁忌证。因为病人的情况多种多样,每个病人的风险受益比也各不相同。关于这部分病人使用预防血栓或抗凝治疗的风险和收益的数据相对匮乏。

最常用的预防血栓形成的治疗措施就是皮下注射肝素,普通肝素或低分子肝素都有。与标准剂量的普通肝素相比,低分子肝素对高风险的骨科手术更加有效。它的缺点也十分明显,危重病人的外周循环状况不良会影响皮下注射药物的吸收,而且它的血浆半衰期较长,没有有效地逆转方法。低分子肝素可以通过检测血浆抗 X a 因子水平精确控制,然而这一方法在大多数情况下不能经常用于临床。比较合理的方法是初始计量(IU/h)的低分子肝素持续静脉注射。这一方法在 ICU 中有很多优点,可以通过常规实验室检查监测,并且它的血浆半衰期较短,可以在手术或置管操作前较短时间内停止。这一治疗方案需要监测 APTT,维持 APTT 比率小于 1.5。

(2)ICU 病人静脉血栓栓塞的处理 ICU 病人出现深静脉血栓或肺动脉栓塞时可能没有临床表现,因此得不到正确的诊断和治疗。一旦临床怀疑静脉血栓栓塞就要考虑紧急静脉注射肝素溶栓治疗。尽管血栓栓塞疾病的诊断应该有客观的检查,但实际临床工作中相关检查有限,因此对其发病率没有精确的统计。在开始抗凝治疗之前,必须仔细评估患者是否存在全剂量抗凝治疗的相关禁忌证。

肝素的作用机制为结合凝血酶并增强其抑制 X 因子及凝血活酶的功能。标准剂量为初始 5000 IU 普通肝素静脉弹丸式注射,继以 25 000 ~ 35 000 单位 24 h 持续静脉输入来快速达到全剂量抗凝治疗的效果。治疗 4 h 后测量 APTT,目标 APTT 比率维持在 1.5 至 2.5 之后每 4 h 监测 APTT,调整给药剂量,直到取得稳定的抗凝效果后,改为 12 ~ 24 h 监测一次。如果病人的血小板计数小于 $50×10^9$/L,术后 24 h 之内,或近期有脑血管意外或胃肠道出血等情况,可以省略初始的弹丸式注射并减慢初始的输注速度,使 APTT 比率维持在 1.5 左右。肝素过量导致的出血可以用鱼精蛋白拮抗。应每天监测血小板计数以早期发现肝素诱导的血小板减少症。现在的主流治疗方法是静脉注射普通肝素,但有些情况下可能需要考虑溶栓、手术治疗或下腔静脉滤网等其他治疗方法。使用华法林口服抗凝只有在病人病情稳定且可以口服药物之后使行,这时病人一般已离开 ICU。开始使用华法林应遵循公认的原则,需每天监测 INR,合适的治疗范围为 2.0 至 3.0,当 INR 超过 2.0 时即可停用肝素。双香豆素类药物是维生素 K 拮抗剂,其作用机制为抑制 Ⅱ、Ⅶ、Ⅸ、Ⅹ 因子合成过程中的 γ-羧基化。深静脉血栓或肺栓塞的抗凝治疗一般疗程为 3 ~ 6 个月,对反复发作或现存危险因素的病人,抗凝疗程可以适当延长。

(3)溶栓 溶栓治疗可以应用在巨大肺栓塞或有大的血栓影响相关肢体功能的年轻人。有小规模随机试验表明,溶栓治疗可以提高影像学恢复率、右心功能以及肺血流灌注,此外,还可以降低复发率及继发肺动脉高压的可能。现有的溶栓药物包括链激酶、纤溶酶原链激酶激活剂复合物、重组组织纤溶酶原激活剂、尿激酶等。这些药物在心肌梗死的治疗中已经广泛应用。重组组织纤溶酶原激活剂(rtPa)的用法为 100 mg 在 2 h 内输注(前 1 ~ 2 min 10 mg,剩余 90 mg 2 h 内输完),而后若 APTT 比率小于 2.0 则静脉持续输注普通肝素,然后调整肝素剂量使 APTT 比率维持在 1.5 ~ 2.5 之间。链激酶初始剂量为 600 000 单位30 min 输注,然后 100 000 IU/h 维持 24 ~ 72 h,监测凝血活酶时间(TT)使其维持在对照值的 2~5 倍。文献报道的大出血风险从 3% 到 5% 不等,与病人的选择及溶栓药物的用法用量有关,死亡率约为 1.6%。因溶栓治疗导致的出血可以用新鲜冰冻血浆及冷沉淀治疗,也可以考虑抑肽酶及其他抗纤溶药物。溶栓治疗的禁忌证包括近期的大手术或创伤、器官活检、胃肠道或生殖泌尿道出血可能、妊娠、出凝血障碍、主动脉夹层、心包炎、严重高血压、近期的颅内创伤或手术、不能压迫部位的血管穿刺、超过 10 min 的心肺复苏等。

(4)下腔静脉滤网 适应证:如果发生血栓栓塞性疾病的病人同时存在全剂量抗凝治疗的禁忌证,或在足够的抗凝治疗下栓子继续扩大或再次发生肺栓塞,或髂静脉或下腔静脉中存在较大的游离栓子时,应考虑经皮放置下腔静脉滤网。滤网可以有效防止致死性肺栓塞的发生并且几乎没有严重的副作用。永久滤网的长期通畅较高,12 年通畅率能达到 96%。

(5)大量肺栓塞 这一情况可能作为收治 ICU 的原因,也可能发生在已在 ICU 的病人中。血流动力学指标的突然变化,如肺动脉压的突然升高或心脏指数的突然下降等,可能意味着发生了大的肺动脉栓塞。并可能很快导致严重右心衰竭、低氧血症甚至死亡,前 2 h 的死亡率大概在 43%~80%。相关的诊断性检查可能有限,金标准是肺血管造影,但心脏超声可能也是有用的且更容易进行。可能需要的治疗包括吸氧、强心药物、溶栓、手术取栓、呼吸支持等。病人稳定后可以考虑放置下腔静脉滤网。

(6)血栓栓塞疾病危险因素 对静脉血栓栓塞的病人,需要考虑可能的原发疾病(表 2-15),并针对原发疾病进行特殊治疗。当相对年轻的病人(45 岁以下)发生血栓栓塞,应考虑隐匿的出凝血障碍(易栓症)(表 2-16)。尤其是足量治疗的情况下静脉血栓仍然延长时,可能与此有关,可以考虑特殊因子提取物替代疗法。有静脉血栓栓塞病史的患者中易栓症的患病率与选择标准有关,抗凝血酶、蛋白质 C、蛋白质 S 缺乏总体的患病率在 6.5%~26% 之间。活化蛋白质 C 抵抗是迄今为止最常见的遗传性易栓症,在深静脉血栓患者中的患病率为 21%~64%。最近发现的凝血酶原 20210 位点 G 到 A 的突变在选择性的病例中有 18% 的发生率。先天性纤维蛋白原缺乏十分罕见,然而,在 ICU 中这些缺乏可能表现为不常见位置的静脉栓塞或动脉栓塞。

表 2-15 静脉血栓的危险因素[*]

| |
| --- |
| 骨髓增生性疾病 |
|     原发性增生性红细胞增多症 |
|     原发性血小板增多 |
| 系统性红斑狼疮 |
| 肾病综合征 |
| 蛋白质丢失性肠炎[1] |
| 肝素引起的血小板减少 |
| 阵发性睡眠性血红蛋白尿 |
| Behcet 病 |
| 骨髓移植[2] |
| 肝移植 |
| 脾切除[3] |
| 恶性肿瘤 |

*这些疾病大多与动脉及静脉血栓栓塞有关。1.抗胰蛋白酶缺乏。2.肝静脉阻塞性疾病。3.同时存在溶血情况时。

表 2-16　可能导致静脉血栓的出凝血障碍

已知的家族性易栓症
　　抗凝血酶缺乏
　　蛋白质 C 缺乏
　　蛋白质 S 缺乏
　　活化蛋白质 C 抵抗/Ⅴ因子 Leiden 突变
凝血酶原基因突变(20210)
　　纤维蛋白原缺乏
　　同型半胱氨酸尿症
获得性高凝状态
　　抗磷脂抗体综合征
　　获得性自然抗凝因子缺乏
　　肝素引发的血小板减少

　　(7)血栓栓塞性疾病的不常见原因

　　1)抗磷脂抗体　　抗磷脂抗体(狼疮抗凝物质或抗心磷脂抗体)是一组针对多种蛋白-磷脂复合物的异质性免疫球蛋白。抗磷脂抗体可能出现在系统性红斑狼疮(SLE)中,也可能单独出现(原发性抗磷脂抗体综合征)。它可能导致反复的自发性流产、经常复发的动静脉血栓、血小板减少以及神经系统和皮肤的表现。

　　爆发性抗磷脂抗体综合征:

　　发生这一罕见情况的病人往往表现十分危重,同时存在多处血管梗阻,因心肺骤停导致死亡的病例也很多。这一综合征可能导致肾功能障碍、高血压、具有典型影像学表现的成人呼吸窘迫综合征等广泛多器官损害。血栓性的皮肤表现(指趾坏疽及溃疡、末梢发绀、网状青斑等)及中枢神经系统症状体征都十分常见。此疾病的典型表现为大小血管都有累及的动静脉血栓。患者可能有 SLE 或原发性抗磷脂抗体综合征的病史。除抗磷脂抗体阳性外,相关的实验室检查异常包括血小板减少、白细胞增多、红细胞沉降率(ESR)升高等,血肌酐也常常是升高的,肝功能可能异常。治疗应该尽早开始,因为此疾病较为罕见,诊断困难可能导致延误治疗。对此罕见疾病的少量报道提示最有效的治疗模式为全剂量抗凝治疗,可能考虑附加溶栓药物及血浆置换。安可洛(Ancrod)及免疫抑制剂(如环磷酰胺等)可能有效,但激素疗法效果不明显。

　　2)获得性自然抗凝物质缺陷　　获得性自然抗凝物质如蛋白质 C、S、抗凝血酶Ⅲ等的缺乏可能发生于肝脏疾病、DIC、急性血栓形成等情况下,或者与某些治疗药物有关。另外,还可能继发于肝素治疗、雌激素输注、大手术、蛋白质丢失性肠病、肾病综合征等,蛋白质 C、S 的缺乏常见于使用华法林的病人,存在抗磷脂综合征或 SLE 的患者。蛋白质 C 缺乏还可能是体外循环及血液透析的并发症,而蛋白质 S 缺乏可能与妊娠有关。在这些情况下还没有临床试验证实特殊因子的替代疗法是否有效。

　　3)肝素诱发的血小板减少　　接受肝素治疗的病人如果发生新的动静脉血栓,或出现血小板减少时应考虑此诊断。肝素诱发的血小板减少在全剂量肝素治疗的病人中发生率为

1%～3%,在预防性用药的病人及使用低分子肝素的病人中发生率较低。肝素诱发的血小板减少分为两种类型:Ⅰ型中血小板计数一般在正常范围内,大于 $100\times10^9/L$ ,不需要特殊处理就可以自行恢复;而Ⅱ型是肝素治疗的严重并发症,血小板计数往往降至 $60\times10^9/L$ 以下,并可能导致威胁生命或肢体的血栓形成(心肌梗死、脑血管意外、肺栓塞、大血管栓塞等)。早期发现并及时治疗可以将死亡率从23%降至12%。肝素诱发的血小板减少是一种自身免疫现象,常发生于开始肝素治疗的4到14天内。停药后血小板计数会上升,但一旦重新用药又会立刻下降。相关的自身免疫抗体是针对血小板因子4与肝素形成的复合物,并与血小板 Fcγ 受体相结合。可以用血小板聚集试验或 ELISA 方法体外检测血小板因子4-肝素抗体。主流治疗方法为立刻停止输注肝素,替换其他类似功能药物,如 Organan,它与肝素出现交叉反应的可能性约为10%,而低分子肝素的交叉反应可能性有80%。

2.微血管栓塞　微血管栓塞在很多情况下都可能发生,包括 DIC、血栓性血小板减少性紫癜(TTP)、爆发性紫癜综合征等。这些情况同样可能导致大血管动静脉栓塞的表现。发生 DIC 时,临床医生的注意力往往集中于出血的表现,而微血管血栓导致的终末脏器损伤往往表现不十分明显而被忽略。TTP 中的微血管病变过程导致了广泛的小血管血小板栓子形成,表现为神经系统、肾脏及其他终末脏器的损伤,同时造成溶血、红细胞碎片、血小板减少等表现。与 TTP 不同,溶血尿毒综合征(HUS)中微血管血栓局限于肾脏。TTP 的发病机制还不十分明确,但可能与大分子 vW 因子多聚体及一种钙离子依赖的胱氨酸蛋白酶有关。公认的治疗方法为早期大量新鲜冰冻血浆置换,这一治疗对大约70%的病人有效。难治性的病例可以试用冷上清或 S/D 处理的血浆,其中不含大分子 vW 因子多聚体。抗血小板药物、激素及其他免疫抑制剂对这些病人可能有一定作用。TTP 可能与感染、妊娠、药物、HIV、恶性肿瘤、器官移植、胶原性血管病等有关(表2-17)。

爆发性紫癜包括了一系列异质性的疾病,共同表现为皮下微循环的广泛微血管栓塞,导致真皮、皮下脂肪及邻近组织的坏死,可能发生在存在纯合或复杂性杂合的蛋白质 C、S 缺乏的新生儿中。这一可能致死的疾病的严重程度与有功能的蛋白质 C、S 水平呈正比,而这种情况下蛋白质 C、S 的水平可能非常低甚至测不到。获得性的爆发性紫癜可能继发于感染。它是脑膜炎双球菌脓毒血症的典型表现,同时伴有实验室可以检查到的凝血因子消耗及所有自然抗凝因子水平降低,后者可能与疾病的严重程度有关。为了改善这一致死性疾病的预后,一些严重患儿接受了大量血浆置换及最近出现的蛋白质 C 提取物治疗。尽管这些措施可以将血浆蛋白质 C 含量恢复至正常,但其对病死率的作用有待于进一步进行前瞻性对照性临床试验的证实。爆发性紫癜还可能出现于其他细菌感染情况下,包括 A 组、B 组溶血性链球菌、肺炎链球菌、金黄色葡萄球菌、嗜血流感杆菌、嗜血埃及杆菌等。

第三类爆发性紫癜的病人起病于发热性疾病的几天或几周后,可能并发肢体或指趾的血供障碍、末梢坏疽、血栓栓塞导致肺、心、肾等终末脏器损伤。这一情况发生于原发疱疹病毒感染的儿童,与针对蛋白质 S 的自身抗体导致获得性蛋白质 S 缺乏有关。Levin 等1995年报道了5例类似病例,其中4例获得性蛋白质 S 缺乏继发于水痘,第5例继发于非特异性病毒感染样症状。即刻肝素化,积极的血浆置换,并发大血管栓塞时 tPA 溶栓可以用来防止血栓栓塞性并发症。

3.外周动脉血栓　病人往往表现为相关肢体的疼痛、无脉及感觉障碍,可能相比对侧的正常肢体较为苍白,皮温较低。动脉血栓常发生于有动脉粥样硬化的血管中,但正常血管也可发生。应慎重排除栓塞性疾病,后者需要寻找其他原发异常。确诊需要多普勒及血管造影检查。治疗选择包括手术、球囊扩张术或动脉内溶栓,具体治疗方案应与血管外科及血液科医师协商后决定。

局部动脉溶栓:

局部溶栓的最高初期成功率在69%至85%之间,早期复发率约为10%,有8%的病人因为治疗失败需要截肢。治疗成功后2年通畅率为80%。rtPa比链激酶更加有效,且溶栓更快。将动脉导管的末端插入血栓的近侧端,通过此导管输注溶栓药物。rtPa的输注速率应控制在0.5 mg/h,并且通过血管造影监测溶栓过程。再通的平均时间约为22 h。使用此疗法必须有血管外科手术备案,且没有不可逆缺血损伤的病史。

**表2-17 微血管栓塞的危险因素**

| |
| --- |
| DIC |
| TTP/HUS |
| 骨髓增生性疾病 |
| 糖尿病 |
| 原发性抗磷脂综合征 |
| SLE 及相关血管病 |
| 子痫前期 |
| 双香豆素相关皮肤坏死 |
| 爆发性紫癜 |
| 　纯合蛋白质 C、S 缺乏 |
| 　细菌感染相关 |
| 　感染后(一般为病毒)* |

*自身免疫性获得性蛋白质 S 缺乏。

(四)血小板减少

**要点:**

1. 低血小板计数结果应重复取样以确认,并同时检查血涂片,筛查凝血功能异常及纤维蛋白降解产物。

2. 应再次询问病史,包括用药史(特别是肝素使用史),停止使用任何可能导致血小板功能异常或恶化的药物(如阿司匹林)。

3. 出血等任何疾病表现都应引起注意及进一步检查(如自身免疫抗体、骨髓检查等)。

4. 应请血液科医师会诊。

5. 当出现致命性出血时应输注浓缩血小板,但其他情况下输注血小板可能并不合适(如 TTP 患者)。

6. 血小板计数应维持在 $15 \times 10^9/L$ 以上,不稳定的病人目标应该提高。如果要进行侵入性操作,血小板应提高至 $30\times10^9/L \sim 50\times10^9/L$。

在危重病人中血小板减少十分常见,且与多种因素有关(表2-18)。出血的风险与血小板计数不是直接相关,但在血小板计数大于 $80\times10^9/L$ 时可能性很小,而血小板计数小于 $(10\sim20)\times10^9/L$ 时明显增加。血小板功能(受到阿司匹林等药物的调控)、血管壁完整性、及凝血级联反应组分等都会影响出血风险。

表2-18 血小板减少的病因分类

| | |
|---|---|
| **血小板生成障碍** | |
| 骨髓增生减低 | 遗传性(Fanconi 贫血等) |
| | 获得性(化疗、药物等) |
| 代谢性疾病 | 尿毒症 |
| | 巨幼细胞贫血(叶酸缺乏等) |
| | 药物(甲氨蝶呤、酒精等) |
| 骨髓占位 | 白血病、淋巴瘤、其他恶性肿瘤 |
| 巨核细胞异常 | 罕见(如 May-Hegglin 异常) |
| **血小板寿命下降** | |
| 免疫性 | |
| 异体抗体 | 输血后紫癜 |
| 自身抗体 | 特发性血小板减少性紫癜(ITP) |
| 其他 | 药物(肝素、青霉素等) |
| | 自身免疫疾病 |
| | 感染(AIDS、疟疾、EBV 等) |
| 非免疫性 | DIC |
| | 脓毒血症 |
| | 微血管病变 |
| | 血栓性血小板减少性紫癜(TTP) |
| | 体外循环(血液透析等) |
| 丢失过多 | 大量的交换输血 |
| | 脾亢(Felty 综合征等) |
| 假性 | EDTA 导致的血小板聚集 |

血小板减少导致的出血主要表现为淤点,多见于小腿前侧、肢体伸侧以及受压部位,以小的淤斑及黏膜出血也较为常见。结膜下及视网膜出血常见于血小板极度减少的患者,他们出现致死性颅内出血或胃肠道出血的风险较大。血肿及关节内出血十分少见,除非同时

伴发有出凝血障碍。

**1. 临床路径** 充分了解患者的既往史及用药史,既往的血细胞计数,检查出血征象及原发疾病可以为诊断和治疗提供帮助。初始的全血细胞计数及血涂片可以了解其他各系是否有异常,同时可能帮助明确病因(如血小板聚集导致假性计数减低,疟原虫,或外血管病变征象等)。应另取另一份样本检查是否同时存在凝血系统异常。其他检查应根据具体临床情况选择。建议与血液科医师讨论可能的病因,做进一步检查(如骨髓穿刺、特殊抗体检查等)及治疗。

**2. 处理** 危及生命的出血应输注浓缩血小板,并同时纠正凝血功能紊乱及其他任何可逆的危险因素。浓缩血小板不能保证可重复的数量提高,因此每次输注之后检测血小板计数并相应调整剂量是非常重要的。如果患者一般状况可,无菌血症、出血等情况,血小板计数 $15 \times 10^9/L$ 是可以接受的;若患者情况不稳定,或近期计划侵入性操作,血小板计数维持在 $(30 \sim 50) \times 10^9/L$ 较为理想。在病情稳定或没有致命性出血的情况下,输注浓缩血小板反而可能导致血小板进一步下降,并且使日后的输血效果变差。

代谢性原因导致的血小板生成障碍应个体化治疗,尤其是急性叶酸缺乏(摄入过少或消耗过多)或维生素 $B_{12}$ 缺乏,可以采用替代疗法或停用所有毒性物质,如酒精、一氧化氮等。

不管是自体抗体或异体抗体,其导致血小板减少的机制均为促进血小板与网状内皮系统的反应。自身抗体可能由其他原因产生,药物可能是其中之一。肝素诱发的血小板减少是肝素的最重要副作用,可以分为两型。

经验估计静脉输注肝素的患者中 I 型的发生率达到 10%,在治疗的早期发生,由肝素与血小板的直接作用导致。血小板计数的下降程度较小,且为一过性。

II 型一般发生在治疗的 $4 \sim 20$ d,发生率为 1% $\sim$5%。不明原因的血栓和血小板计数下降 50% 提示此诊断。出血并不常见,但动静脉血栓可能导致 20% $\sim$30% 的死亡率。最近提出 II 型肝素诱发的血小板减少的发病机制为一种血小板颗粒蛋白血小板因子 4 与肝素形成复合体,刺激抗体生成。免疫复合物活化血小板和血管内皮细胞,二者的双重活化可能解释同时出现血小板减少和血栓形成的现象。可以使用 EILSA 方法检测血小板因子 4-肝素抗体。早期快速诊断十分重要,因为出现症状后如果没有及时停止肝素死亡率会大大上升。血栓形成可以使用抗凝药物治疗。低分子肝素可能存在交叉反应风险,但传统抗凝药或 Org10172、水蛭素等都可以使用。此类患者未来应避免使用肝素。

危重病人经常发生非免疫性的血小板消耗,其中最常见的原因为 DIC。脓毒血症也可以通过其他机制在有无 DIC 的基础上导致血小板减少,如脓毒血症直接导致骨髓抑制或与治疗药物有关。其他机制包括嗜血细胞综合征(可能与免疫有关)、血小板沉积、血小板消耗等。导致血小板消耗的一个较罕见原因为血栓性血小板减少性紫癜(TTP)或与其相关的溶血尿毒综合征(HUS)。HUS 的诊断性五联征为发热、神经系统症状、肾功能损害、血小板减少以及微血管病性溶血。可以确定的相关的致病因素包括恶性肿瘤、环孢素 A、自身免疫性疾病、妊娠等。典型症状、血涂片查见红细胞碎片、凝血功能正常均可以帮助诊断。治疗方法为紧急输注大量新鲜冰冻血浆并行血浆置换。除非出现致命性出血,否则治疗的重点并非输注血小板,因其可能加重血栓形成并导致伤残甚至死亡。

HELLP(溶血、肝酶升高、血小板降低)综合征常发生于妊娠过程中或产后早期,需要与

TTP 鉴别。此综合征为子痫前期的一种表现形式,需要支持治疗以及适时终止妊娠。

体外循环可以激活血小板,从而导致血小板减少以及可逆性的血小板功能丧失。如出现血小板计数极低或出血时可使用替代疗法。若使用肝素抗凝时应考虑肝素诱发的血小板减少。

大量输血时血液被稀释,导致血小板计数下降,可能表现为微血管渗血。应检测全血细胞计数及凝血功能以防止出现凝血异常。适时输注浓缩血小板以使血小板计数维持在 $50 \times 10^9/L$ 以上。

### 三、中性粒细胞减少

**要点:**

1. 中性粒细胞减少的定义为中性粒细胞绝对计数低于正常范围。具体数值与性别、年龄、生理状态、民族等因素有关。

2. 出现无法解释的中性粒细胞减少的病人都应进行血涂片检查,同时为寻找病因提供线索。若病史及血涂片都无法确定原发病因时,骨髓检查即为必要。

3. 中性粒细胞减少的原因可能为骨髓造中性粒细胞速率无法满足外周使用的需求,或相反的,外周中性粒细胞的生存时间因感染或免疫破坏等原因下降。

4. 获得性中性粒细胞减少的主要原因为病毒感染或药物导致的医源性异常,严重的脓毒血症也可能导致中性粒细胞减少。

5. 多种遗传疾病与中性粒细胞减少有关,但只占临床病例中的很小一部分。

中性粒细胞约占人体外周白细胞总数的 40% ~ 75%,是机体防御系统的重要组成部分。它们的特点是细胞核致密,分 2 ~ 5 叶,胞质色淡,充满含有杀灭和分解微生物成分的颗粒。中性粒细胞是由骨髓中的多能干细胞分化而来的,促进其分化的有生长因子,白细胞介素 1、3(IL-1,3),颗粒细胞集落刺激因子等,其分化成熟需要 6 ~ 10 d 时间。通常状态下,骨髓中储存的中性粒细胞是外周循环中的 10 ~ 15 倍。从骨髓中释放出来后,中性粒细胞在外周循环中存在 6 ~ 10 h,然后在内毒素、细胞因子、趋化因子等作用下进入组织,中性粒细胞在组织中的寿命为 4 ~ 5 d。

通过趋化因素与中性粒细胞表面受体的相互作用,它们可以朝着感染的部位移动,可以产生趋化作用的因素包括细菌细胞壁的分解产物及补体成分(如 C5a)。在趋化因子的刺激下,极化的中性粒细胞黏附于血管内皮上,以渗出的方式穿过血管壁,并向感染部位移动。到达感染部位之后,中性粒细胞吞噬细菌并通过多种方式杀死细菌,其中最重要的方式包括释放颗粒中的杀菌酶和通过呼吸爆发通路将氧分子变成自由基发挥杀菌作用。

除了防止细菌感染的重要作用之外,中性粒细胞也参与对真菌和病毒感染的抵抗。因此,中性粒细胞质量或数量的异常都可能导致这些病原体严重的甚至致命性的感染。

1. **中性粒细胞减少的诊断**    中性粒细胞减少的定义为中性粒细胞绝对计数在正常范围以下。然而,正常范围的标准却受到性别、年龄、生理状态、民族人种等多种因素的影响。因此,为了避免错误诊断,任何正常范围的界定都必须考虑这些因素。例如,白种人成年男性的正常中性粒细胞计数一般在 $(1.0 ~ 6.5) \times 10^9/L$ 范围内,而女性一般在 $(1.8 ~ 7.4) \times$

$10^9$/L之间。大多数非洲、加勒比海地区以及中东地区的人种的平均中性粒细胞计数都明显低于白种人,但在感染发生时仍然能做出有效应答。

自动全血细胞计数分析仪的使用使中性粒细胞计数更加迅速准确,因此对定义中性粒细胞数正常范围产生了巨大影响。然而在某些情况下,它们生成的结果可能比实际情况低,如血液中一种旁蛋白存在时中性粒细胞产生过量聚集,或血液标本放置过久导致中性粒细胞分解等情况。意外发现中性粒细胞减少时应进行血涂片检查以确诊,同时可能提示病因。若病史及血涂片均不能诊断原发病因,则骨髓检查即为必要。

2. 中性粒细胞减少的一般机制   正常生理状态下,骨髓中性粒细胞生成与外周中性粒细胞消耗之间存在稳定平衡,当外周消耗超过骨髓生成时,即发生中性粒细胞减少。例如,骨髓造血干细胞分化异常及骨髓中性粒细胞前体增生不良均可导致中性粒细胞生成减少;相反地,由于感染或自身免疫等原因导致的外周中性粒细胞生存时间下降也可导致中性粒细胞减少。许多作者参考贫血分类,将中性粒细胞减少分为生成减少及消耗增多两大类。然而,由于大部分中性粒细胞减少症的病理生理学机制仍不十分清楚,这些尝试均没有取得很大成功。在这里,我们将分别考虑占临床病例绝大多数的获得性中性粒细胞减少和较少见的遗传性中性粒细胞减少,同时也简要讨论中性粒细胞功能障碍的相关疾病。

3. 获得性中性粒细胞减少   大部分中性粒细胞减少的原因为病毒感染或药物使用引起的医源性异常。

4. 感染   轻度自限性的中性粒细胞绝对计数下降最常继发于急性流感病毒感染,常开始于急性病毒血症期,可持续长达一周,并无明显不良后果。其他细胞系的同时减少在这一情况中并不常见,病程中有流感样症状及血涂片见反应性淋巴细胞和中性粒细胞中毒颗粒均支持这一诊断。晚发的中性粒细胞减少偶尔见于病毒性肝炎、川崎病、传染性单核细胞增多症等,其机制仍不确定,可能与直接抑制骨髓造血及外周中性粒细胞消耗增多有关。

严重的细菌性脓毒血症也可以导致中性粒细胞减少,原因可能是细菌内毒素直接破坏髓样母细胞及外周中性粒细胞较多的黏附在血管壁上。细菌引起的中性粒细胞减少更多见于骨髓中性粒细胞储备降低的患者,相关因素包括原发的血液病、有骨髓抑制作用的药物使用史或放射接触史等,还有部分患者存在营养不良或酗酒等情况。结核、布鲁杆菌病、疟疾等慢性感染导致的脾大也可能产生中性粒细胞减少,可能原因为继发于脾功能亢进导致的过度破坏。

(王瑞兰)

# 第九节   水电酸碱平衡与血气分析

## 一、酸碱平衡的基本概念

人体酸碱平衡实指血液的酸碱度,即 pH 值。正常生理状态下,pH 值维持在 7.35 ~ 7.45,即为酸碱平衡;若 pH 值异常,则为酸碱失衡。如 pH 值>7.45 为碱血症,pH 值<7.35

为酸血症。pH 值主要取决于 $HCO_3^-$ 与 $H_2CO_3$ 二者的比例,凡能影响两者比例的因素均能影响 pH 值。

## 二、酸碱平衡的调节

人体具有十分完善的酸碱平衡调节机制,主要由血液缓冲系统、肺、肾三部分组成。

### (一)血液的缓冲系统

血液缓冲系统是人体对酸碱失衡调节的第一道防线,由于血液缓冲物质的贮存量有限,血液缓冲系统调节酸碱失衡的作用也十分有限。血液缓冲系由 5 对缓冲对组成,即碳酸-碳酸氢盐($H_2CO_3$–$HCO_3^-$)、磷酸二氢钠-磷酸氢二钠($NaH_2PO_4$–$Na_2HPO_4$)、血浆蛋白酸-血浆蛋白根($Hpr$–$Pr^-$)、还原血红蛋白酸-还原血红蛋白根($HHb$–$Hb^-$)、氧合血红蛋白酸-氧合血红蛋白根($HhbO_2$–$HbO_2^-$)。每一对缓冲对均由弱酸与弱碱组成,其中弱酸能中和强碱,弱碱能中和强酸(表 2-19)。

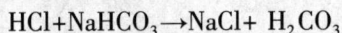

$$HCl+NaHCO_3 \rightarrow NaCl+ H_2CO_3$$

(强酸变为弱酸)

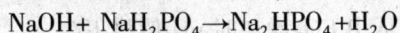

$$NaOH+ NaH_2PO_4 \rightarrow Na_2HPO_4+H_2O$$

(强碱变为弱碱)

1. 碳酸-碳酸氢盐($H_2CO_3$–$HCO_3^-$)  酸-碳酸氢盐是机体作用最大的缓冲对,在细胞内、外液中均起作用。$H^+$ 与 $HCO_3^-$ 结合成 $H_2CO_3$ 后,$H_2CO_3$ 极不稳定,绝大多数分解成 $CO_2$ 与 $H_2O$,$CO_2$ 通过呼吸排出体外。

2. 磷酸二氢钠-磷酸氢二钠($NaH_2PO_4$–$Na_2HPO_4$)  在细胞外液中含量不多,作用小,主要在肾脏排 $H^+$ 过程中起较大作用。

3. 血浆蛋白酸-血浆蛋白根($Hpr$–$Pr^-$)  主要在血液中起缓冲作用。对 $H^+$ 调节作用是通过 $CO_2$ 运输来完成。当代谢产生的 $CO_2$ 进入血浆后,$Pr^-$ 可对 $H_2CO_3$ 起缓冲作用,形成解离度更差的蛋白酸($Hpr$)和 $NaHCO_3$,$NaHCO_3$ 又可成为 $NaHCO_3$/ $H_2CO_3$ 缓冲对中的成分。

表 2-19 血液内的缓冲体系

| 缓 冲 体 系 | 占全血缓冲体系总含量百分比(%) |
| --- | --- |
| 血红蛋白 | 35 |
| 红细胞有机磷 | 3 |
| 无机磷 | 2 |
| 血浆蛋白 | 7 |
| 血浆 $HCO_3^-$ | 35 |
| 红细胞 $HCO_3^-$ | 18 |
| 总计 | 100 |

4. 氧合血红蛋白酸-氧合血红蛋白根($HhbO_2$–$HbO_2^-$)  成人每天产生 400 L $CO_2$,在

血液中以物理溶解、碳酸盐形式及与 Hb 结合的氨基甲酸化合物进行运输。从血浆进入红细胞的 $CO_2$ 在碳酸酐酶的催化下,不断生成 $HCO_3^-$ 与 $H^+$。$HHbO_2$ 是强酸,在组织释放出 $O_2$ 后成为弱酸,有助于与 $CO_2$ 反应过程中生成的 $H^+$ 结合。

5. 还原血红蛋白酸–还原血红蛋白根($HHb$–$Hb^-$)　主要在 $CO_2$ 的运输中起作用。

血液 pH 值是由 $HCO_3^-$ 与 d. $CO_2$(溶解的二氧化碳)的浓度比例和常数 pK 决定,这便是 Henderson–Hasselbalch 方程式:

$$pH = Pk + Log \frac{HCO_3^-}{d.\ CO_2}$$

正常时为 $= \frac{HCO_3^-}{d.\ CO_2}$ 为 $\frac{24\ mmol}{1.2\ mmol} = \frac{20}{1}$,血液 pH 保持 7.40,为使用方便,溶解的 $CO_2$ 可用二氧化碳分压($PCO_2$)代表,以千帕(kPa)[毫米汞柱(mmHg)]为单位。

$CO_2(mol) = 0.226(常数) \times P\ CO_2(kPa) = 0.03(常数) \times P\ CO_2(mmHg)$ 上式可简写成:

$$pH \propto \frac{HCO_3^-}{0.226 \times PCO_2(kPa)}$$

在上式中,$HCO_3^-$ 为代谢因素,主要受肾脏调节,$P\ CO_2$ 为呼吸因素,主要受呼吸调节,$HCO_3^-$ 增加或 $P\ CO_2$ 减少时 pH 值将上升,$HCO_3^-$ 减少或 $P\ CO_2$ 增加时 pH 值将下降。

(二)肺的调节

呼吸中枢通过接受脑脊液 $PCO_2$ 和 pH 值改变的信号,由此来控制通气量的变化,使动脉 $PCO_2$ 维持正常。成人每日自肺以二氧化碳形式排出的碳酸约 7500 mmol(约 400 L)之多,为肾脏每日排酸总量的 200 倍左右,呼吸系统对体内酸碱平衡的调节是快而强,可像见呼吸衰竭时所造成酸碱平衡紊乱之严重。

1. 调节方式　肺是通过增加或减少肺泡通气,即改变 $CO_2$ 排出的数量来改变 $H_2CO_3$,调节酸碱平衡使 $HCO_3^-$/$H_2CO_3$ 比例维持在 20:1 水平。正常情况下,倘若体内酸产生增加,$H^+$ 增加,肺则代偿性过度通气,排出多余的 $CO_2$,致 pH 值仍在正常范围;若体内碱多,$H^+$ 减少,则呼吸浅慢,减少 $CO_2$ 排出,增加 $H_2CO_3$,也可维持 pH 值在正常范围。

2. 调节特点　作用发生快。机体出现代谢性酸碱失衡时,肺在数分钟内即可代偿性地增快或减慢呼吸频率或幅度,以求增加或减少 $CO_2$ 排出,代偿代谢性酸碱失衡过程中出现的 $H_2CO_3$ 过多或减少。这种代偿可在数小时内达到高峰,一旦代谢紊乱得以纠正,肺的通气可再数分钟内恢复正常。但肺只能通过排出 $CO_2$ 来改变血浆中 $H_2CO_3$,故调节范围有限。

(三)肾脏的调节

正常人每日代谢产生的非挥发酸约 120～160 mmol(60～80 mEq),全部通过肾脏排出,肾的调节比肺的调节要慢,一般要几天时间,肾对酸碱平衡调节的方式有三种:一是通过碳酸氢钠的再吸收,二是 $Na_2HPO_4$ 转变为 $NaH_2PO_4$ 排 $H^+$(或直接排出少量有机酸)而保 $Na^+$,三是通过肾脏分泌氨与酸中和。前两者发挥作用较快,但缓冲能力较小,铵盐的排出发挥作用较慢,但缓冲能力强。

## 三、临床常用指标的意义及正常范围

为了直接反映肺脏气体交换情况,酸碱平衡各项指标均以动脉血或热敷后动脉化耳血为标准。

### (一)pH 值

pH 值是表示液体氢离子浓度的指标或称酸碱度,由于氢离子浓度太小,习惯上都以其负对数表示,如每升净水所含氢离子浓度为 0.000 0001 mol/L,即 $10^{-7}$ mol/L,其 pH 值为 7.0。pH 值相差 1,氢离子浓度即相差 10 倍;氢离子浓度增或减 1 倍,pH 值相差 0.30。体内各种蛋白质与酶的活动,器官正常功能的维持,均有赖于体液内环境 pH 值的稳定,酸碱平衡最重要目的就在于维持 pH 值的正常。由于细胞内和与细胞直接接触的内环境的 pH 值测定技术上的困难,通常由血液 pH 值测定来间接了解。血液 pH 值是酸碱平衡测定中最重要的指标,它反映机体酸碱紊乱及其调节能力的总结果。血液 pH 值间接反映体液的 pH,重要脏器生理功能的维持,需要血液 pH 值在正常范围,pH 值的严重改变对机体的危害比其他任何酸碱平衡指标的影响都大,动脉血正常 pH 值为 7.35 ~ 7.45。由于临床工作者不熟悉对数的概念,从 pH 值的改变不易得到氢离子浓度变化的直观认识(pH 值相差 0.30,氢离子浓度增或减 1 倍),近年有人主张直接以氢离子浓度表示血液酸碱的改变,单位用 nmol/L,1 nmol/L = 0.000001 mmol/L,血液正常氢离子浓度为 40(35 ~ 45)nmol/L。

### (二)二氧化碳分压(PCO₂)

$PCO_2$ 代表溶解于血浆中 $CO_2$ 的量,它反映肺泡通气量的水平,是反映 $CO_2$ 的产生和排出二者间的关系,是患者自主呼吸或机械通气水平的重要指标。正常值为 5.3(4.7 ~ 6.0)kPa [40(35 ~ 45)mmHg],正常人 $PCO_2$ 水平相当稳定,波动范围通常不超过 0.4 kPa(3 mmHg),除婴幼儿偏低外,成人年龄因素对 $PCO_2$ 无大影响。

### (三)实际碳酸氢根(HCO₃⁻,AB)

即 Henderson-Hasselbalch 方程式中的 $HCO_3^-$,它是直接自血浆测得的数据,反映代谢方面的情况,但溶解的 $CO_2$ 有无明显增减对 $HCO_3^-$ 有一定影响,$PCO_2$ 增加时 $HCO_3^-$ 亦略有增加。其正常值为 24(21 ~ 27)mmol/L。

### (四)二氧化碳结合力

1917 年由 Vanslyke 等倡用,将静脉血在室温与含 5.5% $CO_2$ 的空气(或正常人肺泡气)平衡,然后测定血浆之二氧化碳含量,再减去物理溶解的 $CO_2$ 即得 $CO_2$ 结合力。由于在室温 $CO_2$ 溶解较多,常使结果偏高。Vanslyke 等 4 年后即主张改用在隔绝空气条件下测定的二氧化碳含量代替,遗憾的是这早被原作者认为不准确的指标却被沿用至今。目前多数单位称作"CO₂ 结合力"的是用滴定法测定的 $HCO_3^-$ 总量。

### (五)标准碳酸氢根(SB)

标准碳酸氢根(SB)系指在 38℃,$PCO_2$ 为 5.3 kPa(40 mmHg),血氧饱和度为 100%(即呼吸因素完全正常)时所测得血浆中 $HCO_3^-$ 的数值,此值仅单纯反映代谢因素的改变。正常值与实际碳酸氢根相同,在呼吸性酸中毒时 $HCO_3^-$ 增加,而 SB 因不受呼吸因素影响保持不变。

### (六)缓冲碱(BB)

缓冲碱(BB)指血液中有缓冲作用的阴离子总和。血浆的缓冲碱主要为 $HCO_3^-$,其次为血浆蛋白,正常值为 42(40 ~ 44) mmol/L,全血的缓冲碱尚包括血红蛋白,正常值为 48 mmol/L。

### (七)剩余碱(BE)

剩余碱指当血液 pH 偏离 7.40 时,在 38℃、$PCO_2$ 为 5.3 kPa(40 mmHg)、血氧饱和度 100%情况下,用酸或碱将 1 L 血液滴定至 pH 值 7.40 时所消耗的酸或碱的 mmol 数。故剩余碱亦可以理解为实际缓冲碱与正常缓冲碱(平均值)的差值。

BE=实际 BB-正常 BB

剩余碱正常值为 0(±3 mmol/L 全血),在血液偏碱时为正值,偏酸时为负值,它基本上不受呼吸影响,只反映代谢的改变,与 SB 的意义大致相同,但因其反映总的缓冲碱的变化,故较 SB 更全面些。

细胞外液剩余碱(BEecf)又称标准剩余碱(SBE),是根据细胞外液的缓冲能力计算的。计算全血剩余碱时,需要知道血红蛋白的实际数值,计算细胞外液剩余碱时,由于稀释的影响,根据正常全血血红蛋白 150 g/L,可固定地按血红蛋白 150 g/L 计,省去了测定血红蛋白的麻烦。在治疗纠正酸碱平衡紊乱时,根据细胞外液剩余碱的减少数量进行计算,更符合病人整体情况。正常人剩余碱与细胞外液剩余碱数值基本相同。

### (八)二氧化碳($CO_2$)含量

二氧化碳($CO_2$)含量指血浆内 $CO_2$ 的总含量,包括 $HCO_3^-$ 和物理溶解的 $CO_2$。

酸碱平衡的代谢指标,包括上述 $HCO_3^-$ 的含量、$CO_2$ 结合力、标准碳酸氢根(SB)、缓冲碱(BB)、剩余碱(BE)等项,其中 $HCO_3^-$ 与 $CO_2$ 含量是反映血液实际情况的指标,$CO_2$ 含量受呼吸影响较大,$HCO_3^-$ 也随 $CO_2$ 升降而有改变。为了不受呼吸干扰而确切说明体内固定酸得失,需要在体外对血标本加以处理,于是有了 $CO_2$ 结合力、SB、BE 等指标。

BE 能反映总的缓冲碱的情况,我国自引进丹麦雷度血气分析仪以来,BE 作为酸碱平衡的代谢指标,已得到广泛的应用。但应指出,必须对 BE 的改变及意义有充分了解,才能正确指导临床。例如:在血红蛋白、血浆蛋白减少时,由于 BB 下降,BE 亦减低(一般不超过 3 mmol/L)。急性呼吸衰竭早期,BE 亦短暂下降,但并非代谢性酸中毒。美国有些学者意见,除非 $PCO_2$ 有很大改变,$HCO_3^-$ 与 BE 的改变大都平行,为避免应用 BE 带来的麻烦,主张选用 $HCO_3^-$ 作为代谢指标。从临床实践看,虽然 $HCO_3^-$、BB、SB、BE 等各项指标有所不同,但在多数情况下,有一项即可解决临床诊断问题,如能同时了解 BE 与 $HCO_3^-$ 则更全面。同时罗列各项指标,只会给初学者造成混乱,对诊断未见得能有更多补益。

### (九)阴离子间隙(AG)

阴离子间隙(aniongap,AG)是 20 世纪 70 年代末应用于临床的判断酸碱失衡的指标。该指标在酸碱领域的应用,使临床酸碱失衡的判断水平有了明显提高。

1. AG 值计算  由 $Na^+-(HCO_3^-+Cl^-)$ 计算所得,真实含义是反映体内未测定阳离子(uC)与未测定阴离子(uA)之差。AG 升高的最常见原因是体内存在过多得 uA,即乳酸根、丙酮酸根、磷酸根、硫酸根等。当这些未测定阴离子在体内堆积,必定要取代 $HCO_3^-$,使 $HCO_3^-$ 下降,称之为高 AG 代谢性酸中毒(代酸),临床上重要意义就是 AG 升高代表了高 AG 代酸。

2. 高 AG 代酸临床类型 AG 在酸碱失衡判断中主要用途是可判断以下六种类型的酸碱失衡:①高 AG 代酸。②代碱并高 AG 代酸。③混合性代酸。④呼酸并高 AG 代酸。⑤呼碱并高 AG 代酸。⑥三重酸碱失衡(triple acid base disorders,TABD),分呼酸型 TABD 与呼碱型 TABD。

3. 注意事项 在临床上实际应用 AG 时,必须注意以下两点:

(1)计算 AG 时,强调同步测定动脉血气与血电解质,因为 AG 是根据 $Na^+$、$Cl^-$、$HCO_3^-$ 三项参数计算所得,此三项参数中任何一项参数的测定误差均可引起 AG 假性升高,强调同步测定动脉血气与电解质能减少实验误差引起的假性 AG 升高。

(2)要结合临床,综合判断。

4. AG 升高的标准 国内外文献报道,AG 正常范围为 8~16 mmol/L,凡是 AG>16 mmol/L,应考虑高 AG 代酸存在。根据笔者的临床经验,只要 AG>16 mmol/L,结合临床,可以判断为高 AG 代酸。由于高 AG 代酸大部分是由于乳酸增高引起,可以加测乳酸;特别强调动态监测 AG 意义更大。

(十) 潜在 $HCO_3^-$

潜在 $HCO_3^-$ 是指排除并存高 AG 代酸对 $HCO_3^-$ 掩盖作用之后的 $HCO_3^-$,用公式表示为潜在 $HCO_3^-$ = 实测 $HCO_3^-$ + △AG。其意义可揭示代碱+高 AG 代酸和三重酸碱失衡中的代碱存在。若忽视计算 AG 与潜在 $HCO_3^-$,常可遗漏混合型酸碱失衡中的代碱的判断。

## 四、酸碱失衡预计代偿公式

20 世纪 70 年代开始酸碱失衡预计代偿公式应用于酸碱失衡领域,使酸碱失衡判断由定性进入定量判断。判断方法简便、精确、临床实用价值大。

在临床使用酸碱失衡预计代偿公式时,一定要考虑到酸碱失衡的代偿程度及代偿极限。反映酸碱失衡代偿程度的定量指标是酸碱失衡预计代偿公式。目前,临床上所用的酸碱失衡预计代偿公式均是根据严格选择的单纯性酸碱失衡患者的酸碱参数,经统计学处理所推算出的直线回归方程(表 2-20)。代谢性酸碱失衡只要经肺脏代偿,时间快,无急慢之分。呼吸性酸碱失衡患者主要是肾脏代偿,因肾脏最大代偿能力发挥需 3~5 d,因此,在临床上对呼吸性酸碱失衡按时间小于 3 d 或大于 3 d,分成急、慢性呼酸或呼碱。急、慢性呼酸或呼碱之间代偿程度差异极大,慢性呼吸性酸碱失衡代偿程度大于急性呼吸性酸碱失衡,其中慢性呼碱代偿程度最大。在临床上,对于呼吸性酸碱失衡判断时一定要考虑到时间因素。另外,也必须考虑到代偿极限。所谓代偿极限,即为机体发挥最大代偿能力所能达到的代偿值。各型酸碱失衡预计代偿公式均有代偿极限,若超过此极限,不管 pH 正常与否,均应判断为混合性酸碱失衡。目前在临床上所使用的酸碱失衡预计代偿公式较多,但要正确使用公式必须要遵从以下步骤。

表 2-20　常用酸碱失衡预计代偿公式

| 原发失衡 | 原发化学变化 | 代偿反应 | 预计代偿公式 | 代偿极限 |
|---|---|---|---|---|
| 代酸 | $HCO_3^- \downarrow$ | $PCO_2 \downarrow$ | $PCO_2 = 1.5 \times HCO_3^- + 8 \pm 2$ | 10 mmHg |
| 代碱 | $HCO_3^- \uparrow$ | $PCO_2 \uparrow$ | $\triangle PCO_2 = 0.9 \times HCO_3^- \pm 5$ | 55 mmHg |
| 呼酸 | $PCO_2 \uparrow$ | $HCO_3^- \uparrow$ | 急性:代偿引起 $HCO_3^- \uparrow$ | 30 mmol/L |
|  |  |  | 慢性:$\triangle HCO_3^- = 0.35 \times \triangle PCO_2 \pm 5.58$ | 42~45 mmol/L |
|  |  |  | 急性:$\triangle HCO_3^- = 0.2 \times \triangle PCO_2 \pm 2.5$ | 18 mmol/L |
| 呼碱 | $PCO_2 \downarrow$ | $HCO_3^- \downarrow$ | 慢性:$\triangle HCO_3^- = 0.49 \times \triangle PCO_2 \pm 1.72$ | 12~15 mmol/L |

（1）必须首先通过测量动脉血 pH 值、$PCO_2$、$HCO_3^-$ 三个参数,并结合临床确定原发失衡。

（2）根据原发失衡选用合适公式。

（3）将公式计算所得结果与实测 $HCO_3^-$ 相比做出判断。凡落在公式计算代偿范围内判断为单纯性酸碱失衡,落在公式计算代偿范围外判断为混合性酸碱失衡。

（4）若为并发高 AG 代酸的混合性酸碱失衡,则应计算潜在 $HCO_3^-$,将潜在 $HCO_3^-$ 替代实测 $HCO_3^-$ 与公式计算所得的预计 $HCO_3^-$ 相比。

（5）用单纯性酸碱失衡预计代偿公式判断。

（6）结合临床表现、病史综合判断。

## 五、酸碱失衡判断方法

### （一）分清原发与继发（代偿）变化

1. 酸碱失衡代偿规律

（1）$PCO_2$,$HCO_3^-$ 任何一个变量的原发性变化均可引起另一个变量的同向代偿变化,即原发 $HCO_3^-$ 升高,必有代偿的 $PCO_2$ 升高;原发 $HCO_3^-$ 下降,必有代偿 $PCO_2$ 下降;反之亦相同。

（2）原发酸碱失衡变化必大于代偿变化。

2. 结论

（1）原发酸碱失衡决定了 pH 值是偏碱或偏酸。

（2）$PCO_2$,$HCO_3^-$ 呈相反变化,必有混合性酸碱失衡存在。

（3）$PCO_2$,$HCO_3^-$ 明显异常伴 pH 值正常,应考虑有混合性酸碱失衡存在。

牢记上述代偿规律和结论,对于正确判断酸碱失衡极为重要。根据上述代偿规律和结论,一般地说,单纯性酸碱失衡的 pH 值是由原发的酸碱失衡所决定。如 pH 值<7.40,提示原发酸碱失衡可能为酸中毒;pH 值>7.40,提示原发酸碱失衡可能为碱中毒。

### （二）分析单纯性和混合性酸碱失衡

1. 根据代偿规律　$PCO_2$ 升高同时伴 $HCO_3^-$ 下降,肯定为呼酸合并代酸;$PCO_2$ 下降同时伴 $HCO_3^-$ 升高,肯定为呼碱合并代碱;$PCO_2$ 和 $HCO_3^-$ 明显异常同时伴 pH 值正常,应考虑混合性酸碱失衡的可能,进一步确诊可用单纯性酸碱失衡预计代偿公式。

正确认识混合性酸碱失衡的关键是要正确地应用酸碱失衡预计代偿公式、AG 和潜在 $HCO_3^-$。动脉血气分析虽然对酸碱失衡的判断甚为重要,但单凭一张血气分析报告单作出的诊断,有时难免有错误。为使诊断符合患者的情况,必须结合临床、其他检查及多次动脉血气分析的动态观察。

2. 联合使用预计代偿公式、AG 和潜在 $HCO_3^-$　必须牢记混合性酸碱失衡判断时需联合使用预计代偿公式、AG 和潜在 $HCO_3^-$。具体步骤为:①先用预计代偿公式计算出 $HCO_3^-$ 抑或 $PCO_2$ 代偿范围,判断其是单纯性抑或混合性酸碱失衡。②计算 AG,判断是否并发高 AG 代酸。③计算潜在 $HCO_3^-$,揭示代碱合并高 AG 代酸和 TABD 中的代碱存在;即判断并发高 AG 代酸的混合性酸碱失衡中代碱存在,必须计算潜在 $HCO_3^-$,用潜在 $HCO_3^-$ 与预计代偿公式计算所得的预计 $HCO_3^-$ 相比,若潜在 $HCO_3^-$ 大于预计 $HCO_3^-$,即可判断并发代碱存在。④结合临床综合分析判断。

## 六、常见酸碱失衡原因

### (一)酸中毒

1. 呼吸性酸中毒　主要原因是 $CO_2$ 排出受阻,致 $PCO_2$ 增高,pH 值下降。

2. 代谢性酸中毒　主要原因有三个:

(1)酸性产物排泄受阻　最具代表性的是肾功能不全和衰竭,使酸性产物排出受限,在体内积聚后造成代谢性酸中毒。

(2)碱性物质丢失过多　如呕吐、腹泻等,尤其是腹泻,可造成大量肠液丢失。肠液是弱碱性的,肠液丢失后,可因碱性物质丢失过多造成酸中毒。

(3)酸性产物生产过多　缺氧、休克及分解代谢增加等,能造成酸性产物生产过多,当超出机体的排泄能时,就有可能引起酸中毒。在休克伴微循环障碍组织缺氧、无氧代谢时会产生大量乳酸,表现为高 AG 代酸。

### (二)碱中毒

1. 呼吸性碱中毒　$CO_2$ 排出过多,致 $PCO_2$ 下降,pH 值增高。

2. 代谢性碱中毒　主要原因是三个:

(1)酸性产物丢失过多,如呕吐后胃酸丢失过多,$HCO_3^-$ 增高。

(2)碱性物质补入过多,pH 值升高。

(3)低 $K^+$ 性碱中毒:除与 $H^+$–$Na^+$ 增多有关外,还涉及细胞内的离子交换。当低 $K^+$ 时,$K^+$ 可由细胞内外移,$H^+$ 和 $Na^+$ 则由细胞外向细胞内移,故细胞外 $H^+$ 减少,pH 值增高。

(4)利尿剂应用:利尿剂有较强排 $K^+$、排 $Cl^-$ 及排 $Na^+$ 作用,当 $K^+$ 过低后,可引起低 $K^+$ 性碱中毒;此外,依照电中性原理:细胞内外阴阳离子必须相等。$Cl^-$ 与 $HCO_3^-$ 是细胞外液中的主要阴离子,当利尿剂使 $Cl^-$ 排出过多后,$Cl^-$ 的减少必然导致 $HCO_3^-$ 增加;$HCO_3^-$ 增加后,pH 值升高。大剂量应用利尿药造成的电解质紊乱,主要是低 $K^+$ 与低 $Cl^-$,是引起代谢性碱中毒的主要因素。

### 七、酸碱失衡类型与判断

传统认为,酸碱失衡类型仅有代酸、代碱、呼酸、呼碱、呼酸并代酸、呼酸并代碱、呼碱并代碱、呼碱并代酸八种类型。随着 AG 和潜在 $HCO_3^-$ 概念在酸碱失衡领域中得应用,认为尚还有以下几种酸碱失衡存在,如混合性代酸,即高 AG 代酸并高 $Cl^-$ 性代酸;代酸并碱:包括高 AG 代酸并碱和高 $Cl^-$ 性代酸并碱;三重性酸碱失衡:包括呼酸型 TABD(呼酸+代碱+高 AG 代酸)和呼碱型 TABD(呼碱+代碱+高 AG 代酸)。必须强调,迄今为止,在临床上只能对并发高 AG 代酸的 TABD 做出判断,而对伴有高 $Cl^-$ 性代酸的 TABD,从理论上讲是可以存在,但尚缺乏有效的判断手段。

#### (一)代谢性酸中毒

原发的血浆 $HCO_3^-$ 减少称为代谢性酸中毒(代酸),动脉血气特点:pH 值下降、$HCO_3^-$ 原发下降、$PaCO_2$ 代偿性下降,且符合 $PaCO_2 = 1.5 \times HCO_3^- + (8 \pm 2.0)$。其代偿极限为 10 mmHg。临床上常按 AG 将代酸分为高 AG 代酸和 AG 正常型代酸,即高氯性代酸。不管何种代酸,均应符合上述动脉血气特点,其不同点是:高 AG 代酸 $HCO_3^-$ 下降必有等量 AG 升高,即 $\triangle HCO_3^- = \triangle AG$;正常 AG 型代酸 $HCO_3^-$ 下降必有等量 $Cl^-$ 升高,而 AG 不变,即 $\triangle HCO_3^- = \triangle Cl^-$。若 $\triangle HCO_3^- = \triangle AG + \triangle Cl^-$ 则为混合型代酸。

#### (二)代谢性碱中毒

原发的血浆 $HCO_3^-$ 升高称为代谢性碱中毒(代碱),动脉血气特点是 pH 值升高、$HCO_3^-$ 原发升高、$PaCO_2$ 代偿性升高,且符合 $PaCO_2 = $ 正常 $PaCO_2 + 0.9 \times \triangle HCO_3^- \pm 5.0$,其代偿极限为 55 mmHg。

#### (三)呼吸性酸中毒

原发血浆 $PaCO_2$ 升高为呼吸性酸中毒(呼酸),动脉血气特点是 pH 值下降、$PaCO_2$ 原发升高、$HCO_3^-$ 代偿性升高,且因代偿时间不同分为急、慢性呼酸。急性呼酸代偿时间<3 d,$HCO_3^-$ 代偿性增加为 3~4 mmol/L,即 $HCO_3^- < 30$ mmol/L;慢性呼酸代偿时间>3 d,$HCO_3^- = $ 正常 $HCO_3^- + 0.35 \times \triangle PaCO_2 \pm 5.58 = 24 + 0.35 \times \triangle PaCO_2 \pm 5.58$ mmol/L。

#### (四)呼吸性碱中毒

原发血浆 $PaCO_2$ 下降为呼吸性碱中毒(呼碱),动脉血气特点是 pH 值升高、$PaCO_2$ 原发下降、$HCO_3^-$ 代偿性下降,且可因代偿时间不同分为急、慢性呼碱。急性呼碱代偿时间<3 d,符合 $HCO_3^- = $ 正常 $HCO_3^- + 0.2 \times \triangle PaCO_2 \pm 2.5 = 24 + 0.2 \times \triangle PaCO_2 \pm 2.5$ mmol/L,代偿极限为 18 mmol/L;慢性呼碱代偿时间>3 d,符合 $HCO_3^- = $ 正常 $HCO_3^- + 0.49 \times \triangle PaCO_2 \pm 1.72 = 24 + 0.49 \times \triangle PaCO_2 \pm 1.72$ mmol/L,代偿极限为 12~15 mmol/L。

#### (五)混合性代酸

此型酸碱失衡为高 AG 代酸并高氯性代酸,动脉血气特点与单纯代酸完全相同,pH 值下降、$HCO_3^-$ 原发下降、$PaCO_2$ 代偿性下降,且符合 $PaCO_2 = 1.5 \times HCO_3^- + 8 \pm 2$。但检测 AG 可揭示此型酸碱失衡存在。单纯性高氯代酸符合氯升高数($\triangle Cl^-$)= $HCO_3^-$ 下降数($\triangle HCO_3^-$),若在此基础上再合并高 AG 代酸,$HCO_3^-$ 继续下降数 $\triangle HCO_3^- = $ AG 升高数

（△AG），其结果为 △HCO$_3^-$ = △Cl$^-$ + △AG。因此，一旦出现 AG 升高时伴有 △HCO$_3^-$ > △Cl$^-$ 或△AG< △HCO$_3^-$，应想到混合性代酸存在可能。

**（六）代碱并代酸**

此型酸碱失衡的动脉血气变化复杂。pH 值、HCO$_3^-$、PaCO$_2$ 均可表现为升高、正常或降低，主要取决于两种原发失衡的相对严重程度，按 AG 正常与否，可分为 AG 升高型及 AG 正常型。

1. AG 升高型　此型酸碱失衡为代碱合并高 AG 代酸，AG 及潜在 HCO$_3^-$ 是揭示此型失衡的重要指标。高 AG 代酸时，△AG↑ = △HCO$_3^-$↓，Cl$^-$不变。而代碱时 △HCO$_3^-$↑ = △Cl$^-$↓，AG 不变。当两者同时存在变化时，则 △HCO$_3^-$ = △Cl$^-$ + △AG；而潜在 HCO$_3^-$ = 实测 HCO$_3^-$ + △AG 必大于正常 HCO$_3^-$（24 mmol/L）。而代碱严重时，AG 升高同时并不伴有 HCO$_3^-$下降；或 HCO$_3^-$反而升高。相反，当高 AG 代酸严重时，HCO$_3^-$下降与 Cl$^-$下降同时存在。

2. AG 正常型　此型酸碱失衡为代碱并高 Cl$^-$代酸。在临床较难识别，很大程度上依赖详尽的病史。例如，急性胃肠炎病人同时存在腹泻与呕吐，腹泻可引起高 Cl$^-$代酸，呕吐可引起低 K$^+$低 Cl$^-$性代碱，详尽病史及低 K$^+$血症存在能帮助作出较正确的判断。

**（七）呼酸并代酸**

急、慢性呼酸符合不适当 HCO$_3^-$下降或者代酸符合不适当 PaCO$_2$升高，均可成为呼酸并代酸。pH 下降，PaCO$_2$升高、下降、正常均可，HCO$_3^-$下降、升高、正常均可。主要取决于呼酸和代酸两种失衡的相对严重程度，大致有以下三重组合：

（1）PaCO$_2$升高>40 mmHg，HCO$_3^-$下降<24 mmol/L，即所谓 PaCO$_2$升高同时伴 HCO$_3^-$下降，肯定为呼酸并代酸。

（2）PaCO$_2$升高伴 HCO$_3^-$升高，但符合 HCO$_3^-$<正常 HCO$_3^-$（24 mmol/L）+0.35×△PaCO$_2$-5.58。此时需要结合临床综合判断，若起病不足 3 d，应考虑为单纯呼酸；若起病超过 3 d，应考虑为呼酸并相对代酸。

（3）HCO$_3^-$下降伴 PaCO$_2$下降，但符合 PaCO$_2$>1.5×HCO$_3^-$+10，即所谓代酸并相对呼酸。如果代酸为高 AG 代酸，AG 升高常是揭示并发代酸的重要指标。

**（八）呼酸并代碱**

急、慢性呼酸符合不适当升高的 HCO$_3^-$ 或者代碱符合不适当升高的 PaCO$_2$，均可诊断为呼酸并代碱。动脉血气特点为 PaCO$_2$ 升高，HCO$_3^-$ 升高，pH 值升高、下降、正常均可。其 pH 值主要取决于呼酸和代碱两种失常的相对严重程度。若两者相等，pH 值正常；若以呼酸为主，pH 值下降；若以代碱为主，pH 值升高。常见于下述三种情况：

（1）急性呼酸时，只要 HCO$_3^-$>30 mmol/L，即可诊断呼酸并代碱。

（2）慢性呼酸为主时，PaCO$_2$ 原发升高，HCO$_3^-$ 代偿升高，且符合 HCO$_3^-$ 大于正常代偿上限[HCO$_3^-$>正常 HCO$_3^-$（24 mmol/L）+0.35×△PaCO$_2$+5.58]或 HCO$_3^-$>45 mmol/L，即可诊断为呼酸合并代碱，pH 值可以下降或正常。

（3）代碱为主时，HCO$_3^-$ 原发性升高，PaCO$_2$ 代偿性升高，且符合 PaCO$_2$ 大于正常代偿上限[正常 PaCO$_2$（40 mmHg）+0.9×△HCO$_3^-$+5]或 PaCO$_2$>55 mmHg，即可诊断为代碱合并呼

酸,pH 值可以升高或正常。

### (九)呼碱并代酸

呼碱伴有不适当下降的 $HCO_3^-$ 或代酸伴有不适当下降的 $PaCO_2$,即可诊断为呼碱并代酸。其动脉血气特点为 $PaCO_2$ 下降,$HCO_3^-$ 下降,pH 值下降、升高、正常均可。其 pH 值主要取决于呼碱和代酸两种失衡的相对严重程度。临床上常见于以下两种情况:

1.以急性呼碱为主的重度失衡　pH 值升高,$PaCO_2$ 下降,$HCO_3^-$ 下降,且符合 $HCO_3^-$ 小于正常代偿下限[$HCO_3^-$<正常 $HCO_3^-$(24 mmol/L)+0.2×$PaCO_2$2.5;慢性为 $HCO_3^-$<正常 $HCO_3^-$(24 mmol/L)+0.49×$PaCO_2$-1.72]。

2.以呼碱为主的轻度失衡或代酸为主的失衡　pH 正常或下降,$HCO_3^-$ 下降,$PaCO_2$ 下降,且符合 $PaCO_2$ 小于正常代偿下限[$PaCO_2$<1.5×$PaCO_2$+8-2]。此型失衡并发的代酸常为高 AG 代酸。因此,AG 升高是揭示高 AG 代酸的重要指标。

### (十)呼碱并代碱

呼碱伴有不适当的 $HCO_3^-$ 增加或代碱伴有不适当的 $PaCO_2$ 下降,均可诊断呼碱并代碱。呼碱与代碱并存可引起严重碱血症,预后较差。有报道 pH 值 7.60~7.64 时,死亡率为 65%;pH 值>7.64,死亡率为 90%。pH 值 7.64 时,动脉血气特点为 pH 值明显升高,$PaCO_2$ 下降、升高、正常均可,$HCO_3^-$ 升高、正常、轻度下降均可。其 pH 值主要取决于呼碱和代碱的严重程度,临床上常见于以下三种情况:

(1)$PaCO_2$ 下降<40 mmHg,同时伴有 $HCO_3^-$ 升高>24 mmol/L,肯定为呼碱并代碱。

(2)$PaCO_2$ 下降,$HCO_3^-$ 轻度下降或正常,且符合 $HCO_3^-$ 大于正常代偿上限[急性:$HCO_3^-$>正常 $HCO_3^-$(24 mmol/L)+0.2×$\triangle PaCO_2$+2.5;慢性:$HCO_3^-$>正常 $HCO_3^-$(24 mmol/L)+0.49×$\triangle PaCO_2$+1.72],即所谓呼碱并相对代碱。

(3)$HCO_3^-$ 升高并 $PaCO_2$ 轻度下降或正常,且符合 $PaCO_2$ 小于正常代偿下限[$PaCO_2$<正常 $PaCO_2$(40 mmHg)+0.9×$\triangle HCO_3^-$-5],即所谓代碱并相对呼碱。

### (十一)TABD

1.动脉血气分析的特点　TABD 是指同时混合存在三种原发失衡,目前临床所指的是呼酸型 TABD(呼酸+代碱+代酸)与呼碱型 TABD(呼碱+代碱+代酸),各型动脉血气特点为:

(1)呼酸型 TABD　pH 值下降、正常均可,少见升高;$PaCO_2$ 升高;$HCO_3^-$ 升高或正常;AG 升高,$\triangle AG \neq \triangle HCO_3^-$;潜在 $HCO_3^-$=(实测 $HCO_3^-$+$\triangle AG$)>正常 $HCO_3^-$(24 mmol/L)+0.35×$\triangle PaCO_2$+5.58。

(2)呼碱型 TABD　pH 值升高、正常,少见下降;$PaCO_2$ 下降;$HCO_3^-$ 下降或正常;AG 升高,$\triangle HCO_3^- \neq \triangle AG$;潜在 $HCO_3^-$=(实测 $HCO_3^-$+$\triangle AG$)>正常 $HCO_3^-$(24 mmol/L)+0.49×$\triangle PaCO_2$+1.72。

AG 与潜在 $HCO_3^-$ 是揭示 TABD 存在的重要指标。必须指出,至今为止,在临床上只能对并发高 AG 代酸的 TABD 做出判断,而对伴有高 $Cl^-$ 性代酸的 TABD,从理论上讲可以存在,但尚缺乏有效的判断手段。

2.判断方法　TABD 的判断必须联合使用预计代偿公式、AG 和潜在 $HCO_3^-$。其判断步骤可分为以下三步：

（1）首先确定呼吸性酸碱失衡类型，选用呼酸抑或呼碱预计代偿公式，计算 $HCO_3^-$ 代偿范围。

（2）计算 AG，判断是否并发高 AG 代酸，TABD 中的代酸一定为高 AG 代酸。

（3）应用潜在 $HCO_3^-$ 判断代碱，即将潜在 $HCO_3^-$ 与呼酸抑或呼碱预计代偿公式计算所得 $HCO_3^-$ 代偿范围相比。虽然临床上往往存在两种情况：①不使用潜在 $HCO_3^-$，仅使用实测 $HCO_3^-$ 即可检出 TABD 中的代碱存在。②必须使用潜在 $HCO_3^-$ 才能检出 TABD 中的代碱存在。

但为避免漏检 TABD，还是主张常规使用潜在 $HCO_3^-$。举例：pH 值 7.32、$PaCO_2$ 70 mmHg、$HCO_3^-$ 36 mmol/L、$Na^+$ 140 mmol/L、$Cl^-$ 80 mmol/L。判断方法：①$PaCO_2$ 70 mmHg>40 mmHg、$HCO_3^-$ 36 mmol/L>24 mmol/L、pH 值 7.33<7.40，示呼酸。按呼酸预计代偿公式计算：$\triangle HCO_3^- = 0.35 \times (70-40) \pm 5.58$，预计 $HCO_3^- = 24 + 10.5 \pm 5.58 = 34.5 \pm 5.58 = 28.92 - 40.08$ mmol/L。②$AG = 140 - (80 + 36) = 24 > 16$ mmol/L，示高 AG 代酸。③潜在 $HCO_3^-$ = 实测 $HCO_3^- + \triangle AG = 36 + (24 - 16) = 36 + 8 = 44 > 40.08$ mmol/L，示代碱。

结论：呼酸+代碱+高 AG 代酸，即呼酸型 TABD。若不计算潜在 $HCO_3^-$ 和 AG，容易误诊为单纯性呼酸。

### 八、血气分析的技术与操作

#### (一)血气分析的适应证

符合以下一条或数条指征者提示需行动脉血气分析：

（1）程序指征

1）新入 ICU 同时行机械通气的病人。

2）吸氧浓度>0.60，上一次动脉血气分析已 3 h 以上。

3）应用 PEEP 或 CPAP>10 $cmH_2O$，上一次动脉血气分析已 3 h 以上。

4）病人将拔除气管插管，而上一次动脉血气分析已 1 h 以上。

（2）临床指征

1）病人存在以下任何情况：①呼吸音消失（单侧或双侧）；②呼吸不协调；③发绀；④出汗；⑤苍白；⑥突然发生呼吸节律不齐；⑦突然的意识改变；⑧$SaO_2$<85%。

2）呼吸>35 次/min 或<5 次/min；或突然发生呼吸频率改变±30% 以上并持续 10 min 以上。

3）突然发生心率改变±30% 以上。

4）意外血压改变，收缩压改变±30% 以上。

5）意外心输出量改变±20% 以上。

6）颅内压突然增高，持续增高>5 mmHg 或绝对值>25 mmHg。

7）病人原来的动脉血气报告或脉氧计显示以下的任何数值：①$PaO_2$<60 mmHg 或>125 mmHg；②$PaCO_2$>65 mmHg 或<20 mmHg；③pH 值>7.55 或<7.30。

（3）治疗指征 ①拔除气管插管前和拔除后 30 min；②改变呼吸机参数（通气模式、吸氧浓度、潮气量、频率、PEEP、CPAP 或 I：E 等）30 min 后观察参数调整是否合理；③改变支气管舒张剂或血管活性药物后。

（二）血样采集

1. 采血之前必须了解的病人情况　①病人的诊断。②病人的重要体征（特别是体温）和无创性监测指标。③正在应用的呼吸治疗措施（特别是吸氧浓度）。④病人达到平衡状态的时间。

2. 采血时注意事项　采血时病人的状态应是稳定的，或处于平衡状态已达足够时间。如果病人无明显肺疾病，那么调整 $FiO_2$ 后，3～10 min 血气和酸碱值可达到平衡状态，如果是 COPD 病人，那么在改变 $FiO_2$ 后，需 20 min 以上才能达到平衡状态。因此临床实践中，在应用氧疗、机械通气或其他治疗后为达到平衡状态，需等待 20～30 min 后才能采血。如果某些病人难以达到平衡状态也必须采血，则测定结果就必须按不平衡状态来评价。

3. 动脉穿刺取样技术

（1）采取动脉血之前需备好以下物品：注射针头及针套（保护和隔离空气），注射空针，抗凝剂，消毒棉签和碘酒，酒精，无菌纱布和胶布，空针标签，冰壶（如不能在短时间内检测标本，需将血标本低温保存）。

（2）抗凝　为了避免血样本被过多的抗凝剂稀释，空针规格不宜与采血量差距过大（通常用 1、2 或 5 mL 针筒）。由于塑料空针壁易黏附气泡，取样后应格外注意排除样本中气泡。常压下 $CO_2$ 的改变比 $O_2$ 的改变要大。$PO_2$ 很低的血标本（混合静脉血、上腔静脉血）若放置过久，空气中的氧可进入而导致 $PO_2$ 假性增高。用塑料空针采集的血样，若在采血后 10～15 min 进行血气测定，其误差无临床意义。

常需用肝素液润湿空针内壁并充满死腔进行抗凝。肝素液弱酸性，所含各气体分压和空气中成分相平衡。若肝素量过多，与血混合以后，可改变气体分压、pH 值和 $Na^+$ 含量。因此，空针内的肝素量必须很少（例如 0.2 mL），50 IU 肝素足以抗凝 1 mL 血。

有些市售的专用动脉采血成套空针已含冻干或干燥的肝素锂盐 100～200 IU，均匀涂层于空针内壁，并有腔内负压，这种方法既减少了准备空针的时间，又能有效防止血凝和肝素稀释所致误差，也不容易由于过高负压抽吸导致溶血，缺点是价格较高。

（3）穿刺取血部位　成年人最常用的穿刺采血样部位有桡动脉、肱动脉、股动脉和足背动脉。桡动脉最适宜于动脉穿刺取血。虽然桡动脉较细，但较浅表，在腕部桡侧易于触及，穿刺后也易于压迫和防止血肿形成。

如果不能用桡动脉，那么肱动脉是第二个可供选择的穿刺部位。肱动脉比桡动脉要粗，侧支循环通常充分，但它位于肌肉和结缔组织间，部位较深，穿刺难度较大，尤其是臂部肥胖者。穿刺后也较难有效压迫，故穿刺后形成血肿的机会较多，因此临床上实际使用的并不多。

股动脉是大动脉，在腹股沟区的腹股沟韧带之下易于触及，没有侧支循环，动脉部位深浅不一，该区消毒达无菌较难，穿刺后如果没有适当压迫会导致过多出血进入大腿筋膜面而不能及时发觉，而形成巨大血肿。故股动脉不应作为常规采样部位。

（4）体动脉导管采取血样　放置动脉导管是需要连续精确血压监测或频繁血气测定病人的理想方法。穿刺常用的动脉，如桡动脉、肱动脉、股动脉等都可以放置导管，其中桡动脉是成人和儿童最常选用的部位。为了长期维持导管通畅，减少血栓形成，必须应用加压肝素冲洗系统。以桡动脉插管为例，主要并发症有出血、血栓形成、肢体缺血坏疽、感染、疼痛等。

放置导管以后桡动脉可能发生暂时性闭塞,但极少引起肢体的临床病变。导管越细,血管闭塞的发生率就越低。如果手温变凉,应立即拔出导管,超声检查并给予适当的处置和护理,此时严重并发症的总发生率可降低至大约为 1%。

(5) 从放置的动脉导管取血样的步骤　①患者取仰卧或半卧位,核对病人姓名、床号、简单了解有关病情。②操作人员洗手、戴手套,按无菌操作技术将普通注射器连接于最靠近混流装置的开关。将开关开向注射器,用注射器吸引注射液和血,成人 8 ~ 10 mL,婴儿 2 mL,必须除去管内所有的注射液以避免血气和 pH 的人为改变。③用采样注射器连接于最靠近动脉导管的开关,开关开向导管和注射器,用注射器抽出足量血样(成人 2 ~ 3 mL,儿童 0.5 mL ~ 1 mL,婴儿 0.2 mL)。关上开关,卸下取样注射器,清除气泡、盖上针帽、贴上标签,放入盛于冰块或冰水的容器。如果血样在 2 ~ 3 min 内就可以进行分析,则不必应用肝素化注射器。④将充盈血-注射液的注射器在关上开关后卸下,调整混流装置,让肝素化的溶液冲洗净导管内血液。在新生儿 ICU,通常将普通注射器内抽出的血液重新注射回病人体内,以避免医源性贫血。

(吴允孚)

# 第十节　镇静监护

镇痛与镇静治疗是重症加强治疗病房( ICU)患者基本治疗的一部分。重症医学的发生与发展旨在为多器官功能障碍的非终末期重症患者提供全面而有效的生命支持,以挽救病人的生命,并最大限度地恢复和保持病人的生活质量。镇痛与镇静治疗是特指应用药物手段以消除病人疼痛,减轻患者焦虑和躁动,催眠并诱导顺行性遗忘的治疗。

重症医学工作者应该时刻牢记,我们在抢救生命、治疗疾病的过程中,必须同时注意尽可能减轻病人的痛苦与恐惧感,使病人不感知或者遗忘其在危重阶段的多种痛苦,并不使这些痛苦加重病人的病情或影响其接受治疗。故此,镇痛与镇静应作为 ICU 内病人的常规治疗。

镇痛镇静治疗的目的与意义:①消除或减轻患者的疼痛及躯体不适感,减少不良刺激及交感神经系统的过度兴奋。②帮助和改善患者睡眠,诱导遗忘,减少或消除患者对其在 ICU 治疗期间病痛的记忆。③减轻或消除患者焦虑、躁动甚至谵妄,防止患者的无意识行为挣扎,干扰治疗,保护患者的生命安全。④降低患者的代谢速率,减少其氧耗氧需,使得机体组织氧耗的需求变化尽可能适应受到损害的氧输送状态,并减轻各器官的代谢负担。有少数报导还指出,对非常危重的患者,诱导并较长时间维持一种低代谢的"休眠"状态,可减少各种应激和炎性损伤,减轻器官损害。

镇痛与镇静治疗并不等同,对于同时存在疼痛因素的患者,应首先实施有效的镇痛治疗。镇静治疗则是在先已祛除疼痛因素的基础之上帮助患者克服焦虑,诱导睡眠和遗忘的进一步治疗。

镇痛镇静治疗在 ICU 综合治疗中的地位:重症患者救治的目的在于保护支持多器官功能,恢复机体内环境稳定;救治手段则可以大致区分为祛除致病因素和保护器官功能。机体器官功能的维护有赖于循环(组织灌注)和通气氧合功能的正常。当重症患者的病理损伤来势迅猛时,致病因素一时难以立即祛除,器官功能若强行代偿则有可能因为增加代谢氧耗做功而进一步受到损害。因此,通过镇痛镇静的治疗手段使得重症患者处于"休眠"状态,降低代谢和氧需氧耗,以适应受到损害的灌注与氧供水平,从而减轻强烈病理因素所造成的损伤,为器官功能的恢复赢得时间和创造条件。ICU 中的治疗是一个整体,任何一个环节的缺陷都可能影响整体疗效。因此,镇痛镇静治疗与其他各种治疗手段和药物一样重要,不可或缺,需要危重症医师认真重视并掌握,趋利除弊,合理应用,以达到更好地挽救重症患者生命的目的。

## 一、ICU 患者镇痛镇静指征

1. 疼痛  疼痛是因损伤或炎症刺激,或因情感痛苦而产生的一种不适的感觉。

ICU 患者疼痛的诱发因素包括原发疾病、各种监测、治疗手段(显性因素)和长时间卧床制动及气管插管(隐匿因素)等。

镇痛是为减轻或消除机体对痛觉刺激的应激及病理生理损伤所采取的药物治疗措施。镇痛药物可减轻重症患者的应激反应。

2. 焦虑  焦虑一种强烈的忧虑,不确定或恐惧状态。50% 以上的 ICU 患者可能出现焦虑症状,减轻焦虑的方法包括保持患者舒适,提供充分镇痛,完善环境和使用镇静药物等。因此,焦虑患者应在充分镇痛和处理可逆性原因基础上开始镇静。

3. 躁动  躁动是一种伴有不停动作的易激惹状态,或者说是一种伴随着挣扎动作的极度焦虑状态。在综合 ICU 中,70% 以上的患者发生过躁动。躁动可导致患者与呼吸机对抗,耗氧量增加,意外拔除身上各种装置和导管,甚至危及生命。因此,机械通气患者镇静药物可以间断使用或在"按需"基础上调整剂量,并应根据个体化原则和患者的需要进行调节,来达到镇静目标,最终缩短机械通气时间和 ICU 住院时间,使患者能较早地主动参与并配合治疗

4. 谵妄  是多种原因引起的一过性的意识混乱状态,短时间内出现意识障碍和认知功能改变是谵妄的临床特征,意识清晰度下降或觉醒程度降低是诊断的关键。ICU 病人一旦出现谵妄,应及时处理。

5. 睡眠障碍  睡眠是人体不可或缺的生理过程。睡眠障碍可能会延缓组织修复、减低细胞免疫功能。睡眠障碍的类型包括失眠、过度睡眠和睡眠-觉醒节律障碍等。尽管采用各种非药物措施(减少环境刺激、给予音乐和按摩治疗等),在 ICU 内许多病人仍然有睡眠困难,多数病人需要结合镇痛、镇静药物以改善睡眠。

## 二、ICU 患者疼痛与意识状态及镇痛镇静疗效的观察与评价

相对于全身麻醉病人的镇静与镇痛,对 ICU 病人的镇静镇痛治疗更加强调"适度"的概念,"过度"与"不足"都可能给患者带来损害。为此,需要对重症患者疼痛与意识状态及镇痛镇静疗效进行准确的评价。对疼痛程度和意识状态的评估是进行镇痛镇静的基础,是合理恰当镇痛镇静治疗的保证。

（一）疼痛评估

疼痛评估应包括疼痛的部位、特点、加重及减轻因素和强度，最可靠有效的评估指标是病人的自我描述。使用各种评分方法来评估疼痛程度和治疗反应时，应该定期进行、完整记录。常用评分方法有：

1. 语言评分法（verbal rating scale，VRS） 按从疼痛最轻到最重的顺序以 0 分（不痛）至 10 分（疼痛难忍）的分值来代表不同的疼痛程度，由病人自己选择不同分值来量化疼痛程度。

2. 视觉模拟法（visual analogue scale，VAS） 用一条 100 mm 的水平直线，两端分别定为不痛到最痛。由被测试者在最接近自己疼痛程度的地方画垂线标记，以此量化其疼痛强度。VAS 已被证实是一种评价老年病人急、慢性疼痛的有效和可靠方法。

3. 数字评分法（numeric rating scale，NRS） NRS 是一个从 0～10 的点状标尺，0 代表不疼，10 代表疼痛难忍，由病人从上面选一个数字描述疼痛。其在评价老年病人急、慢性疼痛的有效性及可靠性上已获得证实。

4. 面部表情评分法（faces pain scale，FPS） 由六种面部表情及 0～10 分（或 0～5 分）构成，程度从不痛到疼痛难忍。由病人选择图像或数字来反映最接近其疼痛的程度。

5. 术后疼痛评分法（Prince - Henry 评分法） 该方法主要用于胸腹部手术后疼痛的测量。从 0 分到 4 分共分为 5 级，评分方法如下：

| 分值 | 描述 |
| --- | --- |
| 0 | 咳嗽时无疼痛 |
| 1 | 咳嗽时有疼痛 |
| 2 | 安静时无疼痛，深呼吸时有疼痛 |
| 3 | 安静状态下有较轻疼痛，可以忍受 |
| 4 | 安静状态下有剧烈疼痛，难以忍受 |

对于术后因气管切开或保留气管导管不能说话的病人，可在术前训练病人用 5 个手指来表达自己从 0～4 的选择。

疼痛评估可以采用上述多种方法来进行，但最可靠的方法是病人的主诉。VAS 或 NRS 评分依赖于病人和医护人员之间的交流能力。当病人在较深镇静、麻醉或接受肌松剂情况下，常常不能主观表达疼痛的强度，在此情况下，病人的疼痛相关行为（运动、面部表情和姿势）与生理指标（心率、血压和呼吸频率）的变化也可反映疼痛的程度，需定时仔细观察来判断疼痛的程度及变化，但是，这些非特异性的指标容易被曲解或受观察者的主观影响。

（二）镇静评估

定时评估镇静程度有利于调整镇静药物及其剂量以达到预期目标。理想的镇静评分系统应使各参数易于计算和记录，有助于镇静程度的准确判断并能指导治疗。目前临床常用的镇静评分系统有 Ramsay 评分、Riker 镇静躁动评分（SAS），以及肌肉活动评分法（MAAS）等主观性镇静评分和脑电双频指数（BIS）等客观性镇静评估方法（以下只介绍前两项）。

1. Ramsay 评分 是临床上使用最为广泛的镇静评分标准，分为六级，分别反映三个层次的清醒状态和三个层次的睡眠状态。Ramsay 评分被认为是可靠的镇静评分标准，但缺乏特征性的指标来区分不同的镇静水平。

| 分数 | 状态 描述 |
|---|---|
| 1 | 病人焦虑、躁动不安 |
| 2 | 病人配合,有定向力、安静 |
| 3 | 病人对指令有反应 |
| 4 | 嗜睡,对轻叩眉间或大声听觉刺激反应敏捷 |
| 5 | 嗜睡,对轻叩眉间或大声听觉刺激反应迟钝 |
| 6 | 嗜睡,无任何反应 |

2. Riker 镇静躁动评分(sedation-agitation scale, SAS) SAS 根据病人七项不同的行为对其意识和躁动程度进行评分。

1 不能唤醒,对恶性刺激无或仅有轻微反应,不能交流及服从指令

2 非常镇静,对躯体刺激有反应,不能交流及服从指令,有自主运动

3 镇静、嗜睡,语言刺激或轻轻摇动可唤醒并能服从简单指令,但迅即入睡

4 安静、合作,安静容易唤醒,服从指令

5 躁动、焦虑或身体躁动,经言语提示劝阻可安静

6 非常、躁动,需要保护性束缚并反复语言提示劝阻,咬气管插管

7 危险躁动,拉拽气管内插管,试图拔除各种导管,翻越床栏,攻击医护人员,在床上辗转挣扎

### 三、ICU 患者镇痛镇静治疗的方法与药物选择

#### (一)镇痛治疗

疼痛治疗包括两方面,即药物治疗和非药物治疗。药物治疗主要包括阿片类镇痛药、非阿片类中枢性镇痛药、非甾体抗炎药(NSAIDS)及局麻药。非药物治疗主要包括心理治疗、物理治疗。

#### (二)镇痛药物治疗

1. 阿片类镇痛药 理想的阿片类药物应具有以下优点:起效快、易调控、用量少,较少的代谢产物蓄积及费用低廉。临床中应用的阿片类药物多为相对选择 μ 受体激动药。所有阿片受体激动药的镇痛作用机制相同,但某些作用如组织胺释放,用药后峰值效应时间,作用持续时间等存在较大的差异,所以在临床工作中,应根据病人特点、药理学特性及不良反应考虑选择药物。阿片类药物的副作用主要是引起呼吸抑制、血压下降和胃肠蠕动减弱,在老年人尤其明显。阿片类药诱导的意识抑制可干扰对重症病人的病情观察,在一些病人中还可引起幻觉、加重烦躁。

治疗剂量的吗啡对血容量正常病人的心血管系统一般无明显影响。对低血容量病人则容易发生低血压。对于肝、肾功能不全的病人其活性代谢产物可造成延时镇静及副作用加重。

芬太尼具有强效镇痛效应,其镇痛效价是吗啡的 100~180 倍,静脉注射后起效快,作用时间短,对循环的抑制较吗啡轻。但重复用药后可导致明显的蓄积和延时效应。快速静脉注射芬太尼可引起胸壁、腹壁肌肉僵硬而影响通气。

瑞芬太尼是新的短效 μ 受体激动剂,在 ICU 可用于短时间镇痛的病人,多采用持续输

注。瑞芬太尼代谢途径是被组织和血浆中非特异性酯酶迅速水解,代谢产物经肾排出,清除率不依赖于肝肾功能。在部分肾功不全病人的持续输注中,没有发生蓄积作用。对呼吸有抑制作用,但停药后 3~5 min 恢复自主呼吸。

舒芬太尼的镇痛作用约为芬太尼的 5~10 倍,作用持续时间为芬太尼的两倍,但唤醒时间延长

2. 阿片类镇痛药物的使用 阿片类药进行间断肌内注射是一种传统的术后镇痛方法,但临床上需反复注射给药、病人的退缩心理以及药物起效所需时间等综合因素使镇痛效果不尽如人意。这种方法从根本上说不可能消除病人的药效和药代动力学的个体差异,尤其在血流动力学不稳定的病人不推荐使用肌内注射。持续静脉用药常比肌肉用药量少,对血流动力学影响相对稳定,对一些短效镇痛药更符合药效学和药代动力学的特点,但需根据镇痛效果的评估不断调整用药剂量,以达到满意镇痛的目的。

3. 非阿片类中枢性镇痛药 近年来合成的镇痛药曲马多属于非阿片类中枢性镇痛药。曲马多可与阿片受体结合,但亲和力很弱,对 $\mu$ 受体的亲和力相当于吗啡的 1/6000,对 k 和 δ 受体的亲和力则仅为对 $\mu$ 受体的 1/25。临床上此药的镇痛强度约为吗啡的 1/10。治疗剂量不抑制呼吸,大剂量则可使呼吸频率减慢,可用于老年人。

4. 非甾体类抗炎镇痛药(NSAIDs) NSAIDs 的作用机制是通过非选择性、竞争性抑制前列腺素合成过程中的关键酶—环氧化酶(COX)达到镇痛效果。代表药物如对乙酰氨基酚等。非甾体类抗炎镇痛药用于急性疼痛治疗已有多年历史。虽然有不同的新型 NSAIDs 问世,但其镇痛效果和不良反应并无明显改善。其主要不良反应,包括胃肠道出血、血小板抑制后继发出血和肾功能不全。在低血容量或低灌注病人、老年人和既往有肾功能不全的病人,更易引发肾功能损害。

5. 局麻药物 局麻药物主要用于术后硬膜外镇痛,其优点是药物剂量小、镇痛时间长及镇痛效果好。目前常用药物为丁哌卡因和罗哌卡因。

### 四、镇静镇痛治疗中器官功能的监测与保护

镇痛镇静治疗对病人各器官功能的影响是 ICU 医生必须重视的问题之一。在实施镇痛镇静治疗过程中应对病人进行严密监测,以达到最好的个体化治疗效果、最小的毒副作用和最佳的效价比。

(一)呼吸功能

1. 镇痛镇静治疗对呼吸功能的影响 多种镇痛镇静药物都可产生呼吸抑制。

阿片类镇痛药引起的呼吸抑制由延髓 $\mu$-2 受体介导产生,通常是呼吸频率减慢,潮气量不变。阿片类镇痛药的组胺释放作用可能使敏感病人发生支气管痉挛,故有支气管哮喘病史的病人宜避免应用阿片类镇痛药。

苯二氮䓬类可产生剂量依赖性呼吸抑制作用,通常表现为潮气量降低,呼吸频率增加,低剂量的苯二氮䓬类即可掩盖机体对缺氧所产生的通气反应,低氧血症未得到纠正,特别是未建立人工气道通路的病人需慎用。

丙泊酚引起的呼吸抑制表现为潮气量降低和呼吸频率增加,负荷剂量可能导致呼吸暂停,通常与速度及剂量直接相关,给予负荷剂量时应缓慢静脉推注,并酌情从小剂量开始,逐

渐增加剂量达到治疗目的。

硬膜外镇痛最常见的副作用是呼吸抑制，通常与阿片类药物有关。一些阿片类药物如吗啡具有亲水性的特点，其在中枢神经系统特别是脑脊液内的滞留时间延长，可能引起药物向头侧扩散，从而导致延迟性呼吸抑制，此并发症难以预测，可导致二氧化碳潴留并造成严重后果，应加强呼吸功能监测。

深度镇静还可导致病人咳嗽和排痰能力减弱，影响呼吸功能恢复和气道分泌物清除，增加肺部感染机会。不适当的长期过度镇静治疗可导致气管插管拔管延迟，ICU 住院时间延长，病人治疗费用增高。

2. 镇痛镇静治疗期间呼吸功能监测　强调呼吸运动的监测，密切观察病人的呼吸频率、幅度、节律、呼吸周期比和呼吸形式，常规监测脉搏氧饱和度，酌情监测呼气末二氧化碳，定时监测动脉血氧分压和二氧化碳分压，对机械通气病人定期监测自主呼吸潮气量、分钟通气量等。第 0.1 秒口腔闭合压反映病人呼吸中枢的兴奋性，必要时亦应进行监测。

镇痛镇静不足时，病人可能出现呼吸浅促、潮气量减少、氧饱和度降低等；镇痛镇静过深时，病人可能表现为呼吸频率减慢、幅度减小、缺氧和（或）二氧化碳蓄积等，应结合镇痛镇静状态评估，及时调整治疗方案，避免发生不良事件。无创通气病人尤其应该引起注意。

3. 加强护理及呼吸治疗，预防肺部并发症　ICU 病人长期镇痛镇静治疗期间，应尽可能实施每日唤醒计划。观察病人神智，在病人清醒期间鼓励其肢体运动与咳痰。在病人接受镇痛镇静治疗的过程中，应加强护理，缩短翻身、拍背的间隔时间，酌情给予背部叩击治疗和肺部理疗，结合体位引流，促进呼吸道分泌物排出，必要时可应用纤维支气管镜协助治疗。

### （二）循环功能

1. 镇痛镇静治疗对循环功能的影响　镇痛镇静治疗对循环功能的影响主要表现为血压变化。

阿片类镇痛药在血流动力学不稳定、低血容量或交感神经张力升高的病人中更易引发低血压。在血容量正常的病人中，阿片类药物介导的低血压是由于交感神经受到抑制，迷走神经介导的心动过缓和组胺释放的综合结果。芬太尼对循环的抑制较吗啡轻，血流动力学不稳定、低血容量的病人宜选芬太尼镇痛。

苯二氮䓬类镇静剂（特别是咪唑安定和安定）在给予负荷剂量时可发生低血压，血流动力学不稳定尤其是低血容量的病人更易出现，因此，负荷剂量给药速度不宜过快。

丙泊酚所致的低血压与全身血管阻力降低和轻度心肌抑制有关，老年人表现更显著，注射速度和药物剂量是导致低血压的重要因素。

$\alpha_2$ 受体激动剂具有抗交感神经作用，可导致心动过缓和（或）低血压。

氟哌利多具有 $\alpha$ 肾上腺素能受体拮抗作用并直接松弛平滑肌，静脉注射后出现与剂量、浓度和给药速度相关的动脉收缩压降低和代偿性心率增快。氟哌啶醇可引起剂量相关的 QT 间期延长，增加室性心律失常的危险，有心脏病史的病人更易出现。

硬膜外镇痛引起的低血压与交感神经阻滞有关，液体复苏治疗或适量的血管活性药可迅速纠正低血压。

2. 镇痛镇静治疗期间循环功能监测　严密监测血压（有创血压或无创血压）、中心静脉压、心率和心电节律，尤其给予负荷剂量时，应根据病人的血流动力学变化调整给药速度，并适当进行液体复苏治疗，力求维持血流动力学平稳，必要时应给予血管活性药物。接受氟哌啶醇治疗时定期复查标准导联心电图。

镇痛镇静不足时,病人可表现为血压高、心率快,此时不要盲目给予药物降低血压或减慢心率,应结合临床综合评估,充分镇痛,适当镇静,并酌情采取进一步的治疗措施。切忌未予镇痛镇静基础治疗就直接应用肌松药物。

### (三) 神经肌肉功能

1. 镇痛镇静治疗对神经肌肉功能的影响 阿片类镇痛药可以加强镇静药物的作用,干扰对重症病人的病情观察,并在一些病人中引起幻觉加重烦躁。芬太尼快速静脉注射可引起胸、腹壁肌肉强直;哌替啶大剂量使用时,可导致神经兴奋症状(如欣快、谵妄、震颤、抽搐)。

苯二氮䓬类镇静剂可能引起躁动甚至谵妄等反常兴奋反应。

丁酰苯类药物易引起锥体外系反应,此与氟哌啶醇的一种活性代谢产物有关,多见于少年儿童,氟哌啶醇较氟哌利多常见,苯二氮䓬类药物能有效控制锥体外系症状。

丙泊酚可减少脑血流,降低颅内压(ICP),降低脑氧代谢率($CMRO_2$),氟哌利多亦能使脑血管收缩,脑血流减少,颅内压降低,但不降低脑代谢率。此二种镇静剂对颅内压升高病人有利,对脑缺血病人需加强监测,慎重应用。

长时间镇痛镇静治疗可影响神经功能的观察和评估,应坚持每日唤醒以评估神经肌肉系统功能。

2. 神经肌肉阻滞治疗对神经肌肉功能的影响 ICU 病人出现骨骼肌无力的原因是多方面的,与神经肌肉阻滞治疗相关的不良反应大概分为两类,一是神经肌肉阻滞延长,与神经肌肉阻滞剂或其代谢产物的蓄积相关,停药后神经肌肉功能恢复时间可增加 50% ~ 100% 。另一类是急性四肢软瘫性肌病综合征(AQMS),表现为急性轻瘫、肌肉坏死致磷酸肌酸激酶升高和肌电图异常三联症。初始是神经功能障碍,数天或数周后发展为肌肉萎缩和坏死。AQMS 与长时间神经肌肉阻滞治疗有关,应强调每日停药观察。其他相关因素中以皮质激素最引人注意,有报道同时接受皮质激素和神经肌肉阻滞治疗的病人 AQMS 发生率高达 30% ,因此,对同时接受神经肌肉阻滞和皮质激素治疗的病人,应尽一切努力及早停止使用神经肌肉阻滞剂。

长时间制动、长时间神经肌肉阻滞治疗使病人关节和肌肉活动减少,并增加深静脉血栓(DVT)形成的危险,应给予积极的物理治疗预防深静脉血栓形成并保护关节和肌肉的运动功能。

### (四) 消化功能

阿片类镇痛药可抑制肠道蠕动导致便秘,并引起恶心、呕吐、肠绞痛及奥狄括约肌痉挛;酌情应用刺激性泻药可减少便秘,止吐剂尤其是氟哌利多能有效预防恶心、呕吐。

肝功能损害可减慢苯二氮䓬类药物及其活性代谢产物的清除,肝酶抑制剂也会改变大多数苯二氮䓬类药物代谢,肝功能障碍或使用肝酶抑制剂的病人应及时调节剂量。

胃肠黏膜损伤是非甾体抗炎药最常见的不良反应,可表现为腹胀、消化不良、恶心、呕吐、腹泻和消化道溃疡,严重者可致穿孔或出血。预防措施包括对有高危因素的病人宜慎用或不用;选择不良反应较小的药物或剂型;预防性使用 $H_2$ 受体拮抗剂和前列腺素抑制剂。非甾体抗炎药还具有可逆性肝损害作用,特别是对肝功能衰竭或营养不良造成的谷胱甘肽储备枯竭的病人易产生肝毒性。

### (五)代谢功能

大剂量吗啡可兴奋交感神经中枢,促进儿茶酚胺释放,增加肝糖原分解,使血糖升高;应加强血糖监测和调控。

丙泊酚以脂肪乳剂为载体,长时间或大剂量应用时应监测血甘油三脂水平,并根据丙泊酚用量相应减少营养支持中的脂肪乳剂供给量。

丙泊酚输注综合征是由于线粒体呼吸链功能衰竭而导致脂肪酸氧化障碍,发生在长时间大剂量应用丙泊酚的病人[>5 mg/(kg·h)],表现为进展性心脏衰竭、心动过速、横纹肌溶解、代谢性酸中毒、高钾血症。唯一有效的治疗措施是立即停药并进行血液净化治疗,同时加强对症支持。

### (六)肾功能

吗啡等阿片类镇痛药可引起尿潴留。

氯羟安定的溶剂丙二醇具有一定的毒性作用,大剂量长时间输注时可能引起急性肾小管坏死、乳酸酸中毒及渗透性过高状态。

非甾体抗炎药可引发肾功能损害,尤其低血容量或低灌注病人,高龄、既往有肾功能障碍的病人用药更应慎重。

### (七)凝血功能

非甾体抗炎药可抑制血小板凝聚导致出血时间延长,大剂量引起低凝血酶原血症,可考虑补充维生素 K 以防治。

### (八)免疫功能

研究发现,在长期使用阿片样物质或阿片样物质依赖成瘾病人中免疫功能普遍低下,疼痛作为应激本身对机体免疫功能有抑制作用。在进行疼痛治疗时,镇痛药物能够缓解疼痛所致的免疫抑制,同时镇痛药物本身可导致免疫抑制,如何调节好疼痛、镇痛药物、免疫三者之间关系尚需深入研究。

重症病人救治的目的在于保护支持多器官功能,恢复机体内环境稳定。救治手段则可以大致区分为祛除致病因素和保护器官功能。机体器官功能的维护有赖于循环(组织灌注)和通气氧合功能的正常。当重症病人的病理损伤来势迅猛时,致病因素一时难以立即祛除,器官功能若强行代偿则有可能因为增加代谢氧耗做功而进一步受到损害,因此,通过镇痛镇静的治疗手段使得重症病人处于"休眠"状态,降低代谢和氧需氧耗,以适应受到损害的灌注与氧供水平,从而减轻强烈病理因素所造成的损伤,为器官功能的恢复赢得时间创造条件。ICU 中的治疗是一个整体,任何一个环节的缺陷都可能影响整体疗效。因此,镇痛镇静治疗与其他各种治疗手段和药物一样重要,不可或缺,需要危重症医师认真重视并掌握,趋利除弊,合理应用,以达到更好地挽救重症病人生命的目的。

(高成金)

# 第十一节 妇产科急危重症监护

## 一、妊娠期的生理

在妊娠期间为了适应胎儿成长、发育的需要,孕妇在生理、解剖及生化方面都会发生一系列的变化。这些变化主要因受胎儿和胎盘所产生激素的影响。了解这些变化有助于我们鉴别异常病理情况,以及做出正确处理。

### (一)生殖系统

子宫长度从 7.5 cm 增至 35 cm,重量由 70 g 增至足月时 1000 g,宫腔内容积至足月时增大 500 ~ 1000 倍,子宫血流量从非孕期的 51.7 mL/min,到足月时可达 500 ~ 700 mL/min。孕期中子宫有不规则无痛性收缩,随着妊娠的月份增加,收缩次数也随之增加。

### (二)血液系统

红细胞总量到足月时增加 33%,白细胞轻度增加,计数在 $(5 ~ 10) \times 10^9/L$。血容量约增加 48%,但实际上个体差异很大,从 20% 到 100% 不等,血容量在孕 32 周时达到高峰。由于血浆容量增加多于红细胞增加,故妊娠后期红细胞压积下降 7%,血红蛋白下降 15 ~ 20 g/L,凝血方面血小板计数无改变,凝血因子 Ⅱ、Ⅶ、Ⅷ、Ⅸ、Ⅹ 增加,纤维蛋白原增加 50%,凝血因子 Ⅺ、ⅩⅢ 由于血液稀释而减少。血液呈高凝状态。

### (三)心血管系统

妊娠期有明显的循环系统生理改变。首先是心率的改变,自孕 8 ~ 10 周开始增快,到 34 ~ 36 周达高峰,以后渐降。心率每分钟增加 10 ~ 15 次,24 h 共增加 1.44 万 ~ 2.16 万次。心排出量也从 12 周开始增加,至 30 周约增加 30%,此后持平。血压在妊娠早期及中期,因外周血管阻力下降,使舒张压在孕 16 ~ 20 周时可降低 2.0 kPa,以后逐渐上升,至孕末期回复正常水平。上肢静脉压在孕期较稳定,下肢静脉压因受妊娠子宫压迫致上升,从孕 12 周开始升高,到妊娠晚期可高出正常水平 100 ~ 200 Pa($10 ~ 12$ cmH$_2$O)。心脏随着妊娠进展,心脏向左上方移位,并轻度扩大。妊娠的高动力循环使心音增强,特别是 $P_2$,90% 的孕妇可有一个响亮的第三心音。

### (四)呼吸系统

妊娠子宫增大,挤压横隔使之上升,最高可达 4 cm,胸廓周径增加 5 ~ 10 cm,呼吸频率增加 2 ~ 4 次/min,换气量每分钟增加 40%。孕晚期肺底部可能听到肺不张性细湿啰音,在深呼吸或用力咳嗽后消失。孕妇有过度换气,血中 $CO_2$ 排出增加,$CO_2$ 分压降低,较非妊娠期减少 6% ~ 10%,但血浆 pH 值仍保持正常。

### (五)消化系统

妊娠子宫增大,迫使胃向上移位,阑尾向右上方移位。受孕激素影响,胃肠蠕动减少,排空时间减慢。肝脏在妊娠期维持其良好功能,但常用的肝功能试验在健康孕妇中可能和正常值有些差异,常见于孕晚期末,产后恢复正常。孕期肝脏组织可显示轻度非特殊性组织学改变,一般仍在正常范围内。孕期血容量及心排出量均增加,但肝脏的血流量在孕期无显著改变,故心排出量中分配到肝脏的血液比例减少。妊娠后期血浆蛋白可下降 25%,而碱性磷酸酶、胆固醇、白蛋白、球蛋白、纤维蛋白原等有所增加,胆红素、转氨酶、胆酸等变化不大。许多孕妇血清中铁水平降低。妊娠期纤维蛋白原及球蛋白在肝脏的均合成增加,肝脏解毒排废功能有所下降。

### (六)泌尿系统

从孕早期开始,肾脏体积增大较明显,肾脏的改变与血容量及心排出量增加并行。肾血流量到孕 24 周时增加 50%,而 30% ~ 40% 是由于心排出量增加所致。肾小球滤过率也上升,在孕 20 周时比非孕期增加 40%。孕期肾小管再吸收增加,但对葡萄糖的重吸收没有增加,正常孕妇由于制造乳酸及血糖曲线改变,故 35% ~ 50% 呈轻度糖尿。孕期肾功能的最大调整,可以肾小管对 $Na^+$ 的重吸收为代表。所增加的过滤 $Na^+$ 负荷达到 5 000 ~ 10 000 mmol/d,这涉及液体及容积的平衡,所涉及因素包括有关激素如孕酮、雌激素、抗利尿激素、皮质素、胎盘泌乳素、醛固酮的上升及血浆蛋白的下降。体位影响也不可忽视,仰卧位时可使 $Na^+$ 排泄下降 60%。骨盆入口平面以上的尿液收集系统扩张,因孕期中输尿管蠕动减少所致。孕中期以后,75% 的孕妇右侧肾盂及输尿管轻度扩张,左侧则为 33%,输尿管容量的死腔增加,约为 200 mL。孕期肾功能测定因上述种种变化,使精确检测十分困难。例如体位不同,尿量就无法加以比较,尤其在孕晚期时。

### (七)内分泌系统

孕期母体内分泌功能有显著改变,一是母体原有内分泌腺功能活动增强,二是胎儿与胎盘在发育期间逐渐发展自身的内分泌系统(胎儿-胎盘单位)。胎儿-胎盘单位的功能又影响母体内分泌系统的结构与功能,两者共同担负着维持整个妊娠过程的激素调控任务。孕妇脑下垂体、甲状腺、甲状旁腺、肾上腺均有不同程度增大,所分泌的催乳素、甲状腺素 $T_4$、甲状旁腺素、肾上腺皮质激素、醛固酮均增加。孕激素在孕期数周后由胎盘产生,最高量可达 250 mg/d 以上,其作用有减少平滑肌张力,减低血管阻力,升高体温,促进乳腺发育等。雌激素主要也由胎盘产生,最高量可达 30 ~ 40 mg/d,其中雌三醇占 85% 以上,由胎盘与胎儿肾上腺共同作用所产生。雌激素的作用与子宫的增长及收缩功能有关,并能改变结缔组织成分,使组织柔软,还与孕期乳房发育有关。

### (八)代谢

**1. 孕期体重**　较平时增加 25%,平均约为 12.5 kg,即每周增加 0.22 ~ 0.45 kg,主要在孕后半期。

**2. 糖代谢**　进餐后血糖维持在较平时高的水平,容易通过胎盘到达胎儿,并以脂肪形式贮存于母体,而较少量以糖原形式贮存于母体肝脏及肌组织内。血糖值可超过肾小管所能重吸收的水平,尿中即可能出现少量的糖。

**3. 蛋白质代谢**　孕期都是正氮平衡,于孕 28 周时达顶峰,此后保持此一水平。孕末期贮存的蛋白质达 500 g,50% 供给胎儿胎盘的生长发育需要,50% 用于母体的子宫、乳腺及血液成分增长等方面。

**4. 脂类代谢**　脂肪是母体贮藏能量的主要方式,在孕 30 周时约贮存 4 kg,以后贮存的量较少,孕妇血中总类脂质与胆固醇均高于平时,孕妇容易发生酮血症,与糖原贮存较少直接有关。电解质改变与母体血循环中电解质的减少是相对的,是指浓度的下降,而循环中电解质的总量是增多的。

## 二、妊娠高血压

### (一)先兆子痫和子痫

妊娠高血压(简称妊高征)是妊娠期妇女所特有而又常见的疾病,以高血压、水肿、蛋白尿、抽搐、昏迷、心肾衰竭,甚至发生母子死亡为临床特点。妊娠高血压综合征按严重程度分为轻度、中度和重度。重度妊娠高血压综合征又称先兆子痫和子痫。先兆子痫即在高血压基础上,出现剧烈头痛、胸闷、视力模糊、眼冒金花、忧虑、易激动等症状,需要立即收入院治疗,一旦发生抽搐、昏迷即诊断为子痫。子痫可发生在产前、产时和产后一周内,多数发生在产前。严重的子痫前期或子痫,都可能威胁孕妇和胎儿的生命。而且,这种疾病还存在某种后续效应,在临床上我们发现产下的婴儿,其日后患上子痫前期的风险也很高。欧美学者的最新研究也确认了这一点,即使治疗得当,日后得高血压、糖尿病、血栓性疾病的风险也会比常人高出数倍。

先兆子痫和子痫过去称为妊娠高血压综合征,是人类妊娠及产褥期特有的,多脏器功能障碍的疾病。在早孕期已为滋养细胞二次入侵螺旋动脉肌层埋下隐患。现认为在先兆子痫和子痫发病的机制中抗血管发生蛋白起主要作用。据统计子痫发病率为5万,在发展中国家为6万~100万,其孕产妇死亡率为0.88%。子痫孕产妇死亡原因在发展中国家主要是脑病及相关疾病(吸入性肺炎、胎盘早剥、肺水肿、急性肾衰竭、DIC等),在发达国家死于脑病和ARDS较少。子痫围产儿病死率平均为92%,小于28周为93%,32周以上为9%。死因多为小于32周早产、胎盘早剥、胎窘及严重的FGR。

先兆子痫、子痫主要病生理机制为血管自主调节功能丧失,包括:①大脑皮质与皮质下白质小动脉痉挛、缺血、缺氧;②血管内皮细胞功能障碍,液体、血渗出;③凝血机制激活后血管内梗塞。

1. 临床特点　子痫抽搐前多数有先兆子痫症状,也有个别患者前驱症状不明显,突然发作抽搐或进入昏迷。子痫发作时开始于面部,眼球固定,斜视一方,瞳孔发大,从嘴角开始出现面部肌肉痉挛,数秒钟后全身肌肉痉挛,面向一侧弯曲,双手臂屈曲握拳,腿部旋转,持续10余秒。下颌及眼皮一开一合,全身上下肢迅速强烈阵挛,口吐白沫,舌被咬破时口吐血沫。眼结膜充血,面部发紫发红,历时1~2 min进入昏迷。昏迷后有鼾声,少数患者抽搐后立即清醒,亦可停止片刻再发生抽搐。抽后血压常上升,少尿或无尿,尿蛋白增加。进入昏迷后体温上升,呼吸加深。抽搐中可能发生坠床骨折。昏迷中如发生呕吐可造成窒息或吸入性肺炎,亦可有发生胎盘早剥、肝破裂、颅内出血及发动分娩。

2. 诊断　病史中过去无慢性高血压、肾病及糖尿病史亦无抽搐发作情况,妊娠晚期有水肿、高血压、蛋白尿情况,先有先兆子痫的症状,特别是初产妇、双胎妊娠及羊水过多等情况。如患者来院已发作过抽搐,注意了解子痫抽出的典型表现,并量血压及体温,进行尿蛋白和肾功能检查。为了与有抽搐、昏迷的其他疾患鉴别,我们一般通过需做CT或MRI来指征。

3. 先兆子痫、子痫的处理要点

（1）对有脑症状者（头昏、视力障碍等），控制病情，尽快终止妊娠。

（2）先兆子痫、子痫处理 ①$MgSO_4$ 控制与防止再抽搐；②当血压≥160/110 mmHg 或平均动脉压≥140 mmHg，使用降压药控制血压；③避免用利尿剂和限制液量；④纠正缺氧和酸中毒；⑤抽搐终止后，考虑终止妊娠。

### （二）妊娠高血压的危害

妊娠高血压症状主要以高血压、水肿、蛋白尿为主，严重者出现抽搐、昏迷、心力衰竭。妊娠高血压严重威胁着母儿的生命，而且还可能引起后遗症，严重影响妇女健康。妊娠高血压由于全身小动脉痉挛而使各脏器产生病变。

1. 脑 脑部动脉痉挛，引起脑组织缺血、水肿，出现头晕、头痛、恶心、呕吐和抽搐等症状，严重时脑部血管收缩伴有血管栓塞，出现点状出血，这些病人常可引起昏迷。

2. 肾脏 肾脏缺血，毛细血管血栓形成以致肾功能受损，可引起少尿、蛋白尿，严重者可出现肾衰竭。

3. 心脏 心脏冠状动脉供血不足时，可使心肌缺血，水肿及点状出血与坏死。由于周围动脉痉挛，阻力增加，心脏负担加重，可出现左侧心脏衰竭。

4. 肝脏 重度妊娠高血压时，可引起肝脏表面出血，伴有上腹部不适，严重时形成血肿，甚至肝破裂出血。

5. 眼 视网膜小动脉痉挛、缺血以及高度水肿时，出现眼花、视力模糊，严重时可引起暂时性失明。

妊娠高血压可引起全身各脏器的改变，发现后应及时诊治，以免引起不良后果。

### （三）妊娠期高血压疾病的诊断标准

1. 妊娠期高血压 BP≥140/90 mmHg，妊娠期首次出现，无蛋白尿，血压于产后 12 周恢复正常，患者可伴有上腹不适或血小板减少，只能在产后最后确诊。

2. 子痫前期 轻度：BP≥140/90 mmHg，妊娠 20 周以后出现尿蛋白≥300 mg/24 h 或 1+，可伴有上腹不适、头痛等症状。

重度：BP≥160/110 mmHg，尿蛋白 2.0 g/24 h 或 2+，血肌酐>1.2 mg/dL 或较前升高，血小板<$10^9$/L，微血管溶血（LDH 上升），ALT 或 AST 上升，持续头痛或其他脑神经或视觉障碍，持续性上腹不适。

3. 子痫 子痫前期孕妇抽搐而不能用其他原因解释。

4. 慢性高血压并发子痫前期 高血压孕妇妊娠 20 周以前无蛋白尿，若出现蛋白尿≥300 mg/24 h；高血压孕妇妊娠 20 周后突然蛋白尿增加，BP 增高或血小板<$10^9$/L。

5. 妊娠合并慢性高血压 BP≥140/90 mmHg。

孕前或孕 20 周以前即诊断或孕 20 周以后首次诊断高血压，并持续到产后 12 周后；对于有关妊娠高血压疾病的分类，目前国外大多参照 Williams 产科学"妊娠期高血压疾病分类"（表 2-21）。

表 2-21 妊娠期高血压疾病分类

妊娠高血压：

　　孕期首次检查血压≥140/90 mmHg；无蛋白尿；产后 12 周血压恢复正常；最后的诊断是在产后作出；可以出现一些先兆子痫的征象：上腹部不适或血小板减少

先兆子痫：

　　轻度先兆子痫：

　　　　妊娠 20 周以后血压≥140/90 mmHg；蛋白尿≥300 mg/24 h 或≥( + )

　　重度先兆子痫：

　　　　血压≥160/110 mmHg；蛋白尿 2.0 g/24 h 或≥(+)血压≥140/90 mmHg；蛋白尿≥300 mg/24 h 或≥( + + )；血清肌酐 > 1.2 mg/dL；毛细血管溶血；ALT 及 AST 升高；持续头痛或其他中枢神经系统症状或视觉障碍；持续上腹部疼痛

子痫：

　　在先兆子痫的基础上发生抽搐(出其他原因引起的)

慢性高血压并发先兆子痫：

　　患有高血压孕妇前 20 周无蛋白尿，孕 20 周后出现蛋白尿≥300 mg/24 h 或≥( + )

　　患有高血压孕妇前 20 周有蛋白尿，孕 20 周后蛋白尿突然增加或血压突然增高，或血小板≤10$^9$/L

慢性高血压：

　　妊娠前或妊娠 20 周前血压≥140/90 mmHg；或妊娠 20 周后血压≥140/90 mmHg，但持续至产后 12 周不恢复

　　而国内参照 1983 年第二届全国妊娠期高血压疾病科研协作会议制定的"妊娠期高血压疾病分类"，如表 2-22。

表 2-22 妊娠高血压疾病的临床表现

| 分类 | 临床表现 |
| --- | --- |
| 轻度妊娠期高血压疾病 | 血压≥140/90 mmHg，〈150/100 mmHg 或较基础血压升高 30/15 mmHg，可伴有轻微蛋白尿(<0.5 g/24 h)或水肿 |
| 中度妊娠期高血压疾病 | 血压≥150/100 mmHg，< 160/110 mmHg，蛋白尿 + (≥0.5 g/24 h)或水肿；无自觉症状或有轻度头晕 |
| 高度妊娠期高血压疾病 | 1. 先兆子痫　血压≥160/110 mmHg，蛋白尿 + + ～ + + + +(≥5 g/24 h)或水肿，有头痛、眼花、胸闷等自觉症状<br>2. 子痫　在妊娠高血压疾病基础上有抽搐或昏迷 |
| 未分类 | |
| 妊娠水肿 | 水肿延及大腿部以上，无高血压及蛋白尿 |
| 妊娠蛋白尿 | 孕前无蛋白尿，妊娠期蛋白尿 + 以上，无高血压及水肿 |
| 慢性高血压合并妊娠 | 妊娠前既有高血压史，血压≥140/90 mmHg，无蛋白尿及水肿 |

值得注意的是,国内与国外有几点不同:①剔除水肿作为诊断标准,正常孕妇水肿的发生率比较高,见原因多种复杂,缺乏特异性。②基础血压不作为诊断标准,大量的临床显示,孕妇血压≤140/90 mmHg,即使孕期血压较基础血压高 15 至 30 mmHg 或舒张压上升 15 mmHg,均无母胎合并症,且妊娠结局良好。③尿蛋白定量≥300 mg/24 h 作为诊断标准,North 等研究表明:血压≥140/90 mmHg 且蛋白尿≥300 mg/24 h,与尿蛋白阴性相比,前者严重合并症的发生率高于后者 3.8 倍,故目前诊断先兆子痫的标准是血压≥140/90 mmHg 且蛋白尿≥300 mg/24 h。

**(四)辅助检查**

**1.血液检查**

(1)血细胞比容、血浆黏度的测定 以了解有无血液浓缩,正常妊娠晚期血球压积应为<35%,血浆黏度<3.6,如等于或超出上述数值,提示有不同程度的血液浓缩。

(2)肾功能生化指标 尿酸,在重度妊娠高血压疾病时由于肝脏、肾脏受累,肝脏破坏尿酸及肾脏排泄尿酸的功能下降,所以血浆尿酸均有不同程度的升高。

(3)肝功能测定 ALT 视病情严重均有不同程度的升高。

(4)电解质测定 重度患者常伴有电解质紊乱、酸中毒,故了解患者血清钾钠氯及 $CO_2$ 结合力非常重要。

(5)凝血功能检测 对重症者需及时测定血小板,并动态观察血小板有无下降,APTT、PT 等数值的监测有利于判断凝血与纤溶的功能变化。

**2.尿液检查** 重点检查尿蛋白,以 24 h 质量检测为准,镜检中要注意有无红细胞、白细胞及管型。

**3.眼底检查** 眼底视网膜小动脉变化是反映妊娠期高血压疾病严重程度的一项重要参考指标。

**4.心电图检查** 妊娠高血压疾病患者特别是重症患者还应进行 EKG 检查以了解有无心肌损害或传导异常,并可发现低血钾或高血钾。

**5.其他方面的检查** 对疑有 HELLP 综合征者应作肝脏超声检查等

**(五)治疗**

**1.治疗原则** 防止子痫等并发症的发生,保证母亲健康,降低围生儿死亡率。具体治疗原则是:加强孕期保健;及早发现和诊断;重症者积极的解痉降压,适时终止妊娠,减少母儿并发症。

**2.一般治疗**

(1)左侧卧位休息 休息对妊娠高血压综合征患者极为重要,而左侧卧位休息更为重要。①可减轻妊娠子宫对主动脉及动脉的压力,维持正常的子宫动脉灌注量,以保持胎盘血流量;②使下腔静脉受压减轻,回心血量增加;③使钠排出量增加,可达到利尿作用;④由于胎盘血流灌注改善,则胎儿宫内缺氧会改善好转,可使治疗取得更好的效果。

(2)饮食管理 应注意摄入足够的蛋白质、蔬菜,补足铁和钙剂。食盐不必严格限制,长期低盐饮食可引起低钠血症,易发生产后血液循环衰竭。此外,低盐饮食影响食欲,减少蛋白质的摄入。全身水肿者应限制食盐。

(3)临床护理 ①对所有住院病人均需给予精神安慰,消除患者对疾病的种种疑虑,安心接受治疗;②需固定时间并固定测左臂或右臂血压(即测左臂时,以后每天均测左臂的血压),以免发生误差;③精确记录尿量;④定时吸氧,听取胎心音及记录胎动,加强监护。

3. 具体治疗方法

(1)轻度妊娠高血压综合征 早期处理主要是做好围生期保健,调节孕妇的机体平衡。紧张和疲劳可引起神经内分泌失调,长久站立也可使循环血量下降,肾素、血管素、醛固酮水平升高,引起血管痉挛,尿量减少。因此,休息有利于循环平衡;但仰卧位时子宫压迫下腔静脉及右肾血管,也可影响循环量,当侧卧位时,股静脉及下腔静脉压力下降,使回心血量增加,有利于利尿,因此应劝患者一天至少卧床休息三次,最好取左侧卧。另外注意营养补充,纠正贫血,补充钙剂,适当摄入钠盐。必要时给镇静剂如苯巴比妥 0.03 ~ 0.06 g 或安定 2.5 mg,一日 3 次口服。并给予间断吸氧。

(2)中、重妊娠高血压综合征 应住院治疗,积极处理,防止子痫及并发症的发生。治疗原则为解痉、降压、镇静,合理扩容及利尿,定时终止妊娠。

解痉药物:硫酸镁有预防和控制子痫发作的作用,适用于先兆子痫和子痫患者。临床应用硫酸镁治疗,对宫缩和胎儿均无不良影响。

镇静:镇静剂,兼有镇静及抗惊厥作用。

降血压:降压药物适用于血压过高,特别是舒张压高的患者,适用于重度妊娠高血压综合征血压>160(100 ~ 110) mmHg 的患者,血压宜控制在 140 ~ 150/90 ~ 100 mmHg。

扩容:扩容可改善重要器官的血液灌注,纠正组织缺氧,改善病情。适应证:血细胞比容>0.35;尿少且尿比重>1.020。禁忌证:①心率>100 次/min;②肺水肿,心功能衰竭;③肾功能不全。注意事项:扩容应在解痉基础上进行;扩容治疗时应严密观察脉搏、呼吸、血压及尿量,防止肺水肿和心力衰竭的发生。

利尿:过去认为妊娠高血压综合征的主要病理生理变化是水钠潴留,所以常规应用利尿剂。现认为主要病理变化为血容量减低,所以再给利尿剂使血液更浓缩,脏器灌流量更加减少,加重母儿病情。适应证:①全身性水肿、肺水肿、脑水肿及血容量过多且常伴有潜在肺水肿者;②血容量过高、心脏负担过重或心衰;③合并慢性血管性疾病,如慢性肾炎、慢性高血压、重度贫血、羊水过多等。

适时终止妊娠:妊娠高血压综合征患者经治疗后,适时终止妊娠是极为重要措施之一。

## 三、HELLP 综合征

妊娠并发溶血、肝酶升高、血小板减少称 HELLP 综合征,是子痫前期的一种严重并发症。患者病情变化快,易出现 DIC、胎盘早剥、急性肺水肿、肝被膜下出血等严重并发症,围生儿宫内生长受限、生儿窒息、感染、坏死性肠炎的发生率也较高,是严重威胁母婴健康的围生期疾病。一旦发生 HELLP 综合征孕妇病死率为 3.4% ~ 24.2%,国内报道孕产妇病死率为 9.7%,因此临床应度重视 HELLP 综合征。

(一)临床表现及诊断标准

该病多数起病急骤,大部分发生于产前,多数患者有重度子痫前期的基本特征。典型患者可以出现乏力、右上腹疼痛不适及呕吐。少数可出现黄疸、上消化道出血、便血、血尿以及视力模糊。HELLP 综合征最终诊断需依据及时的实验室检查。完全性 HELLP 综合征的诊断为:①外周血涂片见变形红细胞,网织红细胞增多,总胆红素升高,乳酸脱氢酶(LDH)升高,尤其是>600 U/L者,以上任何一次异常均提示溶血。② 丙氨酸转氨酶(ALT)>70 U/L或 AST 异常。③ 血板计数<100×10$^9$/L。以上 3 项全部符合可诊断为完全性 HELLP。由于红细胞内含有 LDH,HELLP 综合征患者发生溶血或肝细胞破坏,都会引起血中 LDH 异常升高。LDH 的升高是诊断溶血的敏感指标,往往发生在外周血涂片异常之前。部分性 HELLP综合征的诊断:溶血、肝酶异常血小板减少这 3 个指标中任一项或两项异常。在临床上我们发现完全性 HELLP 综合征的病情较部分性更加严重,但如能及时诊治,二者的预后(包括实验室指标的恢复和围产儿病死率)无明显差异。

（二）治疗方法

治疗原则包括:积极治疗子痫前期及子痫,静脉应用糖皮质激素提高血小板稳定病情,同时,积极纠正凝血障碍,尽快终止妊娠。孕周小于 34 周且病情稳定者可在严密测下行短期内期待治疗。

1. 积极治疗子痫前期　HELLP 综合征多在子痫前期的基础上发病,孕妇母、儿情况常常突然发生恶化,因此积极治疗子痫前期非常重要,仍以镇静、解痉、降压及有指征的扩容、必要时利尿为原则,治疗期间监测、评估母胎情况,及早明确诊断。

2. 选择性补充血制品　一是输注血小板,当血小板<20×10$^9$/L 或患者出现自发性出血或需要紧急剖宫产手术时应输注浓缩血小板、新鲜冷冻血浆。二是血浆析出疗法,用新鲜冷冻血浆置换患者血浆,可去除毒素、免疫复合物、血小板聚集抑制因子的危害,降低血液黏稠度,补充缺乏的血因子等。具体用法:在 90~120 min 内静脉滴注新鲜血浆 3 L,可用于产后持续性 HELLP 综合征的患者。

3. 皮质激素的应用　一些研究结果表明,分娩前应用大剂量的糖皮质激素,在促进胎儿肺部成熟的同时会明显提高血小板计数,通过对严重的 HELLP 患者产前应用大剂量糖皮质激素治疗,不仅可降低 NRDS 的发生率而改善新生儿的结局,也可以改善孕妇状况。由于HELLP 综合征以内皮细胞损害为特征,推测糖皮质激素能够减少人体血管内皮损伤,显著提高肝血流量,阻止肝细胞进一步坏死和血小板消耗,从而对 HELLP 综合征的临床治疗有特殊的疗效。

4. 适时终止妊娠　糖皮质激素治疗并不能治愈 HELLP 综合征,只是减缓孕妇病情,终止妊娠才是唯一有效的治疗方法。因完全性 HELLP 综合征患者发病时通常孕周小、宫颈条件差,且促宫颈成熟耗时长、患者病情重、阴道分娩成功率很低故多数学者主张以剖宫产为主要方式终止妊娠,尤其是病情危重者,一旦确诊,须立即终止妊娠,剖宫产是一种快速有效,相对安全的手段。

5. 产后处理　产后 HELLP 约占 HELLP 综合征的 30%,其发病时间可从产后数小时至产后数天不等,但一般均于产后 48 h 内发病。而产前 HELLP 综合征的患者产后化验指标可以进一步异常,其高峰亦在产后 24~48 h。因此,产后 24~48 h 仍应注意肝功能和溶血指标的变化,当血小板<40×10$^9$/L 时应警惕出血性并发症的发生,而糖皮质激素也应用至产后 48 h。

## 四、产后出血

产后出血是指胎儿娩出后 24 h 内出血量>500 mL,是目前我国孕产妇死亡的首要原因。

产前出血在产科是一种常见的疾病,也是一种常见的现象,约占全部妊娠的3%。多数为少量出血,并不威胁母婴的安全。但如果是大出血,母亲会发生低血容量性休克,甚至会导致母婴的死亡。产前出血一般分为两个时期,在妊娠期间前三个月是出血比较常见的时期,主要的原因包括流产,流产里面又包括先兆流产、难免流产、稽留流产以及不全流产;第二个原因是异位妊娠;其他的还包括滋养叶细胞的肿瘤,妊娠早期的感染等,都可能会导致妊娠前三个月的出血。绝大多数产后出血所导致的孕产妇死亡是可避免或创造条件可避免的,其关键在于早期诊断和正确处理。根据指南和大量的临床实践我们应及时预防并处理产后出血。

(一)产后出血的原因与高危因素

产后出血的四大原因是宫缩乏力(占70%~90%)、产道损伤(占20%)、胎盘因素(占10%)和凝血功能障碍(占1%);所有产妇都有发生产后出血的可能,但有一种或多种高危因素者更易发生。值得注意的是有些产妇即使未达到产后出血的诊断标准,也会出现严重的病理生理改变,如妊娠期高血压疾病、妊娠合并贫血、脱水或身材矮小的产妇等。

(二)产后出血的诊断

诊断产后出血的关键在于对失血量有正确的测量和估计,错误低估将丧失抢救时机。突然大量的产后出血易得到重视和早期诊断,而缓慢的持续少量出血和血肿易被忽视。失血量的绝对值对不同体重者意义不同,因此,最好能计算出失血量占总血容量的百分数,妊娠末期总血容量(L)的简易计算方法为非孕期体重(kg)×7%×(1+40%),或非孕期体重(kg)×10%。常用的估计失血量的方法有:①称重法或容积法;②监测生命体征、尿量和精神状态;③休克指数法;④血红蛋白含量测定,血红蛋白每下降10 g/L,失血400~500 mL。但是在产后出血早期,由于血液浓缩,血红蛋白值常不能准确反映实际出血量。值得注意的是失血速度也是反映病情轻重的重要指标,重症的情况包括:失血速度>150 mL/min;3 h内出血量超过血容量的50%;24 h内出血量超过全身血容量。

(三)产后出血的预防

1. 加强产前保健  产前积极治疗基础疾病,充分认识产后出血的高危因素,高危孕妇应于分娩的转诊到有输血和抢救条件的医院。

2. 积极处理第三产程  循证医学研究表明,第三产程积极干预能有效降低产后出血量和发生产后出血的危险度。积极处理第三产程包含3个主要的干预措施:①头位胎儿前肩娩出后、胎位异常胎儿全身娩出后、多胎妊娠最后一个胎儿娩出后,预防性应用缩宫素(Ⅰa级证据),使用方法为缩宫素10 U肌内注射或5 U稀释后静脉滴注,也可10 U加入500 mL液体中,以100~150 mL/h静脉滴注;②胎儿娩出后(45~90 s)及时钳夹并剪断脐带,有控制的牵拉脐带协助胎盘娩出;③胎盘娩出后按摩子宫。产后2 h是发生产后出血的高危时段,应密切观察子宫收缩情况和出血量变化,并应及时排空膀胱。

(四)产后出血的处理流程

产后出血的处理可分为预警期、处理期和危重期,分别启动一级、二级和三级急救方案。产后2 h出血量>400 mL为预警线,应迅速启动一级急救处理,包括迅速建立两条畅通的静脉通道、吸氧、监测生命体征和尿量、向上级医护人员求助、交叉配血,同时积极寻找出血原因并进行处理;如果继续出血,应启动相应的二、三级急救措施。病因治疗是产后出血的最重要治疗,同时兼顾抗休克治疗,并可求助麻醉科、重症监护室(ICU)、血液科医师等协助抢救。在抢救产后大出血时,团体协作十分重要。

（五）产后出血的处理原则

1.一般处理 应在寻找出血原因的同时进行一般处理,包括:①向有经验的助产士、上级产科医师、麻醉医师和血液科医师求助,通知血库和检验科做好准备;②建立双静脉通道维持血液循环,积极补充血容量;③进行呼吸管理,保持气道通畅,必要时给氧;④监测出血量和生命体征,留置尿管,记录尿量;⑤交叉配血;⑥进行基础的实验事检查(血常规、凝血功能、肝肾功能检查等)并行动态监测。

2.针对产后出血原因的特殊处理 病因治疗是最根本的治疗,检查宫缩情况、胎盘、产道及凝血机制,针对原因进行积极处理。

（1）宫缩乏力的处理

1）子宫按摩或压迫法 可采用经腹按摩或经腹经阴道联合按压,按摩时间以子宫恢复正常收缩并能保持收缩状态为止,要配合应用宫缩剂。

2）应用宫缩剂 ①缩宫素:为预防和治疗产后出血的一线药物。治疗产后出血方法为:缩宫素 10 U 肌内注射、子宫肌层或宫颈注射,以后 10 ~ 20u 加入 500 mL 晶体液中静脉滴注,给药速度根据患者的反应调整。②卡前列素氨丁三醇(商品名:欣母沛):为前列腺素衍生物(15-甲基 FGF2a),引起全子宫协调有力的收缩。哮喘、心脏病和青光眼患者禁用,高血压患者慎用。③米索前列醇:系前列腺素 $E_1$ 的衍生物,可引起全子宫有力收缩,但米索前列醇副作用较大,恶心、呕吐、腹泻、寒战和体温升高较常见;高血压、活动性心、肝、肾脏病及肾上腺皮质功能不全者慎用,青光眼、哮喘及过敏体质者禁用。

3）手术治疗 在上述处理效果不佳时,可根据患者情况和医师的熟练程度选用下列手术方法。①宫腔填塞。②B. Lynch 缝合:适用于宫缩乏力、胎盘因素和凝血功能异常性产后出血,子宫按摩和宫缩剂无效并有可能切除子宫的患者。③盆腔血管结扎。④经导管动脉栓塞术。⑤子宫切除术:适用于各种保守性治疗方法无效者。

（2）产道损伤的处理 应在良好的照明下,查明损伤部位,注意有无多处损伤,缝合时尽可能恢复原解剖关系,并应超过裂伤顶端 0.5 cm 缝合。血肿应切开清除积血,缝扎止血或碘仿纱条填塞血肿压迫止血,24 ~ 48 h 后取出。小血肿可密切观察,采用冷敷、压迫等保守治疗。

（3）胎盘因素的处理 ①对胎盘未娩出伴活动性出血可立即行人工剥离胎盘术。术前可用镇静剂,手法要正确轻柔,勿强行撕拉,防胎盘残留、子宫损伤或子宫内翻。②对胎盘、胎膜残留者应用手或器械清理,动作要轻柔,避免子宫穿孔。③胎盘植入伴活动性出血者,采用子宫局部楔形切除或子宫全切除术。

（4）凝血功能障碍的处理 一旦确诊应迅速补充相应的凝血因子。①血小板:血小板低于 $(20 ~ 50) \times 10^9 /L$ 或血小板降低出现不可控制的渗血时使用。②新鲜冰冻血浆。③冷沉淀:输注冷沉淀主要为纠正纤维蛋白原的缺乏。④纤维蛋白原:输入纤维蛋白原 1 g 可提升血液中纤维蛋白原 25 g/L。

## 五、产科栓子

肺栓塞(PE)为孕产妇死亡的重要原因之一。目前,血栓栓塞性疾病在发达国家是孕产妇死亡的首要原因。Koonin 等(1997 年)报道,美国 1987 ~ 1990 年 1459 例与妊娠有关的死亡中,血栓性肺栓塞占20%。PE还是1994~1996年导致英国孕产妇直接死亡的首要原因。我国近年来对妊娠期肺栓塞引起孕产妇死亡的情况也有所报道。Chan等(2001年)报道,1998~2000年3年中香港的16 993例分娩中血栓栓塞的发生率类似于白种人群。妊娠期PE的发生率自1/5300~1/31 000不等(平均约为1/6400),未治疗的PE死亡率可达30%,而经治疗患者的死亡率为3%,因此,及时的诊断及治疗是十分重要的。妊娠期的PE多由来自深静脉或盆腔静脉的血栓引起,70%~95%来自深静脉血栓,深静脉血栓原发于下肢深静脉的栓子占90%~95%。妊娠期的PE是有可能预防的。

(一)病理生理

1.妊娠期的生理改变

(1)妊娠期高凝状态　妊娠期血液凝集因子增加、纤维溶解活性降低,孕妇处于高凝状态,易发生血栓形成。在妊娠期间,凝血酶原时间缩短,抗凝血酶Ⅲ水平下降,凝血酶生成增加,对内源性抗凝物(C蛋白)的抵抗增加,辅助因子(S蛋白)浓度降低,以上均导致了高凝状态。这些生理改变持续至产后2周方可恢复正常。此外妊娠期球蛋白溶解时间延长,纤维蛋白酶原增加,纤维溶解活性降低,至产后3~5 d方恢复正常。

(2)妊娠期静脉回流障碍　由于增大的子宫压迫髂静脉及下腔静脉,使静脉回流发生障碍,血流淤积,引起血管内皮细胞受损,血管壁发生改变,可导致血栓形成。又由于左下肢静脉回流至下腔静脉的途径迂回而延长,因此,左下肢血栓形成较右侧多见。

(3)孕酮的作用　孕酮可使静脉平滑肌松弛,血流缓慢,下肢静脉发生淤血,增加深静脉血栓形成的可能性。

2.遗传缺陷　某些女性具有血栓性疾病的遗传缺陷,其血栓形成倾向增加,更易发生高凝状况,可反复发生静脉血栓栓塞。这些缺陷包括抗凝血酶Ⅲ、C和S蛋白缺陷、前凝血酶基因变异、甲基化四氢叶酸还原酶(MTHFR)变异等,狼疮抗凝物(LA)或心磷脂抗体(ACL)的存在都与C蛋白的激活下降有关。血栓栓塞性疾病的个人史和家族史也可提示血栓症的可能。

3.其他高危因素　引起血栓栓塞性疾病的危险因素还包括年龄大于35岁、手术(如剖宫产)、长时间卧床(保胎、孕吐输液)、体重大于80 kg、多产、感染/败血症、先兆子痫和严重的内科疾患(机械心脏瓣膜-抗凝治疗、炎症性肠疾病、肾病综合征)等。

(二)临床表现

Moser等1994年报道近40%有深静脉血栓形成的无症状患者伴有肺栓塞。有盆腔静脉血栓形成的妇女常无症状,直至发生肺栓塞,才有症状表现。妊娠期的下肢深静脉血栓主要见于早产、习惯性流产长期卧床保胎或长期卧床治疗孕吐等的患者,其表现为双下肢肿胀程度不一,患侧明显肿胀(患、健侧相差可≥2 cm),伴有腓肠肌压痛。血栓栓子亦可来自盆腔,见于盆腔手术(如剖宫产术)后的患者。少数栓子来自于右心或其他部位。过去认为大多数肺栓塞病例发生在产后,但现在发生于产前的报道也很常见,两者约各占1/2。发生于产后者死亡率更高。

(1)小的栓塞　某些无临床症状,尤其栓塞部位在肺血管的终末端时。但在小的血栓的基础上,血凝块容易扩大,成为大的栓子。因此,可出现进行性的呼吸困难,胸片检查可无异常发现。

(2)中等大小的动脉栓塞　可发生胸部不适、气短、胸痛、咳嗽、咯血、呼吸困难等呼吸系统症状或明显的焦虑不安。查体可有呼吸快、心率快、发绀、胸膜摩擦音、肺部啰音等体征。这些症状及体征的存在表明有很严重的肺栓塞的可能性。尤其是持续气短、呼吸过快时要引起注意。多数病例心电图正常，偶有右轴偏移。胸片常可以是正常的，即使大的肺栓塞有咯血、胸膜痛、气短典型的三合一表现，也仅有 20% 的患者可见有胸片的改变，胸片也可有或无栓塞部位的肺不张或肺梗塞的表现。

（3）大的动脉栓塞　可出现突然的呼吸困难、烦躁不安、出冷汗、晕厥、休克或急性右心衰竭症状，甚至突然死亡。心血管系统的主要体征有心动过速甚至舒张期奔马律、肺动脉第二音亢进、主动脉瓣及肺动脉瓣第二音分裂、休克、发绀、中心静脉压升高、颈静脉怒张、肝大。肺部的主要体征有呼吸快，湿性啰音、胸膜摩擦音、喘息音及肺实变的体征。心电图有右轴偏移、T 波倒置以及右束支传导阻滞。血气分析可发现 $PaO_2$ 及 $PaCO_2$ 均降低。胸片示充血性肺不张或肺梗塞，多在栓塞后 12~36 h 出现。据 1997 年美国妇产科学会报道，PE 的主要临床表现包括呼吸过快（89%）、气短（81%）、胸痛（72%）、不安（59%）、咳嗽（54%）、心动过速（43%）以及咯血（34%）。某些病例有肺动脉第二音亢进、啰音、胸膜摩擦音，心电图可有右轴偏移等。

（三）诊断

1. 血气分析（ABG）　较大的肺栓塞（PE）可显示 $PaO_2$ 下降（小于 85 mmHg）和 $Pa(A-a)O_2$ 梯度上升（大于 20 mmHg）。需注意在孕晚期卧位的 $PaO_2$ 可以比直立位低 15 mmHg。

2. 肺通气/灌注扫描　它是目前 PE 诊断首选的方法之一。静脉注射以锝（$^{99m}Tc$）标记的白蛋白微球（胎儿暴露的放射剂量可忽略不计），微球粒子进入肺血管床，能准确地描绘出肺血流的分布。让患者吸入 $^{133}Xe$ 放射性气体或雾化吸入 $^{99m}Tc$ 标记的药物显示通气情况，在肺栓塞的患者有大的灌注缺失与通气不符。美国心、肺及血液研究机构对 933 例患者用通气/灌注扫描的方法诊断肺栓塞的敏感性及特异性，并进行了前瞻性研究，116 例高可能性中，88% 肺动脉造影有肺栓塞，但有肺栓塞的患者中，仅有少数为高可能性异常的通气/灌注扫描（敏感性 41%，特异性 97%）；322 例中度可能性异常扫描的患者中，肺动脉造影 33% 有肺栓塞；而低可能性的病例中，仅为 12% 有肺栓塞；有 4% 的患者扫描正常，但肺动脉造影却发现有肺栓塞的存在。结论认为，扫描高可能性者中，常表明有 PE 的存在，而 PE 患者中，只有少数为高可能性的扫描结果；低可能性的扫描即使临床明显怀疑，但 PE 的可能性也很小；中可能性的扫描结果无助于诊断 PE。

3. 动脉血管造影　为目前诊断 PE 最准确、可靠的方法。造影显示血管腔内有充盈缺损或肺动脉突然中断，局限性肺叶、肺段血管纹理减少或呈剪枝征象均有助于诊断。此法为有创性，操作复杂，评估第三分支肺动脉有一定的困难，有 4%~10% 的放射并发症的可能性，这些并发症包括心脏穿孔、心律失常、支气管痉挛、过敏反应及血肿等，甚至可发生死亡，死亡率为 0.4%。

4. 胸部 X 射线片　30% 的 PE 患者胸片正常，异常时可见膈肌抬高、肺不张和胸腔积液，结果正常亦不能排除 PE 的可能。

5. 心电图检查　心电图通常显示心动过速，但也可以完全正常。大面积的 PE，心电图会显示"$S_1$、$Q_3$、$T_3$"图形（I 导联宽大的 S 波，III 导联出现 Q 波和 T 波倒置），$V_1$~$V_4$ 导联 T 波倒置和右束支传导阻滞。急性右心扩张及肺动脉高压表现为心轴明显右移，极度顺时针方向转位。

6.数字减影血管造影　以低分子造影剂作为对照,并以计算机为辅的 X 射线成像技术,是诊断 PE 的有效方法。使用此法,有时肺段间的淋巴结表现可似肺栓塞,并有中叶舌段显影困难,为此法的不足之处。

7.螺旋 CT 及核磁共振　螺旋 CT 对诊断 PE 有益,但准确诊断扫描层面下的栓子也有一定困难。核磁共振血管造影是有前途的手段,但现有技术不能对节段缺陷充分显影。这两种技术应用于孕妇的研究尚不够。

8.其他检查　①白细胞、血沉、乳酸脱氢酶、转氨酶、胆红素及肌酸磷酸激酶可升高。可溶性纤维蛋白复合物、血清纤维蛋白降解产物在 PE 时的阳性率为 55% ~ 75%,二者均阳性,有助于 PE 的诊断。血清 D-二聚体阴性有很好的阴性预告值。②肺功能测定发现生理死腔增大,死腔气、潮气量的比值>40 % 时,提示有 PE,并可见肺内分流量增加。

(四)处理

识别有血栓栓塞性疾病风险的孕妇,据其情况提供个体化的预防措施很重要。病史中要记录有无血栓栓塞性疾病的个人或家族史。若有需要则应进行血栓栓塞倾向的筛查,如抗凝血酶Ⅲ、C 蛋白、S 蛋白和狼疮抗凝物的检测。对有心脏机械换瓣、心房纤颤、创伤、长时间卧床或手术后的妇女也要进行筛查,及时开始预防性的抗凝治疗。对已发生明显临床症状、高度怀疑 PE 者,需立即开始积极的抗凝治疗。

1.抗凝治疗药物

(1)肝素(heparin)　为孕期首选的抗凝药物。相对分子质量为 12 000 ~ 16 000。肝素不通过胎盘,不进入乳汁,对胎儿及哺乳期的婴儿安全,不增加流产、早产及围产儿的死亡率。主要的用药并发症是出血,尤其在手术或分娩期。

(2)低相对分子质量肝素(low-molecular heparin)　是肝素家族衍生物,平均相对分子质量是 4000 ~ 5000。小于常规肝素的给药剂量,有较长的半衰期,可有效预防及治疗血栓形成,很少有出血的并发症。其他的优点还有每日只给药一次,皮下给药许多都不需监护等。

(3)华法林(warfarin)　为口服抗凝剂。华法林会通过胎盘,早孕期使用会造成胚胎异常。母乳中出现的量少,因此哺乳期可以使用。

2.预防性抗凝

(1)血栓栓塞性疾病低危患者　对仅有一次的血栓栓塞史者,可用小剂量阿司匹林 75 mg/d 或整分子肝素 5000 U 每 12 h 皮下注射,从妊娠确诊开始直到分娩时停用。分娩后改为连续使用肝素 6 周或 2 ~ 7 d 后换成华法令,连续使用 5 周以上。

(2)血栓栓塞性疾病高危者　对有一次以上的前次血栓栓塞史,或虽然仅有一次前次血栓栓塞史但有血栓栓塞的家族或血栓症化验检查阳性者,予肝素 7 500 ~ 10 000 U,皮下注射,每 12 h,或低相对分子质量肝素 40 mg/d。确诊妊娠开始或在前次妊娠发生血栓栓塞的孕期前 4 ~ 6 周开始抗凝治疗,产后继续用肝素 6 ~ 12 周或 2 ~ 7 d 后改用华法令。

3.治疗性抗凝　美国妇产科学会推荐的剂量为:肝素静脉输入负荷量 80 U/kg(最低为 5000 U),接着以 15 ~ 25 U/(kg·h),4 小时后测 APTT。若为皮下给药,在末次给药后 6 小时测 APTT,应为对照的 1.5 倍。值得注意的是大的栓塞需立即心肺复苏。

4.临产、分娩的处理　孕期因高凝状态,肝素用量较大,临产、分娩时需停药。分娩时,抗凝治疗是否引起出血取决于数种情况,包括:①肝素剂量、途径及给药的时间;②切口及撕裂的程度;③产后子宫收缩的强度;④是否有其他凝集缺陷的存在。

## 六、高危妊娠管理规范

### (一)高危妊娠的定义及范围

凡妇女妊娠时具有各种并发症或致病因素,可能危害孕妇、胎儿与新生儿健康,或导致难产者称高危妊娠。

### (二)高危孕产妇的管理程序

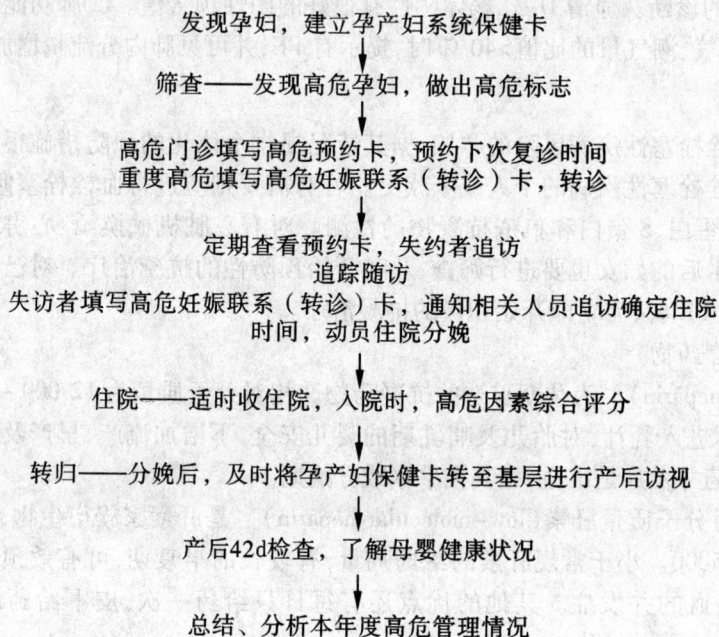

发现孕妇,建立孕产妇系统保健卡

↓

筛查——发现高危孕妇,做出高危标志

↓

高危门诊填写高危预约卡,预约下次复诊时间
重度高危填写高危妊娠联系(转诊)卡,转诊

↓

定期查看预约卡,失约者追访
追踪随访
失访者填写高危妊娠联系(转诊)卡,通知相关人员追访确定住院
时间,动员住院分娩

↓

住院——适时收住院,入院时,高危因素综合评分

↓

转归——分娩后,及时将孕产妇保健卡转至基层进行产后访视

↓

产后42d检查,了解母婴健康状况

↓

总结、分析本年度高危管理情况

### (三)定期分析、总结高危妊娠资料高危孕产妇转诊指征

1. 发现孕妇患有下列严重疾病或者接触物理、化学、生物等有毒、有害因素,可能危及孕妇生命安全,或者可能严重影响孕妇健康和胎儿正常发育的,应当对孕妇进行医学指导和必要的医学检查,或者转往上级医疗保健机构进行诊治。

(1)严重的妊娠合并症或者并发症。

(2)严重的精神性疾病。

(3)国务院卫生行政部门规定的严重影响生育的其他疾病。

2. 孕妇有下列情形之一的,要及时将其转往产前诊断定点医院进行产前诊断和治疗。

(1)羊水过多或者过少。

(2)胎儿发育异常或者胎儿有可疑畸形。

(3)孕早期接触过可能导致胎儿先天缺陷的物质。

(4)有遗传病家族史或者曾经分娩过先天性严重缺陷婴儿。

(5)孕妇年龄超过35周岁。

（6）有习惯性流产、死胎或死产史者。

3.要及时将具备以下指征之一的高危孕产妇转诊到上级医疗保健机构住院分娩。

（1）一级医疗机构转诊指征　①年龄<18岁或≥35岁。②身高<1.45 m。③异常孕产史如产后出血、难产史、胎死宫内，流产≥2次，畸胎史，早产史、新生儿死亡史等。④骨盆狭窄。⑤骨盆畸形。⑥胎儿生长发育异常（过大或过小，胎儿过大，估计≥4000 g；胎儿过小，估计≤2500 g）。⑦多胎妊娠。⑧胎位不正。⑨羊水异常（羊水过多或过少，胎盘污染）。⑩有异常分娩史。⑪贫血，血色素≤90 g/L，或有出血倾向者。⑫产前出血。⑬有心脏、肝脏、肾脏疾病和慢性高血压等内外科合并症。⑭妊娠高血压综合征。⑮妊娠≤35周先兆早产。⑯妊娠大于42周不临产者。⑰胎死宫内、胎儿窘迫。⑱胎膜早破不临产者。⑲孕产妇出现较严重异常情况，如剧烈腹痛、高烧、严重呕吐等。⑳产程大于8 h，宫口不开全或胎头下降停滞。㉑产后2 h内阴道出血达到200 mL，不能止血或休克指数（脉率/收缩压）0.5-1继续出血者。㉒严重的软产道损伤。㉓早产儿（孕周<35周，或体重≤2500 g）。㉔窒息复苏后发生并发症。㉕新生儿疾病。㉖产褥感染。㉗晚期产后出血。

（2）二级医疗保健机构　根据对危重病的处理能力及条件决定转诊指征和时机，一、二级医疗保健机构在出现危重急症无法转诊的情况时，应及时请上级机构给予支持。

（3）安全转诊的原则要求　①正确选择转诊指征和时机。②转诊途中给予生命支持，包括生命体征监测、生命支持。③转诊过程中，根据病情由具备抢救能力的医务人员陪送。④有详细的转诊记录和交班记录。⑤携带必要的药品和抢救器械。

（4）高危孕产妇急救管理制度　①孕妇早孕建卡时，应对孕妇进行高危评分及初筛。②高危孕产妇要专册登记，并在孕产妇健康手册上做好记录，做好高危标志，实行专案管理。③未按约来诊者应采取各种方式进行追踪随访。④发现新的高危因素需在原高危情况栏中依次填写高危因素及发现孕周。⑤对筛出的高危产妇按其严重程度转到相应上级医疗机构进一步诊治。⑥高危孕产妇需转诊，转院者应填写转诊单。⑦应设有抢救室、手术室、产房、备有实用抢救设备及药品。

（张翔宇　叶　娜）

# 第十二节　其他监护

## 一、重症患者的搬运

有时重症病人根据进一步诊断和治疗需要须作不同距离和时间的搬动或转运，病人可能需要送到本医院特殊诊断的可视场所或送到手术室作外科处理，或转到上级医疗单位进行进一步治疗。重症病人的搬运过程总是存在着一定程度的危险性。因此，决定重症病人搬运的时机以及过程细节必须认真计划，搬运病人的意义与危险性必须认真考虑，并将其意义、必要性与存在的危险性明确告知病人家属，必要时应征得家属的书面同意。

重症病人易于在搬动或转运的过程中发生病情变化，所以应尽量争取将所有的检查与治疗安排在ICU床边进行，以减少搬动或转运。但当某种检查、特殊处理或转科、转院会改善病人预后,应在病情许可的条件下斟酌进行。当某种检查、特殊处理或转运的危险性降低到最低限度,包括资深转科医务人员护送,配备必要的监护设备、抢救设备与药物等也可斟酌进行。

重症病人在搬动或转运中常常易于发生循环系统的明显变化故需要及时的处理。机械通气患者在搬动或转运中可能发生气体交换及血流动力学的严重改变。由护送人员以手动通气的患者易于在途中发生过度通气或通气不足,从而出现低碳酸血症或高碳酸血症,同时伴随 pH 改变。呼吸性碱中毒导致心脑血流量下降,并使血红蛋白氧离曲线左移,血红蛋白与氧气亲和力升高,使原来氧供不足的重要器官的氧供进一步降低。过度通气可能引起冠状动脉痉挛,导致心肌缺血。手动通气还可能胸内气体陷闭及内源性 PEEP 升高,而目前移动式的监测方法仍十分有限。移动或转运中如果发生通气不足则导致呼吸性酸中毒,可引起心肌应激性增强,容易发生心律失常。潮气量不足可导致低氧血症。途中出现疼痛与病人激动使病人呼吸形式发生改变,同样可能因此导致上述情况的发生。搬动或转运中的目标是保持与在 ICU 中相似的、稳定的生理支持。

（一）重症病人的院内转运

1. 转运前的评估  医护人员要充分评估患者的全身病情状态,如意识、血压、脉搏、呼吸等情况,有无休克体征,患者的伤情,如受伤的部位、创伤的性质、有无骨折,伤口止血、固定、包扎的情况,患者的精神状况,有无紧张、恐惧等。患者家属的心理反应及对患者的照顾和转运帮助的知识水平。

2. 转运之前的联络沟通  应在重症病人转运之前由出发科室与目的地科室的医生和医生、护士和护士之间做好详细的沟通。病人离开 ICU 之后或到达目的地之后如果由其他小组接手继续治疗时,应在出发之前就做好有关病情及治疗状态的沟通,使接手者在人员、器材和药物等方面做好充分准备。

在出发之前应确认目的地科室及接受人员已做好准备,在得到确认之后应尽早出发。通知保安、护送及其他所有辅助人员及时到位,并通知有关部门准时提供所需设备。通知有关的护送医生与负责医生。记录病人搬动或转运前的有关指标,并记录病人搬动或转运中状况。

3. 护送人员  除转运病人的辅助人员之外,至少应有二名医务人员护送病人,其中一人应为经过专门培训的 ICU 护士或经过专门培训并得到有关资格的专业护送护士;另外一人可以是有关医生或呼吸治疗师。如果病人情况不稳定,并有可能在途中出现护士和呼吸治疗师所不能完成的紧急处理情况,则必须要有一名医生护送。

4. 携带的设备  心电监护/除颤器;气道处理器材及型号适合于病人的复苏气囊;氧气携带量充足,需携带超过预期转运时间 30 min 的所需氧气量;标准心肺复苏药物,如肾上腺素、利多卡因、阿托品、5% 碳酸氢钠等;血压计;保持静脉输液通畅和充足的液体量。心血管活性药物的输入应以由电池驱动的输液泵以维持所需的输入速率。其他药物包括在途中所必须常规治疗药物以及可能需要的药物,如镇静药。

对于机械辅助通气的重症患者,应有一台便携式呼吸机在途中为患者提供与在 ICU 中相同的通气量、吸气压、吸入氧浓度（$FiO_2$）和 PEEP。在实际应用中,吸入纯氧的便携式呼吸机可常用于成人患者,而对新生儿病人则应该准确控制吸入氧浓度。

一般不携带抢救车与负压吸引设备,但应在出发地与到达地点备好。

5. 转运前患者的处理

(1)带有气管插管的患者,出发前需要将插管固定牢靠,并标定插管的深度。

(2)循环功能不稳定的患者拟积极复苏治疗,待血压基本稳定时方可转运。

6. 途中的监测　应为重症患者在转运途中提供较全面的,与在ICU中相似的监护。途中监护的最低要求为心电监护、脉搏氧饱和度监护,并应有记录。根据病情间断测定并记录血压、呼吸频率和脉率。

另外,特殊患者可能需要某些特定监护,如呼出二氧化碳波形监测,持续血压、肺动脉压监测或间断中心静脉压监测,机械通气患者的气道压监测等,这些特殊监测可以为重症病人提供进一步的保证。途中使用的呼吸机必须有管路断开报警与气道压过高报警的功能和适当的设定。

到达后续医疗科室,保证后续治疗及时进行。交接内容如病情、转运全过程中患者状况以及治疗计划。

## (二)医院之间重症病人的转运

转运为病人带来的意义明显超过转运的危险性,并且转运本身有较可靠的安全保证时才考虑医院之间重症病人的转运。病人安全性取决于护送专业医护人员的业务水平和护送途中监护与救护医疗器材的可靠性。常见的情况是患者病情危重复杂,所需的诊断治疗超过所在医疗机构的设备水平与业务能力,需要转送到上级医疗机构进行进一步诊断治疗。病人转运的决策应当由所在医院的负责上级医师做出,并将转运的意义与危险性向患者家属或具有法律效力的代理人交代清楚,征得知情与同意。当患者病情需要转运到上级医院,而当时情况又无法得到家属知情和同意时,应该由现场的最高级负责医师作出决定,并在医疗文件上及时记录转运的意义、可能性及无法得到家属知情与同意的原因。当病人转运的决策得到确认之后,所有联络与准备工作应尽快完成。尽量避免病人转运对病人的预后带来的负面影响。

如果具体地区或具体医院在转运病人上有具体规定,应该是转运病人的各级医务人员与其他辅助人员掌握有关规定,并按照规定实施。

医院间病人转运流程(图2-10)为医院间病人转运过程中的环节,应注意当病人情况稳定时,流程图中的多种情况经常可能是同时存在或同步进行。该流程图可以为医护人员完成转运过程提供帮助。当转运决定得到确认,转诊医院愿意接受病人,转运方式确定,可以作为转运工作的开始。

1. 医院间转运计划的最基本环节及最低要求　转运前的协调与沟通,负责医生必须与接受医院负责病人的医生取得联络,向其描述病情并征求关于转运过程的意见。接受医院的负责医生同意接受病人,并必须在转运开始之前确认接收病人所需的床位、器材、人员等已经准备完毕。如果转运过程中没有医生护送,转出与接收负责医生则必须协调并明确谁将对转运过程负责,与转运过程保持联络,随时提供必要地医疗支持或咨询。

转运的方式应由转运医生决定,应征求接收医生的意见,并考虑到时间、气候、途中必须的救治处理以及是否有足够的转运医务人员等因素。与负责运输的单位取得联系,通知其病人的病情状态,预期途中可能需要的医疗救治处理,并协商转运时间。

转运病人的方式一般有汽车、列车与飞机。较短的距离一般采用救护车。ICU型专业救护车配备有呼吸机等较为先进器材,可为病人转运提供较好的安全保证。列车转运病人

为病人抢救提供迅速的医疗护理

检查患者的病情
病情诊断
明确病人救治所需医护人员与
器材病人转运的意义
需进一步诊断检查及需要专科
处理
转运的危机：转运中可能发生
的危险情况

病人是否必须
转运？ 否

是

确定转诊接受医院
符合患者病情所需的医疗、护理及设
备的需求
确定适当的接受医院。考虑是否有空
床位
病人的选择
取得接受医院的收治认可
取得收治医生的收治认可及收治资格
与病房医务人员确认病床就绪及到达
时间

转院是否可能？ 否

是

选择转运方式
病情严重程度
地形与气候条件
选择护送人员
病情严重程度
技术水平要求
启动转运过程
动运人员与器材
按规程转运病人

继续治疗
将病人安置在尽可能适合的医疗设施/病房
与接受医院沟通，制定救治预案并征求意
见；排除困难与障碍，包括稳定病情、选
择其他运输方式、等待气候变化
重审转运的必要性与存在的障碍，对病情
进行评估，以明确是否可转运

转运是否可能？

是 否(患者病情、气候，或先前决策可能出现变化)

使病人及家属做好准备
生理——确定并提供适当的治疗措施，
尽量减少途中并发症
心理——使病人与家属或其他显著支持
暂时分开，确认家属知晓转运意义及
益处，接受医院地点、诊治计划及要
求
管理——完成有关病情状态、诊断及处
理的记录，完成转出及接受医护文件，
家属签字

转运
按转运预案与医护常规实行

转运过程评价
完成转运结果报告

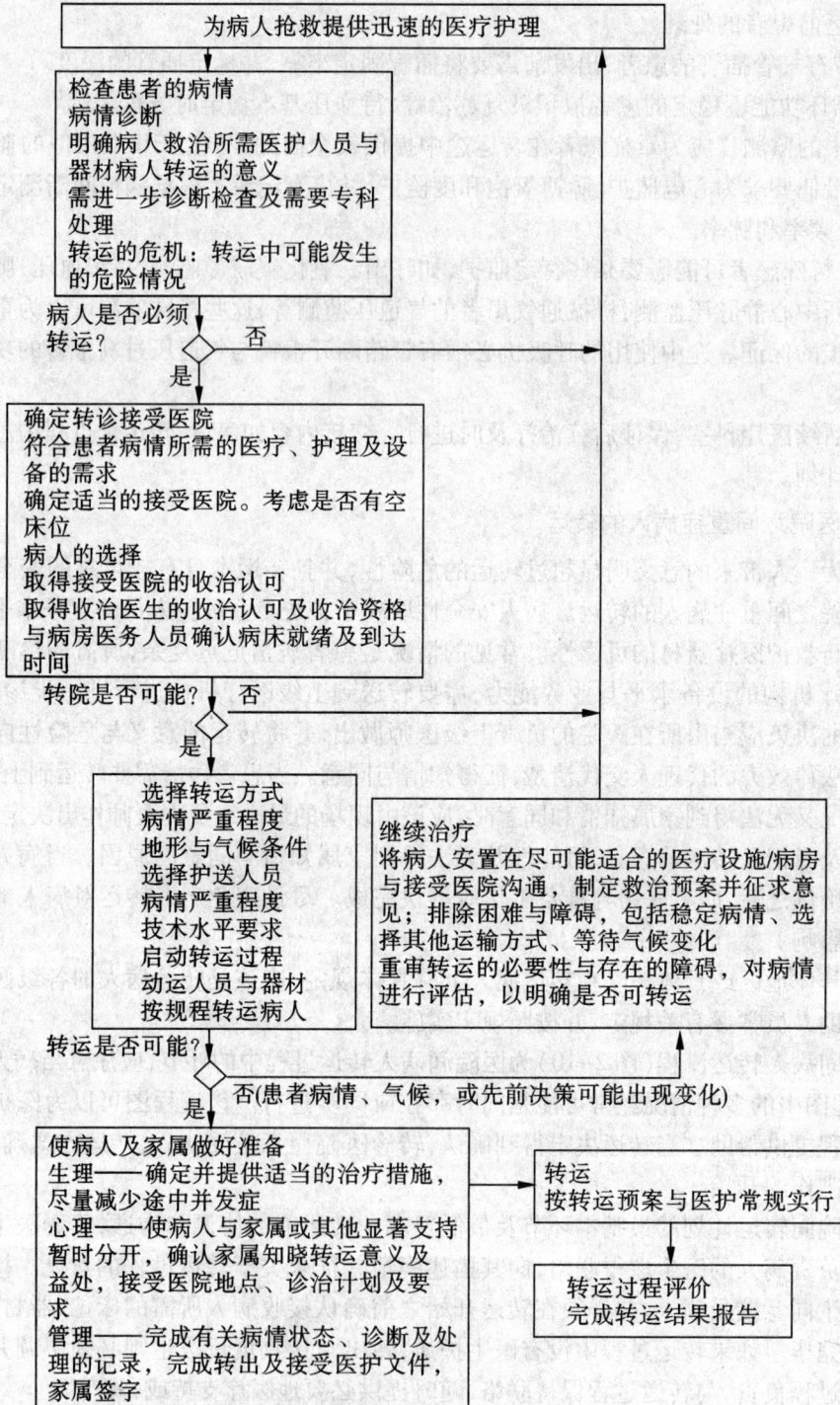

**图 2-10　病人在转运途中的状态与途中所作处理**

时应努力争取列车车长及铁路部门的配合,争取足够的空间,并有专业医务人员的护送,氧
气瓶只有在得到铁路部门的同意后才能携带,所以应该有良好的计划与周密的组织。如果

选择航空转运方式,则应充分考虑到空气较为干燥,气压低等因素,提前与航空部门协调,争取使用飞机上的氧气,气管插管或气管切开的病人可考虑采用湿热交换器,并在出发之前将气管导管气囊中的气体抽尽,注入适量的生理盐水,以防止气囊在空中气压降低的条件下过度膨胀造成压迫,在气压变化较大时应反复检查气囊压力并在必要时进行调节,到达目的地之后再将气囊中的水抽尽,并注入空气达到目标压力。

在病人到达接收医院时应向护士交班,并将有关的护理记录移交给接收医院的负责护士。病人医疗记录的复印件、出院小节、X 射线片应与病人一同转运并移交给医生,注意不要为此延误必要的转运。

2. 护送人员　除转运病人的辅助人员之外,至少应有二名医务人员护送病人,其中一人应为注册护士或医生,应当有能力进行紧急处理、气管插管、静脉穿刺、心律失常的判断与处理,以及基础生命支持和高级生命支持处理。

如果没有医生的护送,则必须确定一名医生负责与转运组保持联络,对随时发生的病情变化及其对处理进行指导,当技术上无法保证这种联络,则应授权护送护士根据情况按预案救治病人。

3. 最低器材要求　①呼吸道与通气处理:复苏气囊与适当型号的通气面罩,口咽通气道、喉镜、适当型号的气管插管,携带氧气量所给使用时间应超过预期病人途中时间 1 h 以上。吸引器与吸痰管。②心电监护/除颤仪,血压袖带。③静脉输液治疗器材:静脉插管,输液,输液管道,针,注射器等。④心脏复苏药物,以及该病人所需的特殊药物(如镇静药、抗生素等)。⑤在运输工具上应有与转出负责医生和接收医院负责医生联络的通讯器材。

4. 转运前病人的处理

(1)开放安全的静脉通路。

(2)对需要进行液体复苏和/或使用血管活性药的患者,在转运前需要稳定循环功能。

(3)呼吸功能不稳定的患者,在转运前建立人工气道。为确保人工气道畅通可靠,宜采用插管或气管切开,转运中不宜采用喉罩。转运前标示插管深度并确定已牢固固定。

(4)使用人工呼吸机的患者,转运前需调定何时的氧浓度和通气量。如受转运条件的限制,通气模式需要更换,应在转运前调定,保证患者能适应新的通气模式并病情稳定。

(5)肠梗阻的患者和机械通气的患者需留置胃管。

(6)给长途转运的患者、使用利尿剂的患者留置导尿管。

(7)明确有无血气胸,有指证需进行胸腔闭式引流的应在转运前完成。

(8)对躁动、有粗鲁行为或不配合的患者,转运前可适当运用镇静剂和/或肌松剂。

(9)对于创伤患者,除非明确无脊柱损伤,否则均应适用脊柱固定装置。

5. 转运途中的监护　重症患者在转运途中至少应有下列监护:

持续监护 EKG 和脉搏氧饱和度监护,间断监测应包括血压、呼吸频率。

特殊病人根据临床需要,可选择下列监护以保证病人安全:持续监测动脉压,中心静脉压,肺动脉压,或颅内压以及呼气末二氧化碳监测

气管插管机械通气的病人应有气道压监测。如果采用车载呼吸机,该机应有通气管路断开报警与气道压过高报警功能。

6. 转运途中应携带的药物　氨茶碱,阿托品,氯化钙,利多卡因喷雾,地塞米松,地高辛,苯海拉明,多巴胺,肾上腺素,呋塞米,肝素,异丙肾上腺素,利多卡因针,甘露醇,硫酸镁,硝

酸甘油针,硝酸甘油片,硝普钠,注射用生理盐水,注射用葡萄糖,苯妥英钠,氯化钾,普鲁卡因酰胺,碳酸氢钠,注射用水,并根据病人具体情况携带镇静剂、肌松剂等。

另外,当灾难或突发事故发生时,尤其是化学事故发生之后,重症伤员的转运应该得到特别的重视,现场救治、转运途中及接收医院等每一个环节均非常重要,应有想好的协调与协作,应有简明的诊治记录与伤员一同移交到下一个环节。军队医疗与卫勤在这方面积累了丰富的经验,可供特殊情况下伤员转运工作借鉴与学习。

病人在转运途中的状态与途中所作处理应有记录(图2-10)。

(张翔宇　景　欣)

## 二、微循环监测

微循环是指微动脉和微静脉之间的血液循环,直接参与细胞、组织间的物质交换。微循环障碍是指发生在微循环水平上的血管和血流的形态与功能紊乱。微循环障碍在发病学中具有普遍性,尤其在危重病的发生、发展过程中,进行微循环监测具有重要临床意义。

### (一) 微循环的构成

微循环是微动脉和微静脉之间的血液循环,直接参与细胞、组织的物质交换。微循环的组成随不同器官而异。典型的微循环构成包括微动脉、后微动脉、毛细血管前括约肌、毛细血管、动静脉吻合支、直捷通路和微静脉。微循环的血液可通过三条途径由微动脉流向微静脉,包括直捷通路、迂回通路和动静脉短路。

1. 直捷通路　血液从微动脉经过后微动脉、通毛细血管至微静脉。此通路较直,流速较快,毛细血管管壁较厚,血流流速较快,经常处于开放状态。此通路的作用不是在于物质交换,而是使一部分血液通过微循环快速返回心脏。骨骼肌中直捷通路较多。

2. 动静脉短路　血液从微动脉经过动-静脉吻合支,直接进入微静脉。动静脉吻合支的管壁厚,血流速度快,有完整的平滑肌层,血流流经这一通路几乎不进行物质交换。此通路多分布在人体皮肤、手掌、足底和耳郭,平时因动静脉吻合支的管壁平滑肌收缩而关闭。当环境温度升高时,吻合支开放,上述组织血流量增加,有利于热量的散发。环境温度降低时,吻合支关闭,有利于保存体内热量。在某些病理状态下,如脓毒血症休克时,动静脉吻合支大量开放,可加重组织缺氧。

3. 迂回通路　血液从微动脉经后微动脉、前毛细血管括约肌、真毛细血管网,最后汇入微静脉。毛细血管穿插于细胞间隙,血流缓慢,互相连通成网络。毛细血管口径在 $5 \sim 8 \mu m$,管壁薄,由单层内皮细胞构成,通透性高。此条通路是血液与组织进行物质交换的主要场所,故又称营养通路。毛细血管通常交替开放,其开闭受后微动脉和毛细血管前括约肌的控制。安静时,骨骼肌中真毛细血管网大约只有20%处于开放状态,运动时,真毛细血管开放数量增加,提高血液和组织之间的物质交换,为组织提供更多的营养物质。

### (二) 微循环的调节

微动脉、后微动脉、毛细血管前括约肌和微静脉的管壁含有平滑肌,它们的舒缩活动直接影响到微循环的血流量。微循环能根据组织器官功能和代谢的需要,及时适当地改变管径、血压、流速、流量、血流分配和通透性等。微循环调节是一种综合性调节,主要包括以下方面：

1. **代谢调节和自身调节** 微血管周围环境如 pH 值、$CO_2$、$O_2$的量及代谢产物的浓度变化调节微循环称代谢调节。当局部组织代谢增强或血液供给不足时，$CO_2$、$H^+$浓度增加，氧张力降低，局部代谢产物如腺苷等堆积，使后微动脉和毛细血管前括约肌舒张，开放毛细血管数增多，血液灌流量增加，结果是代谢产物被运走，组织细胞的氧供改善，有利于适应组织代谢增强的需要。此时后微动脉和毛细血管前括约肌在体液中缩血管物质的影响下发生收缩，真毛细血管血流量减少，又导致上述局部代谢产物的堆积，使后微动脉和毛细血管前括约肌舒张，血流又增加。循环中的缩血管物质，如儿茶酚胺，与局部代谢产物中的舒血管物质交互作用，使毛细血管轮流交替开放。自身调节是指血压在一定范围内波动时，微动脉、微静脉、毛细血管括约肌和后微静脉会发生相应地收缩和舒张，以保证微循环内血流量的稳定。当血压升高时，微动脉等血管平滑肌自动收缩，管腔缩小，使血流量维持稳定。血压降低时，微动脉等血管平滑肌自动舒张，使血管扩张，保证一定的微循环血流量。

2. **神经体液调节** 微循环通过神经和体液机制，维持循环功能稳定，保证脏器、组织需要的血供。微动脉和微静脉的平滑肌受交感神经支配，交感神经兴奋时平滑肌收缩，血管口径缩小。平时交感神经就向血管壁平滑肌释放一定数量的冲动，使微动、静脉地平滑肌维持一定的张力，血管口径维持在一定水平，以保证微循环内血流量的稳定。参与微循环调节的体液因子很多，常见的有儿茶酚胺、肾素血管紧张素、醛固酮、加压素、内皮素、5-羟色胺、心钠素等。

**（三）微循环监测**

1. **微循环直接观察法** 临床对人体微循环观测的部位主要是甲襞、球结膜，其次是唇、舌、皮肤、牙龈等。利用生物显微镜直接在活体上观察表浅的微血管，可以见到微血管的形态、血液流动状态、出血渗血、对刺激的反应等，连接电视录像装置加上自动测定口径和流速则可做定量测量和研究，也可注射荧光蛋白造影进行观察。作为一种无创性检查，临床上可以在短时间内作多次、多部位的动态观察。

（1）甲襞微循环检测 甲襞的表皮是复层鳞状上皮，上皮下为结缔组织突起形成的真皮乳头，每个乳头内一般有一支毛细血管，输入支、襻顶和输出支组成毛细血管襻，此形状如"发夹"状，血液从输入支基底部流入，经输出支基底部流出，在显微镜下容易被观测。因此，甲襞是观察微循环的良好部位，亦是临床微循环检查最常用的部位。正常的微循环图形为发夹形，血管直，输入支和输出支平行。毛细血管轮廓清晰，能清楚地观察到血管的形状，排列整齐，分布均匀，数目正常。甲襞微循环观测主要包括管襻形态、流态和襻周三个方面。

1）形态 包括清晰程度、排列、外形、数目、长度、口径、输入与输出支的比例、乳头下静脉丛、管壁张力等。正常的甲襞微循环图形为发夹形，血管直，输入支和输出支平行，输入支的口径1~3个红细胞大小，输出支1~5个红细胞大小。输入与输出支的比例为1:2。血管清晰，排列整齐，分布均匀，数目正常，管襻张力正常。病理情况下可见管襻轮廓模糊，清晰度降低，毛细血管排列紊乱和出现异形管襻，血管襻数目可出现增多或减少，管襻张力减弱，甚至呈锯齿张或僵直状，有时表现为粗细不匀。

2）管襻的血流状态 包括血流颜色、血液流态、伴顶血流、血流速测定。正常情况下管襻内血液呈鲜红色、血流均匀，连续呈线状，管襻襻顶血流通畅。病理情况下可见管襻血液颜色呈暗红或紫红色,出现红细胞聚集,呈粒状或絮状,移动缓慢或靠近管壁,甚至出现血液分层现象。

3)襞微循环袢周　包括有无渗出、出血,边缘是否清晰。正常管袢周围无渗出现象,边缘清晰,透光好。还可以观察管袢对冷、热、针刺、药物等刺激的反应。

(2)眼结膜微循环检测　眼球结膜微血管表浅、清晰可以直接观察;球结膜底色白,与毛细血管内血液对比度好,容易观察。首先应全面观察球结膜各部位微循环变化(上下左右象限)然后在一个部位具体观察、测定。一般使用裂隙镜或生物显微镜在左眼颞侧球结膜,选择血管清晰部位观察。观察球结膜微循环时在一个视野内可以同时看到微动脉和微静脉以及毛细血管。观测内容包括微血管形态、血液流态和微血管周围状况。①微血管形态:眼球结膜微动脉和微静脉近乎平行,血流方向相反。微动脉中血流速消快,静脉中略慢,微动脉走行自微静脉呈波浪状;正常微动脉与微静脉口径比在1:3以内。病理情况下可以出现微血管明显扭曲、打结现象。观测微血管有无增粗(瘤样膨大),正常微血管从动脉开始管壁光滑,由粗渐细,然后由细渐粗,局部不应有瘤样膨大现象;毛细血管网交点计数在约1 mm² 的固定区域内,计数此区域内毛细血管与边界(血管)相交的数目,正常值不超过5个。②血液流态:与甲襞微循环检查一样,可使用示波器光点扫描法跟踪测定。在球结膜的微循环中。容易见到红细胞不同程度的聚集现象。一般将聚集分为Ⅰ、Ⅱ、Ⅲ度或轻、中、重度。③观测眼球结膜微血管周围有无渗出、出血等。病理情况下眼球微血管周围出现渗出、出血,表现为微血管轮廓模糊,严重时可直接见到微血管外的血浆样物质和红细胞。

(3)舌尖微循环的观察　舌尖微循环是检查和了解体内末梢微循环功能状态的一种方法。检测方法是将舌法水平伸出,轻轻贴住玻片的圆形片凹,使舌尖与玻片接触,形成一个面积约为1.5 cm×1 cm 大小的观察表面。显微镜放大倍数为30~60(目镜6×,物镜10×)。舌微循环观察内容包括:①每个显微镜视野舌乳头内血管丛数目;②选择微血管袢清晰可见的血管丛,计算每个乳头血管丛中管袢数;③观察舌乳头内微血管丛形态(树枝形、花瓣形、粗网形、发团形、栏栅形),微血管血色,以及有否微血管渗出及出血;④观察微血管袢形态与张力,有否微血管袢顶淤血和微扩张血管袢;微血管袢内血液流动状态等。

2. 微循环间接观察法

(1)皮肤温度测定　一般认为皮肤温度反映血液速度,故可测定皮温作为判断微循环的指标,脚趾温度的连续测定也可用于临床,如有人发现开胸做心脏手术后,外周的血管收缩,脚趾温度降低,过一定时间后收缩减轻,温度回升,如脚趾温度复原时间延长表明循环发生障碍。

(2)廓清速度测定　皮肤或肌内注入能释放伽马射线的惰性物质,测定被廓清的速度,可反映皮肤或肌肉的血液量,因其被清除速度与局部组织的血液量成正比,常用的是133 氙($^{133}Xe$)生理盐水液。皮内注射标记蛋白测定其清除速度也可反映皮肤通透性的变化。也有用惰性气体廓清法测定内脏微循环的,将胃窥镜的光导纤维与测定电极一起放入胃内,将电极紧贴胃黏膜,另一参考电极放在下肢皮肤上,然后经鼻吸入一定量的氢气,氢气进入肺泡后入血到达胃黏膜,达到峰值后逐渐下降,胃内电极将此变化连至放大记录系统,将氢浓度变化转换成电流,放大后记录其浓度变化曲线,根据氢下降速度算出减少一半所需时间,求出胃黏膜测定部位的血流量。

(3)激光多普勒测定　激光多普勒能测定组织表面微区中微循环的红细胞灌注流量,

其原理是激光入射到运动微粒上,其反射或散射光要发生频移(偏离入射光),即光学多普勒效应。频移量的大小可精确的反映运动微粒的速度,散射光的强度与运动的红细胞成正比。探测器能检测到这些细微变化,并将该变化经处理后利用计算机进行分析处理,得到血流情况的数据和反映血流—时间关系的曲线图。目前国外已有制成的特殊探头,可随内窥镜进入内脏(例如胃和肠)测定内脏微循环。

3. 最新的微循环监测技术

(1)正交极化光谱技术(orthogonal polarization spectral imaging,OPS) OPS 是在偏振光活体显微镜基础上提出的一种新的无创性微循环检测方法,能够在器官表面直接观察微循环状态,其装置体积小、使用方便,可在临床进行实时微循环监测。OPS 使用时需要高能光源,能对微血管的管径、红细胞流速、微血管密度等进行观测。但 OPS 存在一定局限性,容易造成模糊影像从而影响对毛细血管的观察。

(2)旁流暗场技术(sidestream dark field,SDF) SDF 是对 OPS 技术的改进,可更加清晰地观察器官的微循环状态。其工作原理是通过 SDF 探针直接放置于组织表面,探针中心所含的发光二极管发出 530nm 波长的光,穿透 1 mm 深的组织,由于血红蛋白能吸收此波长的光,所以能清晰地观察到红细胞的运动,获得高质量的图像,用于自动分析。由于 SDF 成像所需能量较小,可以使用电池或连接到便携电脑进行操作。

OPS 和 SDF 是近年来出现的直视下监测微循环的新技术,可以监测大脑、结膜、舌下黏膜、胃肠道黏膜等部位的微循环状态,从而指导临床治疗。其中舌下黏膜在临床研究最为常用,因为舌下黏膜在临床上容易获得,舌下黏膜与胃肠道黏膜在组织胚胎起源具有同源性,舌下微循环能够较好的反映内脏组织灌注。危重病人的舌下黏膜与胃肠道黏膜改变具有很好的相关性。

(廖亿兴 浦其斌)

## 三、营养及代谢监测

(一)营养监测

营养不良导致机体组织细胞的活化受损、免疫活性细胞功能及数量下降、细胞代谢所需的酶和一些特殊物质(如精氨酸、谷氨酸、磷酸盐)等严重不足,最终使组织细胞的功能降低、机体修复能力和免疫功能降低,器官功能衰竭甚至死亡。特别是对于危重病人,由于摄入量的不足、胃肠功能的衰竭、应激状态下分解代谢的增加等都可以导致机体处于营养不良状态。所以,加强营养监测,及时进行营养评定和监控,并给予适时、个体化营养支持均具有极其重要意义。营养监测的方法有多种,但任何一种都有一定的局限性,临床使用时应进行综合评估。

1. 人体体重测量

(1)理想体重百分比(percent ideal body weight,PIBW) PIBW 表示病人实际体重偏离总体标准的程度。计算公式如下:%IBW=实测体重/理想体重×100%。%IBW 大于 90,表示无营养不良;80~90,轻度营养不良;60~79,中度营养不良;小于 60,重度营养不良。此项指标受水潴留或机体脱水影响较大,在评估机体蛋白质状态时不够理想。

（2）体重指数（body mass index，BMI）　是用体重公斤数除以身高米数平方得出的数值。营养状况可以通过 BMI 来进行分级，BMI<16 通常与严重营养不良有关。

2. 主观估测（subjective global assessment，SGA）　SGA 是一种临床上用于评价营养状态的可反复使用的有效方法。SGA 估测基于体重改变、进食状况、胃肠道症状、活动能力变化、有无应激反应以及体检时的改变，对病人的营养状况做总的、全面的评估，从而可预计并发症的可能性与预后。SGA 的特点是无创性和简便易行，不需要任何生化检查数据，便于临床医护人员掌握。对中度以上蛋白质营养不良的检出率较高，常在生化试验前用作判断病人有无营养不良，还能用于帮助确定患者需要接受何种营养治疗。由于提供的信息并不完整，同时易受主观影响，其特异性强于敏感性，评估时还需参考其他指标。

3. 机体细胞总体（body cell mass，BCM）　通过同位素稀释法测定机体总的可交换钾（Ke）。BCM＝Ke×8.33。研究证明 Ke 与细胞内液相关，反映细胞总量变化，而机体总的可交换钠（Nae）与细胞外液相关，Nae 与 Ke 的比值反映 BCM 在机体组成中所占比重。正常情况下 Nae/Ke 男性为 0.85，女性为 1.0。如>1.22 为营养不良。

4. 机体脂肪储存的测定　通常测定上臂三头肌处皮折厚度（Triceps skin-fold thickness，TSF）。TSF 作为机体储存脂肪的一个间接指标，可以反映机体的营养状态。测定时患者取坐位，上肢自然放松下垂，或平卧位，双上肢交叉于胸前。测量部位为肩胛骨喙突与尺骨鹰突连线中点处。检查者用拇指和示指捏起皮肤和皮下组织，并使皮肤皱折方向与上肢长轴平行，用卡尺进行测量。使用皮折仪测量时，需用皮折仪夹捏该处皮肤，测定其厚度。所施加的夹力为每 10 g/mm$^2$。正常值是男性 11.3~13.7 mm，女性 14.9~18.1 mm。

5. 机体蛋白质状态　维持机体蛋白质的完整性至关重要。蛋白质是所有细胞的必需成分，几乎参与所有的机体功能。机体蛋白大致分为躯体（主要是肌肉蛋白质）和内脏蛋白质两大部分。

（1）躯体蛋白质

1）上臂中部周径（MAC）、上臂中部肌肉周径（AMC）　MAC 是上臂肌肉、肱骨、皮下脂肪的周径总和。测定姿势及部位同 TSF，用卷尺围绕一周，测周长。可按下列公式求出，AMC＝ MAC-（TSF×0.314）。正常值：男性 25.3 cm，女性 23.2 cm。AMC 是肌肉组织人体测量的主要形式，用 AMC 判断总体肌肉组织较其他肌组织测量方法更为有效。

2）肌酐身高指数（creatinine hight index，CHI）　肌酐是磷酸肌酸的最终分解代谢产物，后者由肝脏合成，作为高能磷酸化合物储存于肌肉中。在肾功能正常的情况下，机体 24 h 尿肌酐排泄量是恒定的，与机体总钾含量明显相关，而机体总钾量又与机体无脂细胞群密切相关。故尿肌酐排泄量与机体无脂细胞群有关，与消耗的肌肉量成比例。CHI 计算公式如下：CHI＝24 h 实际排除的尿肌酐量/标准的 24 h 尿排出量，CHI 正常均值是 1.09，营养不良时 CHI 降低，高代谢时升高。标准 24 h 尿肌酐排出量，男性 23 mg/kg（标准体重）或 10.3 mg/cm（身高）；女性 17 mg/kg（标准体重）或 5.8 mg/cm（身高）。CHI 是测定体内蛋白质储存比较灵敏的参数，但测定准确的前提是肾小球滤过率必须正常和 24 h 尿液收集必须准确。

（2）内脏蛋白质

1）血清白蛋白　血清中白蛋白浓度降低，即低白蛋白血症，是营养不良最明显的生化特征。因此持续低白蛋白血症是判断营养不良较为可靠的指标。机体总白蛋白约 250~

300 g,正常成人每天肝内合成白蛋白约 16 g,半衰期为 16～20 d。短期内蛋白质摄入不足时,机体通过肌肉分解释放氨基酸,提供合成白蛋白的基质。同时伴有循环外白蛋白向循环内转移,使血浆内白蛋白维持在一定的水平。故短期内变化不明显,作为营养监测动态观察指标不够敏感,不能通过白蛋白检测发现边缘性营养不良。正常值 35～45 g/L,低于 30 g/L 即为营养不良。

2)转铁蛋白　在肝脏内合成,其半衰期为 8～10.4 d,为血浆中的 β 球蛋白,主要功能为运送铁。作为营养不良的指标,比白蛋白灵敏。但当体内缺乏铁时,运铁蛋白可代偿性增加。正常值为 2.0～4.0 g/L。

3)视黄醇蛋白　白蛋白和转铁蛋白的半衰期较长,不能迅速反映营养治疗的效果。此种蛋白的生物活性半衰期仅 12 h,在蛋白质和能量摄入的短期内即有明显变化,故可作为临床营养不良的早期诊断和营养治疗的监测指标。正常含量仅为 26～76 mg/L。

6. 机体免疫状态测定　营养不良时常伴有免疫功能低下。表现为淋巴细胞计数减少,功能抑制及白细胞酶系统损害。临床上可以通过对免疫系统的测定来反映免疫状态。

(1)全淋巴细胞计数(TLC)　正常外周淋巴细胞总数为 $2\times10^9$/L,营养不良时减少。总淋巴计数=[淋巴细胞(%)×WBC 计数]/100。TLC 800～1200 是中度营养不良,TLC<800 时可能存在重度营养不良。

(2)皮肤迟发超敏试验　能较好的反映出细胞免疫功能。将抗原接种于手臂前侧,皮内注射抗原 0.1 mL,24～48 h 后若红肿区>5 mm 为阳性,表示患者有免疫反应。中度以上营养不良时,皮肤试验大多呈阴性。常用的抗原有二硝基氯苯(DNCB),链激酶-链道酶(SK-SD)和植物血凝素等。

(3)T 淋巴细胞功能检测试验　总长环形成试验(Et-RFC),反映外周血总 T 细胞数;活性花环形成试验(Ea-RFC),反映外周血活性 T 细胞数;CD3 或 OKT3,单抗测外周血总 T 细胞数;CD4 或 OKT4,单抗测辅助 T 细胞或 T4 细胞数;CD8 或 OKT8,单抗测抑制性 T 细胞或 T8 细胞数;淋巴细胞转换试验,测定 T 细胞功能;混合淋巴细胞转化试验,转化率高表示组织相容性抗原不相符程度高。

(4)B 淋巴细胞功能检测试验　小鼠红细胞花环试验,降低表示体液免疫功能降低;表面膜免疫球蛋白检测,体液免疫缺陷时可有 B 细胞及各亚群改变。

7. 身体成分分析　对人体成分的测定有助于评估机体的营养状态,但对机体的急性改变敏感性较低。目前测量人体成分的主要方法有总体水法(total body water,TBW)、总体钾法(total body potassium,TBK)、生物电阻抗分析(bioelectrical impedance analysis,BIA)、双能 X 射线吸收法(dual-energy X-ray absorptionmetry,DEXA)、中子活化分析(NAA)技术等。其中 BIA 具有便携、廉价、易操作和非侵入性的特点,是测量人体成分的较为理想的方法。其原理是非脂肪和脂肪的导电性不同,应用四面紧密接触的电极测量技术,测量人体的电阻,进而计算出人体成分。但当患者存在胸腔积液、全身水肿时将影响测定值。通过 BIA 可以测量机体非脂肪体重和体液状况的变化。DEXA 具有无创性、放射性少以及测量精确的特点,能分析机体内脂肪、蛋白质和骨矿物质含量等,但测定结果受体液潴留影响。NAA 技术是通过向患者发射一束快中子,使靶原子俘获中子后形成不稳定的同位素 49Ca 和 15N,放射出可检测的特征性 γ 射线。依据 15N 测量的蛋白质含量和 49Ca 测量的矿物质含量,可计算(体脂)BF 含量。但 NAA 技术设备昂贵、具有辐射性,需熟练的操作人员使用,因此妨碍了此技术的常规使用。

8. 氮平衡测定　氮平衡是评价蛋白质在体内合成与分解代谢的重要指标。因疾病、创伤或手术的影响造成大量含氮成分流失而又未得到足够的补充，这是负氮平衡的重要原因。临床通过氮平衡测定还可间接地了解在营养支持治疗中个体对外来含氮物质的吸收利用率，评估营养支持是否能促进合成代谢和防止净分解代谢。氮平衡是通过摄入氮与排泄氮之差而计算得出。24 h 氮排出量=24 h 尿尿素氮+4 g。其中 24 h 尿尿素氮约等于 24 h 尿氮排泄量，4 g 表示每日通过皮肤、毛发及胃肠道丢失的氮。因每克蛋白质分解含氮量为 6.25 g。所以计算氮平衡的公式如下：

氮平衡=蛋白质摄入量(克)/6.25-尿尿素氮(克/日)-4 g

氮平衡值为零时，肌肉蛋白和内脏蛋白的消耗和合成处于动态平衡。正值提示机体处于生长状态或合成状态，负值为机体处于分解状态。-5 ~ 10 g/d：属于轻度分解代谢。-10 ~ 15 g/d：属于中度分解代谢。>-15 g/d：属于重度分解代谢。

**(二)代谢监测**

生物体内物质代谢过程中所伴随着的能量释放、转移和利用过程称为能量代谢。通过对机体在各种状态下的能量消耗测定称为代谢监测，包括基础能量消耗(BEE)和静息能量消耗(REE)。代谢监测在指导营养支持、指导临床治疗、评估疾病的严重程度和转归等方面具有重要意义。

BEE 是指人体在清醒而又非常安静，不受肌肉活动、环境温度、食物及精神紧张等因素的影响状态下的能量消耗，测量通常是在清晨进餐以前(即前次餐后 12 ~ 24 h)，以排除食物的特殊动力效应；室温保持在 18 ~ 25 ℃之间，以排除环境温度的影响。BEE 可由 Harris-Benedict 公式计算：

基础能量消耗(男性)：$66.47+(13.75×W)+(5.0×H)-(6.76×A)$

基础能量消耗(女性)：$65.51+(9.56×W)+(1.85×H)-(4.68×A)$

式中 W 为实际体重(kg)，H 为身高(cm)，A 为年龄(岁)。在不同的应激状态下能量消耗差别很大，在计算出能量消耗后应予以修正。轻度应激及外科小手术，1.3×基础能量消耗；中等应激及外科大手术，1.5×基础能量消耗；癌症，1.6×基础能量消耗；严重应激，2.0×基础能量消耗。

静息能量消耗量(REE)是指机体禁食 2 h 以上，在合适温度下，平卧休息 30 min 后的能量消耗，占总能量的 65% ~70%。REE 与 BEE 相比，多了部分食物的特殊动力作用和完全清醒状态时的能量代谢，REE 一般较 BEE 高出 10%左右。

1. 危重病人炎症反应下的代谢改变　多种原因可以触发机体产生炎症反应，常见的包括外伤、手术创伤、感染及其他疾病的存在。在炎症反应过程中，机体多个系统和一些因子参与其中，包括神经系统、内分泌系统、激素、细胞因子以及分解代谢因子等。炎症反应的临床表现常是高动力型，包括发热、心动过速、呼吸频率增快和白细胞增多。炎症反应下的代谢变化表现为机体静息代谢率升高、肌肉分解代谢及氮丢失增加、糖异生增强等改变。体温对机体静态代谢率的影响非常大，体温每升高 1℃，代谢率平均增加 10%，手术后代谢率增加 10% ~15%，烧伤患者代谢率可增加 125%，在以上这些状态下要维持能量平衡需要大量的热能补充。

2. 代谢监测的方法　代谢监测的常用方法包括直接测热法和间接测热法。临床上间接测热法最为常用,通过它能确定个体的能量需求,并作为充足摄入量和目标能量的基准。

(1)直接测热法　是指通过收集机体在一定时间内散发出的总热量求得能量代谢率的方法。直接测热法的原理是通过测量机体在一定时间内所处介质的温度变化来算出机体产生的热量。常用的介质是水,而水的比热是已知的。但此类装置结构复杂,体积庞大,目前已较少使用。

(2)间接测热法　为了临床应用方便,出现了各种间接测热法。根据测量原理的不同分为闭合式测热法、开放式测热法和热稀释测热法(Fick 法)。临床上常用开放式测热法和热稀释法。

1)开放式测热法的原理　是根据一定时间内吸入气和呼出气中氧和二氧化碳的浓度差和总气体量来计算出该时间内的耗氧量和二氧化碳的排出量。因为机体在消耗一定量的蛋白质、脂肪和碳水化合物,产生一定量的热量时会相应地消耗一定量的氧,产生一定量的二氧化碳。所以可以通过氧和二氧化碳的变化来推算机体能量代谢的状况。测定方法是收集患者呼出气于密封的袋子中,记录单位时间的呼出气量,并测定集气袋中气体的氧和 $CO_2$ 浓度,按下式得出 $VO_2$ 和 $VCO_2$。

$VO_2 = 20.9×$集气袋中气体的氧浓度×单位时间呼出气容量

$VCO_2 =$ 集气袋中气体的 $CO_2$ 浓度×单位时间呼出气容量

据公式 $EE = 3.9(VO_2) + 1.1(VCO_2)$ 推算 24 h 静息能量损耗:$REE = [3.9(VO_2) + 1.1(VCO_2)] × 1440$,偏差率小于 2%。由于当前微型计算机的出现,模数转换技术的应用使得临床即刻动态连续精确测量能量消耗成为可能,并且简便易行,利用间接测热法测量 REE 已在临床迅速推广。

2)热稀释测热法(Fick 法)　通过测定心输出量/动脉血和混合静脉血的氧含量,然后将动脉血和混合静脉血的氧含量差乘以心输出量即得出氧耗量,以氧耗量计算出能量消耗。具体方法是:①采用热稀释技术精确测量心排血量。②从肺动脉末端抽取混合静脉血,从股动脉抽取动脉血,测量动脉血氧饱和度($SaO_2$)和混合静脉血氧饱和度($SvO_2$)。③测量血红蛋白的值,算出动脉血氧含量和混合静脉血的氧含量,将动脉血与混合静脉血氧含量的差乘以心排血量即得出氧耗量($CVO_2$)。由于 $CO_2$ 在血液中以多种形式存在,Fick 法无法测量 $CO_2$ 的产生量,而仅由 $VO_2$ 生成量计算 REE 等指标。Fick 法属侵入性检查,只能测量某一点时间上的氧耗量,不能连续测量能量消耗,无法评价营养底物的氧化率,因而使其在临床上的应用受到限制。

(何国军　浦其斌)

## 四、动脉和中心静脉插管监测

### (一)动脉插管监测

血流动力学监测是危重病人监护的重要手段。在床边对病人进行血流动力学各参数的测定,为危重病人的早期诊断、及时治疗以及评估治疗反应提供可靠的依据。动脉血压监测是危重病人血流动力学监测的主要手段,并能提供准确、可靠和连续的动脉血压数据。

1. 适应证　①血流动力学不稳定或有潜在危险的患者。②重症患者、复杂大手术的术中和术后监护。③需低温或控制性降压时。④需反复取动脉血样的患者。⑤血压需用血管活性药物进行调节的患者。⑥呼吸、心跳停止后复苏的患者。

2. 禁忌证　相对禁忌证为严重凝血功能障碍和穿刺部位血管病变,但并非绝对禁忌证。

3. 动脉血压监测系统的组成　动脉血压监测系统由换能器、放大器、监护仪、连接管系统和连续冲洗装置组成。换能器的作用是把压力信号转换为电信号。放大器的作用是将微弱的电信号放大,转变成可显示的读数或图形。连接管系统是指病人动脉端和换能器之间的连接管,动脉压力直接通过连接管系统传递至换能器。连接管系统包括动脉导管、延伸连接管、三通装置等,为防止动脉导管内血凝块形成,连接系统内需预充肝素化生理盐水。在测压系统中设置自动连续冲洗装置,可有效地防止凝血块形成而堵管,保证测压管道的通畅,减少人工冲洗管道的次数。

4. 动脉穿刺插管方法　动脉血压监测时通常选用桡动脉、肱动脉、股动脉或足背动脉进行穿刺插管。选择动脉穿刺针时应考虑动脉的粗细,以能容纳导管而不引起血流阻断。应选择易穿刺和不易感染部位的动脉,还应注意侧支循环的情况,选择易穿刺部位的动脉对正进行抗凝治疗的病人尤为重要。桡动脉是最常被选用的穿刺动脉,其穿刺插管方法如下:

(1)掌弓侧支循环估计　腕部桡动脉位于桡侧屈肌腱和桡骨下端之间的纵沟内。桡动脉构成掌深弓,尺动脉构成掌浅弓。两弓之间存在侧支循环,掌浅弓的血流 88% 来自尺动脉。桡动脉穿刺前常用 Allen 试验法判断来自尺动脉掌浅弓的血流是否足够。具体方法为:

抬高前臂,术者用双手拇指分别摸到桡、尺动脉搏动。

嘱患者做 3 次握拳和松拳动作,压迫阻断桡、尺动脉血流,直至手部变苍白。

放平前臂,只解除尺动脉压迫,观察手部转红时间。正常为<5~7 s;0~7 s 表示掌弓侧支循环良好;8~15 s 属可疑;>15 s 属掌弓侧支循环不良,禁忌选用桡动脉穿刺插管。

(2)工具　①聚四氟乙烯套管针,成人用 18~20 G,小儿用 22~24 G。②固定用前臂的短夹板及垫高腕部用的垫子(或纱布卷)。③冲洗装置,包括接压力换能器、三通开关、延伸连接管、输液器、加压袋及每毫升含肝素 2~4 单位生理盐水。⑤电子测压系统。

(3)操作方法

1)常选用左手,固定手和前臂,腕部下放垫子,背曲或抬高 60°。定位:腕部桡动在桡侧屈肌腱和桡骨下端之间纵沟中,桡骨茎突上下均可摸到搏动。

2)术者左手中指摸及桡动脉搏动,示指在其远端轻轻牵拉,穿刺点在搏动最明显处的远端 0.5 cm 左右。

3)常规消毒、铺巾,用 1% 利多卡因作皮丘。

4)套管针与皮肤呈 30° 角,对准中指摸到的桡动脉搏动方向,当针尖接近动脉表面时刺入动脉,直到针尾有血溢出为止。

5)抽出针芯,如有血喷出,可顺势推进套管,血外流通畅表示穿刺置管成功。

6)如无血流出,将套管压低呈 30° 角,并将导管徐徐后退,直至尾端有血畅流为止,然后将导管沿动脉平行方向推进。

7)排尽测压管道通路的空气,边冲边接上连接管,装上压力换能器和监护仪。连接系统内的气泡和凝血块会影响压力测定的读数,换能器水平的高低也会影响压力的测定,换能器的位置一般置于与右心房同一水平。为确保测得的压力读数准确,监测前一定要注意监护仪零点校准,在病人体位变动后应重新校零。

8)用粘贴敷料固定以防滑出,除去腕下垫子,用肝素盐水冲洗一次,即可测压。保持导管通畅,覆盖敷料。

(4)并发症及防治　有创动脉血压监测的并发症主要有血栓形成、动脉栓塞、动静脉瘘、动脉瘤、局部出血、血肿形成、局部或全身感染。并发症的防治方法包括:

1)Allen's 试验阳性及动脉有病变者应避免桡动脉穿刺插管。穿刺时尽量减轻动脉损伤,避免多次反复的同一部位行动脉穿刺。

2)动脉血压监测中应注意无菌操作,熟悉管道的连接,换能器和管道必须充满肝素盐水,排尽空气。进行测压、冲洗、抽取血标本等操作前后都应排尽空气,严防动脉空气栓塞。

3)注意保持导管通畅,定时肝素盐水冲洗,如疑有导管不畅,应用针筒抽吸,不能加压推注,以防血凝块脱落。

4)末梢循环不良时应更换测压部位。整个测压系统必须紧密连接,妥善固定,避免移动,需经常用肝素冲洗。

5)密切观察皮肤穿刺肢体远端的血供情况,主要注意皮肤色泽、感觉和肢体活动情况。如发现血栓形成、远端肢体缺血应立即拔除导管,严密观察。必要时行手术探查以防止肢体坏死。

动脉置管期间严格无菌操作,定期消毒周围皮肤,定期更换敷料和连接管系统。置管时间最长1周,如需继续应更换测压部位。

5. 正常动脉血压波形和数值　正常的动脉血压波形有一快速的上升支和清晰的降支切迹。上升支出现在心电图 QRS 波群之后,代表血液从左心室快速射入主动脉,因此在波峰顶点测得的压力为收缩压,正常值为 12.0 ~ 18.7 kPa(90 ~ 140 mmHg)。压力上升速率(dp/dt)通过动脉压波形测量和计算 dp/dtmax,是一个心肌收缩性的粗略指标,方法简单易行,可连续测量。降支切迹称重搏切迹出现的时间与心电图 T 波的时间相当,发生在主动脉瓣关闭的瞬间。因主动脉瓣关闭后,血液继续流向外周,因此波形最低点的压力称为舒张压,正常值 8.0 ~ 12.0 kPa(60 ~ 90 mmHg)。体内重要脏器的灌注与平均动脉压直接相关。平均动脉压的计算公式为:平均动脉压 = 〔收缩压 + (舒张压×2)〕/3 。正常平均动脉压在 9.33 ~ 14.0 kPa(70 ~ 105 mmHg)。动脉血压的波形和测得的压力可随动脉导管的位置而发生变化。身体各部位的动脉压波形有所不同,压力脉冲传向外周时发生明显变化,越是远端的动脉,压力脉冲到达越迟,上升支越陡,收缩压越高,舒张压越低,但重搏切迹不明显。动脉血压监测的数据应与血压计(Cuff 血压)相对照。

6. 异常动脉压波形　异常动脉压波形与一些疾病状态有关,但首先需排除动脉测压系统本身的问题。

(1)动脉监测系统异常导致动脉波形变化

1)动脉血压波形模糊,不易辨认。其原因包括导管尖端触到动脉壁、导管尖端血栓形成造成管腔部分阻塞、三通连接管或换能器凝血块形成等。首先明确原因,相应处理包括将导管后退,移动或转动肢体,用针筒抽吸血块和人工冲洗。冲洗三通连接管或换能器,无效时则需调换。

2)曲线低平(呈衰减波),冲洗后动脉血压仍偏低。其原因有换能器和连接管中存在气泡或使用了不合适的压力管。应检查更改测压系统,通过人工冲洗将气泡冲出换能器,缩短连接管,并换用硬质压力管。

3)测不出压力。换能器与导管间未紧密连接,换能器未调零定标。在读取动脉压力前,必须确定换能器处于合适位置,尤其注意病人体位改变后的换能器位置。每 8~12 h 对换能器进行一次零点定标。

(2)与疾病相关的动脉波形改变

1)圆钝波 波幅中等度降低,上升和下降支缓慢,顶峰圆钝,重搏切迹不明显,见于心肌收缩功能低下或血容量不足。

2)不规则波 波幅大小不等,早搏波的压力低平,见于心律失常患者。

3)高尖波 波幅高耸,上升支陡,重搏切迹不明显,舒张压低,脉压宽,见于高血压及主动脉瓣关闭不全。主动脉瓣狭窄者,下降支缓慢及坡度较大,舒张压偏高。

4)低平波 上升和下降支缓慢,波幅低平,低血压严重。见于休克和低心排综合征。

(二)中心静脉压监测

中心静脉压(CVP)是指靠近右心房的腔静脉或是右心房的压力。通过中心静脉压力监测能动态评估循环有效容量与心血管功能之间的相互关系,在临床上具有重要意义。中心静脉压的正常值为 5~12 $cmH_2O$,它可反映体内血容量、静脉回心血量、右心充盈压力或心功能的变化。

1. CVP 监测的适应证 ①大手术中大量液体的输入或血液丢失。②作为指导输液量和速度的参考指标,特别在感染性休克、创伤时需进行液体复苏时。③需静脉使用对血管有刺激的药物。④快速液体输入。⑤经颈内静脉紧急起搏、插入肺动脉导管或血液超滤管道。⑥静脉血频繁取样。⑦需明确循环功能障碍是否由低血容量所致。

2. 禁忌证 绝对禁忌证包括上腔静脉综合征和插入位置存在感染。相对禁忌证包括:①存在凝血功能障碍。②新近插入的起搏器导线。③颈动脉疾病。

3. 插管途径 不同部位的周围静脉都可插入导管至中心静脉部位进行中心静脉压监测。常用的上腔静脉是经颈内静脉、锁骨下静脉。下腔静脉可为股静脉或大隐静脉。由于在腹股沟部位插管感染机会较多,锁骨下静脉穿刺有气胸的风险,所以临床多采用颈内静脉穿刺术进行中心静脉压测定,其优点是颈内静脉的解剖位置较为固定,到右心房的距离短而直,插管相对较容易,导管尖易定位于上腔静脉或右房,而并发症的发生率较低。

4. 插管步骤

(1)病人取头低 15°~20°屈曲位,以利静脉充盈,又可避免进入空气,如病人有肺动脉高压或充血性心力衰竭,可保持水平卧位穿刺。

(2)肩背部垫高,头转向左侧,使颈伸展。

(3)穿隔离衣,带消毒手套,消毒皮肤和铺无菌巾。

(4)穿刺点在胸锁乳突肌的锁骨头与胸骨头所夹三角的顶部沿锁骨头内缘。

(5)1%普鲁卡因局麻,左手紧拉皮肤,右手持穿刺针,针干与皮肤呈 30°~40°角,在进针过程中保持注射器内轻度负压,深度约 3~5 cm,见暗红色血液抽出,压力不高,明确为静脉血。

(6)固定内针,捻转推进外套管。

(7)拔除内针,接上输液测压管道,抽血通畅,表明导管位置正确。

(8)固定导管,防止导管滑脱。

5. 测压方法

(1)换能器测压　通过换能器、放大器和监护仪来显示和记录中心静脉压的数据、波形。压力换能器应与右心房处于同一水平,每次测压前应调定零点。

(2)水压力计测压器　测压玻璃管下方有一三通开关,一端连接静脉输液管,另一端连接静脉导管。测压时测压管的零点位应与病人的右心房处在同一水平。先将输液管与测压管相通,待液体充满测压管后,再使测压管与静脉导管相通,测压管内的液面逐渐下降,至液面稳定时的刻度即是中心静脉压。将输液管与静脉导管相通,这样可继续输液并反复多次测压。

6. 中心静脉压监测的并发症及防治

(1)感染　导管和穿刺置管部位都可以发生感染。在操作过程中严格遵守无菌操作技术,加强护理,长期置管者可通过更换导管以减少感染的发生。

(2)血栓形成　表现为病人穿刺置管侧的肢体出现水肿,可出现不同程度的颈部疼痛和静脉怒张。应注意液体持续滴注和定期用肝素盐水冲洗。

(3)空气栓塞　当右心室中存积 10 ~ 20 mL 空气时,心排量可突然下降,病人出现头痛、焦虑甚至意识丧失。此时应立即将病人处左侧卧位,使气体上升至右心室壁处,以改善心搏量,同时予以吸氧。预防的方法包括:穿刺时取头低位,经常检查导管各接头处,保持密封状态。

(4)出血和血肿　颈内静脉穿刺时,穿刺点和进针方向偏内侧时易穿破颈动脉,进针太深可能传破颈横动脉、椎动脉或锁骨下动脉,在颈部可形成血肿,凝血机制不良或肝素化后的患者更易发生。如两侧穿刺形成血肿可压迫气管,造成呼吸困难。预防方法是穿刺时可摸到颈动脉,并向内推开,穿刺针在其外侧进针,并且不应进针太深。一旦发生血肿,应作局部压迫,不要急于再穿刺。锁骨下动脉穿破可形成纵隔血肿、血胸或心包填塞等,所以需按解剖关系准确定位,穿刺针与额状面的角度不可太大,力求避免损伤动脉。

(5)气胸和血胸　主要发生在锁骨下静脉穿刺时,发生率约为1%。穿刺过深及穿刺针与皮肤成角太大易损伤胸膜。所以操作时要加倍小心,有怀疑时听诊双侧呼吸音,早期发现,早期处理。

(6)血管及心脏穿孔　为少见的严重并发症,可发生血胸、纵隔血肿和心包填塞。心脏穿孔的原因有:①导管太硬而插入过深;②穿刺导管被针尖切割而损坏,边缘锐利;③心脏收缩时与导管摩擦;④心脏原有病变,腔壁变薄脆。

预防方法包括:①导管顶端位于上腔静脉与右心房交界处,不宜太深;②妥善固定导管,尽量不使其移位;③降低导管硬度。

7. 影响 CVP 的因素　有许多因素可以影响 CVP 值。在危重病人管理过程中,评估 CVP 值时首先应排除一些机械性的因素,如导管位置不佳、导管内气泡或血栓、零点未校准等。进行 CVP 值的动态评估有时要比单一的值更为重要。

(1)导管位置　测定 CVP 导管头端必须位于右心房或近右心房的上、下腔静脉内。若导管插入过深,插入心房或心室,CVP 值下降;过浅,则 CVP 值升高。临床上可根据插管后X 射线摄片判断导管的位置。

(2)标准零点　零点发生偏差将显著影响测定值。一般以右心房中部水平线作为标准零点,换能器应处于此水平线。右心房中部在体表的投射位置,仰卧位时相当于第四肋间前、后胸径中点(腋中线)的水平线。体位发生改变时应随即调整零点,零点位置不准确时,换能器位置高则 CVP 偏低,换能器位置低则 CVP 偏高。

(3)测压管道系统　中心静脉导管堵塞、各连接管道的受压或扭曲、管道内存在的气泡、测压同时液体的输注都将影响 CVP 值的准确测定。

(4)病理因素　中心静脉压过高可见于各种原因导致的血容量过高,如输血输液量过多,特别在心肾功能不全时;各种原因影响右心室舒张或收缩,如右心或全心衰竭、心包填塞、缩窄性心包炎、纵隔压迫、肺梗死等;各种原因导致的胸内压增高,如张力性气胸、腹内压增高、机械通气等。中心静脉压偏低见于血容量不足、周围血管张力下降等。

(5)神经体液因素和药物因素　交感神经兴奋、儿茶酚胺、抗利尿激素、肾素、醛固酮分泌增多均可使中心静脉压增高。一些血管收缩药物可使 CVP 升高,而应用血管扩张剂或强心药物使 CVP 下降。

8. CVP 波形分析

(1)正常波形　有 3 个正向波 a、v、c 和两个负向波 x、y,a 波由心房收缩产生;c 波代表三尖瓣关闭;v 波由右房主动充盈和右室收缩时三尖瓣向右房突出形成;x 波反映右心房舒张时容量减少;y 波表示三尖瓣开放,右心房排空。右心房收缩压(a 波)与舒张压(v 波)几乎相同,常在 3 ~ 4 mmHg 以内,正常右心房平均压为 2 ~ 6 mmHg。

(2)异常波　①压力升高和 a 波抬高、扩大,见于右心室衰竭、三尖瓣狭窄和返流、心包填塞以及容量负荷过高等。②v 波抬高和扩大,见于三尖瓣返流,心包填塞时舒张期充盈压升高,a 波与 v 波均抬高,右房压力波形明显,x 波突出,而 y 波缩短或消失。但缩窄性心包炎的 x 波和 y 波均明显。③呼吸时 CVP 波形,自主呼吸在吸气时,压力波幅降低,呼气时增高。

(张　亮　浦其斌)

# 第三章 临床常见疾病监护

## 第一节 急性心力衰竭

急性心力衰竭(心衰)是指由于急性心脏病变引起心排血量显著、急骤降低导致组织灌注不足和急性淤血的临床综合征,既往有无心脏病病史均可发生。临床上以急性左心衰竭较为常见,由于心排量急剧减少使肺静脉压力突然升高,引起肺静脉回流不畅而发生急性肺水肿或心源性休克。急性右心衰竭较为少见,是右心解剖或功能的突发异常使右心排血量急剧降低的临床综合征。多数为收缩性心力衰竭,舒张性心力衰竭少见。

(一)病因

1.慢性心力衰竭急性加重。

2.急性心肌损伤和(或)坏死 ①急性冠脉综合征;②急性重症心肌炎;③围生期心肌病;④药物所致的心肌损伤与坏死。

3.急性血流动力学障碍 ①急性瓣膜大量反流和(或)原有瓣膜反流加重;②高血压危象;③重度主动脉瓣或二尖瓣狭窄;④主动脉夹层;⑤心包填塞;⑥急性大块肺梗死。

(二)病理生理机制

1.急性心肌损伤和坏死

(1)急性心肌梗死及缺血性损伤。

(2)慢性心功能不全,在诱因作用下急性加重。

2.血流动力学障碍

(1)心排血量(CO)下降,组织器官灌注不足,致微循环障碍,脏器功能障碍。

(2)左心室舒张末压和肺毛细血管楔压(PCWP)升高,发生急性肺水肿致低氧血症、代谢性酸中毒。

(3)右心室充盈压升高,使体循环静脉压升高,体循环和主要脏器淤血、水钠滞留等。

3.神经-内分泌系统激活 交感神经系统和肾素-血管紧张素-醛固酮系统(RAAS)的兴奋是机体在急性心衰时的一种保护性代偿机制,但过度兴奋会加重心肌损伤,心功能障碍和血流动力学紊乱,后者再刺激交感神经系统和 RAAS,形成恶性循环。

4.心肾综合征　心功能衰竭和肾衰竭常并存,互为因果。

（三）临床分类

国际上尚无统一的对急性心力衰竭的临床分类,常根据病因、诱因、血流动力学与临床特征进行分类。

1.急性左心衰竭　①慢性心衰急性失代偿。②急性冠状动脉综合征。③高血压急症。④急性心瓣膜功能障碍。⑤急性重症心肌炎和围生期心肌病。⑥严重心律失常。

2.急性右心衰竭

3.非心源性急性心力衰竭　①高心排血量综合征。②严重肾脏疾病。③严重肺动脉高压。④大块肺梗死等。

（四）急性心力衰竭的监测

1.心电图　能提供心肌缺血性改变、ST段抬高或非ST段抬高心肌梗死、陈旧性心肌梗死的病理性Q波、心律失常的类型及其严重程度。

2.胸部X射线　能显示肺淤血和肺水肿的程度及心影大小和外形的改变,从而评估心脏功能状态。

3.超声心动图　能提供心脏及心瓣膜的结构和功能情况并可测定左室射血分数（LVEF）。

4.动脉血气分析　监测动脉氧分压（$PaO_2$）、二氧化碳分压（$PaCO_2$）和血氧饱和度（$SaO_2$）,以评价氧含量和肺通气功能及酸碱平衡状态。

5.常规实验室化验　包括血常规和血生化,如电解质、肝功能、血糖、白蛋白及高敏C反应蛋白（hs-CRP）。研究表明,hs-CRP对评价急性心衰患者的严重程度和预后有一定的价值。

6.心衰标志物　B型利钠肽（BNP）及N末端B型利钠肽原（NT-proBNP）已成为公认诊断心衰的客观指标,也是近几年心衰临床诊断上的一个重要进展。

7.心肌坏死标志物　可评价是否存在心肌损伤或坏死及其严重程度,包括肌钙蛋白T或I、肌酸激酶同工酶（CK-MB）、肌红蛋白。

8.有创血流动力学检查　对血流动力学状态不稳定、病情严重且治疗效果不理想的患者,可放置漂浮导管及外周动脉置管做血流动力学监测,计算心脏指数（CI）及PCWP,直接反映左心功能。

（五）急性心力衰竭诊断和评估要点

1.应综合病因、诱因、临床表现及客观检查做出诊断,并做临床评估包括病情的分级、严重程度和预后。

2.特异性的临床表现,如急性左心衰因肺淤血引起的呼吸困难及严重者可出现急性肺水肿和心源性休克。

3.BNP/NT-proBNP作为心衰的生物标志物,在急性左心衰诊断和鉴别诊断中价值肯定,对患者的危险分层和预后评估也有一定的临床价值。

4.急性心衰病情严重程度分级有不同的方法。Killip法用于急性心衰严重性评价;Forrester法是用临床特点和血流动力学特征分级;临床程度分级则根据末梢循环和肺部听诊分级。

5.急性右心衰竭多由右心室梗死和急性大块肺梗死引起。根据病史、症状、体征及客观检查可做出诊断。

（六）急性左心衰竭的治疗

治疗目标:控制病因、消除诱因,改善症状,稳定血流动力学状况,以增加 CO 和每搏量,降低 PCWP 和左房压。

治疗目的:降低住院期间和远期死亡率。

急性左心衰竭的处理流程如下:

1. 一般处理

（1）体位　半卧位或端坐位,双腿下垂以减少回心血量。

（2）四肢交换加压　可降低心脏前负荷。

（3）吸氧　鼻导管或面罩吸氧 6～8 L/min,严重呼吸困难者采用呼吸机辅助通气治疗。

（4）出入量管理　严格限制水钠出入量,保持每天出入量负平衡约 500 mL/d,3～5 d 后逐渐过渡到出入量平衡。

2. 药物治疗

（1）镇静剂　吗啡能减弱中枢交感冲动,扩张外周静脉和小动脉。镇静作用可减轻病人躁动。通常采用 2.5～5.0 mg 缓慢静脉注射,亦可皮下或肌内注射。

（2）支气管解痉剂　氨茶碱 0.125～0.25 g 静脉注射（10 min）,4～6 h 后可重复;或以 0.25～0.5 mg/（kg·h）静脉滴注;二羟丙茶碱 0.25～0.5 g 静脉滴注。此类药物不宜用于急性心肌梗死和不稳定性心绞痛所致的急性心衰及伴心动过速患者。

（3）利尿剂　首选呋塞米,静脉注射 20～40 mg。对效果不佳及容量负荷过重者应加用噻嗪类和（或）醛固酮受体拮抗剂。联合用药,疗效优于大剂量单一利尿剂。

（4）血管扩张药物　收缩压水平是评估此类药物是否适宜的重要指标。收缩压>110 mmHg 的急性心衰患者通常可以安全使用;收缩压在 90～110 mmHg 之间的患者应谨慎使用;收缩压<90 mmHg 的患者应禁忌使用。主要有硝酸酯类、硝普钠、重组人 BNP（rhBNP）、乌拉地尔、酚妥拉明。钙拮抗剂不推荐用于急性心衰的治疗。

（5）正性肌力药物　①洋地黄类:能轻度增加 CO 和降低左心室充盈压。对急性左心衰患者的治疗有一定帮助。②多巴胺:个体差异较大,一般从小剂量开始逐渐增加剂量,短期应用。③多巴酚丁胺:短期应用可以缓解症状,但无证据表明对降低病死率有益,常见不良反应是心律失常,偶尔可因加重心肌缺血而出现胸痛。应用 β 受体阻滞剂的患者不推荐使用多巴酚丁胺和多巴胺。④磷酸二酯酶抑制剂:米力农及氨力农,常见不良反应有低血压和心律失常。⑤左西孟旦:是一种钙增敏剂,可明显增加 CO 和每搏量,对冠心病患者不会增加病死率。

（七）急性右心衰竭的治疗

1. 右心室梗死伴急性右心衰竭

（1）扩容治疗:在监测的基础上进行补液,直至 PCWP 上升至 15～18 mmHg,血压回升和低灌注症状改善。24 h 的输液量在 3500～5000 mL。对于充分扩容而血压仍低者,可给予血管活性药物。如出现左心衰竭,应立即停止扩容治疗。

（2）禁用利尿剂、吗啡和血管扩张剂,避免进一步降低右心室充盈压。

（3）如右心室梗死同时合并广泛左心室梗死，则不宜盲目扩容，防止造成急性肺水肿。如存在严重左心室障碍和 PCWP 升高，不宜使用硝普钠，应考虑主动脉内球囊反搏（IABP）治疗。

2.急性大块肺栓塞所致急性右心衰竭

（1）止痛：吗啡或哌替啶肌内注射。

（2）吸氧：氧浓度 6~8 L/min。

（3）溶栓治疗：常用尿激酶或人重组组织性纤维酶原激活剂（rt-PA）。停药后肝素抗凝治疗 5~7 d，用药期间监测凝血酶原时间，使之延长至正常对照的 1.5~2.0 倍。停药后改用华法林口服数月。

（4）经内科治疗无效的危重患者如休克，若经肺动脉造影证实为主肺动脉或其较大分支内栓塞，可做介入治疗，必要时可在体外循环下紧急手术行肺动脉栓子摘除。

（八）非药物治疗

1.主动脉内球囊反搏（IABP）　是一种有效改善心肌灌注，同时又降低心肌耗氧量和增加 CO 的治疗手段。

（1）IABP 适应证　①急性心肌梗死或严重心肌缺血并发心源性休克，药物治疗不能纠正；②急性心肌梗死伴机械并发症；③心肌缺血伴顽固性肺水肿。

（2）IABP 的禁忌证　①存在严重的外周血管疾病；②主动脉瘤；③主动脉瓣关闭不全；④活动性出血或其他抗凝禁忌证；⑤严重血小板缺乏。

（3）IABP 的撤除　血流动力学稳定患者可撤除 IABP，参考指征为：①CI>2.5 L/（min·m²）；②尿量>1 mL/（kg·h）；③血管活性药物用量逐渐减少，同时血压恢复较好；④呼吸稳定，动脉血气分析各项指标正常；⑤降低反搏频率时血流动力学参数仍然稳定。

2.机械通气（PPV）　对常规氧疗不能纠正的低氧血症患者应及时行机械通气治疗。机械通气方式有无创呼吸机辅助通气和有创机械通气两种。

3.血液净化治疗　对出现高容量负荷如肺水肿或严重的外周组织水肿，且对襻利尿剂和噻嗪类利尿剂抵抗，严重电解质紊乱如重度低钠血症（血钠<110 mmol/L），高钾血症（血钾>6.5 mmol/L），肾功能进行性减退（血肌酐>500 μmol/L）或符合急诊血液透析指征的其他情况可考虑采用。

4.心室机械辅助装置　急性心衰经常规药物治疗无明显改善时，有条件的可采用此种技术，可作为心脏移植或心肺移植的过渡治疗。

5.外科手术　对有心肌梗死并发心源性休克及机械合并症、心瓣膜疾病、急性主动脉夹层、主动脉窦瘤破裂、心脏内肿瘤以及心脏内巨大血栓形成者需立即手术治疗。

（九）急性心力衰竭合并症的处理

1.肾衰竭

（1）早期识别急性心衰竭患者合并的肾衰竭可检测肾功能损伤标志物：肌酐、肌酐清除率。

（2）及时处理电解质紊乱以及代谢性酸中毒，避免诱发心律失常。

（3）中至重度肾衰竭对利尿剂反应降低，可出现难治性水肿，在应用多种及大剂量利尿剂并加多巴胺以增加肾血流仍无效时，宜做血液滤过。

（4）严重的肾衰竭应作血液透析，尤其对伴低钠血症、酸中毒和难治性水肿者适用。

（5）注意药物不良反应。

**2. 肺部疾病** 合并存在的肺部疾病均可加重急性心衰或使之难治，可根据临床经验选择有效抗生素控制肺部感染。若为 COPD 伴呼吸衰竭，在急性加重期首选无创机械通气，此法安全有效。

**3. 心律失常** 急性心衰中常见的心律失常，无论原发心律失常诱发急性心衰，还是急性心衰引起快速性心律失常，其后果加重血流动力学障碍和心律失常进一步恶化，成为急性心衰的重要死亡原因之一，因此急性心衰中快速心律失常应及时纠正。

（侯 明 吕荣华）

# 第二节 急性心肌梗死

急性心肌梗死（acute myocardial infarction，AMI）系指冠状动脉突然完全性闭塞，心肌发生缺血、损伤和坏死，出现以剧烈胸痛、心电图和心肌酶学的动态变化为临床特征的一种急性缺血性心脏病，基础病变大多数为冠状动脉粥样硬化，少数为其他病变如急性冠状动脉栓塞等。心肌梗死发生比较突然，症状危重，是成人猝死的常见原因之一。流行病学调查发现，AMI 死亡的患者中约 50% 是在发病后 1 h 内于院外猝死，死因主要是可救治的致命性心律失常。

（一）病因

冠状动脉粥样硬化造成管腔狭窄和心肌供血不足，而侧支循环尚未建立时，由于下述原因加重心肌缺血而诱发心肌梗死。

**1. 冠状动脉完全闭塞** 病变血管粥样斑块内或内膜下出血，管腔内血栓形成或动脉持久性痉挛，使管腔发生完全闭塞。

**2. 心排血量骤降** 休克、脱水、出血、严重的心律失常或外科手术等引起心排出量骤降，冠状动脉灌流量严重不足。

**3. 心肌需血需氧量增加** 重体力劳动、情绪激动或血压剧升时，左心室负荷剧增，儿茶酚胺分泌增多，心肌需氧需血量增加。

AMI 亦可发生于无冠状动脉粥样硬化的冠状动脉痉挛，也偶尔由于冠状动脉栓塞、炎症、先天性畸形所致。

（二）分类

传统分类法按心电图改变分为 Q 波型 AMI、非 Q 波型 AMI。近年来，把 AMI 按 ST 段抬高与否，分为 ST 段抬高的 AMI 和非 ST 段抬高的 AMI。ST 段抬高的 AMI 主要演变为 Q 波型 AMI，非 ST 段抬高的 AMI 主要演变为非 Q 波型 AMI 和不稳定型心绞痛两大类。

（三）AMI 诊断及监测

**1. 诊断标准** 必须至少具备下列三条标准中的两条：①缺血性胸痛的临床表现；②心电图的动态演变；③心肌坏死的血清心肌标记物浓度的动态改变。

**2. 诊断要素**

（1）病史　冠心病危险因素，以胸痛、休克、晕厥、心悸等症状为主要表现。大约 70% 的 AMI 患者以疼痛为主，不典型者疼痛形式多样。

（2）体格检查　心界轻至中度增大，心率增快或减慢，心尖区第一心音减弱，可出现第三或第四心音及心包摩擦音。发生二尖瓣乳头肌功能失调者，心尖区可出现粗糙的收缩期杂音；发生室间隔穿孔者，胸骨左下缘出现响亮的收缩期杂音；发生心律失常、休克或心力衰竭者而出现有关的体征和血压变化。

3. 无创检查

（1）心电图　典型心电图变化：坏死区的波形向坏死心肌的导联出现深而宽的 Q 波，损伤区的波形面向坏死区周围的导联，显示抬高的 ST 段；缺血区的波形面向损伤区外周的导联，显示 T 波倒置。不典型心电图变化：各导联除 aVR 表现为 ST 段抬高外，普遍呈 ST 段压低；T 波呈先负后正的双向倒置，R 波降低。仅有 T 波改变心电图显示 T 波进行性地在数周内出现由浅到深的倒置，同时伴有心肌梗死的临床表现。

（2）心肌损伤标记物

1）酸激酶及同工酶（CK 或 CK-MB）　发病 6 h 内出现，24 h 达高峰，48～72 h 后消失，阳性率达 92.7%。CK-MB 来自心肌，其诊断敏感性和特异性均高，它升高的幅度和持续的时间常用于判定梗死的范围和严重性。

2）脱氢酶（LDH）　发病后 8～12 h 升高，2～3 d 达高峰，1～2 周才恢复正常。其 5 种同工酶中 LDHI 来源心肌，可持续 10 d，阳性率超过 95%。

3）蛋白测定　血清肌红蛋白的升高出现时间较 CK 出现时间略早，在 4 h 左右，高峰消失较 CK 快，多数 24 h 即恢复正常。

4）蛋白　心肌细胞中的肌钙蛋白 T（TnT）和肌钙蛋白 I（TnI）对心肌坏死或损伤有高度敏感性和特异性。尤其肌钙蛋白 I（TnI）在心肌中的含量为 CK-MB 的 13 倍，且骨骼肌中不表达，故对诊断 AMI 具有高敏感性、高特异性；cTnT 和 cTnI 是目前心肌损伤最具特异性的标志物，用 CTnT 诊断 AMI、判断不稳定型心绞痛患者预后的价值，已为临床公认；cTnT 在 AMI 发生后 3～4 h 血中升高，并能维持 10 天或更长时间；cTnI 在 AMI 发生后 4 h 可测到升高，峰值在 14～18 h，血中维持升高 5～10 d。

（3）胸部 X 射线　胸部 X 射线检查有助于心肌梗死并发症的早期发现，如发现心包积液、肺水肿或肺淤血提示存在心力衰竭；左室缘局限性膨凸提示室壁瘤形成。

（4）核素灌注显像　目前有如下三种技术。

心肌灌注显像：对 AMI 的早期定位诊断和梗死范围大小的确定有价值，特别是对某些心电图改变不典型的病例如心肌梗死合并左束支传导阻滞，若血清酶学检查不典型，$^{201}$铊心肌显像可作出诊断。

"热区"显像：利用某些放射性显像剂可选择性地浓聚于急性坏死的心肌组织，显示梗死的部位和范围。这类放射性药物常用的是 $^{99m}$Tc 焦磷酸盐，对 AMI 诊断的阳性率 90%～95%，特异性为 80%～92%。

核素心室造影　可观察心室壁的运动和左心室的射血分数，有助于判断心室功能、诊断梗死后造成的室壁运动失调和室壁瘤。

（5）超声心电图　有助于了解心室壁的运动和左心室的功能，诊断室壁瘤和乳头肌功能失调等。

（四）治疗

1.一般治疗　　入院后应立即开始与诊断同时进行,重点是监测和防治 AMI 的不良事件或并发症。①卧床休息以降低心肌耗氧量,减少心肌损害。②持续心电、血压和血氧饱和度监测,及时发现和处理心律失常、血流动力学异常和低氧血症。③建立静脉通道,保持给药途径畅通。④吸氧,AMI 患者初起即使无并发症,也应该给予鼻导管吸氧以改善缺氧;合并有机械并发症的患者,多伴有严重低氧血症,需面罩加压给氧或机械通气。⑤纠正水、电解质及酸碱平衡失调。

2.药物治疗

（1）抗血小板治疗　　阿司匹林:具有抗血小板血栓形成的作用,剂量 160～325 mg/d,嚼服,通过口腔颊部黏膜吸收,迅速达到治疗的药物浓度。

氯吡格雷:抗血小板作用比阿司匹林更显著,是近几年治疗 AMI 最常用的抗血小板药物,口服剂量 75 mg/d。严重的不良反应有骨髓抑制,在治疗期间应严密监测。

（2）β受体阻滞剂　　通过减慢心率,降低血压及心肌收缩力来降低心肌耗氧量,对改善缺血区的氧供需失衡、缩小梗死面积、降低急性期病死率有肯定的疗效。对无禁忌证的患者应及早常规应用。常用药物:美托洛尔 25～50 mg,每日 2～3 次;阿替洛尔 6.25～25 mg,每日 2 次口服。需依心率个体化用药,紧急情况下,可静脉使用。美托洛尔 5 mg 静脉注射,间隔 5 min 可再给药,后口服维持。

（3）硝酸酯类　　可扩张动、静脉及冠状动脉,降低心脏负荷,降低心肌耗氧量,具有缓解疼痛、改善心肌供血、改善侧支循环及一定的抗血小板聚集作用等。硝酸甘油是最常用的硝酸酯类药物,发病后先含服 0.3～0.6 mg,继以静脉滴注,开始在 5～10 μg/min 之内。静脉用药 3～4 d 后改为长效硝酸酯类口服。下壁和右室 MI 或血容量不足时,硝酸甘油易导致血压下降和反射性心动过速,应慎用或调整血容量后再用。

（4）血管紧张素转化酶抑制剂（ACEI）　　是治疗 AMI 的重要药物。在心室重建、改善血流动力学等方面具有良好的作用。它不仅能降低住院期病死率,而且显著减少充血性心力衰竭的发生。

（5）钙拮抗剂　　尽管实验和临床研究证明钙拮抗剂具有抗缺血功能,但无证据显示对降低 MI 病死率和改善长期预后有任何益处。故治疗 AMI 不推荐常规使用钙拮抗剂。

（6）镁　　在 AMI 早期补充镁剂不仅可防治心律失常、减小心梗范围,还可预防因心肌再灌注损伤引起的心肌顿抑。所有 AMI 病人均应监测血镁浓度,使其维持在 1.0 mmol/L 或更高水平。对于高危病人 6 h 内给予镁剂治疗,尤其是对老年患者或不适于再灌注治疗者,有一定的益处。但收缩压低于 80～90 mmHg 及肾衰竭者禁用镁制剂。

（7）抗凝治疗　　多选用肝素,普通肝素静脉用法为 500～1000 U/h,3～5 d,凝血时间应保持在正常值的 1～1.5 倍。由于普通肝素用药繁琐,且出血的发生率高,近年来逐渐被低相对分子质量肝素所取代。

3.再灌注治疗　　早期再灌注可缩短冠状动脉闭塞时间,减少 AMI 病人发生泵衰竭或急性快速性室性心律失常的可能性。晚期再灌注（冠状动脉闭塞发作 6 h 后恢复再灌注）对梗死愈合过程以及减少左室重构、降低泵功能异常和电不稳定性的发生都产生有益作用。再灌注治疗是当代 AMI 治疗的重大进展,使 AMI 的住院病死率进一步下降到 10% 左右。早期再灌注治疗包括以下 3 种:

(1)溶栓治疗　早期溶栓治疗,可使血栓溶解,梗死血管再通,从而挽救濒死心肌,缩小梗死范围,改善心功能,使 AMI 病死率下降。因此,对有溶栓适应证者应立即给予溶栓治疗。①尿激酶:是应用最广的溶栓剂。推荐剂量为 150 万 U 左右于 30 min 内静脉滴注。②链激酶或重组链激酶:推荐剂量 150 万 U 于 1 h 内静脉滴注。③重组组织型纤溶酶原激活剂(rt-PA):首先静脉注射 15 mg,继之在 30 min 内静脉滴注 0.75 mg/kg(不超过 50 mg),再在 60 min 内静脉滴注 0.5 mg/kg(不超过 35 mg)。给药前需静脉注射肝素 5000 U,后以 1000 U/h 的速度静脉滴注,以 APTT 结果调整肝素给药剂量,使 APTT 维持在 60~80 s。

(2)急诊冠脉介入治疗(PCI)　急诊 PCI 可使梗死相关的血管迅速再通并能消除固有的狭窄,也可用于溶栓失败或溶栓成功后遗留的严重狭窄病变。没有溶栓治疗的出血风险是急诊 PCI 的另一重要优点。

(3)急诊冠状动脉搭桥术(CABG)　AMI 施行 CABG 短期和长期病死率均明显降低。如能在急性发病的最初 4~6 h 施行手术,则濒死心肌的抢救可获得最大的成功。目前仅用于经溶栓治疗或 PCI 后仍有持续或反复的胸痛、冠脉造影显示高危冠状动脉解剖病变、有心梗机械性并发症的患者。

4.并发症及其治疗　及时诊断和治疗并发症是降低住院病死率及改善预后的重要环节之一。

(1)心律失常　治疗心律失常不仅包括抗心律失常药物的应用,还要注意纠正电解质紊乱、酸碱平衡的失调、低氧压血症、贫血和洋地黄中毒等,同时必须控制原发病如心包炎、肺梗死、肺炎或其他感染等。心律失常可引起明显的血流动力学改变、心肌耗氧量增加;如出现恶性心律失常则应迅速积极治疗。

(2)心力衰竭　见本章第一节。

(3)心源性休克　是 AMI 最严重的并发症,常有大面积的心肌坏死或机械并发症。收缩压持续<80 mmHg、CI<1.8 L/(min·m²)、PCWP>18 mmHg,则心源性休克的诊断可成立。治疗策略:①联合使用正性肌力药物和血管扩张剂,这样既可降低心脏做功,减轻肺淤血,增加心排血量,又可保证重要脏器的灌注,而且不增加血管阻力。②纠正血容量不足,血容量的绝对或相对不足均可诱发或加重心源性休克,故应及时纠正。③主动脉内球囊反搏(IABP):经内科治疗无效时,应使用 IABP。④血管再通治疗:单纯用药和使用 IABP 是暂时性应急措施,早期做 PCI 或 CABG,可使心源性休克的病死率下降 35%。

(4)急性乳头肌功能不全和断裂　①急性乳头肌功能不全:是乳头肌和邻近的左室心肌缺血或梗死发展而来,一般不导致严重的血流动力学异常,预后较好。以药物治疗为主,并尽早进行溶栓治疗和 PCI 再灌注治疗。②乳头肌断裂:可产生严重的二尖瓣关闭不全,导致肺水肿、休克和死亡。故应早期行二尖瓣成形或瓣膜置换手术。

(5)室间隔穿孔和心室游离壁破裂

室间隔穿孔:发生率为 1%~2%。穿孔部位常在间隔肌部,靠近心尖区并累及左心室壁。5% 的患者迅速出现严重心衰以致心源性休克。超声心动图检查可明确诊断;左室造影可明确穿孔部位、大小、分流量;冠脉造影可显示冠状动脉狭窄部位、程度等,可为 CABG 创造条件。室间隔穿孔病死率一般超过 80%。对分流量大且血流动力学不稳定者,立即给予 IABP 支持治疗,并迅速行急诊外科修补术;对分流量小、病情稳定的患者,可在 4~6 周后行择期手术治疗,室间隔修补术通常与 CABG 一起进行。

心室游离壁破裂：占 AMI 住院期病死率的 10% 以上。多见老年患者，女性明显高于男性；高血压患者常见；左室破裂发生率高于右室 7 倍；左室游离壁破裂时，常表现为镇痛药不能缓解的心前区撕裂样疼痛，血压下降，意识障碍；常有心包填塞的表现；心电图无特征；病情迅速恶化多在数分钟内死亡，少数患者呈亚急性经过；病人的存活率取决于对心室壁破裂的及时诊断和血流动力学状况。在补充血容量的同时迅速心包穿刺，改善循环状态，并迅速进行外科修补。

（6）假性室壁瘤　机化血栓和血肿与心包一起封住左室壁的破裂口时，心脏发生不完全性破裂，阻止了大量心包积血的发生，随后机化血栓区域和心包形成一个假性室壁瘤，可维持与左室心腔的交通。假性室壁瘤常含有大量陈旧和新鲜血栓，血栓外表部分可脱落，引起动脉栓塞。这类病人常有亚急性心脏破裂的临床经过。超声心动图和心血管造影有助于诊断。由于假性室壁瘤易发生破裂，一经诊断，应及时外科手术。

（7）左室室壁瘤　又称真性室壁瘤，是指梗死区坏死的心室壁呈瘤样向外膨出，发生率为 5%～10%。室壁瘤向外膨出、心腔结构改变、室壁矛盾运动等使心脏射血功能下降，造成心功能不全。室壁瘤周围岛状存活的心肌是发生恶性心律失常的基础。室壁瘤易形成附壁血栓，脱落后可造成体循环栓塞。胸部 X 射线可见左室外缘凸出，但敏感性低。超声心动图、放射性核素心脏造影、左室导管检查和左室造影是诊断室壁瘤的最佳方法。早期溶栓治疗，可以降低左室室壁瘤的发生率。临床上无症状的小室壁瘤，无需手术治疗。对伴有顽固性心衰、严重心绞痛、难以控制的心律失常及反复发生周围动脉栓塞的室壁瘤，应择期手术。

（8）血栓栓塞　血栓脱落后可引起体循环栓塞，有 10% 的患者的血栓会脱落，造成心、脑、肾、肠系膜和四肢的栓塞，并产生相应的临床表现，超声心动图可确诊。抗凝治疗可减少血栓的发生率，溶栓治疗有增加致命性栓塞的风险。推荐阿司匹林和华法林合用作为长期治疗的方法。

（9）心肌梗死后综合征　又称 Dressler 综合征，其病因尚不清楚，可能与自身免疫反应有关，一般呈良性过程。临床表现：发热，周身不适，与呼吸和体位有关的胸痛。查体有心包摩擦音，有时伴有胸膜摩擦音，心包摩擦音可持续 2 周以上，常有白细胞增多和血沉加快，超声心动图可发现少量的心包积液。胸部 X 射线检查可发现胸腔积液。一般于 AMI 后 1～8 周出现，可持续数天、数周或数月，其发生率低于 4%。一次发作常可自愈，亦可反复发作，使用大剂量阿司匹林有效。

（侯 明 吕荣华）

# 第三节　心律失常

心脏的起搏传导系统包括窦房结、结间束、房室结、房室束（希氏束）、左右束支及其分支和普肯耶纤维网。当激动起源部位、频率、节律、传导时间和途径等一项或多项发生异常时即称为心律失常。危重病患者无论有无结构性心脏病，常出现心律失常并增加病死率及 ICU 医疗资源的使用率。

（一）基本分类

1. 按其发生原理　分为冲动形成异常和冲动传导异常两大类。

（1）冲动形成异常　窦性心律失常：①窦性心动过速；②窦性心动过缓；③窦性心律不齐；④窦性停搏。

异位心律：①被动性异位心律，如逸搏、逸搏心律。②主动性异位心律如期前收缩、阵发性心动过速、心房扑动、心房颤动、心室扑动、心室颤动。

（2）冲动传导异常

1）生理型：干扰及房室分离。

2）病理型：①窦房传导阻滞；②房内传导阻滞；③房室传导阻滞；④束支或分支阻滞或室内阻滞。

3）房室间传导途径异常：预激综合征。

2. 按心律失常时心率的快慢　分为快速性和缓慢性心律失常。

3. 按循环障碍严重程度和预后　分为稳定性和不稳定性心律失常。

（二）常见心律失常的处理

1. 窦性心律失常

（1）窦性心动过速心电图表现　心率大于 100 次/min，常见于发热、甲亢、贫血、心衰竭患者。治疗以控制原发病，去除诱因为主，药物可用 β 受体阻滞剂。

（2）窦性心动过缓心电图表现　心率小于 60 次/min，常伴有窦性心律不齐，可见于健康人、运动员；病理性因素常见颅内疾患、药物、窦房结病变等，一般无需治疗。

（3）窦性停搏心电图表现　很长一段时间无 P 波，其后可出现异位节律点的逸搏。常见于窦房结功能低下、迷走神经张力增高、洋地黄等药物中毒及高钾血症等。治疗以祛除诱因为主，药物可选用阿托品，如出现晕厥、黑蒙或 A–S 综合征，可行起搏治疗。

（4）窦房传导阻滞　心电图表现：①莫氏 I 型（文氏阻滞），PP 间期进行性缩短，直至出现一次长 PP 间期，长 PP 间期短于基本 PP 间期的两倍。②莫氏 II 型：P 波长时间消失，PP 间期与基本窦型 PP 间期成倍数关系。需安置心脏起搏器。

（5）病态窦房结综合征　系窦房结及其周围组织病变导致窦房结起搏及传导功能障碍。常见病因包括冠心病、心肌病及心肌炎等。临床上以脑供血不足症状为主，如发作性眩晕、黑蒙、晕厥等。心电图表现：持续而显著窦性心动过缓，心率 50 次/min 以下，窦性停搏与窦房传导阻滞，也可与快速性心律失常交替出现称快慢综合征。阿托品实验和测定窦房恢复时间与窦房传导时间可明确诊断。无症状者需定期随访。有症状者需安置心脏永久起搏器。

2. 房性心律失常

（1）房性期前收缩　心电图表现：提前出现的 P 波与窦性 P 波形态不同，PR 间期正常，QRS 波群正常，其后有不完全性代偿间期。明显症状者可用镇静剂、β 受体阻滞剂、钙拮抗剂或 Ic 类药物治疗。

（2）心房扑动（AF）　可呈阵发性或持续性发作，见于各种器质性心脏病、心房扩大、心包炎、肺梗死、甲亢等。心电图表现：P 波消失，代之以形态、间隔、振幅绝对规则，频率 250～350 次/min 的 F 波，QRS 波群多为室上型，房室传导比例多为 2：1 与 4：1。治疗以电复律最有效,药物可选择维拉帕米、地而硫䓬或 β 受体阻滞剂以减慢心室率;洋地黄可使 AF 变为房颤,再转为窦性心律,Ia、Ic 类或Ⅲ类药物可以转律。如合并冠心病或心力衰竭时,应用 Ia、Ic 类药可以导致严重的室性心律失常,故应选Ⅲ类药物。顽固性 AF 可行射频消融术。

(3)心房颤动(Af) 有无结构性心脏病均可发生,可分为阵发性房颤、持续性房颤、孤立性房颤。心电图表现:P 波消失,代之以 350～600 次/min,形态、间隔及振幅绝对不规则的 f 波,QRS 波群多呈室上型,R-R 间期绝对不等。有休克、急性心衰者应电除颤;症状轻者可用西地兰、β 受体阻滞剂或钙拮抗剂减慢心室率;血压下降者忌用 β 受体阻滞剂与异搏定;Af 时最短 R-R 间期频率>250 次/min,提示预激伴 Af,应用电击、胺碘酮治疗,禁用洋地黄与异搏定;AMI 24 h 内禁用洋地黄;药物无效时可用电复律。慢性 Af 者有较高的栓塞发生率,应抗凝治疗。

3. 房室交界区心律失常

(1)交界性期前收缩 心电图表现:提前出现 QRS-T 波群,QRS 波群为室上型,期前无 P 波或 QRS 波群前后可出现逆行 P 波,多有完全代偿间歇。明显症状者可用镇静剂、β 受体阻滞剂或 Ic 类药物治疗。

(2)房室交界区逸搏心律 心电图表现:房室交界区心律指房室交界区逸搏连续发生而形成的节律,频率为 35～60 次/min,心室率超过心房率,常与迷走神经张力增高、窦缓或 AVB 有关。治疗必需提高窦房结的发放频率,必要时起搏治疗。

(3)阵发性室上性心动过速(PSVT) 折返为最常见的发生机制,可发生在窦房结、房室结和心房。房室结内折返性心动过速最常见,其次为隐匿性房室旁路的房室折返性心动过速。通常无器质性心脏病,常由早搏触发,临床表现为心悸、晕眩、心绞痛等,症状多突发突止,与心室率快慢及持续时间有关。心电图表现:心律为 150～250 次/min,节律规则,QRS 波群呈室上型,P 波逆行与 QRS 波群关系恒定,但常看不见 P 波。血压和心功能好的患者可刺激迷走神经终止发作,药物以异搏定及普罗帕酮首选,如有明显的心衰、低血压或宽 QRS 波群者宜选腺苷,不应选异搏定。普罗帕酮因能阻滞旁道的传导故更适于预激综合征。有心衰者首选洋地黄类。α 肾上腺素能兴奋剂适用于血压低者,药物治疗无效者可行同步电复律。射频消融术安全、有效、可治愈,是目前优先考虑的治疗。

(4)预激综合征(WPW) 心电图表现:房室旁路典型预激,窦性 PR 间期<0.12 s,某些导联 QRS 波群增宽>0.12 s,QRS 波群起始部分粗顿,终末部分正常,ST-T 继发性改变,并于 QRS 波群主波相反,可给予:Ia、Ic 或Ⅲ类药物治疗;电复律;射频消融术;外科手术。

4. 室性期前收缩

(1)室性期前收缩 心电图表现:提前出现宽大畸形 QRS 波群,时限>0.12 s,其前无 P 波,ST-T 方向与 QRS 波群主波相反,有完全性代偿间期,可分为偶发室性期前收缩、二联律、三联律、成对室性期前收缩、单形室性期前收缩、多源室性期前收缩,同一导联室性期前收缩的形态不同。对无器质性心脏病的偶发无症状者不需治疗,明显症状者应去除诱因,可选 β 受体阻滞剂。

(2)室性心动过速(VT) 常发生于器质性心脏病患者,最常见冠心病,尤其是心肌梗死的患者,还可见于代谢障碍、药物中毒、Q-T 间期延长综合征等,无器质性心脏病者也可偶发。分为短阵室速和持续性室速,前者发作时间短于 30 s,能自行终止,可无症状。后者发作时间长于 30 s,常伴有明显的血流动力学障碍,需药物或电复律治疗。心电图表现:3

个或 3 个以上连续的室性早搏,心率 100~250 次/min,QRS 波时限>0.12 s,若发现 P 波,其与 QRS 波群无关,T 波与 QRS 波主方向相反,可见室性融合波。血流动力学障碍者首选电复律治疗,无明显血流动力学障碍者首选利多卡因。

(3)特殊类型的室速 尖端扭转型室速多见于长 QT 综合征。心电图表现:QRS 波峰及振幅呈周期性改变,围绕等电位线连接扭转,频率为 200~250 次/min,Q-T 间期>0.5 s,U 波明显,室性期前收缩发生在舒张晚期,即 T 波终末部分可以诱发室速,可发展为心室颤动和猝死。应给予去除诱因,25% 硫酸镁 10 mL 加入 10% 葡萄糖 20 mL 中 10 min 内缓慢静脉注射,然后静点。异丙肾肾上腺素常有效,不用 Ia、Ic 类及Ⅲ类药物。先天性长 Q-T 间期者可应用 β 受体阻滞剂。QRS 波群酷似尖端扭转型室速、Q-T 间期正常者,可按单形室速处理。

(4)心室扑动和心室颤动 心电图表现:心室扑动(VF)为正弦波,波幅大而规则,频率 150~300 次/min;心室颤动(Vf)振幅细小(<0.2 mV),波形、振幅、频率极不规则,无法识别 QRS-ST-T。VF 与 Vf 为致命性心律失常,需急诊处理,立即行非同步电复律,可以反复除颤,应用利多卡因静脉滴注,以 2~4 mg/min 维持,同时进行心肺复苏并纠正原发病,同时补充钾盐、镁盐。

5. 传导阻滞(AVB) 各种器质性心脏病均可引起房室传导阻滞,分为Ⅰ度房室传导阻滞、Ⅱ度房室传导阻滞 Mobitz Ⅰ型和Ⅱ型、Ⅲ度房室传导阻滞。心电图表现:Ⅰ度房室传导阻滞 PR 间期延长>0.20 s;Ⅱ度Ⅰ型,PR 间期逐渐延长,R-R 间期逐渐缩短,若干个心搏后有一 QRS 波群脱落(文氏现象);Ⅱ度Ⅱ型,一系列正常心搏后突然出现 QRS 波群脱落;Ⅲ度房室传导阻滞(完全性 AVB),心房、心室各自均匀搏动,心室率慢于心房率,如果阻滞部位较高,QRS 波群为室上型,反之 QRS 波群宽大畸形。治疗首先是病因治疗,Ⅰ度、Ⅱ度Ⅰ型 AVB,室率慢伴血流动力学障碍需药物治疗,阻滞位于房室结者常用阿托品 0.5~2.0 mg 静脉注射。异丙肾上腺素适用于任何部位的 AVB,剂量 1~4 μg/min 静脉滴注,AMI 时慎用。室率慢症状明显者及早行起搏器治疗。

(侯 明 吕荣华)

# 第四节 急性呼吸衰竭

临床上呼吸衰竭根据病程可分为急性和慢性。正常的呼吸功能是保证机体摄入足够的氧,排出二氧化碳以保持机体血液气体分压在正常范围内。如果肺泡内气体和肺毛细血管内血液之间的氧与二氧化碳的交换发生障碍,表现为严重的低氧血症或伴有高碳酸血症时,即被称为呼吸衰竭。因急性呼吸衰竭病变发展迅速,机体未能有良好的代偿,如不及时抢救,会危及病人的生命。临床动脉血液气体分析是诊断的基础。

(一)临床分型

1.根据气体分析的呼吸衰竭分型

(1)Ⅰ型 仅有动脉血氧分压($PaO_2$)下降,$PaO_2$<8.0 kPa(60 mmHg),即低氧血症型呼吸衰竭。吸氧状态下的低氧血症型也是呼吸衰竭。

（2）Ⅱ型 $PaO_2 < 6.7$ kPa（50 mmHg），同时伴有动脉二氧化碳分压（$PaCO_2$）增高，$PaCO_2 > 6.67$ kPa（50 mmHg），即高碳酸血症型呼吸衰竭。但这一标准在代谢性酸中毒中有例外。代谢性酸中毒病人通常是代偿性的 $PaCO_2$ 降低，以维持正常的 pH 值。

2. 根据发病急缓的呼吸衰竭分型

（1）急性呼吸衰竭 急性呼吸衰竭是指病人原肺功能正常，由于突发意外的打击，如创伤、电击、溺水、中毒等，引发急性呼吸功能异常。病人起病急、病情发展迅速，死亡率较高。

（2）慢性呼吸衰竭 慢性呼吸衰竭多继发于原有的慢性肺部疾患，如慢性支气管炎、阻塞性肺气肿、尘肺等。起病缓慢，机体有一定的适应代偿能力。只在发生呼吸道感染或其他肺功能损坏时，才出现严重的缺氧和二氧化碳潴留，称为慢性呼吸衰竭。

（二）临床评估

1. 病因

（1）创伤和休克 严重创伤、大手术及各种原因所致休克是现代 ICU 病人发生呼吸功能衰竭的主要原因。大量胸腔积液、气胸、胸膜黏连导致胸廓运动受限、通气或换气障碍也是原因之一。

（2）肺及呼吸道器质性疾病 严重肺部感染、急性肺水肿、肺血管栓塞、肺毛细血管瘤、阻塞性血管炎等，使无效通气量增加，导致通气/血流比例失调，而产生气体交换障碍。支气管哮喘或炎症、气道异物、肿瘤等均可增加通气阻力和呼吸肌的负担。

（3）中枢及周围神经系统疾病 如脑栓塞、肺出血、严重颅脑外伤等直接或间接抑制呼吸中枢，影响呼吸功能。脊髓灰质炎、多发性神经炎、重症肌无力、抗胆碱酯酶药物中毒等使胸廓运动受限而影响正常通气。

2. 临床表现 低氧血症和高碳酸血症引起的症状和体征是呼吸衰竭的主要临床表现，由于病因不同，其临床表现也各有差异，表现为：

（1）呼吸困难 呼吸困难是临床最早出现的症状之一，随着呼吸功能的减退而进一步加重，主要表现为进行性呼吸困难，即呼吸频率的改变和辅助呼吸肌群参与做功。

（2）发绀 发绀为缺氧的典型表现，与局部血液循环不畅有直接关系。主要观察部位为口唇、指（趾）端、甲床、鼻尖、耳垂。应注意贫血时，不易出现发绀。

（3）精神神经症状 症状的轻重与缺氧和二氧化碳潴留、机体的适应程度及代偿能力有关。急性严重缺氧，病人迅速出现烦躁、焦虑、出汗、抽搐、昏迷等症状。肝性缺氧时病人多有智力及定向力障碍。"慢性脑病"是二氧化碳潴留的典型表现，病人表现为神志淡漠、肌肉震颤、抽搐、嗜睡、昏迷等。二氧化碳潴留时，神经系统检查可出现腱反射减弱或消失、椎体束征阳性等体征。

（4）心血管系统症状 缺氧、二氧化碳潴留时，心率增快，心搏量增加，血压上升，肺血管收缩，产生肺动脉高压。心肌缺氧，轻者可见心电图上 ST 段和 T 波的改变，重者可见心律失常、心室颤动甚至停搏。严重或长期缺氧，心肌收缩力减弱，血压下降，最终导致循环衰竭。长期肺动脉高压可诱发右心室衰竭，出现颈动脉充盈，肝脏、下肢浮肿等。二氧化碳潴留，可有皮肤温暖、红润、潮湿多汗、脉搏洪大有力。脑血管扩张，可使病人感到搏动性头痛。

（5）消化和泌尿系统症状 由于缺氧，肝细胞变性坏死，或肝脏淤血、血清转氨酶升高。严重缺氧和二氧化碳潴留，可有消化系统出血，可能是由于胃肠黏膜充血、水肿、糜烂、渗血所致。肾功能损坏表现在血非蛋白氮升高、蛋白尿、尿中出现红细胞或管型。

（三）病情判断

急性呼吸功能衰竭，根据其存在的原发病，如创伤、严重肺部感染、败血症等，以及密切观察呼吸、循环、中枢系统表现，常可及时做出诊断。但对一些早期低氧血症或二氧化碳潴留尚未十分严重的病例，单靠临床表现诊断则有困难。而动脉血气分析能直接反映动脉血氧和二氧化碳的水平，可作为诊断的直接依据。

（四）处理原则

急性呼吸衰竭多是突发性的，应及时采取抢救措施，防止或缓解严重缺氧、二氧化碳潴留和酸中毒，保护神经、循环、肾等重要系统和脏器的功能。

1. 氧疗　严重缺氧可使组织产生难以修复的损伤，因此在确保气道通畅的情况下，应用各种吸氧方式尽快纠正缺氧。

（1）保持呼吸道通畅　通畅的呼吸道是一切氧疗应用的基础。

（2）恢复有效肺泡通气和换气　纠正低氧血症是治疗急性呼吸衰竭的主要目的，一旦气道通畅，应立即给予有效的氧疗。短时间的人工通气可采用简易面罩装置，如果病情加重，应尽早应用无创或有创机械通气。

（3）改善气体的输送条件　积极治疗低血红蛋白血症，纠正低血容量、低心排出量，保障良好的组织灌注。

（4）减少机体耗氧量　选择适当的抗生素，以控制呼吸道或其他部位的感染。对高热病人积极降温，控制体温在 37 ℃以下。避免剧烈的呼吸动作，从各种途径减少耗氧量。

2. 纠正水电解质、酸碱平衡失调　治疗呼吸衰竭时，控制液体量，保持适当的液体平衡十分重要。

3. 病因治疗　积极处理各种诱因及病因，治疗原发病，尽可能解除致病因素。

（五）治疗措施

1. 观察病情变化　观察病情变化包括：呼吸频率、节律、深浅度，有无病理样呼吸；体温、脉搏、血压；神志；皮肤与黏膜颜色，有无发绀、水肿。

2. 对症护理

（1）建立通畅气道，改善通气功能　对于不同原因所造成的气道阻塞解决方法也不相同。舌根后坠者，一般只需要采用仰头抬颏的手法或放置口咽通气道就可以解决。但对危重、昏迷病人应做气管插管或气管切开。舌后坠、牙关紧闭无法托下颏者，可用镇静或肌松剂后再行插管术。因喉头水肿阻塞气管难以行插管术者，可行环甲膜切开术后置管，以缓解呼吸困难。对于因分泌物排出困难而阻塞呼吸道者，可经鼻或口插管，以刺激咳嗽、吸痰、吸氧、给药、湿化等。①湿化痰液，适当补液，清除气道分泌物。对咳嗽无力者定时翻身拍背，对痰液黏稠者给予雾化吸入，对无力咳嗽或昏迷者用吸痰管吸痰。②应用支气管扩张药物：常用的有茶碱类、β₂ 受体兴奋剂类和肾上腺皮质激素类，减小呼吸道阻力。③应用呼吸兴奋剂，可供选择的有尼克刹米（可拉明）、洛贝林等，使用时注意病人病情变化。④必要时建立人工气道，可以选择插入口咽导管建立口咽气道、气管插管或气管切开。

（2）氧疗　氧疗要根据低氧原因及缺氧程度，严格掌握适应证，发挥其积极作用。但要注意吸氧浓度和持续时间，以避免长时期高浓度给氧引起的氧中毒。

1）Ⅰ型呼吸衰竭　原则是按需给氧，氧浓度低于 50%。

2）Ⅱ型呼吸衰竭　应采用控制性氧疗,持续低流量吸氧,一般为 1~3 L/min,浓度为 25%~33%。

3）给氧方式　根据需要选择鼻导管、面罩或呼吸器给氧。

（3）控制感染、纠正酸碱和电解质失衡　根据血、痰、分泌物细菌培养结果以及血气、生化检查情况选择药物进行治疗。注意科学合理地使用抗生素,严格规范各种操作,减少院内感染的发生。

3. 呼吸机的合理使用　呼吸机的主要作用是维持有效的通气量,改善缺氧。在使用中应合理地设置呼吸机的模式和参数,严密监测仪器的使用状况,定时记录各项监测指标,根据病情随时调整呼吸机各项参数。在条件允许的情况下,尽快脱机。

4. 药物护理

（1）输液管理

1）准确记录出入液体量。ARDS 时肺间质与肺泡水肿,液体入量应适当控制,前 3 天入量宜少于出量,保持 500~1000 mL/d 的液体负平衡。在血流动力学状态稳定的情况下,可适当使用利尿剂。

2）准确记录每小时的出入液体量,以防止液体的大进大出,加重肺水肿。

3）早期输液以晶体为主。在毛细血管内皮损伤逐渐恢复后,可以适当使用胶体液,以提高血浆胶体渗透压,间质及肺泡内液体回收。

（2）糖皮质激素应用的观察　早期大量应用地塞米松可保护肺毛细血管内皮细胞,减少毛细血管渗出,减轻炎症反应,缓解支气管痉挛。但严重创伤后病人易并发消化道大出血,而使用糖皮质激素后更易导致消化道大出血,除常规使用 $H_2$ 受体阻滞剂或质子泵抑制剂等预防上消化道大出血外,应严密观察胃液、大便的颜色、形状、量,并做常规检查。

（3）应用血管活性药物的观察　ARDS 时适当使用血管扩张剂,可减轻心脏前、后负荷,同时也可扩张肺血管,解除肺小血管痉挛,改善肺循环。在应用血管扩张剂时,应注意严密监测血流动力学状态的改变,为及时调整其用量提供准确的依据。最好由输液泵经中心静脉通道输注血管扩张剂,以防止药物对小血管的刺激。

（于　鹏）

# 第五节　急性肝衰竭

肝衰竭是由多种病因所致的以严重的肝功能损害伴随中到重度凝血功能障碍、黄疸、脑水肿、肾功能等多器官损害,特别是以肝性脑病为特征的一组病死率极高的临床综合征。

目前,国内外对"肝衰竭"的概念、定义、命名、分型研究甚少,也无统一意见。一般用于描述各种原因引起的肝硬化伴慢性肝性脑病患者。本章主要介绍急性肝衰竭。

（一）病因

在众多的病因中,病毒性肝炎、药物性肝损害是造成急性肝衰竭最常见的原因。但病因的构成比存在地理上、年龄上的差异,而且随着时间的变迁而改变。近年来,美国及西方发达国家肝衰竭的病因由以往以病毒性肝炎为主转向药物性肝损害为主,特别是大剂量对乙酰氨基酚中毒。我国乙型肝炎病毒携带率约10%,乙型肝炎是肝衰竭的主要原因。新生儿急性肝衰竭的主要原因是遗传代谢性疾病或败血症而不是病毒性肝炎。

（二）临床特点

全身状况差,严重的消化道出血、腹胀、深度黄疸,皮肤黏膜淤点、淤斑。肝臭、肝脏进行性缩小,发生肝性脑病、消化道出血、肝肾综合征最具有诊断价值。肝脏缩小、肝性脑病以暴发性肝衰竭明显。

（三）急性肝衰竭的分期

急性肝衰竭的分期,有助于早期诊断和生存及预后的评估,但国内外尚无明确和统一的标准,目前倾向于：

1. 早期　严重的全身及消化道症状,黄疸迅速加深,血清胆红素≥170 μmol/L,凝血酶原活动度≤40%,但未发生明显肝性脑病,亦未出现明显腹水。

2. 中期　发生Ⅱ级以上的肝性脑病,或出现明显腹水。

3. 晚期　发生难治性(或致死性)并发症,如脑水肿、肝肾综合征、上消化道大出血、严重的继发感染等,此期实际已陷入多器官衰竭状态。

（四）辅助检查

1. 肝炎病毒学检查　大部分病人可检测到乙型肝炎病毒。

2. 肝功能

(1)转氨酶和胆红素均迅速、明显升高,数日内胆红素升至170 μmol/L以上,当出现"酶胆分离"现象,即胆红素继续上升,转氨酶反而下降时,提示预后不良。

(2)血球蛋白比例倒置。

(3)血氨升高。

3. 血生化

(1)电解质紊乱　电解质紊乱可有低钾、低钠、低钙、低镁等改变。

(2)低血糖　急性肝衰竭时,低血糖与胰岛素灭活减少、肝糖原分解和糖异生减少等因素有关,空腹血糖< 2.22 mol/L。

(3)血胆固醇降低　由于肝细胞脂肪代谢障碍,不能正常合成胆固醇,血清胆固醇含量可减至较低。

4. 血气分析　早期因通气过度呈呼吸性碱中毒,是低钾和肝肾综合征所导致的。

5. 凝血指标　凝血酶原时间延长,凝血酶原活动度降低,血纤维蛋白原减少。急性肝衰竭合并DIC时的实验室诊断标准与一般DIC不同,要求凝血酶原时间>15 s,纤维蛋白原<1.25 g/L,血小板<$50 \times 10^9$/L。

（五）病情判断和治疗原则

1. 诊断

(1)病史中有肝炎病史、毒物接触史、药物服用史等。

(2)一般症状及消化道症状逐渐加重。

(3)黄疸迅速加深,肝功能异常。

(4)性格、行为改变。

(5)体检中肝脏缩小,有出血倾向。

2.鉴别诊断

(1)检测血清中各型肝炎病毒抗原标志物,可帮助确诊为病毒性肝炎引起的急性肝衰竭。

(2)病史的采集有助于中毒性急性肝衰竭的诊断。

(3)儿童发病、家族史、角膜边缘的铜盐沉着环、血清铜蓝蛋白降低,支持 Wilson 病(肝豆状核变性)。

(4)急性脑病,肝功能异常,但胆红素升高明显,是 Reye 综合征的特点。

3.治疗原则 急性肝衰竭的治疗原则是加强支持治疗,预防及及时处理并发症,维持各脏器功能,为肝细胞再生赢得时间和条件。必要时行人工肝或肝脏移植治疗。

(六)治疗措施

1.一般措施 合理休息,充足的睡眠,可以减少体能消耗,降低肝脏血流量,防止肝功能进一步受损,促进肝细胞恢复。

正确的进食和合理的营养,是改善肝功能的基本措施之一。给予低脂、低蛋白、高糖饮食,保证供给足够的热量和维生素。不进食增加肝脏解毒负荷的食物和药物。

2.保肝治疗 可选用细胞活性药物、促肝细胞生长素、前列腺素 E 等改善肝脏微循环、促进肝组织恢复的药物。

3.对症处理 ①非特异性护肝药物的治疗。②肝性脑病的治疗。③纠正凝血功能障碍。④继发感染的防止。⑤肝肾综合征的防治。⑥上消化道出血的防治。⑦肝肺综合征的治疗。

4.密切观察病情 每日记录血压、出入量、意识状态及体温;观察有无感染,及时发现自发性腹膜炎等并发症;密切观察皮肤有无出血点、淤斑,以便及时采取止血治疗;对突发性格异常及其他神经体征的病人,要谨防肝性脑病的发生;慎用各种易诱发肝性脑病的药物。

5.皮肤护理 有腹水或水肿的病人,应注意保持皮肤清洁卫生,水肿部位的皮肤防止受压和破损,可用海绵垫或棉垫垫起受压部位,并改善血液循环。皮肤瘙痒者应及时给予止痒处理,不得用手搔抓,以免感染。

6.腹水病人的护理 ①对大量腹水的病人,采取半卧位,使横膈下降,增加肺活量,有利于呼吸。②定期测量腹围,密切观察腹水消长情况。③记录液体出入量和体重。④腹水病人应低钠或无钠饮食,严重者限制每日的入水量。⑤使用利尿剂者注意监测血生化指标,避免电解质紊乱。⑥如大量腹水引起腹内压力增高,病人不能耐受时,可酌情放腹水,一次放液量以不超过 3000~5000 mL 为宜,同时补充清蛋白。

(于 鹏)

# 第六节 急性肾衰竭

急性肾衰竭(ARF)是一个由多种病因引起的临床综合征,表现为肾小球滤过率(Glomerular filtration rate,GFR)在数小时至数周内急剧下降,以及含氮代谢产物如尿素氮(BUN)、肌酐(Cr)的潴留,水、电解质及酸碱紊乱。急性肾衰竭是临床各科较为常见的一种疾病,在病程早期是可逆的,如能及时正确诊断,抢救及时适当,肾功能多可完全恢复。

虽然目前还没有诊断急性肾衰竭的确切的血尿素氮和血肌酐值标准,但既往肾功能正常的病人,若尿素氮每天增加 5.4 ~ 10.7 mmol/L(15 ~ 30 mg/dL)、肌酐每天上升 88.4 ~ 176.8 μmol/L(1 ~ 2 mg/dL)提示急性肾衰竭。对原有肾脏疾病的病人,尿素氮、肌酐上升的数值要求更高一些。在血液透析未被应用之前,急性肾衰竭的死亡率高达 60% ~ 65%,因此,早期发现急性肾衰竭以尽早治疗非常重要。

**(一)急性肾衰竭的分类**

根据发病原因可将急性肾衰竭分为肾前性、肾实质性和肾后性三大类。

1. 肾前性急性肾衰竭　肾前性急性肾衰竭是由于各种因素引起血管内有效循环血量减少或肾动脉阻力增高,使肾脏血液灌注急剧减少而导致的急性肾衰,常见于休克早期。此时无肾实质器质性损害,及时提高血容量、血压及进行心输出量的治疗,可使肾脏泌尿功能恢复正常。一旦肾脏缺血时间持续延长,会引起肾脏器质性损害,而导致肾实质性改变。

2. 肾实质性急性肾衰竭　肾实质性肾衰竭是由于各种肾实质疾病所致或由于肾前性病因未能及时去除而使肾损害进一步发展所致。例如,急性肾小球肾炎和狼疮性肾炎,由于炎性或免疫损害,可使大量肾小球的功能障碍,引起急性肾衰竭。双侧肾动脉栓塞亦可引起急性肾衰竭。此外,急性肾盂肾炎、子痫、结节性多动脉炎等也能引起急性肾衰竭。但是,临床上较为常见的是肾缺血及肾毒物引起急性肾小管坏死所致的急性肾衰竭。

3. 肾后性急性肾衰竭　从肾盏到尿道口任何部位的尿路梗阻,都有可能引起肾后性急性肾衰竭。膀胱以上的梗阻,多由结石引起。然而由于肾脏的代偿储备功能强大,因此只要当结石使两侧尿路同时梗阻或一侧肾丧失功能而另一侧尿路被阻塞时,才会引起肾后性急性肾衰竭。膀胱及尿道的梗阻可由膀胱障碍或前列腺肥大、前列腺癌等引起。

肾后性急性肾衰竭的早期并无肾实质的器质性损害,若及时解除梗阻,可使肾脏泌尿功能迅速恢复。因此对此类病人,应尽早给予原发病的处理。

**(二)急性肾衰竭的临床表现**

急性肾衰竭按其病程演变可分为少尿期、多尿期及恢复期三个阶段。

1. 少尿期　属病情危急阶段,持续时间 3 天到数周不等。此期间由于水、电解质、酸碱平衡紊乱,氮质代谢产物潴留可有以下症状:

少尿:24 h 尿量少于 400 mL 称为少尿,少于 50 mL 或 100 mL 称为无尿。尿液性质也有改变,除有蛋白质、红细胞、白细胞、坏死的上皮细胞和管型外,尿比重常也固定在 1.010 左右,尿中含钠量增加,常超过 40 mmol/L。

水中毒:主要由于分解代谢加强,使内生水增多以及大量补液和摄入水量过多,产生水潴留而引起代谢与功能上的障碍。急性肾衰竭中约有一半病人出现高血压,可能与体液过多有关,严重者可出现急性脑水肿、肺水肿和心功能不全。

2. 多尿期　在少尿后期,尿量渐增,排尿超过 600 ~ 800 mL/d 即可认为是多尿期开始,此时病情仍严重,故仍应按少尿期处理。当每日尿量超过 1500 mL 时正式进入多尿期,病人症状开始好转,血尿素氮及肌酐开始下降,水肿好转,其他代谢紊乱也逐步恢复。多尿期尿量可增至 2000 ~ 3000 mL/d 或更多。此时钾、钠、水从尿中大量排出,可出现低钾、低钠及脱水症状,因此应及时给予补充。多尿期持续数天至 2 周,尿量逐渐恢复正常。

3. 恢复期 多尿期后即进入恢复期。此时水、电解质均已恢复正常,血尿素氮也已不高,但肾小管浓缩功能需经数月才能复原,少数病人可留下永久性功能损害。

(三)急性肾衰竭的防治原则

1. 合理用药 由于许多药物及毒性物质能损害肾小管,因此应合理用药,避免毒性物质对肾脏的损害作用。

2. 预防休克的发生 若已发生休克并伴有功能性急性肾衰竭时,应及时采用抗休克措施,迅速恢复有效循环血量,使肾血流量和 GFR 恢复正常,以利于肾功能的恢复。若通过尿液分析,发现病人已发生急性肾小管坏死所致的急性肾衰竭,应按急性肾衰竭的治疗原则进行处理。

3. 维持体内水、电解质的平衡 维持液体平衡是纠正肾衰竭的关键。在少尿期,应严格控制液体输入量,以防水中毒的发生。在多尿期,除应注意补液外,还应补钠、补钾,以防脱水、低钠血症和低钾血症的发生。

4. 处理高钾血症 高钾血症是少尿期威胁生命的症状之一,应进行紧急处理。其治疗原则是:①促进细胞外钾进入细胞内,如静脉内滴注葡萄糖和胰岛素,使细胞内糖原合成增多,从而促使细胞外液中的钾进入细胞内。②静脉内注入葡萄糖酸钙,以对抗高钾血症对心脏的毒性作用。③应用钠型阳离子交换树脂如聚苯乙烯磺酸钠,口服或灌肠,使钠和钾在肠内进行交换,钾即可随树脂排出体外。④严重高钾血症时,应用透析疗法。

5. 控制酸中毒 对非高分解代谢的少尿期病人补充足够热量,减少体内组织分解,其代谢性酸中毒一般并不严重。但高分解代谢型病人的代谢性酸中毒发生早,程度严重,有时不易纠正。严重的酸中毒可加重高钾血症,应及时治疗。当血浆标准碳酸氢根低于 15 mmol/L 时,应静脉滴注 5% 碳酸氢钠 100～250 mL/d,并根据心功能情况控制滴速,动态地监测血气分析,有时每日需补充到 500 mL。严重代谢性酸中毒病人应尽早做血液透析,纠正酸中毒。

6. 控制氮质血症 ①滴注葡萄糖,以减轻蛋白质的分解代谢。②静脉内缓慢滴注必需氨基酸,以促进蛋白质的合成,降低尿素氮上升的速度,加速肾小管上皮细胞的再生。③采用透析疗法,以排除非蛋白氮等。

7. 积极抗感染 感染是常见并发症,也是主要死亡原因之一。应尽早使用抗生素。根据细菌培养和药敏试验选用对肾无毒性或毒性低的药物,并按内生肌酐清除率调整用药剂量。

8. 透析疗法 包括血液透析(人工肾)和腹膜透析。人工肾的透析效果最好,但设备及条件要求较高。因此临床上常将透析液注入腹腔内,并利用腹膜进行透析。目前透析疗法已广泛应用于急性、慢性肾衰竭,并取得了较好的疗效,但不应因此忽视其他治疗措施。

9. 饮食和营养 补充营养以维持机体的营养状况和正常代谢,这有助于损伤细胞的修复和再生,提高存活率。

(四)急性肾衰竭的监护要点

1. 少尿期的监护 少尿期常因急性肺水肿、高钾血症、上消化道出血和并发感染而导致病人死亡,故治疗重点为调节水、电解质和酸碱平衡、控制氮质潴留,供给适当营养,防治并发症和治疗原发病。

少尿期病人应严格计算 24 h 出入量。24 h 补液量为：显性失液量及不显性失液量之和减去内生水量。

急性肺水肿时，病人可出现浅快呼吸、咳泡沫样痰及血氧饱和度下降。肺部听诊可闻及广泛的湿啰音。应提高吸入氧浓度，必要时可以使用面罩吸氧。使用无创正压通气能迅速缓解病人的气急并能提高血氧浓度，缓解病情。

限制饮食中含高钾的食物，定期测定血清电解质、血气分析，密切观察心电图的改变，及时发现异常并对症处理。

急性肾衰竭由于免疫功能低下以及各种诊断治疗措施的应用，常可导致感染，因此必须采取有效的措施预防感染。如病房的清洁消毒和空气净化，加强无菌操作的管理，避免发生褥疮及皮肤感染。危重病人需保持呼吸道通畅，对创伤引起的急性肾衰竭的病人，要做好局部伤口处理工作。

对急性肾衰竭的病人行透析时，应注意透析反应及全身出血情况，加强对透析过程的监护，并加强饮食或静脉营养。

2. 多尿期的监护 多尿期开始时即使尿量超过 2500 mL/d，血尿素氮仍可继续上升。故已施行透析治疗者，此时仍应继续透析，使尿素氮不超过 17.9 mmol/L（50 mg/L），血肌酐渐降至 4 mg/dL 以下，并稳定在此水平。

3. 恢复期的治疗 恢复期病人一般无需特殊处理，强调监测肾功能、尿量的重要性，定期随访，避免使用对肾脏有损害的药物。

（于 鹏）

# 第七节 糖尿病酮症酸中毒

糖尿病酮症酸中毒（diabetic ketoacidosis, DKA）是糖尿病常见的急性并发症之一，也是内科常见急症之一。该病主要是由于糖尿病病人胰岛素严重不足或活性重度缺乏，以及升糖激素不适当升高，引起糖、脂肪和蛋白质代谢紊乱，导致水、电解质和酸碱平衡失调，出现高血糖、酮症、代谢性酸中毒和脱水为主要表现的临床综合征。患者常有多尿、恶心、呕吐、甚至昏迷等症状。

DKA 的发生与糖尿病类型有关，与疾病病程无关。临床约 20% 以上新诊断的 1 型糖尿病和部分 2 型糖尿病患者出现 DKA。有些糖尿病患者以 DKA 为首发表现，1 型糖尿病有发生 DKA 的倾向，2 型糖尿病则往往在一些诱因下发生。近年临床观察在老年糖尿病者中亦有发病增加趋势。临床以发病急、病情重、变化快为特点。2005 年的美国疾病防治中心统计资料表明，美国每年 DKA 的患者达到 12 万。尽早诊断和及时治疗 DKA 在临床上有重要意义。

（一）诱因

DKA 的诱发因素包括以下方面：

1. 感染是 DKA 最常见的诱因，尤其是糖尿病患者并发急性全身性感染，如肺炎、泌尿道感染、急性胰腺炎、败血症、腹膜炎、化脓性皮肤感染等常易诱发此症。

2.降糖药物使用不规范。胰岛素用量不足或不恰当地减量、突然中断,是诱发DKA的重要因素之一。

3.影响糖代谢的药物如皮质激素、噻嗪类利尿剂、多巴酚丁胺,及第二代神经镇定药可诱发DKA。可卡因与DKA的反复发作密切相关。

4.心肌梗死、脑血管意外、胃肠疾病(呕吐、腹泻等)、手术、创伤、妊娠、分娩等应激状态。

5.饮食不当和心理障碍。

(二)发生机制和病理生理

关于酮症酸中毒的病理生理改变,国外有人提出酮症酸中毒是一种"双激素病"的观念。这种观念认为:引起酮症酸中毒的原因,一方面是胰岛素分泌相对或绝对不足,高血糖不能刺激胰岛素的进一步分泌;另一方面是对抗胰岛素的升糖激素分泌过多而高血糖不能抑制过多分泌的升糖激素,结果造成血糖进一步升高并表现出酮症或酮症酸中毒。升糖激素包括胰升糖素、肾上腺素、糖皮质激素和生长激素,其中,胰升糖素的作用最强。

胰升糖激素分泌过多是引起酮症酸中毒发病的主要原因。由于胰岛素及升糖激素分泌双重障碍,患者体内葡萄糖运转功能降低,糖原合成与糖的利用率降低,糖原分解及糖异生加强,血糖显著增高。同时脂肪代谢紊乱,游离脂肪酸水平增加,给酮体的产生提供了大量前体,最终形成了酮症酸中毒。

酮症酸中毒时机体病生理改变主要包括以下几个方面:

1.高血糖 DKA患者的血糖呈中等程度的升高,常在300~500 mg/dL范围,除非发生肾功不全否则多不超过500 mg/dL。造成患者高血糖的原因包括胰岛素分泌能力下降,机体对胰岛素反应性降低,升糖激素分泌增多,以及脱水、血液浓缩等因素。

2.酮症和代谢性酸中毒 酮体是脂肪β-氧化物不完全的产物,包括乙酰乙酸、β-羟丁酸和丙酮3种组分,其中乙酰乙酸为强有机酸能与酮体粉发生显色反应;β-羟丁酸为乙酰乙酸还原产物亦为强有机酸,在酮体中含量最大,约占酮体总量的70%;丙酮则为乙酰乙酸脱羧产物,量最少,呈中性,无肾阈,可由呼吸道排出。正常人血酮体不超过10 mg/dL,酮症酸中毒时可升高50~100倍,尿酮阳性。酮症酸中毒时,酮酸、乳酸等有机酸以及硫酸磷酸等无机酸生产增多,肾脏排酸失碱加重,再加上脱水和休克造成机体排酸障碍,最终导致酸中毒的发生。

3.脱水 酮症酸中毒时,血糖明显升高,同时大量酸根产生渗透性利尿及排酸失水,加上呼吸深快失水和可能伴有的呕吐、腹泻引起的消化道失水等因素均可导致脱水的发生。

4.电解质平衡紊乱 渗透性利尿、摄入减少及呕吐、细胞内外水分转移血液浓缩均可以导致电解质紊乱尤其是钾的丢失。由于同时有电解质的丢失和血液浓缩等方面因素的影响,实际测定的血电解质水平可高、可低、亦可在正常范围。酮症酸中毒时,由于血脂水平增高可使水溶性的电解质成分如血钠假性降低同时由于细胞分解代谢量增加,磷的丢失亦增加,临床上可出现低血磷症(图3-1)。

(三)临床表现

DKA起病急,病程通常小于24 h。根据酸中毒的程度可分为轻度、中度及重度。轻度指单纯酮症并无酸中毒(糖尿病酮症);中度是指除酮症外,伴有轻至中度酸中毒(DKA);重度则是指酮症酸中毒伴有昏迷,或虽无昏迷但二氧化碳结合力低于 10 mmol/L 者。

1. 临床表现

(1)糖尿病症状加重　多饮多尿、体力及体重下降的症状加重。

(2)胃肠道症状　包括食欲下降、恶心呕吐。有的患者,尤其是 1 型糖尿病患者可出现腹痛症状,有时甚至被误为急腹症。造成腹痛的原因尚不明了,有人认为可能与脱水及低血钾所致胃肠道扩张和麻痹性肠梗阻有关。

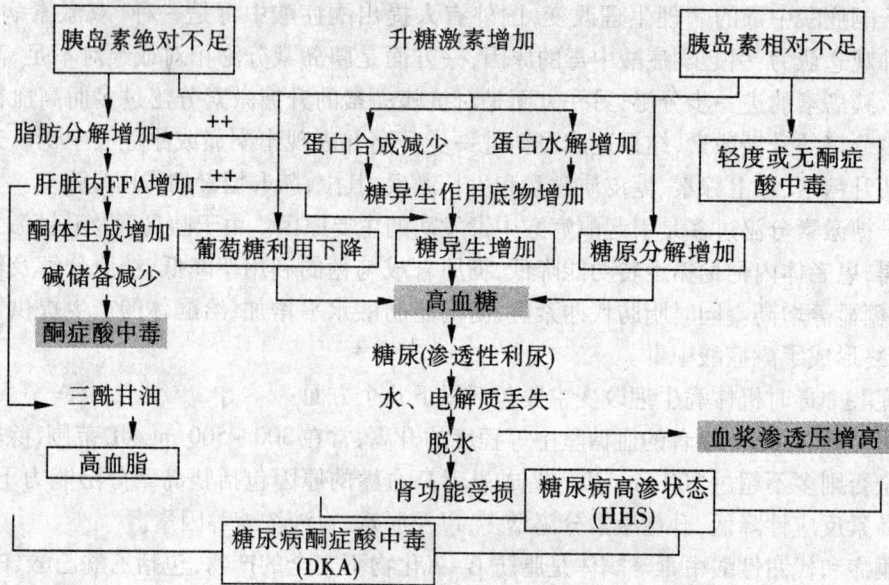

图 3-1　DKA 发生机制

(3)呼吸改变　酸中毒所致,当血 pH 值<7.2 时呼吸深快,以利排酸;当 pH 值<7.0 时则发生呼吸中枢受抑制,部分患者呼吸中可有类似烂苹果气味的酮臭味。

(4)脱水与休克症状　中、重度酮症酸中毒患者常有脱水症状,脱水达 5% 者可有脱水表现,如尿量减少、皮肤干燥、眼球下陷等。脱水超过体重 15% 时则可有循环衰竭,症状包括心率加快、脉搏细弱、血压及体温下降等,严重者可危及生命。

(5)神志改变　神志改变的临床表现个体差异较大,早期有头痛、头晕、委靡继而烦躁、嗜睡、昏迷,造成昏迷的原因包括乙酰乙酸过多,脑缺氧,脱水,血浆渗透压升高,循环衰竭。

(6)诱发疾病表现　各种诱发疾病均有特殊表现应予以注意以免与酮症酸中毒互相掩盖贻误病情。

2. 并发症　主要并发颅压增高、脑水肿、癫痫、循环衰竭等。

(四)实验室及辅助检查

体格检查,高血糖和酮尿强烈提示 DKA,DKA 确诊需要进行一系列详细的实验室检查,包括血浆葡萄糖,血尿素氮/肌酐、血酮体、电解质、血渗透压、尿常规、动脉血气分析和计算阴离子间隙等,其他辅助检查还包括心电图、胸片和血培养。

1. 尿液检查　尿糖、尿酮常呈强阳性。肾功能损害时,肾小球滤过率下降,肾糖阈及酮阈升高,出现尿糖与酮体减少,甚至消失,因此诊断以血酮为主。分析酮体水平时值得注意的是:①酮症消退时 β 羟丁酸转化为乙酰乙酸,而后者与酮体粉的显色反应显著强于前者,故可能发生酮体水平下降而测定值反而出现假性升高的情况;②缺氧时,较多的乙酰乙酸被还原而转化为 β 羟丁酸,酮体可假性降低。

2. 血糖和血酮　血糖升高,一般在 16.7 ~ 33.3 mmol/L(300 ~ 600 mg/dL),如 >33.3 mmol/L 时,多伴有高渗状态或有肾功能障碍。个别人血糖不高,所谓正常血糖性酮症酸中毒,病人多为年轻的使用胰岛素治疗的糖尿病患者,他们的肾糖阈可能较低,饮水量较大加上胰岛素的使用,使血糖保持在不高的水平。此外,当患者有显著的高三酰甘油血症时,血糖也可假性正常。

血酮体增高,多在 4.8 mmol/L(50 mg/dL)以上。当留取尿样困难或肝肾功能可能影响尿酮测定时,可测定血酮体。一般用酮体粉作血酮半定量测定,正常血酮体 20 ~ 40 mg/L 时与酮体粉不起呈色反应,达到 100 mg/L 时才起反应。因此呈阳性反应的血清稀释倍数乘以 10 即是血酮体半定量的 mg/dL 值。DKA 时 1:16 稀释血清仍可呈阳性反应。需注意的是,丙酮和 β-羟丁酸的生成速度是乙酰乙酸 3 倍以上,我们通常使用的酮体检测试验(硝普钠)主要检测乙酰乙酸,测量血清或血浆的 β-羟丁酸能更准确地反映体内酮体的水平。某些药物如卡托普利或青霉胺可能会引起假阳性反应,应注意询问相关病史以免误诊。

3. 血电解质及尿素氮(BUN)、肌酐(Cr)　总体上钾、钠、氯均减少。由于高血糖导致细胞内水分转移至细胞外,严重脱水时体内总钠耗竭,钠、氯常降低;但由于血液浓缩,钠、氯亦可正常或升高。酸中毒钾向细胞外转移,因此虽然总体钾水平下降,但患者血钾可正常、偏低或偏高。BUN 和 Cr 多升高,这是血容量下降、肾灌注不足、蛋白分解增加所致,BUN 持续不降者,预后不佳。

4. 血酸碱度　最常见的酸碱平衡紊乱是代谢性酸中毒。血二氧化碳结合力及 pH 值下降,剩余碱水平下降,阴离子间隙明显升高[$AG = Na^+ - (Cl^- + HCO_3^-)$]。个别人可同时伴有呼吸性碱中毒。临床上偶可见到 pH 值不低,甚至碱血症的酮症酸中毒。患者多原有代谢性碱中毒、严重呕吐,使用利尿剂或碱性物质过多等情况,应予以鉴别。

5. 其他

(1)血常规　粒细胞及中性粒细胞水平可增高,反应血液浓缩、感染或肾上腺皮质功能增强。

(2)尿常规　可有泌尿系感染表现。

(3)血脂　可升高,重者血清可呈乳糜状。

(4)胸透　有利于寻找诱发或继发疾病。

(5)心电图　有利于寻找诱因(如心肌梗死)可帮助了解血钾水平。

(五)诊断和鉴别诊断

询问病史和发病过程,结合体检有意识障碍、Kussmaul 呼吸、脱水、休克等临床表现,需考虑 DKA 的可能性。实验室检查尿糖和酮体强阳性同时血糖、血酮明显增高,均可诊断为 DKA。

DKA 主要包括高血糖、酮症和代谢性酸中毒三联症,而糖尿病的其他急性并发症也可有这些代谢紊乱,出现 DKA 的表现。

### (六)治疗

DKA 一经确诊,应立即治疗。积极进行代谢、心、肾功能监护,观察神态变化。治疗重点是纠正病理生理变化、补充液体和电解质,控制血糖,纠正酸碱失衡,去除诱因,防止可能导致复发的因素。治疗方案需根据患者病情轻重决定。轻度 DKA 患者,鼓励进食进水,补充胰岛素,利于血糖下降和酮体消除,中重度酮症酸中毒应用小剂量胰岛素疗法,纠正水、电解质及酸碱平衡紊乱。

1. 小剂量胰岛素治疗  DKA 主要发病因素是胰岛素缺乏,因此迅速补充胰岛素是治疗关键。目前多主张小剂量普通胰岛素持续静脉滴注,不仅可以有效抑制脂肪分解和肝糖异生,且低血糖、低血钾、低血镁、高乳酸血症等并发症发生率低。用法:补液的同时即开始,先给予 0.1 U/kg 体重的普通胰岛素静脉负荷量,随后采用普通胰岛素生理盐水溶液,0.1 U/(kg·h)持续静脉滴注,成人 5~7 U/h,一般不超过 10 U/h。当患者合并休克或血钾低于 3.3 mmol/L,在使用胰岛素治疗前需先补液或补钾,待休克纠正、血钾升至 3.3 mmol/L 以上,尽快使用胰岛素静脉滴注,使血糖下降 4.2~5.6 mmol/L。

建议每 1~2 h 密切监测血糖、血酮、血钾及其他电解质水平,必要时行肾功能和血气分析,及时调整治疗。如果血糖每小时下降<4.2 mmol/L,排除其他导致治疗无效的原因,需适当增加胰岛素用量,通常每 1~2 h 增加胰岛素 1 U。一旦血糖降至 13.9 mmol/L 以下,可改用 5% 葡萄糖或糖盐水,按葡萄糖与胰岛素比例(2~4):1 加入胰岛素,如 500 mL 5% 葡萄糖液中加入胰岛素 6~12 U,胰岛素滴注速度 0.05 U/(kg·h)持续静脉滴注。当血糖降至 11.1 mmol/L 以下,碳酸氢盐>18 mmol/L,pH 值>7.3,酮体阴性后,开始皮下注射胰岛素治疗方案。皮下注射短效胰岛素后,静脉胰岛素仍需继续维持 1~2 h 以防止血糖回升。

2. 补液  对重症酮症酸中毒患者十分重要,不只利于失水的纠正,而且有助于血糖的下降和酮体的消除。成年酮症酸中毒患者一般失水 3~6 L,原则上前 4 h 应补足水量的 1/3~1/2,以纠正细胞外脱水及高渗问题;以后则主要纠正细胞内脱水并恢复正常的细胞功能和代谢。

3. 纠正电解质紊乱  钠和氯的补充可通过输入生理盐水而实现,因对本症患者纠正电解质紊乱主要是补钾,患者总体钾丢失往往较严重,而且胰岛素的使用和血 pH 值升高可促使钾进入细胞内,血容量补充能利尿排钾,故都可加重钾的缺乏。常用 10% 氯化钾每瓶液 1.5 g。值得注意的是高血钾可引起严重的后果,如心跳骤停等,必须加以预防。补钾时应加注意:①血钾低或正常而且有尿者可立即补钾;②血钾高或无尿者第 2、3 瓶液体内应加钾;③24 h 补氯化钾 3~6 g;④可辅以口服 10% 氯化钾以减少静脉补钾量,但有人主张补磷。

4. 纠正酸中毒  首先值得强调的是只有重度酸中毒方需补碱。由于碱性物质难以通过血脑屏障,补碱过于积极可因体循环 pH 值下降,机体排酸机制的受抑而加重颅内酸中毒和组织缺氧。补碱过于积极会促进钾进入细胞而加重低血钾。纠正酸中毒时不宜使用乳酸钠,以免加重可能存在的乳酸酸中毒,通常用 5% 碳酸氢钠 100~200 mL(2~4 mL/kg 体重)。输入碱液时应注意避免与胰岛素使用同一条通路,以防胰岛素效价的下降。

5. 诱因和并发症的治疗

(1)去除诱因  如使用抗生素控制感染。

（2）肺水肿和呼吸衰竭　预防补液过快,动态监测血氧饱和度、液体进出量、血流动力学检查。

（3）心力衰竭和心律失常　避免输液过多过快;避免血钾过低、过高,心电监护下,尽早发现,及时治疗。

（4）肾衰竭　注意预防,一旦发生及时处理。

（5）脑水肿　是 DKA 最严重的并发症,多见于儿童,成人少见,就诊时二氧化碳分压较低、血尿素氮水平高,治疗时血钠上升缓慢、需要补充碳酸氢钠治疗的患者均有出现脑水肿的危险。儿童 DKA 治疗过程中如出现神志的改变,需警惕脑水肿的发生。一旦发现,应用高渗性脱水治疗。

（葛慧青）

# 第八节　休克

休克由多种病理过程引起,最终导致心血管功能衰竭和(或)死亡。休克是危重病患者最常见和最重要的临床问题。根据病理生理特点,休克可以分为 4 种类型。心血管疾病已经成为我国居民最常见的死亡原因,而因泵功能衰竭导致的心源性休克是心血管疾病患者死亡的最重要原因之一。低血容量性休克是创伤患者早期死亡的重要原因,也是 45 岁以下人口死亡的最常见原因之一。另外,感染性休克患者虽然随着内科及外科治疗手段的改进,但病死率仍未显著降低。所有类型的休克均可增加各种并发症的发生,包括严重感染、急性呼吸窘迫综合征(ARDS)和多器官障碍综合征(MODS)。

（一）休克的定义与分类

1. 休克的定义　休克(shock)是机体有效循环容量减少、组织灌注不足(表 3-1),细胞代谢紊乱和功能受损的病例过程,它是由多种病因引起的综合征。氧供给不足与需求增加是休克的本质,产生炎症介质是休克的特征,因此恢复对组织细胞的氧供、促进其有效的利用,重新建立氧的供需平衡和保持正常的细胞功能是治疗休克的关键环节。

2. 休克的分类　引起休克的原因很多,往往几种原因同时存在,分类也有多种方法。尽管根据血流动力学特点分为 4 种类型的休克(表 3-2),但临床休克常常具有多种类型休克的特点。

（1）低血容量性休克　低血容量性休克的病因包括脱水、大量出血(内出血和外出血)、体液丢失(呕吐、腹泻、肠梗阻、胃肠道瘘等)或因血管通透性增加导致体液渗入第三间隙(大面积烧伤、腹膜炎、创伤和炎症等),导致有效循环量降低。出血性休克、创伤性休克和烧伤性休克均可属于低血容量性休克。

低血容量性休克的血流动力学特点包括心室前负荷降低,即心室舒张压力和容积减少。心指数和每搏输出心指数下降。患者出现低血压、脉压明显降低。混合静脉血氧饱和度(MVO$_2$)降低,动静脉氧含量差增加。

表 3-1　休克时有效组织灌注的决定因素

| | |
|---|---|
| 心血管功能(全身灌注或心输出量)<br>　心功能<br>　　前负荷<br>　　后负荷<br>　　心肌收缩力<br>　　心率<br>静脉回流<br>　右房压(依赖心功能)<br>循环平均充盈压力<br>　血管容量<br>　血管平均顺应性<br>静脉血管阻力<br>　血流分布<br>心输出量的分布<br>内源性调节系统(局部组织因素)<br>外源性调节系统(交感/肾上腺活性) | 血管解剖性疾病<br>　外源性血管活性药物(强心药物,升压药物,血管扩张药物)<br>　微血管功能<br>　　毛细血管前后括约肌功能<br>　　毛细血管内皮细胞完整性<br>　　微血管阻塞(纤维蛋白、血小板、白细胞、红细胞)<br>　局部氧的释放及弥散<br>氧合血红蛋白的亲和力<br>　红细胞 2,3-DPG<br>　血 pH 值<br>　温度<br>细胞能量产生及利用能力<br>三羧酸循环<br>氧化磷酸化途径<br>其他能量代谢途径 |

表 3-2　不同类型休克的临床表现

| 类型 | 常见病因 | 病理生理及临床表现 | | | | |
|---|---|---|---|---|---|---|
| | | HR | CVP | CO | SVR | 外周灌注 |
| 低血容量性 | 失血 | ↑, ↑↑或↓↓ | ↓ | ↓ | ↑ | 冷 |
| 心源性 | 心肌梗死 | ↑ | ↑ | ↓↓ | ↑↑ | 冷 |
| 梗阻性 | 心包填塞,肺栓塞 | ↑ | ↑↑ | ↓↓ | ↑↑ | 冷 |
| 分布性 | 感染性,神经源性 | ↑ | ↓或正常 | ↑ | ↓↓ | 暖 |

典型临床表现为皮肤苍白、冰凉、湿冷(常有花斑),心动过速(或严重心动过缓),呼吸急促,外周静脉不充盈,颈静脉搏动减弱,尿量减少,神志改变等。

(2)心源性休克　由于心脏排血功能下降所致,常继发于急性心肌梗死、各种心肌炎和心肌病变、急性心包填塞、严重的心律失常以及慢性心功能不全等心脏病。其他如受上腔静脉阻塞和张力性气胸等所致。血流动力学特点为心室前负荷增加(心室容积、PAWP 和 CVP 增加),其余特点与低血容量性休克相似。由于组织灌注不足,$MVO_2$ 显著降低,而动静脉氧含量差增加。此时乳酸酸中毒的程度与病死率密切相关。

心源性休克主要由缺血性心肌损伤引起,40% 的心肌失去功能时即可导致心源性休克。冠状动脉主干或前降支近段阻塞造成的前壁心肌梗死是心源性休克的常见病因。

临床表现与低血容量性休克的特征极其相似。心源性休克时充血性心力衰竭(容量负荷过多)是典型表现。颈静脉与外周静脉充盈。其他体征包括第三心音奔马律及肺水肿的表现。心源性休克的血流动力学特点为心功能曲线移位到心功能异常。如果心脏前负荷升高,心功能点将向右下方移动。如果合并医源性低血容量,心功能点将向左下方移动。治疗的主要目标是通过纠正前负荷,使心脏前负荷维持在适宜水平,然后通过应用强心药物,使心输出量增加。

(3)梗阻性休克 心外梗阻性休克有心血管回路中血流受阻造成。心包压塞和限制型心肌病直接影响舒张期右心室的充盈。张力性气胸、胸腔内肿瘤可以阻塞静脉回流而间接影响右心室充盈。大面积肺栓塞(2 个或 2 个以上肺叶动脉受累,>50% 的血管床发生阻塞)、非栓塞性急性肺动脉高压、大的体循环血栓(骑跨栓)以及主动脉夹层导致心室后负荷增加,从而引起休克。

梗阻性休克的典型血流动力学及代谢变化与其他的心输出性休克相似。体检时可见颈静脉与外周静脉充盈。典型的心脏压塞引起右心室舒张压、左心室舒张压、肺动脉舒张压、CVP 和 PAWP 均升高且接近相等。大面积肺栓塞可以引起右心室功能衰竭,肺动脉压和右心压力升高,但 PAWP 保持正常。梗阻性休克的临床表现取决于梗阻部位,且受病变进展时间的影响。

(4)分布性休克 分布性休克的血流动力学特点为外周血管阻力降低。感染性休克是最常见的分布性休克,ICU 患者的罹患率和功能比死率均很高。各脏器的血管阻力可降低、升高或不变。心指数和心室充盈压力均下降。与其他休克不同,分布性休克治疗有效的临床表现包括肢体温暖、灌注良好,舒张压降低,脉压增加。休克的非特异性表现包括心动过速,呼吸急促,尿量减少及意识改变。另外患者有原发疾病的相关临床表现(过敏性休克出现荨麻疹,神经源性休克有脊髓损伤,感染性休克患者有感染的相关表现)。

(二)休克的诊断及临床表现

无论病因与分类如何,休克都是危及生命的紧急情况,早期诊断对改善预后至关重要。一旦出现明显低血压和低灌注,病死率将显著增加。

休克是多种损伤的共同结局,因此不同病因和休克类型的很多临床表现往往相同或相似,诊断与评估具有很多共同点(表3-3)。

表3-3 休克的最初诊断与评估的一般原则

| 临床表现(主要诊断) | 心动过速,呼吸频数,发绀,少尿,意识模糊,外周低灌注(肢端花斑),低血压(收缩压<90 mmHg) |
| --- | --- |
| 实验室检查(确诊) | 血常规:血红蛋白、白细胞计数、血小板<br>PT/aPTT<br>电解质、动脉血气<br>血钙、血镁<br>尿素氮、肌酐<br>血清乳酸 |

续表 3-3

| | |
|---|---|
| 监测 | EKG |
| | 持续 EKG、呼吸监测 |
| | 动脉血压导管 |
| | 中心静脉压 |
| | 肺动脉导管 |
| | 脉搏饱和度 |
| | 经皮氧分压 |
| | 胃黏膜 pH 值 |
| 影像学 | X 射线胸片 |
| | 腹部 X 射线检查 |
| | 腹部或胸部 CT 检查 |
| | 心脏超声检查(经胸或经食管) |
| | 肺灌注扫描 |

**1. 血流动力学监测**

(1)循环容量　对于任何原因的休克,维持适当的循环容量是治疗的首要目标。低血容量患者的临床表现与实验室检查涉及全身多个器官,但多数缺乏特异性,如表 3-4。

表 3-4　循环容量状态的评价指标

| 静态指标 | | | 动态指标 |
|---|---|---|---|
| 脱水表现 | 低血容量表现 | 肾脏灌注减少 | |
| 皮肤充盈下降 | 心动过速 | 尿液浓缩 | 体位性低血压 |
| 口渴 | 低血压 | BUN 升高 | 动脉血压或每搏输出量的呼吸波动 |
| 高血钠 | 高乳酸 | 持续性代谢性酸中毒 | 下肢被动抬高 |
| 高蛋白血症 | 肢端温度降低 | | 容量负荷试验阳性 |
| 高血红蛋白血症 | | | |
| 高血容量比容 | | | |

中心静脉压(CVP)常用于反映右心室的前负荷,临床上常根据 CVP 的数值判断心脏前负荷和循环容量状况。但是,CVP 与心室舒张末容积的关系受心脏顺应性的影响,同时还与胸腔内压、正压通气参数设置、自主呼吸强度及心脏后负荷密切相关。如慢性阻塞性肺疾病(COPD)患者由于肺动脉高压导致右室顺应性下降,心脏前负荷正常时 CVP 即明显增高。补液过程中,CVP 数值的动态变化能更好地体现液体复苏的反应性。

因此,当无法确定患者是否存在低血容量时,可以通过容量负荷试验证实。容量负荷试验的方法:15 ~ 20 min 内快速输注晶体液 250 ~ 500 mL(或等量胶体),每 10 min 检测 CVP 或 PAWP,并对容量状态进行评估,见表 3-5。

**表 3-5 容量负荷试验的评估原则**

| △CVP | △PAWP | 说明 |
|------|-------|------|
| ≤2 mmHg | ≤3 mmHg | 继续快速补液 |
| 2~5 mmHg | 3~7 mmHg | 暂停快速补液,等待 10 min 后再次评估 |
| ≥5 mmHg | ≥7 mmHg | 停止快速补液 |

(2)动脉血压 血压是危重病患者最常应用的临床指标。临床使用无创血压极为普遍。袖带宽度是影响血压测定准确性的最重要因素。适宜的袖带宽度应相当于上臂臂围的40%。由于无创血压监测存在一定误差,无法进行持续监测,对于低血压和(或)休克患者,推荐采用有创血压监测。

多数患者选择外周动脉(如桡动脉)留置动脉导管。需要注意的是,有创血压监测的准确性也可能受多种因素的影响。最常见的影响因素为衰减过度(如测压管路过软、测压系统中有血凝块等)、衰减不足(测压管路过长等)等。

(3)组织灌注 休克的本质是组织灌注不足造成的细胞损伤。因此,在对患者循环状态进行评估时,了解其组织灌注情况至关重要。组织灌注不足的临床表现为患者意识水平下降、皮肤花斑、尿量减少、毛细血管再充盈时间延长 >2 s、代谢性酸中毒、动脉血乳酸 >4 mmol/L、混合静脉氧饱和度下降。

(4)肺动脉导管(PAC) PAC 可以测定心输出量,还可以持续监测中心静脉压与肺动脉的压力和波形,并间接获得 PAWP 的压力和波形。有创压力波形分析可用于诊断心包压塞、限制性心肌病、充血性心力衰竭、心室肥厚及房室瓣反流。根据 PAV 可留取肺动脉血标本测定混合静脉血氧饱和度,测定心肌耗氧量($MVO_2$),从而保证低动力型休克时充分的氧输送。对于休克患者,PAV 可用于明确病因分类、确定治疗目标及监测治疗反应。

2.其他临床表现 休克的其他临床表现有助于病因的鉴别。低血容量性休克的特点是颈静脉压力降低。心源性休克可能表现为颈静脉压力升高,肝颈静脉回流征阳性,心音听诊闻及 $S_3$、$S_4$ 及反流杂音。梗阻性休克的表现通常取决于梗阻发生的部位。肺动脉栓塞可能表现为呼吸困难和右心衰竭。心包压塞可出现 Kussmaul 征、奇脉及心音遥远。老年患者可能表现为无法解释的高通气及低血压而无其他显著异常。

3.实验室检查 实验室检查用于确诊休克及鉴别病因。休克早期,由于中性粒细胞经常升高。全身性感染和休克晚期可出现白细胞缺乏。血红蛋白浓度受休克病因的影响而不同,如非失血性低血容量性休克患者血红蛋白常升高。感染性休克由于血管内水进入第三间隙,血红蛋白也可能升高。休克应激可使血小板计数升高,但随着全身性感染的进展及复苏治疗过程中,血小板可出现下降。动脉血气及电解质可能显示阴离子间隙正常的代谢性酸中毒,若伴呕吐,则可能表现为代谢性碱中毒。阴离子间隙增加的代谢性酸中毒常由血清乳酸水平升高引起,是组织灌注不足的表现。休克急性期,即使存在肾脏损伤,血尿素氮(BUN)和肌酐水平也很少发生改变。心电图对诊断缺血性心肌损伤非常重要。

4.影像学检查 胸片用于排除肺炎、肺水肿、张力性气胸、心包压塞及其他心肺异常。CT 有助于鉴别休克原因,如隐性内出血、动脉夹层。经胸或经食管心脏超声检查可以准确诊断导致休克的部分心脏或血管病变。肺灌注有助于鉴别大面积肺栓塞。

5. 其他监测技术　脉搏氧饱和度监测对氧输送提供参考,应用时需注意影响监测的因素,如周围光线、脱氧血红蛋白(高铁血红蛋白、碳氧血红蛋白)、脂血及低体温等。

（三）休克的治疗

确诊或怀疑休克患者应收入 ICU 进行治疗,并且需要立即进行有创血流动力学监测。早期诊断、及时治疗是改善预后的关键。休克的治疗分为针对原发病的治疗和针对休克的支持治疗。

1. 病因治疗　休克是多种原因导致的临床综合征。感染性休克需积极寻找感染灶并进行适当引流,再加上正确的抗生素治疗;失血性休克时应当积极止血和输血;急性心肌梗死需要血管重建;大面积肺栓塞合并梗阻性休克时应进行溶栓治疗;心包填塞需进行心包穿刺引流。

2. 血流动力学支持治疗

（1）休克的治疗原则　不同病因的休克一般支持治疗措施是相似的。休克治疗的基本目标是发生细胞损伤前恢复重要脏器的有效灌注。组织灌注受灌注压及血流的影响。因此,治疗休克时应当维持适当的心输出量与平均动脉压。

维持适当的血容量:各种原因和类型的休克均伴有绝对和(或)相对循环容量不足。因此,在应用血管活性药物之前,需要进行积极的输液治疗,纠正可能存在低血容量。输液治疗需要进行液体复苏的反应性评估。有关休克患者液体复苏时的液体选择目前尚无定论。现有资料显示,晶体液和胶体液可能并无差异。

保证足够的灌注压力:在纠正组织低灌注造成的器官功能损害时,强调平均动脉压的重要性。平均动脉压反映重要脏器的灌注压力。需要注意的是,对血压的评估需要考虑患者平时的血压水平。通过积极调整容量水平若无法维持适宜的血压,则需要使用血管活性药物,包括升压药和(或)强心药。根据休克的不同类型,选择血管活性药物也有所区别。心源性休克时选择 β 肾上腺能受体兴奋剂(如多巴酚丁胺),而分布性休克和梗阻性休克则应选择 α 受体兴奋的药物(如多巴胺、肾上腺素或去甲肾上腺素)或血管加压素等。

评价组织灌注的充分性:循环干预的目标是组织有效灌注。如果患者存在组织灌注不足的表现,如意识模糊、皮肤出现花斑、尿量减少、乳酸堆积和(或)代谢性酸中毒,则需要纠正。反之,如果上述灌注无明显异常,即使 CVP 或心输出量处于正常范围,也没有指征进行干预。

一旦确认患者存在组织低灌注,应积极处理、尽快纠正。首先对循环容量作出判断,如果循环容量充足,患者仍处于低血压状态,通常需要应用血管活性药物以保证组织灌注压。在确保患者处于满意的前负荷和平均动脉压的前提下,如果患者仍有灌注不足的表现,则需要应用强心药物如 β 受体兴奋剂。

（2）各种类型休克的治疗

低血容量性休克:对于低血容量性休克,应积极扩容治疗尽快纠正低血容量。扩容的同时需积极寻找原因。

心源性休克:心源性休克的支持治疗原则是在维持适当前负荷的基础上,应用强心药物,以增强心肌收缩力,改善组织血流与灌注。

梗阻性休克:常见的梗阻性休克包括大面积肺动脉栓塞、心包压塞和张力性气胸。治疗梗阻性休克应强调病因治疗。

分布性休克：分布性休克的血流动力学特点为低外周阻力及高心输出量，同时由于血管扩张及通透性增加，患者存在绝对及相对性低血容量，心输出量反而会降低。支持治疗的策略首先是积极纠正低血容量。纠正低血容量后，需要应用升压药维持充足的灌注压。

近年来，有关感染性休克的治疗取得了长足的进步。早期目标指导性治疗（early goal-directed therapy，EGDT）等的大量临床研究证实可以改善患者的临床预后（图3-2）。

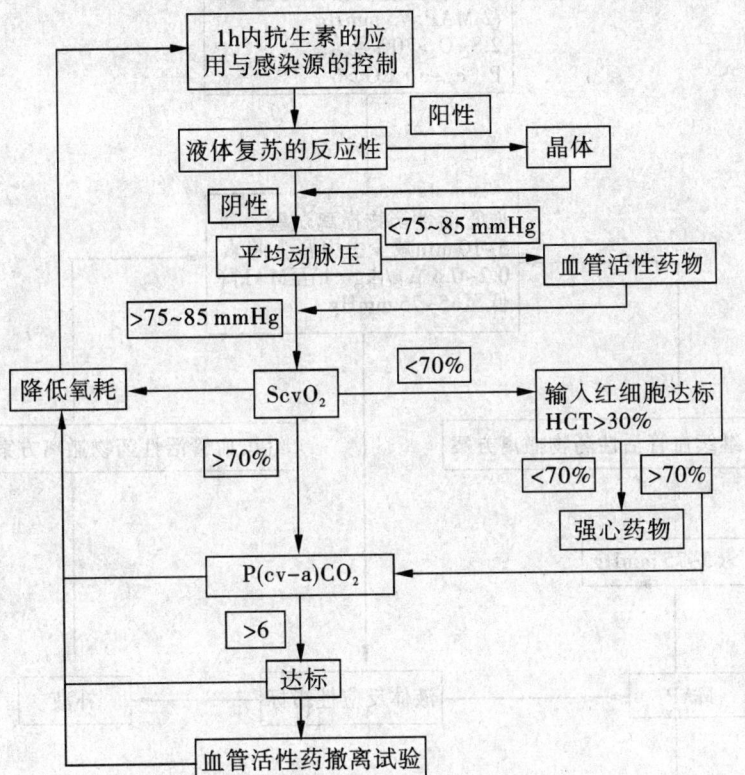

```
        ┌──────────────────┐
        │ 1h内抗生素的应     │◄──────────────┐
        │ 用与感染源的控制   │                │
        └────────┬─────────┘                │
                 ▼                          │
        ┌────────────────┐  阳性  ┌──────┐   │
        │ 液体复苏的反应性 │──────►│ 晶体 │   │
        └────────┬───────┘        └──────┘   │
          ┌──────┐                           │
          │ 阴性 │                            │
          └──┬───┘                           │
             ▼        <75~85 mmHg            │
        ┌──────────┐          ┌────────────┐ │
        │ 平均动脉压 │─────────►│ 血管活性药物 │ │
        └────┬─────┘          └─────┬──────┘ │
     ┌───────────────┐              │        │
     │ >75~85 mmHg   │◄─────────────┘        │
     └───────┬───────┘                       │
┌────────┐   ▼        <70%   ┌────────────────┐
│ 降低氧耗 │◄─┤ScvO₂├───────►│ 输入红细胞达标    │
└────────┘   └──┬──┘         │ HCT>30%         │
       ┌──────┐               └──┬────────┬───┘
       │ >70% │              <70%│        │>70%
       └──┬───┘                  ▼        ▼
          ▼                  ┌──────────┐
     ┌───────────┐          │ 强心药物  │
     │ P(cv-a)CO₂ │◄────────└──────────┘
     └─────┬─────┘
        ┌────┐
        │ >6 │
        └──┬─┘
           ▼
        ┌──────┐
        │ 达标  │
        └──┬───┘
           ▼
   ┌──────────────────┐
   │ 血管活性药撤离试验  │
   └──────────────────┘
```

**图3-2 EGDT方案**

1）镇静镇痛 必要合适的镇静镇痛可以明显降低脓毒症患者氧耗，有助于EGDT方案的有效实施。

2）液体复苏的反应性 大量研究显示CVP数值本身不能很好地反映患者实际的液体前负荷，而补液过程中CVP数值的动态变化能更好地体现液体复苏的反应性。

3）滴定平均动脉压（MAP） 液体复苏反应性指标达标后，采用血管活性药滴定MAP是改善组织灌注的重要方法，尽管最佳的MAP目前仍未知。EGDT将最佳MAP水平定为75～85 mmHg，以不低于65 mmHg是达标后血管活性药物撤离试验的最低水平（图3-3）。

4）上腔静脉血二氧化碳分压〔$P_{(cv-a)}CO_2$〕 目前研究发现脓毒症患者常常存在氧供不足合并$ScvO_2$水平偏高的情况。因此建议使用$ScvO_2$和〔$P_{(cv-a)}CO_2$〕同时达标能反映脓毒症患者组织氧合得到改善。

5）血管活性药物撤离试验 当完成EGDT目标后，立即开始做血管活性药撤离试验（图3-3），以防止出现血管活性药物依赖，同时可以排除由于血管活性药掩盖的液体不足存在。方法:每5~10 min 减少去甲肾上腺素 0.2 ~ 0.4 μg/(kg·h)至 MAP 降低至65 ~ 75 mmHg,进一步判断液体反应性指标以明确继续补液还是使用血管活性药物。

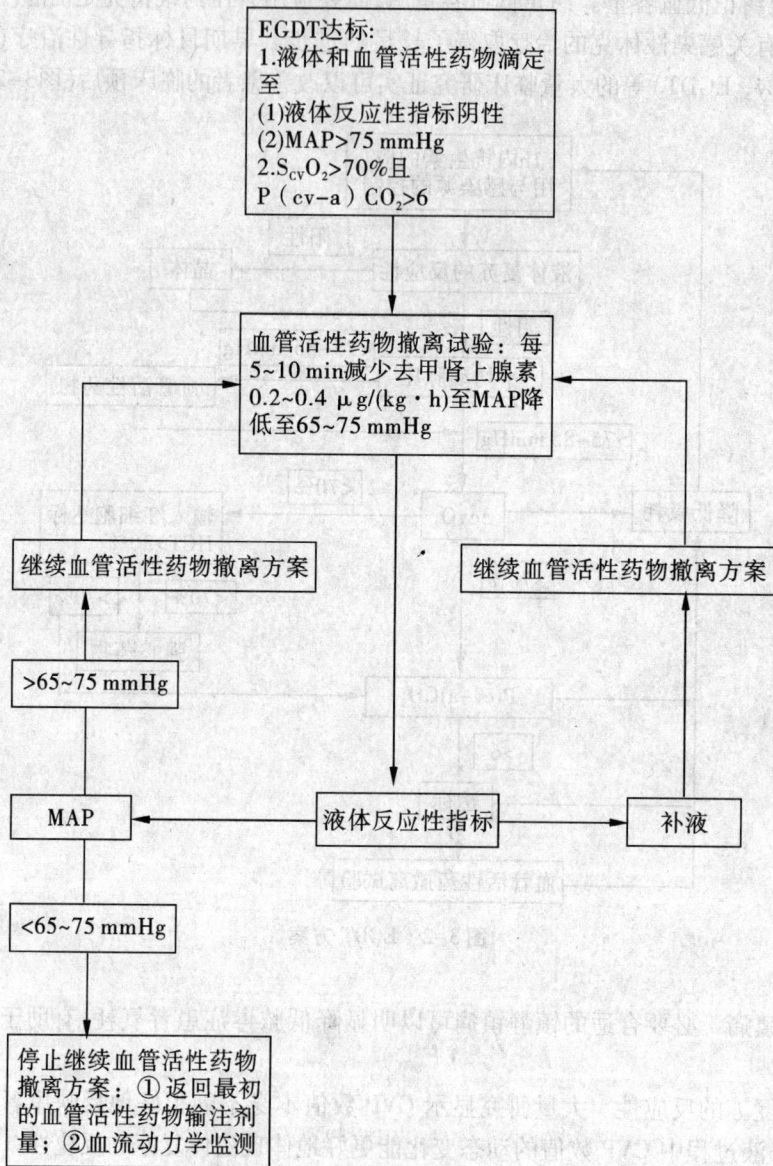

EGDT达标:
1.液体和血管活性药物滴定至
(1)液体反应性指标阴性
(2)MAP>75 mmHg
2.$S_{cv}O_2$>70%且
P(cv-a)$CO_2$>6

血管活性药物撤离试验:每 5~10 min减少去甲肾上腺素 0.2~0.4 μg/(kg·h)至MAP降低至65~75 mmHg

继续血管活性药物撤离方案

继续血管活性药物撤离方案

>65~75 mmHg

MAP ← 液体反应性指标 ← 补液

<65~75 mmHg

停止继续血管活性药物撤离方案:①返回最初的血管活性药物输注剂量;②血流动力学监测

图 3-3　血管活性药物撤离试验

6)休克的其他救护支持措施。

7)复苏　休克的初始治疗应遵循复苏的一般原则。很多休克患者伴有创伤和(或)意识障碍,因此必须保证患者的有效通气。另外,休克患者的组织氧需求增加,代偿性的出现分钟通气量明显增加,往往需要气管插管和机械通气,减少患者的呼吸做功。应根据动脉血气调整吸入氧浓度,使动脉血氧饱和度不低于90% ~92%。休克患者常出现肺部浸润影,如急性呼吸窘迫综合征、误吸或肺炎等,需要提高呼气末正压维持氧合。正压通气过程中,需要关注压力对低血容量患者循环的影响,因此在机械通气同时需保证循环血容量。

8)疼痛控制 部分患者需要镇痛治疗。所有镇痛措施均直接或间接降低交感张力导致静脉血管扩张,如果血管内容量不足,可造成低血压和(或)低灌注。静脉注射 2 ~ 4 mg 吗啡。

9)乳酸酸中毒的治疗 研究显示输注碳酸氢钠虽然提高细胞外液的 pH 值,但细胞内液的 pH 值反而恶化。另外血液 pH 值升高可能影响氧合血红蛋白的解离。乳酸酸中毒的适当治疗应当是改善肝脏和全身的灌注,从而消除无氧代谢,促进肝脏清除蓄积的乳酸。当 pH 值小于 7.10 ~ 7.15 时可考虑输注碳酸氢钠。

(葛慧青)

# 第九节 多器官功能障碍综合征

多器官功能障碍综合征(multiple organ dysfunction,MODS)是指原始损伤因素如创伤(非感染性)或致病性微生物的入侵(感染性),导致原始受损部位以外的两个或两个以上器官或系统同时或序贯发生功能障碍。而发病前,这些远距离器官可以正常,或出于相对稳定功能的生理状态。MODS 的发生基础是全身炎症反应综合征(systemic inflammatory response syndrome,SIRS),如果得到及时合理治疗,仍有逆转可能。由于严重感染病因学的多元性、诱发多器官功能障。因此,目前医疗和研究将焦点集中于感染的早期发现和早期治疗上,以防止进入序贯性 MODS 阶段。MODS 的高度危险、病死率高等特点,引起医学界的高度关注。

MODS 是逐步演进的过程(图 3-4),首先需了解以下几个定义:

全身炎症反应综合征(SIRS):多种炎症介质被大量释放,称为 SIRS,大致分为两大类,感染因素与非感染因素。当机体遭受组织损伤后,呈现下列指标中一项以上者,可以判断 SIRS 存在:体温 ≥38℃ 或 ≤36℃;心率 ≥90 次/min;过度通气、呼吸频率 ≥20 次/min 或 $PaCO_2 \leq 32$ mmHg;WBC $\geq 12 \times 10^9/L$ 或 $\leq 4 \times 10^9/L$。SIRS 作为一种理论概念,具有重要意义。但指标过于简单,不足以反映复杂的病理生理学改变;过于敏感、缺乏特异性,难以对于疾病严重度或预后进行评估。

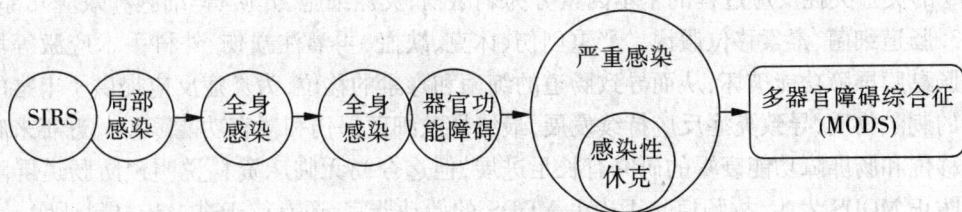

图 3-4 MODS 演进过程

全身感染(sepsis):由全身感染诱发的一种全身炎症反应,伴有广泛组织损伤。临床上约 30% 全身感染患者未能被微生物学所证实或未能找到确切的感染源。肠道毒素移位和肺泡炎症细胞因子的去间隔化移动,都会加剧全身炎症反应。

严重感染(severe sepsis):全身炎症感染的特点:血管舒张、毛细血管通透性增加、代谢率增高、微观性凝血增强等。SIRS 伴有血管舒张可引起低血压。体液从血管内向组织间隙渗透,将进一步降低循环血容量,加重低血压。若全身感染伴有一个以上器官功能障碍,称为严重感染。

感染性休克(septic shock):如果全身感染并发休克,对输液复苏治疗不能做出有效反应,需要血管活性药物收缩血管,这种状态称为感染性休克。

多器官功能障碍综合征(MODS):当全身感染向严重感染、感染性休克发展时,可以诱发渐进性多器官障碍综合征。MODS 的发生机制由多种因素促成,凝血功能异常起着重要作用。器官功能障碍包括:缺氧、高碳酸血症、需机械通气支持;低血压、低心排血量;少尿、血清肌酐增高;意识减退;代谢紊乱,出现乳酸酸中毒;肝酶增高;凝血与纤溶功能失衡。

（一）病因

任何引起全身炎症反应的疾病均可能发生 MODS,常见病因:①各种感染引起的脓毒症;②严重创伤、烧伤或大手术导致失血、循环血量下降;③各种原因的休克,呼吸心跳骤停后;④各种原因导致的组织器官缺血-再灌注损伤;⑤输血输液、药物影响。

（二）发病机制

MODS 的发病机制非常复杂,尽管病因多种多样,但导致 MODS 发生发展的机制是共同的,即失控的全身炎症反应综合征(SIRS)很可能在 MODS 发生中起主要作用,失控的全身炎症反应的发病机制有:

1.缺血-再灌注损伤假说　该假说认为,各种损伤导致休克引起的器官缺血和再灌注的过程是 MODS 发生的基本环节,它强调各种休克微循环障碍若持续发展,都能造成生命器官血管内皮细胞和器官实质细胞的缺血、缺氧和功能障碍。目前随着分子生物学和细胞生物学的研究成果,人们提出了缺血再灌注过程中,内皮细胞和白细胞相互作用引起器官实质细胞损伤的观点,即血管内皮细胞(EC)能通过多种凝血因子和炎症介质,与多形核白细胞(PMN)相互作用,产生茹附连锁反应,导致器官微循环障碍和实质器官损伤。具体有组织氧代谢障碍、氧自由基损伤和白细胞和内皮细胞的相互作用。

2.炎症失控假说　炎症是机体的重要防御反应,MODS 是由于机体受到创伤和感染刺激而发生的炎症。反应过于强烈以至促炎-抗炎失衡,从而损伤自身细胞的结果。其参与 MODS 的炎症失控反应过程的基本因素分为刺激物、炎症细胞、介质、靶细胞和效应几部分。

3.肠道细菌、毒素移位假说　严重创伤、休克、缺血-再灌注损伤、外科手术应激等均可导致肠黏膜屏障功能破坏,从而导致肠道的细菌和毒素的移位,为炎症反应提供了丰富的和不竭的刺激物质,导致炎症反应持续发展,最终导致细菌损伤和器官功能障碍。近年来有关细菌移位和肠屏障功能衰竭的研究有长足进展,但迄今尚无临床资料说明预防肠道屏障衰竭能防止 MODS 发生,故肠道是否确是 MODS 的始动器官,还有待于进一步材料证明。

4.两次打击和双项预激假说　该学说把创伤、休克等早期致伤因素视为第一次打击,在该次打击时,虽然各种免疫细胞及其多种炎症介质也参与了早期的炎症反应,但其参与的程度是有限的,当炎症细胞被激活,处于一种"激发状态",此后如果病情进展或再次出现病损侵袭,则构成第二次打击,此期打击的突出特点是炎症和应激反应具有放大效应,即使打击的强度小于第一次打击,也能造成处于激发状态的炎症细胞更为剧烈发生反应,从而超量的释放细胞和体液介质。如此还可以导致"二级"、"三级",甚至更多级别的新的介质产生,从而形成"瀑布样反应"。这种失控的炎症反应不断发展,最终导致组织细胞损伤和器官功能障碍。

5.应激基因假说　应激基因反应是指一类由基因程序控制,能对环境应激刺激作出反应的过程。应激基因通常根据它们的应激刺激物来命名,如热休克反应、急性期反应、氧化应激反应、紫外线反应等。应激基因反应是细胞基本机制的一部分,能促进创伤、休克、感染、炎症等应激打击后细胞代谢所需的蛋白合成。应激基因这种机制有助于解释两次打击导致 MODS 的现象,这种细胞反应的类型也表现在内皮细胞中,当血管内皮细胞受内毒素攻击后能导致细胞程序化死亡或凋亡。引起细胞功能改变的最终后果,是导致机体不再能对最初或以后的打击作出反应,而发生 MODS 。

（三）临床表现及诊断

各器官或系统功能障碍的临床表现可因为障碍程度、对机体的影响、是否容易发生等有较大的差异。肺、肾等器官和呼吸、循环系统的功能障碍临床表现较明显,故较易诊断,而肝、胃肠道和血液凝血功能障碍在较重时临床表现才明显,不易早期诊断。实验室检查、心电图、影像学和介入性检测等检查方法,有助于早期诊断。如动脉血气分析可以反映肺通气、换气功能;尿比重和血尿素氮、肌酐可以了解肾功能;心电图和中心静脉压,平均动脉压监测,经 Swan-Ganz 导管的监测可以反映心血管功能等;脉波指示剂连续心排血量监测（Picco）可以了解危重患者循环血容量和血管外肺水肿的变化等。因此,MODS 的诊断需要结合病史、临床表现、实验室和其他辅助检查结果的综合分析。

1.各器官衰竭的评估

（1）呼吸系统　早期可见呼吸频率（RR）加快>20 次/min,吸空气时动脉氧分压（$PaO_2$）下降≤70 mmHg,动脉氧分压与吸入氧浓度之比（$PaO_2/FiO_2$）>300。X 射线胸片可正常。中期 RR>28 次/min,$PaO_2$≤60 mmHg,动脉二氧化碳氧分压（$PaCO_2$）<35 mmHg,$PaO_2/FiO_2$<300。胸片可见肺泡实性改变（≤1/2 肺野）。晚期则呼吸窘迫,RR>28 次/min,$PaO_2$≤50 mmHg,$PaCO_2$>45 mmHg,$PaO_2/FiO_2$<200。胸片肺泡实性改变加重（≥1/2 肺野）。

（2）心脏　由心率增快（体温升高 1℃ ,心率加快 15~20 次/min）、心肌酶正常,发展到心动过速、心肌酶（CPK、GOP、LDH）升高,甚至室性心律失常、Ⅱ~Ⅲ度房室传导阻滞、室颤、心跳停止。

（3）肾脏　轻度肾功能障碍,在无血容量不足下,尿量能维持 40 mL/h,尿钠、血肌酐可正常。进而尿量<40 mL/h,使用利尿剂后尿量可增加,尿钠 20~30 mmol/L、血肌酐为 176.8 μmol/L左右。严重时无尿或少尿（<20 mL/h,持续 6 h 以上）,利尿剂冲击后尿量不增加,尿钠>40 mmol/L、血肌酐>176.8 μmol/L。非少尿肾衰者尿量>600 mL/24 h,但血肌酐>176.8 μmol/L,尿比重≤1.012。

（4）肝脏　SGPT 大于正常值 2 倍以上、血清胆红素大于 17.1 μmol/L 可视为早期肝功能障碍,进而血清胆红素可大于 34.2 μmol/L,重者出现肝性脑病。

（5）胃肠道　可由腹部胀气,肠鸣音减弱,发展到腹部高度胀气,肠鸣音消失。重者出现麻痹性肠梗阻,应激性溃疡出血。

(6)凝血 轻者可见血小板计数减少<$100 \times 10^9$/L,纤维蛋白原、凝血酶原时间(PT)及凝血酶原激活时间(TT)正常。进而纤维蛋白原可≥2.0~4.0 g/L、PT 及 TT 比正常值延长3 s,优球蛋白溶解试验>2 h。重者血小板计数<$50 \times 10^9$/L,纤维蛋白原可<2.0 g/L,PT 及 TT 比正常值延长>3 s,优球蛋白溶解试验<2 h,有明显的全身出血表现。

(7)中枢神经系统 早期有兴奋或嗜睡表现,唤之能睁眼,能交谈,能听从指令,但有定向障碍。进而可发展为对疼痛刺激能睁眼、有屈曲或伸展反应,但不能交谈、语无伦次。重者则对语言和疼痛刺激均无反应。

(8)代谢 可表现为血糖升高或降低、血钠降低或增高以及酸中毒或碱中毒。

2. 发病过程与分型

(1)原发型 MODS(单相速发型,rapid single-phase MOF) 指由原始病因直接引起一个以上器官功能障碍的 MSOF。例如,患者在休克复苏后 12~36 h 内发生呼吸衰竭,继之发生肝、肾或凝血等器官或系统的功能障碍,病变的进程只有一个时相,故又称其为单相速发型(rapid single-phase)MOF。

(2)继发型 MODS(双相迟发型,delayed two-phase MOF) 患者在原始病因作用后,经治疗病情得到缓解,并相对稳定,但在数天后继发严重感染,即遭受"第二次打击"(double hit),在此基础上发生的 MODS。发病过程有两个时相,故又称为双相迟发型(delayed two-phase)MOF。临床上典型的 MSOF 多属此型。

3. 多器官功能衰竭的评估系统 经大量临床实验证明 MODS 明确有效的治疗方法尚不存在,故早期预防,及早识别,判断预后便有更为突出的意义。许多因素与病情严重程度及预后有关。一项包括 80 家医院 25 522 名患者的多中心研究表明,MODS 患者的死亡率与功能不全的器官数目有密切关系。因此应用有效的评分系统来评估患者疾病的严重程度及预测疾病的预后具有临床指导意义。

常见危重病评分系统有急性生理学及慢性健康状况评价(acute physiology and chronic health evaluation,APACHE)评分系统,简化急性生理评分系统(simplified acute physiology score,SAPS),死亡概率模型评分系统(mortality probability models,MPM)等。各评分系统都有其特点和缺陷。全身感染相关性的器官功能衰竭评分(SOFA)是 1994 年由欧洲重症监护医学协会(European society of intensive care medicine,ESICM)在巴黎提出,定量、尽可能客观地描述患者在不同时间脏器功能失常或衰竭的严重程度;评价新的疗法对脏器功能失常或衰竭病程的影响,详见表 3-6。

(四)预防与治疗

由于 MODS 的病理过程缺乏有效的遏制手段,且有很高的死亡率。因此有效预防其发生是提高危重症病人救治成功率的关键。

1. 积极原发病治疗 有效的原发病治疗是 MODS 治疗的重中之重,应予以高度重视,如及时有效的心肺复苏、机械通气纠正缺氧、早期清除引流感染灶、解除消化道梗阻、有效的抗感染治疗、失血性休克的彻底止血和充分液体复苏、脓毒性休克的早期集束化治疗、有效救治多发伤、应用特效解毒药物、充分引流痰液等。

2. 早期经验性抗生素治疗 在发病早期,无法获得细菌学报告及抗生素敏感试验结果时,应用经验性抗生素治疗对严重感染患者的预后具有关键性的作用。为了避免不恰当的经验性治疗,避免因此带来的耐药性细菌繁殖和播散,细菌流行病学调查资料不可或缺。对于所在医院 ICU 获得性感染的耐药性致病菌,逐年逐月进行流行病学调查尤为重要。

表 3-6 全身感染相关性的器官功能衰竭评分(SOFA)

| 器官指标/计量单位 | 1分 | 2分 | 3分 | 4分 |
|---|---|---|---|---|
| 呼吸($PaO_2$/ $FiO_2$ mmHg) | < 400 | < 300 | < 200(在呼吸支持下) | < 100(在呼吸支持下) |
| 凝血血小板($\times 10^3$/ $mm^3$) | < 150 | <100 | < 50 | < 20 |
| 肝胆红素(mg/dL) | 1.2~1.9 | 2.0~5.9 | 6.0~11.9 | >12.0 |
| 心血管(低血压) | 平均动脉压(MAP)<70 mmHg | 多巴胺或多巴酚丁胺≤5 | 多巴胺> 5 或肾上腺素≤0.1 或去甲肾上腺素≤0.1 | 多巴胺> 15 或肾上腺素> 0.1 或去甲肾上腺素> 0.1 |
| 神经(Glasgow 评分) | 13~14 | 10~12 | 6~9 | < 6 |
| 肾肌酐或尿中肌酐(mg/dL 或 µmol/L) | 1.2~1.9(110~170) | 2.0~3.4(171~299) | 3.5~4.9(300~440) | > 5.0 > 440 |

3.脏器功能支持及保护治疗 是 MODS 治疗的重要环节,也是维持内环境稳定的关键措施。

(1)循环功能支持 维持重要脏器的有效灌注以确保其功能,包括液体复苏、血管活性药物、改善微循环药物应用等。

(2)呼吸功能支持 目的是维持正常的通气和氧合,纠正缺氧和 $CO_2$ 潴留,减少分流及死腔通气。肺是 MODS 最常累及的脏器,急性呼吸窘迫综合征(ARDS)是最常见且最严重的后果,目前治疗除去除病因外,主要原则有:液体管理策略,保持血浆胶体渗透压处于正常水平、液体负平衡;机械通气策略;血液净化及体外循环氧合技术(extracorporeal circulation membrane oxygenation,ECMO);药物治疗,如肺泡表面活性物质吸入、糖皮质激素、前列腺素 $E_1$、环氧化酶抑制剂等。

(3)肾替代治疗 只有<5% 严重感染患者因伴有急性肾衰竭(ARF)需要肾替代治疗(RRT)。但是严重感染伴有 ARF 患者的病死率>50%。肾替代治疗不仅可以清除血尿素氮,更着重于对肾功能以及个重要器官功能的支持。

(4)心脏功能支持 MODS 时多种炎性介质有抑制心肌收缩力、降低冠状动脉血流的作用,同时因持续性高代谢,心脏需维持较高输出量,可出现收缩或舒张功能不全及心肌损害,因此心功能支持十分重要,主要药物治疗有扩冠、减轻心脏前后负荷、改善心肌营养代谢、控制心律失常、使用正性肌力药等,必要时行血液净化、主动脉球囊反搏(IPBP)、起搏及介入治疗等。

(5)胃肠道功能支持 胃肠道是体内最大的细菌库、MODS 的启动器官之一,其受累主要表现为腹胀或腹泻、出血、肠麻痹、肠道菌群失调等。支持治疗的目的是维持胃肠道正常结构及功能以进行营养支持、避免菌群移位,包括尽早行肠内营养,使用黏膜保护剂、抑酸剂、选择性肠道去污剂(SDD)、胃肠道动力药、止血、中药、内镜及手术治疗等。

(6)脑保护　MODS 累及脑主要见于心肺复苏后、感染中毒性脑病等,脑保护治疗目的为确保有效脑灌注、保护血脑屏障、阻断缺血-再灌注损伤、改善微循环及脑细胞代谢、促进脑细胞功能恢复。具体措施包括亚低温治疗,自由基清除剂、抗凝、扩容、脱水、溶栓、促醒、改善脑代谢等药物的应用,控制并发症如癫痫。

(7)血液系统支持　包括纠正凝血及抗凝机制紊乱,补充造血原料、各种血液成分,促进血细胞释放等治疗。

4.维持内环境稳定　内环境即细胞外液,其稳定是机体维持正常生理功能的基本条件,MODS 普遍存在不同程度的内环境紊乱,既是 MODS 引发的不良后果,又是 MODS 持续进展的原因之一,监护并维持内环境稳定,能延迟病情恶化,为进一步治疗提供机会。其措施包括:①维持正常胶体渗透压、晶体渗透压,监测渗透压间隙;②保持水、电解质、酸碱平衡;③保持供氧与耗氧平衡;④凝血与抗凝血平衡;⑤神经内分泌平衡;⑥肠道菌群平衡;⑦免疫功能平衡、炎症与抗炎反应平衡。

5.营养支持及免疫营养治疗　MODS 进行营养支持治疗的目的除供给能量与营养底物、改善负氮平衡、维持组织器官结构与功能外,还通过添加某些特殊营养素的药理作用实现纠正异常代谢方式、调节免疫功能、增强机体抗病能力,从而影响疾病的发展与转归,即免疫营养作用。这些营养物质包括谷氨酰胺、精氨酸、含硫氨基酸、甘氨酸、色氨酸、ω-3 多不饱和脂肪酸、核苷酸、抗氧化维生素(ACE)、微量元素(锌、硒)等。

在血流动力学稳定,无严重内环境紊乱及脏器衰竭,应尽早开始营养支持,如无禁忌证,途径以肠内营养为主,制定个体化方案,监测患者营养状态及相关不良反应如高血糖,及时干预。

6.以 ICU 为主导的 MODS 治疗体系　以 ICU 为主导的治疗体系具备多种优势:①在 ICU 医生的负责下,由相关科室组成多学科综合治疗小组,制定并随时调整治疗方案,突出治疗的整体性、连续性;②提供整体全方位有创/无创监护、及时影像学及实验室检查等,便于判断病情变化;③随时进行生命体征及脏器功能支持;④进行营养支持并监测患者营养状态;⑤提供治疗所需各种通道,如:动脉置管、深静脉置管、Swan-Ganz 导管、空肠营养管等;⑥便于随时床旁进行微创、内镜甚至手术等治疗;⑦减少院内感染。

（葛慧青）

# 第十节　围手术期的监护

围手术期最早出现于 20 世纪 70 年代,意指从确定手术之日起,直至与本次手术相关的治疗基本结束为止的一段时期,包括手术前、手术中和手术后 3 个阶段,围手术期监护是将这 3 个阶段视为一个整体,以手术为中心,使患者能得到最好的治疗效果。

## 一、一般手术期的监护

### (一)呼吸功能的监护治疗

**1.呼吸功能监测的主要指标**

(1)氧合指数($PaO_2/FiO_2$)　是监测肺换气功能的主要指标,当 $PaO_2/FiO_2<300$ mmHg 时,为急性肺损伤(ALI),当 $PaO_2/FiO_2<200$ mmHg 时,为 ARDS。

(2)$PaO_2$　是反映机体氧合功能的重要指标,当肺通气、肺血流量、吸氧浓度、心排出量等低下时,$PaO_2$便低于正常(正常 80 ~ 100 mmHg)。

(3)$SpO_2$　是监测氧合功能的重要指标,它与 $PaO_2$ 有良好的相关性($r=0.84 ~ 0.99$),在 $PaO_2$低于 99 mmHg 时,$SpO_2$可以灵敏地反映 $PaO_2$的变化。

(4)$PaCO_2$　是反映肺通气功能的重要指标,每分钟通气量降低 50% 或增加 50%,$PaCO_2$增加 2 倍或降低 2 倍。

(5)$P_{ET}CO_2$　可反映肺泡内 $CO_2$分压($P_ACO_2$),当通气/血流(V/Q)比例正常时,$P_ACO_2$接近于 $PaCO_2$,因此可用 $P_{ET}CO_2$替代 $PaCO_2$了解肺通气功能情况。

**2.围术期呼吸功能支持治疗**　低氧血症及高 $CO_2$血症是呼吸功能不全的主要表现。一旦 $PaO_2$低于 60 mmHg 或 $SpO_2$低于 90%,即应立即进行氧治疗,从加大吸入气体氧浓度开始,直至进行机械通气,目的是使 $PaO_2$达 80 mmHg 以上或使 $SpO_2$达 95% 以上。

$PaCO_2$ 或 $P_{ET}CO_2$低下,是通气过度的表现,遇此应给呼吸抑制剂治疗,减少通气,如为机械通气,应减少通气量。$PaCO_2$ 或 $P_{ET}CO_2$升高是通气不足表现,它可与 $SpO_2$低下同时发生。当吸入气体氧浓度>60% 时,在 $PaCO_2$升高时,$SpO_2$可不低下。一般 $PaCO_2$每升高(从 45 mmHg)1 mmHg,表示每千克体重蓄积 $CO_2$ 2 mL,据此可推算出体内 $CO_2$ 蓄积量,从而可调整加大通气量,使体内蓄积的 $CO_2$按预定时间内排出。如为自主呼吸,应使用呼吸兴奋剂治疗。

**3.如何确保气道通畅**　这是保证呼吸功能正常的前提。舌后坠、咽部及气管内分泌物增多,是呼吸道阻塞的常见原因。因此应定时吸出口腔及咽部分泌物或呕吐物,遇有舌后坠应置入口咽气道或鼻咽腔气道。当病人不能自行维持气道通畅且呼吸抑制时,应行气管内插管、喉罩或气管造口术。对保留气管内插管的术后病人,如果吸空气时 $SpO_2$不能达到 95% ~ 96% 水平,应保留气管内插管,便于行呼吸支持治疗。

### (二)循环功能监护治疗

**1.循环功能监测的主要指标有**

(1)CVP　是右室前负荷与右心功能状态的指标,当右心功能正常时,升高 CVP 回心血量减少,降低 CVP 回心血量增加[因为驱使血液回心的力 = Pms(正常 14 mmHg) − CVP];此外,右心功能不良时,CVP 升高,回心血量减少。

(2)动脉压　在血容量及小动脉状态正常时,动脉压是左心功能的可靠反映。动脉压服务于组织灌流,组织灌流与动脉压呈正相关,血压升高一倍,组织灌流量增加一倍。对组织灌流来讲,血压的作用仅相当于血管内径改变对组织灌流影响的 1/16。由于血压高低与小动脉舒缩状态相关联,当小动脉强烈收缩时,血压可很高,但组织灌流却很差;相反,当小动脉扩张时,血压可较低,但组织灌流却很好。

(3)心排出量(CO) 是循环的根本,它受控于静脉回流多少、心包压高低、心率快慢、小动脉舒缩状态及心肌收缩力大小。在这 5 个影响因素中,静脉回流及心肌收缩力是根本。支持或改善循环功能,首先是应确保足够循环容量。对补充血容量来讲,代血浆优于全血及乳酸钠林格注射液。心肌收缩力的好坏与心肌营养状态直接相关,因此,改善和增进冠状动脉灌流是增强心肌收缩力的主要措施,恰当的应用硝酸甘油类药,可取得良好治疗效果。

(4)PCWP 是左室前负荷与左心功能状态的指标,它是左房压高低的反映。PCWP 升高,表示左室功能不良,除非是由于冠状动脉灌流障碍引起,强心药治疗会收到良好治疗作用。

(5)混合静脉血氧饱和度($SvO_2$) 是组织氧摄取情况的指标,可用以评估心排出量、$SaO_2$、Hb 和机体氧耗的变化。氧供增加(心排出量增加)、氧耗减少(脓毒血症)可使 $SvO_2$ 升高;贫血、心排出量降低(低血容量、心源性休克)、低氧血症(通气不足、肺内分流增加、肺水肿)、高热(氧耗增加)可使 $SvO_2$ 降低。

2.围术期循环功能支持治疗 外科围术期循环功能不全的常见原因是低血容量,其次是心脏功能受损及血管舒缩功能异常。CVP、动脉压、PCWP 及 CO 监测,有助于评估输血、输液速度及输血输液量是否适当,高的 CVP、PCWP 常表示左右心室功能不全,是需严格控制输血、输液速度及输液量的指标。良好的动脉压、CVP、PCWP 及 CO,预示血容量及心功能正常。

脓毒血症及中毒性休克病人,虽存在血容量欠缺,但由于内毒素及 MDF 的作用,血压及 CO 可很低,而 CVP 及 PCWP 却可很高。对此可在充分扩容治疗的基础上,使用药理剂量的皮质激素,以及大剂量的速尿治疗,抑肽酶的应用亦有一定治疗作用。

(三)电解质与酸碱平衡监护治疗

1.常用监测指标

(1)血浆 $Na^+$ 在无全血丢失情况下,血浆[$Na^+$]每升高 3 mmol/L(以 146 mmol/L 为准),表示脱水 1 L,它是高渗性脱水的定性与定量指标,也是评价高渗性脱水治疗效果的指标。当遇难以控制的高钠血症,则预示预后不佳。

(2)血浆 $K^+$ 伴随大量利尿,常可发生严重低钾血症,临床医师经常忽视排尿失钾这一常见的生理现象,且经常被 20 世纪 50 年代倡导的术后 1 周内不需补钾的错误概念所困扰。经临床研究证实,一般每快速利尿 1 L,细胞外液失钾 20 mmol 左右,即应及时补钾 1.5 g。忽视这一事实,不仅因严重低钾血症可使呼吸肌麻痹,致发生严重呼吸抑制,而且由于血钾过低可致严重心律失常。同时由于大量利尿还将并存一定程度的脱水酸中毒。

(3)血浆 $HCO_3^-$ 整个围术期都会因大量输血、输液使血浆 $HCO_3^-$ 稀释,致成稀释性酸中毒,另外,因任何输液剂的 pH 值都≤7(仅 $NaHCO_3^-$ 液例外),这也是致成酸中毒的又一重要原因。另外,由于呼吸抑制、肾脏排泄功能障碍(由于少尿、无尿)、以及肾小管再生成 $HCO_3^-$ 作用受阻,使体内缓冲碱大量消耗,且不能再生成。因此监测血浆 $HCO_3^-$ 并及时调整其浓度在正常范围,是确保细胞内液中性环境的重要措施。

(4)$PaCO_2$ 是酸碱平衡的核心指标,也是评估缓冲碱复原情况的指标,高的 $PaCO_2$ 不仅预示存在呼吸性酸中毒,也表示缓冲碱复原受阻。因此,为从根本上解决酸碱平衡,首先应将 $PaCO_2$ 调整到正常范围。

(5)血浆 pH 值　是细胞外液中 H⁺状况的指标,可提示细胞内液 H⁺排出的内环境状况。保持细胞外液中[H⁺]正常,有利于细胞内液中 H⁺的弥散,可确保细胞内液的中性环境,以利于细胞内的物理化学变化及各种酶活动正常进行。

(6)血乳酸盐浓度　是细胞有氧代谢是否正常的客观指标,也是休克综合征定性的指标。循环功能突然异常,而血乳酸盐不升高,不应视为休克,可能是循环虚脱。改善组织灌流应伴随升高的血乳酸盐降低,否则预后不佳。乳酸盐大量生成如是单纯无氧酵解的结果,此过程可生成一定的能量,但也生成更多的 H⁺,因此乳酸盐增多常与 H⁺升高并存。

2. 围术期电解质与酸碱失衡监测治疗　维持细胞外液容量、成分及各成分含量、以及渗透浓度正常,是细胞生存所需的内环境。维持细胞外液 Na⁺正常及维持细胞内液 K⁺正常,是确保细胞外液容量及细胞内液容量正常的前提。保持细胞外液中 H⁺低于中性液,是使细胞内液中的 H⁺向细胞外液弥散的条件,以利于 H⁺经呼吸及肾脏排出。

在机体的 3 个体液间隔中血管内液最活跃,它是使体液保持动态平衡的动力,间质液起着桥梁与贮库作用,细胞内液是机体物质代谢进行的场所,是体液的核心。目前的实验室条件还难以对细胞内液进行直接监测,因此只能借助于维持细胞外液正常、提供足够的供能物质,寄希望于获得理想的细胞内液状态。在围术期电解质失衡中,高钠血症及低钾血症较常见;在体液容量失衡中,低血容量较常见;在酸碱失衡中,代谢性酸中毒较常见。

一旦出现血压低、脉率增速、CVP 低下、排尿量少或无尿,应迅速输入代血浆及乳酸钠林格液恢复循环容量,直至上述症状消失。高钠血症是高渗性脱水表现,应根据血浆钠浓度升高幅度计算需液量,并应及时用复方电解质葡萄糖 R4A 注射液(相当于 1/5 浓度的 0.9% NaCl 液的含 Na⁺、Cl⁻量)治疗。严重低钾血症常由大量利尿引起,应根据血钾低下程度、呼吸抑制与心律失常情况,迅速大量补钾,必要时行冲击量补钾,为确保病人安全,在冲击量补钾过程应行心电图及血浆 K⁺监测。

一旦发生代谢性酸中毒,应根据血 pH 值及血浆 HCO₃⁻给适当剂量的 NaHCO₃液治疗,同时增加通气及维持足够尿量。由于代谢性酸中毒的常见原因是组织低灌流,因此,维持良好的循环状态是预防和治疗代谢性酸中毒的主要措施。

(四)肾功能监护治疗

肾脏是机体调节水、电解质及酸碱平衡的重要器官,也是一些物质代谢产物排泄的场地,对净化机体内环境起着重要作用。

1. 肾功能监测的主要指标

(1)排尿量　是评估内脏循环状况的主要指标。正常尿量是指 1 mL/(kg·h);少于此量的 50% 为尿少,即成人每小时尿量少于 30 mL,儿童每小时尿量少于 20 mL;多尿是指成人尿量超过 1.5~2 mL/min,或>2.5 L/d。

(2)尿比重　是评估肾小管功能状况的指标,正常情况下尿比重应大于 1.010。

(3)粗颗粒管型　是评估肾小管有否器质性病变的指标。

(4)血尿素氮(BUN)　是评估肾小球滤过功能的指标,当肾小球滤过功能下降到正常的 50% 以上时,BUN 才升高,因此 BUN 不是反映肾小球滤过功能的敏感性指标。

(5)血肌酐(Cr)　是评估肾小球滤过功能的指标,当肾小球滤过功能下降到正常的 30% 时,Cr 才明显升高,因此 Cr 也不是反映肾小球滤过功能的敏感性指标。

2. 围术期肾功能监护治疗　急性肾功能不全的主要表现是尿少或无尿,导致酸中毒及高血钾。积极治疗原发病及控制发病环节是治疗急性肾功能不全的基础。在少尿期应严格控制水、钠出入量,努力纠正水、电解质、酸碱平衡失调,并控制感染;必要时应行透析治疗。在多尿期要努力防治低血钾、低血钠、低血钙、低血镁及脱水,并应继续努力控制感染。

### (五)肝功能监护治疗

肝脏是供能物质代谢、有毒物质解毒、主要凝血因子生成的重要场所。肝脏功能不全可直接影响肾脏功能、中枢神经系统功能、凝血功能和物质代谢。

1.肝功能监测的主要指标

(1)血清胆红素　评估肝脏排泄功能。

(2)血清白蛋白　评估肝脏合成功能。

(3)凝血酶原时间　评估肝脏合成功能。

(4)SGPT　评估肝细胞有否损伤。

肝功能监测的指标虽很多,但多数指标的特异性和敏感性不强。同时,由于肝脏有巨大的储备能力,在肝功能试验异常之前很可能已存在一定程度的肝功能损害。某些非肝脏疾病亦可引起肝脏异常反应。因此对所采用的肝功能监测指标及其所获结果,应根据病人病情进行具体分析,以便能正确评估肝功能状况。

2.围术期肝功能监护治疗　围术期肝功能不全的常见原因是长时间低血压、低灌流、低氧血症等对肝细胞的损害,以及一些有毒物质对肝细胞的直接损害。

因此,保证通气和充分供氧、改善和加强内脏循环灌流,并根据病人情况使用药理剂量的皮质激素对肝细胞进行保护,是防治肝功能不全的主要措施。

### (六)出凝血功能监护治疗

出凝血功能正常是使手术安全实施及术后康复的重要保证。

1.出凝血功能的监测指标有

(1)出血时间及毛细血管脆性试验　是反映血管因素的指标。

(2)血小板计数、血小板黏附试验、血小板聚集试验及血块退缩试验　是反映血小板功能的指标。

(3)凝血时间、凝血活酶试验、凝血酶原时间　是监测凝血功能的指标。

(4)纤溶酶原测定、纤维蛋白降解产物测定、优球蛋白溶解时间　是反映纤维蛋白溶解系统状况的指标。

(5)凝血酶凝固时间、抗凝血酶Ⅲ　是监测血中抗凝物质的指标。

2.围术期出凝血功能监护治疗　血小板减少及纤维蛋白原缺乏是围术期出凝血功能障碍的常见原因。如因血小板减少引起的出血,应输浓集血小板或新鲜血治疗,酚磺乙胺因能增强血小板的聚集和黏附,亦可酌情应用。如因纤维蛋白溶酶活性增强使纤维蛋白原大量分解致成的出血,应采用纤维蛋白溶酶活性抑制剂如氨基己酸、氨甲苯酸、氨甲环酸及抑肽酶等治疗,必要时还应输入适当量的纤维蛋白原,以补充已分解的纤维蛋白原。如因血管性因素致成的出血,可采用安络血及酚磺乙胺治疗。对因使用肝素不当致成的出血,应采用鱼精蛋白拮抗。

## 二、术后镇痛

疼痛是机体遭受各种伤害性刺激而产生的一种复杂的感觉,常伴有不愉快的情绪活动和防卫反应。疼痛包括痛觉和痛反应。痛觉即疼痛的感觉,且受情绪、生理因素和精神活动的影响,表现为痛苦、不安、焦虑、不愉快等。疼痛使交感神经系统兴奋性增加,循环中儿茶酚胺水平升高,疼痛加剧了危重病引起的高代谢反应,从而导致伤口愈合障碍,需氧增加,高凝状态和呼吸力学,有可能导致肺脏分泌物潴留和肺不张,造成低氧血症和感染,另外疼痛和躁动还可能对患者的心理状态造成影响。痛反应即机体对痛刺激产生的一系列生理生化反应,表现为呼吸急促、肌肉收缩和血压升高等,剧烈的疼痛不仅使病人处于一种难以忍受的痛苦状态,而且常常伴有严重的内稳态失衡,甚至休克。因此选用有效的阵痛药物和恰当的给药途径来缓解病人的痛苦,对于术后生理功能恢复和改善预后非常重要。

手术切口、创伤性损害和留置的各种导管均可引起术后疼痛,这些疼痛刺激可迅速打乱患者的正常的生理节律,诱发焦虑和谵妄。仔细分析疼痛、焦虑和谵妄对个体行为的影响,对于制定治疗策略至关重要,有助于在达到临床目标的同时提高患者的舒适度。

### (一)术后疼痛方式

1. 首先应选择非药物镇痛手段,以减少患者对镇痛药的需求。根据创伤或手术切口与操作部位将患者置于适当的体位,以减少导管或管路造成的刺激。在机械通气患者调整气管插管的位置可以显著改善患者的舒适度。

2. 其次选择局部镇痛

(1)硬膜外镇痛 尽管前瞻性研究未能证实其对预后的好处,但已知的优点包括良好的疼痛控制,减轻镇痛药物对肺部分分泌物引流的影响,提高手术后运动能力等。硬膜外联合输注局麻药物和阿片类药物对缓解疼痛有协同效应,并能减少每种药物的蓄积剂量。硬膜外镇痛的常见并发症源于局麻药的作用,包括交感神经阻滞导致的低血压和中枢运动神经元受到抑制导致的下肢瘫痪。硬膜外应用的阿片类药物经过吸收入体循环可导致呼吸抑制,这时可减少或撤除硬膜外给药中的镇痛剂,有时还需要应用纳洛酮。

(2)肋间和椎旁镇痛 在胸部、上腹部或侧腹部手术后采用椎旁神经阻滞或置管可以达到充分的术后镇痛效果。导管(或间断注射)留置在胸段脊椎外侧和壁层胸膜内侧。椎旁镇痛副作用较少,低血压和尿潴留的报道低于硬膜外镇痛。肋间镇痛几乎全部采用间断神经阻滞。根据选择的局麻药物不同,肋间注射后有效镇痛可持续 6 ~ 24 h 不等;肋间神经阻滞的平面与椎旁阻滞相同,但注射部位更靠外侧,对肋骨骨折的镇痛效果更好。

### (二)镇痛药物

1. 非阿片类镇痛剂

(1)对乙酰氨基酚 作为一种解热镇痛剂,乙酰氨基酚可缓解轻至中度疼痛,使用对乙酰氨基酚辅助阿片类药物治疗,镇痛作用优于单独使用大剂量阿片类药物,该药禁用于肝功能不全患者。

(2)非甾体类抗炎药 非甾体类抗炎药通过非选择性抑制环氧化酶发挥镇痛作用,环氧化酶是花生四烯酸代谢过程中参与前列腺素合成的重要生物酶。前列腺素生产的减少为非特异性的,在促炎症介质减少的同时,胃内前列腺素 $PGI_2$ 和 $PGE_2$ 和肾入球动脉 $PGX$ 的合成也将减少,从而增加了胃肠道出血,肾衰竭和血小板功能障碍的危险。

2.阿片受体激动剂　阿片受体激动剂通过与 μ 受体和 k 受体的相互作用产生镇痛效果,但可与其他受体的作用导致不良反应。

(1)吗啡(morphine)　是其他镇痛药常与之对比的标准镇痛药物。经胃肠外途径应用后,10～30 min 可发挥最大效应,持续 4～5 h。吗啡-6-葡糖甘酸是一种活性代谢产物,肾脏疾病时可导致蓄积。

(2)芬太尼(fentanyl)　镇痛作用为吗啡的 100 倍,经给药后几乎立即起效,作用持续 30～60 min。增加输注时间时,由于药物向脂肪组织的再分布而使镇痛作用减弱。芬太尼很少引起临床严重的组胺释放。

(3)二氢吗啡酮(hydromorphone)　镇痛作用为吗啡的 5～7 倍,起效时间 15 min,镇痛作用持续约 4～6 h,二氢吗啡酮的代谢产物没有活性,也不会导致明显的组胺释放。

(4)哌替啶(meperidine)　镇痛作用比吗啡弱 6～8 倍。哌替啶的活性代谢产物-去甲哌替啶半衰期较长,且能降低癫痫阈值,用于肾功能不全患者时可发生蓄积,因此哌替啶很少在 ICU 中应用。

(三)给药方法的选择

①病人自控镇痛法(patient-controlled analgesia,PCA)。②静脉给药。③肌内给药。④椎管内给药。⑤局部给药。⑥其他给药方法,如口服、皮下、外敷、直肠、吸入给药。

(四)镇痛新概念

超前镇痛:是指在手术切割之前就应用镇痛药(尤其是用椎管内用药的途径)来达到增强术后镇痛的手段和方法。因为提前使用镇痛药很可能减轻手术强烈刺激所致的中枢神经元兴奋,进而消除术后的异常感受,以期达到术后强效镇痛的目的。术前、术中和术后可选择:①应用 NSAIDS 药减少前列腺素的合成,进而减低伤害性感受器的活性和敏化;②应用局部麻醉药行区域阻滞减少感觉的传入;③应用中枢抑制药(阿片类药)以降低中枢兴奋性,降低中枢的敏化。

外科医生或麻醉师已尝试减少术中浸润麻醉和中枢麻醉的剂量,从而导致更好的镇痛效果和较少的静脉注射或术后硬膜外阿片类药物的需求和不良反应。在不久的将来,将有许多综合的方法应用于临床,包括细胞抑制因子和其他炎症介质、$\alpha_2$ 受体激动剂在椎管内使用。

### 三、术后及复苏期并发症

呕吐和反流都是麻醉和手术中常见的并发症。呕吐是延髓呕吐中枢受到刺激后将胃内容物经口腔有力地喷射出来的反射性动作。反流则是在意识消失的病人,由于贲门松弛,胃内容物受重力的影响逆流到咽喉腔。不论是呕吐或反流,如果病人咽喉反射消失或迟钝,胃内容物即可进入气道而发生误吸。其后果是造成气道阻塞或误吸性肺炎(即 Mendelson 综合征),都是可以导致死亡的严重并发症。麻醉下反流较呕吐更常见,而且由于这是一种"无声的"动作,不易被发现,更易发生误吸,因此危险性更大。呕吐和反流最常见于麻醉诱导期、手术中牵拉腹腔脏器时和麻醉苏醒期。不论何种麻醉和手术,均有可能发生呕吐和反流,有下列情况者尤易发生:①急症饱食病人,尤其是孕妇,由于妊娠引起的一些特殊因素,如胃底被上推、胃轴右转、胃成水平位、幽门转向后上方,加之孕酮增多,使膈食管韧带松弛,形成食管裂孔疝,引起贲门食管结合部关闭不全,更易发生;②膈疝、肠梗阻、幽门梗阻、腹腔巨大肿瘤、胆道疾患,以及其他上腹部手术;③全麻诱导用肌松药琥珀胆碱后以麻醉机面罩施行加压通气,因实施不当而将气体压入胃内致胃内压增加;④手术前放置胃管,由于贲门关闭不全,反可增加反流的危险;⑤椎管内麻醉期间发生低血压。

术后低体温是比较常见的情况,在麻醉和手术过程中它是由于辐射和对流传热作用而产生。手术后,低温可以导致外周组织灌注不足,造成局部组织缺氧和代谢性酸血症,因此在病人出现低体温及寒战时,应给以积极复温,通过辐射等方法如热毯、加热、覆盖等。此外,所有低温的患者应接受补充氧气治疗。代谢性酸中毒消退需要给予复温及必要时给予碳酸氢钠治疗。

心血管并发症在手术后可能出现,表现取决于患者的基础心血管本身,虽然一些心血管并发症是相对短暂的和良性的(如室性心律失常),但也可能出现潜在的危险危及生命。因此在 PICU 必须为所有患者,配备基本的心电监护仪,甚至对于有高风险的患者配备更先进的监护设施(包括联机的心电监测和有创压力监测)。抢救药物是必备的,有冠状动脉疾病风险的患者应把在线的心电检测结果进行选择性记录。最近的证据表明,心肌缺血(包括致死性和非致死性心肌梗死,充血性心脏衰竭)作为一个独立的危险因素发生在术后第一个 24 h,是一个严重的心血管并发症的发展因素。

呼吸系统的术后并发症,多数是跟麻醉及手术本身相关的机械和血流动力学、药理学因素有关。术前呼吸状态和通气储备对患者术后也起到了很大的作用。为了明确诊断及找到适当的治疗,有必要将呼吸系统并发症分为通气异常,动脉氧合作用,及气道开放和保护等几方面的问题。

### 四、术后精神状态的表现和危害

围手术期病人精神状态改变的表现主要有意识模糊、嗜睡、定向障碍,躁动不安,恐惧、焦虑、惊厥、震颤、谵妄甚至昏迷等,其危害性是多方面的:①波及其他患者并使 PACU 或 ICU 的医务人员不安。②常常伴有交感神经系统兴奋,表现为心动过速、高血压,进而增加循环系统并发症和内出血的机会。③患者的身体活动挣扎将波及缝合线、整形固定和引流管、气管导管和动静脉留置针等,造成伤口裂开、出血、窒息等意外,还可造成对患者本身和邻床患者的伤害。④干预治疗的正常进行,如病人将气管导管自行拔除使机械通气难以维持而直接危及患者生命安全,动静脉留置针脱落增加了血气分析和生化检验标本的采集,给药和输液的困难。⑤影响对病人生命状态的检测,动静脉留置针脱落使动脉内压和肺动脉内压的检测失灵等。

### 五、术后患者的机械通气

麻醉、解剖位置和预先存在的条件对术后通气功能均有一定的影响。这些因素能改变呼吸肌的功能,破坏肺力学,促进肺不张,从而造成并发症的发生。理解这些过程,需要通过了解外科手术和麻醉,肺力学从而了解到他们是如何改变的。

（一）基本肺容积和肺容量

1. 基本肺容积　包括潮气量、补吸气量、补呼气量和余气量4种，互不重叠，全部相加等于肺的最大容量，肺总容量=潮气量+补吸气量+补呼气量+余气量。

（1）潮气量　平静呼吸时，每次吸入或呼出的气量。一般以500 mL计算。

（2）补吸气量/吸气贮备量　正常成年人1 500～2 000 mL。

（3）补呼气量/呼气贮备量　正常值900～1 200 mL。

（4）余气量/残气量　在尽量呼气后，肺内仍保留的气量，正常值1 000～1 500 mL。

2. 肺容积　包括深吸气量、功能残气量、肺活量、肺总量。

（1）深吸气量　潮气量和补吸气量之和，是衡量最大通气潜力的指标，胸廓，胸膜，肺组织病变可降低此值。

（2）功能残/余气量　余气量和补呼气量之和，正常值2 500 mL，生理意义：缓冲呼吸过程中肺泡气氧和二氧化碳分压的过度变化，利于气体交换。反映胸廓与肺组织弹性的平衡关系。

（3）肺活量和用力呼气量　肺活量：最大吸气后，从肺内所能呼出的最大气量。是潮气量、补吸气量和补呼气量之和。正常男性平均3 500 mL，正常女性平均2 500 mL。反应了肺一次通气的最大能力，一定程度上可以做肺通气功能的指标。

用力呼气量：一次最大吸气后，尽力尽快呼出的最大气体量。通常测量第1 s、2 s、3 s内的用力呼气量，并计算所占肺活量的百分数，肺活量分别为83%、96%和99%肺活量。用力呼气量是评价肺通气功能的较好指标，比肺活量更能反映肺通气状况，反映的是肺通气的动态功能。

（4）肺总量　肺能容纳的最大气量，肺总量=肺活量+余气量。正常男性，5 000 mL，正常女性，3 500 mL。

（二）机械通气的应用

1. 合理使用呼吸机和防治急性呼吸衰竭　外科手术后，为预防急性呼吸衰竭的发生或加重，常须使用呼吸机帮助患者度过术后呼吸负担较重的阶段。检测临床综合表现如呼吸运动肌力弱，排痰能力不足或完全不能，保守治疗不佳，意识不清，循环不稳等情况，均是尽早应用呼吸机辅助通气的指征。

2. 连枷胸反常，呼吸运动幅度大，影响呼吸与循环功能　亦是应用机械通气的指征，并应采用连续正压通气模式，以减轻胸壁的反常呼吸运动及其所造成的危害。对患有肺大疱、张力性气胸、大咯血等，应视为应用呼吸机的禁忌证。对右心急性心肌梗死机械通气可增加右心后负担，亦不宜应用。慢性阻塞性肺疾患或急性呼吸衰竭伴有不同程度肺气肿，并非应用呼吸器的禁忌证。肺部创伤合并有心肌梗塞史（非急性）者，应斟酌矛盾主要方面而定。

（三）机械通气的监护

1. 导管位置　插入气管导管后，听双肺呼吸音以了解插管的位置，确定在气管内后即妥善固定。

2. 常规检查各系统功能　如中枢神经系统（神志、瞳孔、感觉、运动和反射等）、循环（脉搏）、血压与脉压、CVP、心输出量（CO）与心脏指数（CI）泌尿系统（包括尿的比重、量和PH值）和胃肠道（有无呕吐腹泻、肠鸣音等）等。

3.呼吸系统　患者有无呼吸困难。呼吸机的声音改变可能来自呼吸机本身,亦可能有气道阻塞或病情恶化,此时应立即更换呼吸机,如声音仍存在应改善缺氧和呼吸道梗阻,立即检查或更换呼吸机。在处理病人管道阻塞或扭曲时,必须分秒必争,不容丝毫迟疑。

4.机械通气的方式　根据手术特点来选择机械通气的方式:辅助通气模式(AMV);控制通气模式(CMV);间歇强制通气(IMV);呼气末正压通气(PEEP);呼吸道持续正压通气(CPAP)等,还有高频通气(HFV),常用的有高频正压通气(HFPPV),频率为 60～100 次/min,吸呼比小于 0.3,每次通气量小,气道压力低,对循环系统影响不大,适用于一般不宜用呼吸机进行辅助通气的情况。如支气管胸膜瘘、气管、支气管断裂修复术后,或喉、咽部手术后。

### 六、专科手术患者的监护

(一)胸外科手术后的护理

胸外科手术主要包括胸膜腔、肺、食管及纵隔内肿物的手术。胸腔手术创伤大,手术时间长,术中常有呼吸肌循环功能紊乱,术中术后机体的应激反应与免疫功能均降低,术后并发症较多较重,若不及时处理将可危及生命。胸外科手术损伤了胸廓的完整性,破坏了胸腔的负压,故可导致呼吸功能不同程度的损伤。

1.开胸术后潜在的问题　①呼吸幅度减弱和痰液潴留(胸壁外伤和疼痛);②肺不张,肺炎,败血症;③肺泡和小支气管气泄漏(肺损伤);④局部或整个肺肺水肿;⑤肋间、肺或支气管血管出血;⑥心律失常,心肌梗死,心脏衰竭;⑦肺循环和体循环栓塞;⑧胸壁血肿,伤口感染和裂开。

2.肺切除手术后可能出现的问题　①呼吸功能不全,由于广泛肺切除术;②支气管胸膜瘘和严重的空气泄漏;③早期和晚期纵隔移位;④残留的静脉和动脉肺梗死;⑤出血进入胸膜腔、肺间质、或支气管;⑥分泌物,血液,或脓阻塞支气管;⑦脓胸导致漏气、肺容积不足或严重的败血症;⑧广泛肋骨切除导致胸壁的矛盾运动;⑨肺高血压。

3.肺切除术后的肺的生理变化　①肺的顺应性降低;②扩散能力下降;③临时肺动脉压力上升;④心输出量的改变;⑤呼吸频率和深度的增加;⑥潮气量与功能残气量的比值增加;⑦肺活量和肺总量增加 10% 至 30%。

监护中重要的是要考虑肺切除术后的生理变化。年轻患者对这些变化的耐受性良好,但老年患者由于自身条件及伴随其他基础病,这种变化使并发症的发病率和死亡率提高,心脏衰竭和心肌梗死为临床最为常见。

最有效的清除分泌物方法是通过咳嗽。胸部手术后的患者由于疼痛、胸壁和膈肌受损咳嗽能力减弱。肺切除术后严格的容量控制也经常使分泌物增厚难以清理。物理治疗,特别是协助吸气、呼气治疗,对大多数患者是比较有效的方法。但仍有一部分患者需要经鼻气管抽吸或通过支气管镜检查去除分泌物。如果其他办法都失败了,也可考虑经气管切开的办法来清除分泌物。

减轻疼痛,在过去一直避免使用阿片类药物来减轻术后疼痛,因为这类药物的呼吸抑制作用导致分泌物不易排出进而导致肺不张。目前的术后镇痛最好的方法是对有意识自主呼吸的患者给予硬膜外麻醉持续镇痛。但是该镇痛方法需要有严密的监护和有技术支持的地方开展。另一种没有硬膜外麻醉的风险的方法是在胸壁与胸膜之间插入导管给予布比卡因镇痛。

**4. 肺切除术后的机械通气** 机械通气原则是避免用在肺切除后的,因为支气管缝合处可能会泄漏。但是有人认为,这一立场是很难证明,在术中对叶支气管缝合线处常规的压力测试为 $35 \sim 40$ cmH$_2$O,更重要的是气管插管的患者感染的发病率增加,感染还能损害残端愈合,并使对侧肺过度膨胀,并且正压通气还可能出现纵隔移位,所以肺切除术后的患者尽量避免机械通气,但是短期机械通气可以帮助进行复杂肺部手术和胸壁切除术的病人避免由于体质虚弱而发生呼吸衰竭。

**(二)心血管外科的术后监护**

**1. 一般生命体征监护** 包括脉搏、呼吸、体温和血压等。

**2. 循环系统功能监护**

(1)心电监护 一般包括:心率,心律,传导阻滞,心肌有无缺血或损伤波型的出现,心搏骤停的类型。

(2)心血管动力学检测

心脏前负荷的检测:患者术后常常存在低血容量,胸腔引流管持续出血和因体外循环所所致全身炎症反应而使液体潴留于第三间隙从而引起血容量降低。输注晶体液可能导致总体液量过多。晶体、胶体和血液制品都用来补充患者血容量。通常,在心脏手术后早期凝血异常常见,但并无明显出血,因此输注血浆用来纠正凝血异常并不是必须的。

心肌收缩力:大多数患者在体外循环后立即发生某种程度的急性心肌收缩功能不全,这种心肌收缩功能不全的心脏指数小于 $2.2$ L/(min·m$^2$),它表现为尽管存在足够的心室充盈和平均动脉压,但心脏每搏量仍然下降。研究表明,术前心功能较差的患者其术后发生心功能不全的程度更高、持续时间更长,心肌收缩功能不全独立于体外循环时间,搭桥血管数量和术前服药情况,如硝酸之类、钙离子拮抗剂、β受体阻滞剂。

后负荷:在术后早期后负荷可能降低,主要是因为在体外循环期间产生了全身炎症反应。如果容量足够和心肌功能收缩尚可时,需要使用血管收缩剂或者血管加压素以获得足够的平均动脉压来保证足够的心肌灌注。极少情况下,患者可能为高血压或需要严格控制血压如缝合处出血,需要给予降血压药物治疗。

**3. 微循环的观察** 联系检测手指甲床颜色及毛细血管充盈速度。

**4. 动脉血氧饱和度的检测** 利用血氧测定仪可以看出动脉氧饱和度动态变化的趋势。

**5. 中心温度与足趾温度差异检测** 不应大于6℃,这也是反应微循环好坏的一个参数。

**6. 经食管二维超声检查** 是在术中、术后对心脏手术效果,以及心肌有无缺血表现,此法对缺血心肌的敏感度比 ECG 大 $2 \sim 4$ 倍,但也有探不到心尖部的局限性。

**(三)呼吸系统功能监护**

呼吸系统监护是心血管术后的重要监护内容之一,因为灌注中对肺造成一定的损伤。术后检测对观察呼吸功能变化能否撤除机械通气有很好的指导意义。

**1. 通气功能**

(1)自主呼吸频率或控制通气频率<25 次/min。

(2)潮气量≥7 mL/kg。

（3）最大吸气和呼气力>40 cmH$_2$O。

（4）死腔量（VD）/潮气量（VT）比值为 0.3～0.4。

（5）肺的顺应性：机械通气的病人的总肺顺应性为 1 mL/（kg·cmH$_2$O），在成人近 70 mL/cmH$_2$O。

（6）气道阻力：包括呼吸机系统造成的阻力，人工气道阻力、呼吸道阻力。

2. 气体弥散功能的检测　术后最初 3 天应每日早晚检测 2 次，当有病情变化时需随时测定。其内容如下：①氧饱和度>95%，90% 为临界点。②氧分压：正常值 80～100 mmHg，70 mmHg 为临界点。③二氧化碳分压：正常值 35～45 mmHg，大于上限提示肺泡通气不足，小于下限提示肺泡过度换气。④肺泡-动脉血氧分压与张力阶差：这是反映肺泡弥散功能的实质性指标，但不易测定准确，其值可因所用 FiO$_2$ 不同或通气模式不同而出现差异。⑤PaO$_2$/FiO$_2$ 的比值应介于 400～500 之间，其比值<300 时，指示有弥散功能不全，应给机械通气治疗。

3. 气体运输功能的检测　主要检测两个方面，一是 CO 的测定，二是组织的氧供、需要和利用间平衡的检测，主要测中心静脉血氧饱和度以及血浆乳酸水平。

**（四）中枢神经系统功能监护**

1. 一般生命监护　心率、血压、脉搏、呼吸。

2. 神志　清醒，嗜睡，浅昏迷，深昏迷。

3. 运动　四肢的自主性活动和肌张力，有偏瘫者应视为定位体征。

4. 感觉　四肢有无单侧或双侧感觉丧失。

5. 腱反射及病理反射　凡有腱反射减弱或亢进加病理反射者，应查明原因。

6. 颅脑 CT 检测　凡术后昏迷、半昏迷甚至清醒病人有上述定位体征者，均应及时颅脑 CT 检查，以排除颅内水肿或出血，以便加强监护及治疗。

**（五）凝血功能监护**

1. 术后胸腔引流的量和质　每小时记录 1 次，凡量大而色浓者，应注意有无内出血。

2. 渗血　所有皮肤切口及静脉输液的穿刺部位有无渗血或邻近皮肤有无淤斑。

3. 出凝血时间　最好统一方法以此对比，必要时可做血凝块收缩时间。

4. ACT　凡术后 ACT 大于术前对照值的 10%～15% 并伴有出血倾向者，应追加术中鱼精蛋白用量的 10%～15%，最好按原来的 ACT 肝素剂量反应曲线计算追加量，更为可靠。

5. 血小板计数　在其计数<100×10$^9$/L 并有渗血者，应给予浓缩血小板。

6. 纤维蛋白原的测定　若<200 mg 而伴有渗血者可给予纤维蛋白原 1.5～3 g。

7. 3P 试验　怀疑有 DIC 者应做 3P 试验机血液 FDP 含量的测定。

**（六）肾功能监护**

1. 尿液的实验室检测。

2. 尿化学检查。

3. 肾功能的评价。

**（七）水、电解质平衡监护**

大多数相对稳定的心脏手术后患者存在不同程度的低血容量，但是血管外液确实增加的，表现为弥漫水肿。

1. **低钾血症** 低钾血症导致心律失常,心电图常表现为 PR 间期延长,QRS 波群增宽,ST 段压低和 T 波高尖。

2. **低钙血症** 实际上,所有的升压药物和强心药物均影响钙稳定,在再灌注早期,心脏停搏也导致异常的心肌细胞钾稳态,静脉钙剂可以增加心室每搏输出量,同时对抗高钾引起的不良反应。补充钙剂后,尽管心脏收缩功能得以改善,但也影响了心脏的舒张功能。

3. **低磷血症** 低磷血症术后很常见,它与一些并发症的增加密切相关,低磷血症损害高能磷酸化合物的储备,导致肌肉乏力,但是对心脏术后的患者补充磷的益处尚不明确。

4. **低镁血症** 通常可致心律失常,当血浆 Mg 浓度低于 2 mg/dL 时需要静脉补充硫酸镁 1~2 g。

### (八)酸碱平衡监护

在循环不稳定,急性肺功能不全或衰竭和急性肾功能不全或衰竭的病人,应 4~6 h 行动脉血气分析,以便随时调整机械通气的有关参数和改变通气模式,以达到血液充分氧合的目的。

(张翔宇 张中琳)

# 第十一节 高原病与潜水病

## 一、高原病

与海拔相关的重症疾病主要是指高山疾病,以及相关的并发症,如高原肺水肿和高原脑水肿。急性高山病与高原肺水肿之间的关系尚未清楚。虽然大部分高山病之前都有高原肺水肿发生,但也经常不一起出现。相比而言,高原脑水肿就是一个严重而普遍的并发症了。

急性高山病、高原肺水肿、高原脑水肿大多发生在之前没有肺、心脏和脑疾病存在的健康人群中。当他们处于海平面 2 500~3 000 m 以上时,数小时或数天就可发生。发生的条件取决于绝对海拔,海拔上升的速度,个体的适应能力和敏感性。

### (一)原理

人们生活在海平面上的标准大气压为 760 mmHg,氧分压是 159 mmHg。随着地势的增高,气压也逐渐降低,肺泡内的气体、动脉血液和组织内氧气分压也相应降低。当人们从平原进入高原地区时,一般人需要 2~3 个月的时间,慢慢适应当地的低氧环境,使人们能在这种环境下生存,并能进行一般正常或接近正常的脑力及体力活动。如果人不能适应高山低氧环境,则要发生高山病,如高原性心脏病、高原性细胞增多症、高原性高血压、高原性低血压等。

1. **肺换气不足** 在高原地区大气与肺泡中的氧分压之差随着登山高度的变化而缩小,直接影响肺泡与气体交换,血液携氧和结合氧在组织中释放速度缓慢致使机体供氧不足,产生缺氧。

2. **水钠滞留** 重度缺氧时,无氧代谢增强,ATP 形成减少,细胞膜的钠泵作用瘫痪,以及酸中毒的发生,这些因素均可促进水钠进入细胞内。

3.内皮细胞激活毛细血管通透性增加。

4.高原脑水肿　又称高原昏迷或高原脑病,虽然发病率低,但较易引起死亡,多见于快速进入 4 000 m 以上。发病急,多在夜间,主要原因为急性缺氧所引起的脑部小血管痉挛和通透性增加,产生脑水肿。患者除早期高原反应症状外,伴有颅内压增高现象,剧烈头痛,呕吐,还可出现神志恍惚、抑郁或兴奋症状,个别患者出现抽搐,以及嗜睡、昏睡至昏迷、脉率增快、呼吸极不规则、瞳孔对光反射迟钝、视神经系统乳头水肿和出血等现象。

5.高原肺水肿。

（二）临床表现

呕吐、耳鸣、头痛、呼吸急迫、食欲不振、发热、睡意蒙眬,严重者会出现感觉迟钝、情绪不宁、精神亢奋,思考力、记忆力减退,听、视、嗅、味觉异常,产生幻觉等,也可能发生浮肿、休克或痉挛等现象。

（三）治疗

1.急救　吸氧及降低高度是最有效的急救处理。若有休克现象,应优先处理,注意失温及其他并发症。将患者移至无风处,若病情严重（如头痛剧烈）,可服用镇痛剂止痛。如果仍不能适应,则需降低高度,直到患者感到舒服或症状明显减轻的高度为止。一般而言,高山病患者降低至平地后,即可不治而愈。虽然如此,严重之患者仍需送医院治疗。

2.医院治疗

（1）轻度急性高山病　轻度急性高山病除多饮水补充因出汗、呼吸加快和空气干燥损失的水分外,不需其他治疗,一两天后就会好转。服用布洛芬、饮大量的水有助于减轻头痛。如果症状更严重一些,可服用乙酰唑胺、地塞米松等其他药物。

（2）高山肺水肿　高山肺水肿有时有生命危险,必须密切观察,卧床休息、给氧。如果无效,应将患者转移到低海拔地区,不要延误。心痛定作用很快,但只能维持几小时的疗效,不能取代把症状严重的病人转移到低海拔地区。

（3）高山脑水肿　高山脑水肿也可危及生命,可用地塞米松治疗,如果病情加重,应转移到低海拔地区。如果病情恶化,延误转移到低海拔地区,可能导致生命危险。转移到低海拔地区后,症状一般都能迅速好转,若无好转,应寻找其他的原因。

如果不可能转移到低海拔地区,可用增压装置治疗严重高山病患者,相当于降低海拔高度的这种装置（高压袋）是用轻型纤维制成的袋或帐篷和一个手动泵组成。把患者放入袋中,密封后用手动泵向袋中加压。病人在袋中停留 2~3 h。这种方法对补充氧气同样是一种有效的临时措施。

（四）预防

登山上升的速度不宜太快,最好步调平稳,并配合呼吸,同时要视坡度的急缓而调整,使运动量和呼吸成正比,尤其应避免急促的呼吸。上升的高度应逐渐增加,每天攀爬的高度应控制,以适应高山气压低、空气稀薄的环境。行程不宜太紧迫,睡眠、饮食要充足正常,经常性地作短时间的休息,休息时以柔软操及深呼吸来加强循环功能及高度适应能力,平常应多作体能训练以加强摄氧功能。

## 二、潜水病

潜水病是指从潜水箱(沉箱)的高气压条件急剧地回到常压的地面时所引起的机体障碍。在美国,有 1000 万 ~1500 万人员从事潜水活动,有报道的潜水事故就达到 100 多起,主要原因是由缺乏经验和自信心造成的人为错误。原来溶解于体液中的氮气由于气压的变动迅速地变为气泡,引起栓塞。这种气栓障碍就是本病的原因。

潜水时可能有能见度差、遇到逆流漩涡需要消耗更大体力以及寒冷等。在水中可能很快出现冻僵、灵活性和判断力下降。在较敏感的人中,冷水可能引起严重的心律紊乱。

（一）发生的机制

1.气体栓塞 气体栓塞是潜水病的主要原因,气体栓塞是指血循环中的气泡阻塞血管,常见于潜水者从水下上升时,肺内空气随压力降低而膨胀,使血流中出现气泡。

空气栓塞是由于保持在肺内的空气膨胀使肺过度扩张,空气逸入血管形成气泡。如果气泡阻塞了脑血管,就会引起类似中风的后果。空气栓塞是非常紧急的情况,可能导致潜水者死亡。

空气栓塞最常见于用呼吸器的潜水者,常常由于空气耗尽,自深水处用屏气上升时。在慌乱中,潜水者可能忽略了自主吐气,上升时空气在肺中膨胀。如果一个人有外来空气源,他在水下吸入一口气,上升时未顺利吐出,即使在游泳池里也可能发生空气栓塞。

2.分压效应 空气主要是由氮、氧及其他含量很少的气体组成的混合气体。每种气体根据它在空气中的浓度和大气压力都有一定的分压。例如,在海平面上,空气中氧的浓度约为 21%,因此,氧的分压为 0.21 个大气压。随着深度的增加,氧的浓度保持不变,但它的分压随着大气压的增加而增加。在 2 个绝对大气压时,氧的分压为海平面时的两倍。

大多数气体对身体的效应取决于它的分压大小。如氧分压过高,可能产生有害效应(氧中毒)。在氧分压大于 0.5 个大气压(如在 1 个绝对大气压下,氧浓度大于 50% 的空气中呼吸)呼吸一天或更长时间,就会引起肺部损害,在较高的氧分压下呼吸也会引起脑中毒。如果氧分压达到 2 个大气压,特别是在潜水作业时,可能引起潜水员类似癫痫发作的惊厥。

在较高的氮分压下呼吸可产生氮麻醉,类似乙醇中毒的症状。大多数呼吸压缩空气的潜水员在水下 33 m 或不到 33 m 处时,这种效应开始明显,而在水下 100 m(约 10 个绝对大气压)时,则失去工作能力。由于氦不具有这种效应,在深潜水时,用来代替氮气稀释氧,使氧浓度保持在无毒的水平。

用屏气潜水而不用呼吸器的潜水员,通常是在下潜前做深呼吸,呼出大量的二氧化碳,血中只增加少量的氧。由于二氧化碳水平较低,他们能屏气在水下潜较长时间。然而这种方式也有可能使潜水者的二氧化碳分压未达到足以刺激引起返回水面呼吸的冲动前,氧气已经耗尽,失去知觉。

下潜越深,耗氧越多,长期屏气的危险性就越大。潜水员从深水中上升时,保持在血中的氧分压大幅度减小,使潜水员可能在充分吸气之前就已丧失知觉。这可能是屏气潜水莫名其妙淹死的直接原因。

**（二）临床表现**

突然意识丧失是最典型的症状,可以伴有痉挛或不伴痉挛。有时,症状较轻,出现惊慌、焦虑或局部瘫痪。

肺部的过度扩张也能迫使肺内的空气进入心脏周围的组织(纵隔气肿),甚至皮下组织(皮下气肿)。有时过度扩张的肺泡破裂,空气进入肺与胸膜之间的腔隙(气胸),导致肺萎陷,引起明显的呼吸困难和胸痛。咯血或咳出血性泡沫状痰表明肺部损伤。

**（三）治疗**

潜水者在上升时意识丧失或出水后立刻出现空气栓塞迹象时,必须立即进行急救。空气栓塞患者必须尽快送入高压环境,以便压缩气泡,迫使空气溶于血液中。一些医疗中心备有高压氧舱,在用密闭式氧气面罩给氧的同时,应尽快把患者送入高压舱。

（张翔宇　景　欣）

# 第四章 常用重症监护操作技术

## 第一节 心血管治疗技术

### 一、心电图机的操作

#### (一)心电学原理

心脏是个特殊脏器,同时具有电活动和机械活动。心脏的电活动主要为心肌细胞以及传导组织的电活动,从生理学角度来说,是以单个细胞周期性的跨膜离子流动为基础的,这种跨膜离子流动造成细胞膜内外电势差的周期性改变。以心脏蒲肯耶纤维为例,心肌细胞的动作电位周期可分为 0 期、1 期、2 期、3 期和 4 期,0 期为快速的除极期,为快钠电流的流入,1~3 期为复极期,4 期为自动去极化期。每个细胞的电位变化形成一个电偶极子,许多电偶极子形成一个综合向量。另一方面,心脏的电活动可理解为波的传播,形成一个波阵,心电图机是记录这个波阵活动的仪器,如图 4-1。

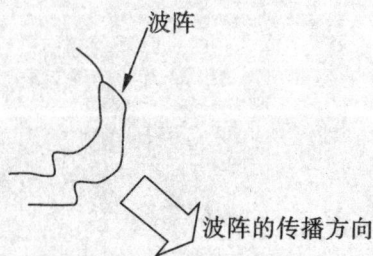

波阵

波阵的传播方向

图 4-1 心电信号的传播示意

#### (二)心电图测定原理

单个心肌细胞的电活动表现为动作电位,多个心肌细胞按一定顺序的除极、复极形成心电向量,心电图(EKG)机是从多个角度(导联)描记心电向量的活动。通过不同的导联电极获取心电信号,放大后用描记笔在连续移动的 EKG 纸上记录下来。一个完整的 EKG,也称为 12 导联 EKG,是在四肢和胸廓的 6 个位置贴上传导电极,通过这些电极体表接触点,收集不同的心脏电冲动波阵,绘制成 EKG。

(三)心电图机的结构和功能

目前临床应用的心电图机的型号繁多、样式各异,但基本结构大同小异,主要有 3 个部件。它们是电流计、放大器和记录装置。电流计是最重要的部件,它可以反映心脏不断变化的电流;放大器可把心脏的微弱电流加以放大,再引入电流计,以便记录和观察;记录装置一般采用热笔直接描记或其他记录装置,它可将电流计中测出的电流在 EKG 纸上记录出来,形成心电图图像。

EKG 纸是由水平线和垂直线的格子所组成,用于记录 EKG 图像,供医务人员分析评价。不同的宽度和高度用以区别时间(水平线)及心电信号强弱(垂直线)的不同。每一个格子细线边长是 1 mm,粗线边长是 5 mm。通常代表时间的水平线轴速度是 25 mm/s,每一小格的格子表示 0.04 s,一大格的格子表示 0.2 s,25 小格是 1 s,数 6 个这样的格子内的搏动然后乘 10 就是心率。同样的,代表电压强弱的垂直线用 10 mm(10 小格或者 2 大格)来表示 1 mV(振幅)。时间和电压的测定在评估心脏节律和功能时是至关重要的。

导联线用于与放置在体表的电极相连接。一般以 5 种不同颜色的导联线插头与身体相应部位的电极连接,上肢:左黄、右红;下肢:左绿、右黑;胸部白。上肢电极放置于腕关节上方(屈侧)约 3 cm 处,两腿应在小腿下段内踝上方约 3 cm 处,胸前电极的位置有 6 个,V1 位于胸骨右缘第四肋间;$V_2$ 位于胸骨左缘第四肋间;$V_3$ 位于 $V_2$ 和 $V_4$ 连线的中点;$V_4$ 位于左锁骨中线与第五肋间相交处;$V_5$ 位于左腋前线 $V_4$ 水平处;$V_6$ 位于左腋中线 $V_4$ 水平处。胸前导联的电极位置见图 4-2。这样使心脏各方向向量环投影于各导联轴上,记录下来形成 EKG 图像。

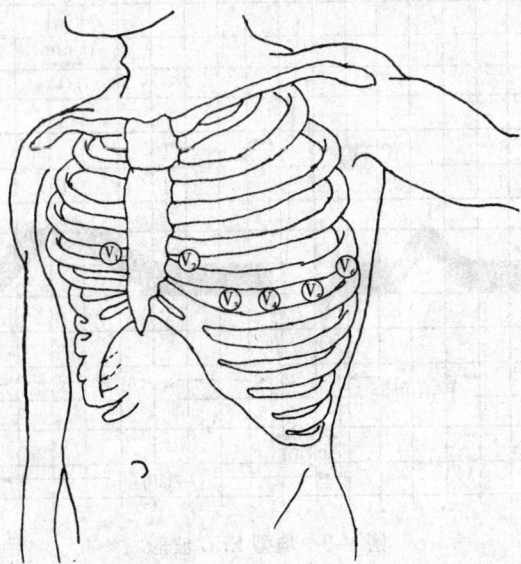

图 4-2 胸前导联的电极位置

（四）心电图测定的操作

1. 体位　病人安静平卧,全身肌肉放松。

2. 心电图机准备　将心电图机面板上各控制钮置于适当位置。在心电图机妥善接地后接通电源,预热 5 min。

3. 电极放置与连接　按所用心电图机的规定,安放电极时把准备安放电极的部位先用乙醇棉球脱脂,适当涂抹导电糊,正确连接导联线。

4. 基线调节　调节心电图机基线调节钮,使基线位于适当位置。

5. 输入标准电压　打开输入开关,使热笔预热 10 min 后,重复按动 1 mV 定标电压按钮,再调节灵敏度(或增益)旋钮,标准方波上升边为 10 mm。开动记录开关,记下标准电压曲线。

6. 记录心电图　旋动导联选择开关,依次记录 Ⅰ、Ⅱ、Ⅲ、aVR、aVL、aVF、$V_1$、$V_2$、$V_3$、$V_4$、$V_5$、$V_6$ 这 12 个导联的心电图。新型的心电图机自动完成此步骤。

7. 解松电极　记录完毕,应解松电极,洗净擦干,以防腐蚀。

8. 切断电源　将心电图机面板上的各控制钮转回原处,最后切断电源。

9. 取下记录纸,记下导联、受试者姓名、年龄、性别及试验日期。

10. 分析　分析心电图图形,做出心电图诊断。

（五）心电图图形分析

心电图是由一系列的波组所构成,临床工作者从波形的振幅及节律来评估心脏活动状态。每个波组代表着每一个心动周期。一个波组包括 P 波、QRS 波群及 T 波(图 4-3)。分析心电图首先要了解每个波所代表的意义。

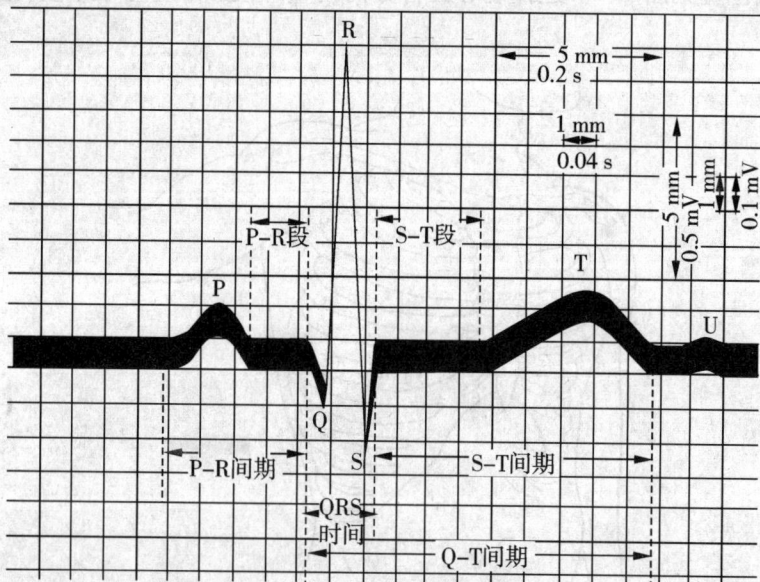

图 4-3　典型 EKG 波形

典型的 EKG 是各个点所连成的曲线,每一个主要的电位冲动都以英文字母表示。P 波是心电周期的第一个波,它是由于左右心房除极所产生的平面 P 向量环在各导联轴上的投影,前半部分代表右房,后半部分代表左房。QRS 波群是紧跟 P 波后的一个综合波,是心室除极波形成的总称。QRS 综合波的组成是最初一个向下的波为 q 波,R 波为最初一个向上的波,可继于 q 波之后,亦可为起始波,S 波为 R 波之后的向下波,R' 波是继 S 波后的上升波,S' 波是继 R' 波后的下降波,因上述各波紧密相连,反映整个心室电激动过程,故统称为 QRS 波群。T 波是心室的复极波,位于 S-T 段之后,它是 T 向量环在各导联的投影产生的,T 波的方向与 QRS 综合波的主波方向一致。临床工作者通过从波形的高低及节律来评估心脏活动状态和功能。

正常心电图各波段的正常值及意义如下:

1. P 波　呈钝圆形,可有轻微切迹。P 波宽度不超过 0.11 s,振幅不超过 0.25 mV。P 波方向在 Ⅰ、Ⅱ、aVF、$V_4 \sim V_6$ 导联直立,aVR 导联倒置。在 Ⅲ、aVL、$V_1 \sim V_3$ 导联可直立、倒置或双向。P 波的振幅和宽度超过上述范围即为异常,常表示心房肥大。P 波在 aVR 导联直立,Ⅱ、Ⅲ、aVF 导联倒置者称为逆行型 P 波,表示激动自房室交界区向心房逆行传导,常见于房室交界性心律,这是一种异位心律。

2. PR 间期　即由 P 波起点到 QRS 波群起点间的时间。一般成人 P-R 间期为 0.12 ~ 0.20 s。P-R 间期随心率与年龄而变化,年龄越大或心率越慢,其 PR 间期越长。P-R 间期延长常表示激动通过房室交界区的时间延长,说明有房室传导障碍,常见于诊断房室传导阻滞等。

3. QRS 波群　代表两心室除极和最早期复极过程的电位和时间变化。

(1) QRS 波群时间　正常成人为 0.06 ~ 0.10 s,儿童为 0.04 ~ 0.08 s。$V_1$、$V_2$ 导联的室壁激动时间小于 0.03 s,$V_5$、$V_6$ 的室壁激动时间小于 0.05 s。QRS 波群时间或室壁激动时间延长常见于心室肥大或心室内传导阻滞等。

(2) QRS 波群振幅　加压单极肢体导联 aVL 导联 R 波不超过 1.2 mV,aVF 导联 R 波不超过 2.0 mV。如超过此值,可能为左室肥大。aVR 导联 R 波不应超过 0.5 mV,超过此值,可能为右室肥大。如果六个肢体导联每个 QRS 波群电压(R+S 或 Q+R 的算术和)均小于 0.5 mV 或每个心前区导联 QRS 电压的算术和均不超过 0.8 mV 称为低电压,见于肺气肿、心包积液、全身浮肿、黏液水肿、心肌损害,但亦见于极少数的正常人等。个别导联 QRS 波群振幅很小,并无意义。心前区导联:$V_1$、$V_2$ 导联呈 rS 型,R/S < 1,$RV_1$ 一般不超过 1.0 mV。$V_5$、$V_6$ 导联主波向上,呈 qR、qRS、Rs 或 R 型,R 波不超过 2.5 mV,R/S > 1。在 V3 导联,R 波同 S 波的振幅大致相等。正常人,自 $V_1$ 至 $V_5$,R 波逐渐增高,S 波逐渐减小。

4. Q 波　除 aVR 导联可呈 QS 或 Qr 型外,其他导联 Q 波的振幅不得超过同导联 R 波的 1/4,时间不超过 0.04 s,而且无切迹。正常 $V_1$、$V_2$ 导联不应有 Q 波,但可呈 QS 波型。超过正常范围的 Q 波称为异常 Q 波,常见于心肌梗死等。

5. S-T 段　自 QRS 波群的终点(J 点)至 T 波起点的一段水平线称为 S-T 段。正常任一导联 S-T 向下偏移都不应超过 0.05 mV。超过正常范围的 S-T 段下移常见于心肌缺血或劳损。正常 S-T 段向上偏移,在肢体导联及心前区导联 $V_4 \sim V_6$ 不应超过 0.1 mV,心前区导联 $V_1 \sim V_3$ 不超过 0.3 mV,S-T 上移超过正常范围多见于急性心肌梗死、急性心包炎等。

6. T 波　T 波钝圆,占时较长,从基线开始缓慢上升,然后较快下降,形成前肢较长、后肢较短的波形。T波方向常和QRS波群的主波方向一致。在I、II、$V_4 \sim V_6$ 导联直立,aVR导联倒置。其他导联可直立、双向或倒置。如果 $V_1$ 直立,$V_3$ 不能倒置。在以R波为主导联中,T波的振幅不应低于同导联R波的1/10,心前区导联的T波可高达 $1.2 \sim 1.5$ mV。在QRS波群主波向上的导联中,T波低平或倒置,常见于心肌缺血、低血钾等。

7.Q-T间期　Q-T间期同心率有密切关系。心率越快,Q-T间期越短;反之,则越长。一般心率70次/min左右时,Q-T间期约为0.40 s。一般可查表。凡Q-T间期超过正常最高值0.03 s以上者称显著延长,不到0.03 s者称轻度延长。Q-T间期延长见于心动过缓、心肌损害、心脏肥大、心力衰竭、低血钙、低血钾、冠心病、Q-T间期延长综合征、药物作用等。Q-T间期缩短见于高血钙、洋地黄作用、应用肾上腺素等。

8.U波　有时候在EKG上T波后面还能见到U波,其振幅很小,在大多数导联不明显显示,但在心前区导联特别是 $V_3$ 较清楚,可高达 $0.2 \sim 0.3$ mV。U波明显增高常见于血钾过低、服用奎尼丁等。U波倒置见于冠心病或运动测验时;U波增大时常伴有心室肌应激性增高,易诱发室性心律失常。

## 二、心电监护

心电监护是通过心脏监护导联系统电极持续记录心脏的电活动,心电监护可以动态反映患者心电图像的改变,以帮助了解病人的心脏节律、频率和功能变化。

这里主要介绍连续的硬连线心电监护系统,硬连线监护系统是ICU标准的监护系统,现在被普遍使用于各类ICU中,此监护系统需用ECG导线将病人直接连在监护器上,监测信息同时在床边和监护中心显示和记录。

与常规心电图有所不同的是,心电监护仪导联电极放置大多为三导联,常称其为模拟导联,每一导联由正电极(或记录电极)、负电极和接地电极组成。三导联的安放位置常为右上(RA)、左上(LA)、右下(RL)或左下(LL),以正极、负极、接地次序逆时针呈三角形排列。图4-4为III导联的电极位置。

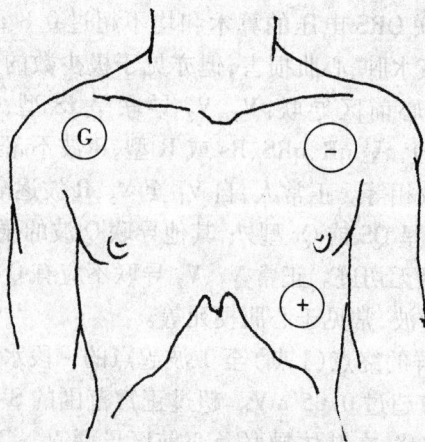

**图4-4　心电监护III导联的电极位置**

三个电极获得的心电信号可产生相当于普通心电图Ⅰ、Ⅱ、Ⅲ导联的心电图像,不同导联心电信号振幅可能不同,为获得清晰地心电图像,监护仪参数设置菜单中可以改变显示的心电信号导联。

心电监护所得的 EKG 主要用于心脏节律、频率的评估,可以及时发现各种心律失常。一般从Ⅱ导联获取心电信号。大部分情况下,心电监护的模拟导联可以清晰的显示 P 波、QRS 波,R-R 间距一般规则,QRS 波较窄,QRS 波前可见 P 波,诊断窦性心律的关键是看到 P 波。在心室率较快时,P 波可能与 T 波叠加,给心电信号的分析带来困难,此时需借助 12 导联常规心电图。对于心肌供血状况的评估则也需要进行 12 导联 EKG 检查。

为了得到理想的心电活动信号和满意的 EKG,监护电极的放置应遵循如下原则:①选择稳定的位置。避开骨骼、关节和皮肤的折叠,使与骨骼连接处的肌肉产生最少的移动干扰。②剔除放置部位的体毛。③放置部位用纱布擦拭,以除去油脂的皮肤细胞碎片。④每 2~3 d 更换电极并监护皮肤的反应。

高质量的心电监护 EKG 必须具备下面特征:①稳定的基线;②无曲折或干扰;③QRS 波的足够放大以致激发心率记录器和警报器;④确认的 P 波。

## 三、电复律

心脏电复律指在心跳骤停或严重快速型心律失常时,用外加的高能量脉冲电流通过心脏,使全部或大部分心肌细胞在瞬间同时除极,造成心脏短暂的电活动停止,然后由最高自律性的起搏点(通常为窦房结)重新主导心脏节律的治疗过程,相当于一次心脏节律的"漂白"或"格式化"。

心脏电复律根据电极的位置,分为胸内和胸外电复律,胸内电复律又可分为心外和心内复律。心外电复律常用于体外循环患者,在心脏不能自行复跳时,需通过电极板,通常包裹盐水纱布,放在心脏两侧的心外膜;心内电复律通过体内植入特殊的电子装置,通常为带有自动识别功能的具有电除颤、电复律功能的心脏起搏器。胸外电复律电极放置在胸壁皮肤,有心尖电极和胸骨右缘的电极。本章节介绍的主要是胸外电复律。

心脏电复律的仪器称为电除颤器或电复律器,是一种能量蓄放式装置,由电源、高压充电回路、放电回路和电极组成。目前临床使用的复律器有可供选择的 R 波同步装置,根据不同需要可分别实施电除颤与电复律。电复律器一般还配有心电监护和记录功能。

电复律的能量输出由充电电压和回路电容决定,在复律器上可直接选择电复律的能量输出值,电复律所用电能用 J 表示。电复律时电能的选择很重要,能量大复律效果好,但易造成心脏损害;能量小则疗效欠佳,而且还可能诱发室颤。故电复律电能量的选择应以有效低限为原则。电复律电能选择的相关因素包括心律失常类型,病人的年龄、体重和体质,心脏大小,心功能状态,病程长短,心脏病的种类和心肌状态,故临床医生在电能选择上要综合各种因素。

心脏电复律包括电除颤和电复律,电除颤可在发生心跳骤停或心室纤颤时的任何时间进行,所以又称非同步电复律。电复律在快速心律失常时应用,复律脉冲的发放必须避开心房心室易损期,因此多利用心电图 R 波同步触发,与 QRS 波同步的方法将某些房性或室性心律失常转为窦性心律,电刺激在 R 波降支或 R 波起始后 30 ms 左右发放,所以又称同步电复律,必须在心电监护下进行。

（一）电除颤

电除颤用于各种原因导致的心跳骤停、心室纤颤和心室扑动。心电图确认室扑室颤后应立即准备电除颤。从室颤发生到电除颤的时间间隔越短，电除颤的成功率越高。室颤时间长，势必造成呼吸循环功能恶化，导致机体不可逆损伤，因此电除颤应争分夺秒。室颤后患者意识消失，一般不需麻醉。首次电除颤的能量可以较大，经胸壁电除颤使用 200～300 J 的能量，胸内直接电除颤使用 60 J 的能量。一次电除颤未成功后应分析原因，在除颤能量不足的情况下可增加除颤能量再次除颤，或连续两次除颤。并可使用胺碘酮、普鲁卡因酰胺、利多卡因等药物后再次电除颤。心室纤颤后纯氧控制呼吸、持续心脏按压保证心肌氧供是电除颤成功的必要条件。心电图显示细震颤波时电除颤效果不好，可静脉或气管内注射肾上腺素，使细震颤波转变为粗震颤波，提高除颤成功率。若经上述治疗反复电除颤无效或室颤反复发作，表明可能有电解质紊乱、酸碱失衡等情况，应予以纠正。

（1）操作步骤　打开除颤仪，选择 Paddle 导联，在胸壁上放置除颤仪，以快速获取心电图（此时除颤仪相当于心电图的电极）；也可按标准 3 导联法将除颤仪通过连线与患者胸壁相连，选择Ⅰ、Ⅱ、Ⅲ导联获取心电图。

（2）快速分析心率　确认为室颤或无脉搏性室速节律，且患者处于心脏停搏状态。

（3）确认除颤仪处于非同步状态　一般情况下，除颤仪开机后自动处于非同步状态。如果处于同步状态，则屏幕上会显示"Sync"，此时应关闭同步模式。

（4）将电极板涂上适量的导电糊。

（5）根据除颤仪的不同类型选择能量。单相波除颤仪选用 360 J，双相波机器有两种类型，双相截项指数波选用 150～200 J，直线双相波选择 120 J，如不明确是哪一种双相波机器，可选择 200 J 的默认能量。

（6）将电极板置于胸部的正确位置　避免直接放在贴膜上面或其他植入装置上。有两种电极板的放置位置，一种是将标有纵隔（STERNUM）的电极板放于胸骨上端、右锁骨下；标有心尖（APPEX）的电极板放在左乳头的左侧腋中线上。另一种是将标有纵隔（STERNUM）的电极板放在前胸心尖部；标有心尖（APPEX）的电极板放于后背、左肩胛骨的下方。

（7）按充电按钮，充电完成时机器有声音提示，同时在屏幕上会显示所选择的电量。

（8）清场，确保周围人员和操作者自己都没有直接或间接接触到患者和病床。

（9）在电极板上施加 11 kg（100 N）左右的压力，同时按下两块电极板上的放电键，等待放电完成。

（10）放电后要立即恢复心脏按压和人工呼吸，按 30∶2 的比例进行，应快速、用力地以 100 次/min 的速度进行按压，每次按压后允许胸廓的完全松弛并尽可能减少对按压的干扰。2 min CPR 后，评估患者的心律，如有心律改变，应评估脉搏；如仍为室颤或无脉性室速，则再次用相同电量除颤 1 次并继续进行 CPR，参照无脉性心肺骤停处理流程实施进一步的抢救。

（11）除颤后检查皮肤有无烧伤。

（12）注意事项：除颤时，避免电极板放在心电图导联线和电极片上，粘贴心电监护电极片时要考虑避开安置除颤板的位置。

除颤前应剃除过多的胸毛，胸毛过多会影响电极板和胸壁的接触，影响除颤效果；患者胸部有药物贴膜（如硝酸甘油贴膜）时，应先行去除并擦拭干净。

患者如躺在水中或胸部有水时可以导电,造成除颤时电流的丧失,因此应先将患者移至干燥处并擦干皮肤。

对于装有永久起搏器患者,除颤电极板应放于离该装置至少 2.5 cm 处。复苏成功后,应重新检查起搏器的功能是否完好。如是临时起搏器,除颤前应予关闭。

除颤电流量会受胸壁阻抗的影响。当胸壁阻抗过高时,低能量的电击将不能产生足够的电流以成功除颤。为降低胸壁阻抗,应使用除颤专用导电糊,涂导电糊时,应掌握合适的量,导电糊太少将导致胸壁烧伤,太多则可使电流分散而致除颤无效。理想的状况是将导电糊均匀地涂满电极板,放在胸腔时没有外溢。

除颤时,应在除颤板上施加一定的压力,使电极板和皮肤紧密接触,以减少胸壁的阻抗,提高除颤效果。

成功的除颤依赖于心肌代谢状况。心肌代谢状况的影响因素有严重低温、低氧、酸中毒及电解质紊乱等等,要加以注意。

常规使用自黏性的除颤/监护电极片是比较理想的选择,因其有效性等同于手动除颤板,而且可在心脏骤停前粘贴于患者胸壁,以进行持续的监护和在需要时快速地实施除颤。急救人员应注意,应尽量可能减少最后一次按压和除颤之间的间隔时间,不要延搁除颤的实施。如果可能,在除颤仪充电时也要进行胸外按压。记住心脏按压中断的时间不能超过 10 s。

婴幼儿除颤:婴幼儿除颤的能量选择为首次 2 J/kg,再次除颤可选用 2～4 J/kg。一般除颤仪都备有婴幼儿专用除颤板;体重大于 10 kg 的婴幼儿,建议使用成人除颤板以减少胸壁的阻抗。除颤时,两级电极板之间的距离不得少于 3 cm。新生儿可能需要保持于侧卧位并使用前后放置的电极片。

【自动体外除颤仪(AED)】

自动体外除颤仪(AED)是一款通过内置计算机软件自动识别除颤心律,并且按设定的程序提醒操作者如何进行下一步处置的体外除颤仪。ADE 可以使没有经验的抢救人员在需要时成功实施早期除颤。其适应证仅限于心肺骤停的病人。AED 可用于院内和院外急救。

操作步骤:AED 有 4 个标准操作步骤,即打开机器、连接电极、分析节律和按指针除颤。

(1)确认患者处于心肺骤停(无意识、无呼吸和无脉搏)状态。

(2)呼叫急救系统、设法获得 AED。开始 CPR,直至 AED 到位。

(3)按 ON/OFF 键,打开 AED 的电源(绿色灯亮),AED 将显示"连接电器"的信息并有语音提示。

(4)将电极片置于患者胸部的正确位置。从电极片的一侧开始,稳固地将其黏合于患者的皮肤上。粘贴位置与前述除颤电极板放置位置相同,一种方法是将一片电极粘贴于胸骨上端、右锁骨下;另一片标有"■"或"+"的电极片粘贴在左乳头的左侧腋中线上。另一种方法是用前-后法粘贴:即一片粘贴在心尖部;另一片粘贴在心脏后方,左肩胛骨的下方。

(5)将电极导线与 AED 连接。

(6)根据机器的配置,AED 将自动进行分析(如全自动的 AED)或提示操作者按"分析"键。听到"按分析键"的提示时按下分析键。

(7)开始分析时,AED 将交替显示"远离患者"和"现在开始分析"的信息。分析过程一般持续 5~15 s。此时不要接触和搬动患者。

(8)探测到需除颤的心电图节律时,屏幕会显示"需要除颤!"并发出语音提示,然后开始第一次充电。

(9)充电完成 AED 将交替出现"远离患者"和"按键进行放电"的信息。操作者应立即进行清场。除了发布口头指令,还应环视四周以确定无人和人接触患者和病床。

(10)机器提示"准备放电"同时放电灯亮,按放电键,AED 将按设定的能量进行放电。如 15 s 内未执行操作,AED 将自动解除放电指示。

(11)放电后立即开始心脏按压和人工呼吸,按 30:2 的比例进行 2 min CPR 后,再按分析键并遵循机器的提示进行操作。

(12)如机器探测到不需要除颤的节律,屏幕将显示并发出语音提示"不需要除颤",有些机器会发出"开始 CPR"的指令。按 30:2 的比例进行 2 分钟 CPR 并遵循 BLS 的标准流程实施抢救。

(13)注意事项

1)AED 仅限于没有反应、没有呼吸和没有脉搏的患者。

2)除颤时间对于除颤的成功至关重要。每延误一分钟,抢救成功率下降 7%~10%。因此要尽早获取 AED。

3)在 AED 分析节律时,不要移动和碰触患者,避免受到周围的电子通讯设备的干扰,以免造成分析或产生错误的指令。

4)应确保心脏位于两块电极板的中间。避免直接将电极片黏在药物贴膜或植入的装置上。如果装有永久起搏装置,则应距离该装置至少 2.5 cm 以上。AED 放电时有可能对植入性的电装置产生干扰或导致其功能的失调,除颤后应检查该装置的功能情况。

5)肥胖或乳房较大的患者,应尽可能将电极片置于胸部较平坦的部位;较瘦的患者应沿着肋骨及肋间隙的轮廓放置电极片,从而使黏合紧密。避免电极片与皮肤之间形成气穴或缝隙。

6)AED 可用于 1 岁以上的儿童,建议用儿童专用的电极片。如没有,也可用成人电极片代替。如果成人电极片太大,可以前后放置,切忌 2 个电极片进行接触或重叠。但不能将儿童电极片用于成人。小于 1 岁的婴儿不提倡使用 AED。

7)AED 的大部分操作由机器自动完成,但需要操作者进行人工清场。如果除颤时有人与患者、床或任何与患者相连的导电材料接触,部分电流将通过接触的人体传导而有遭受电击的危险。因此,放电前,操作者应确保没有人与患者、床或其他导电材料相接触,以免造成伤害。

8)不要将标准除颤仪的除颤板放在 AED 治疗电极或心电图的电极上,不允许 AED 电极相互接触或与监护电极、心电图导线、敷料或皮肤上的斑点(痣)等相接触,否则在除颤时可引起电弧形成、皮肤烧伤以及电流从心肌的转移。

9)AED 有不同的产品,有的配置屏幕以便显示心律和指令,有的还可以储存和打印记录。如果 AED 不能显示心律或者不能稳定地监测心率,应在专业急救人员到达后更换成标准除颤仪。

(二)同步电复律

同步电复律也称复律、同步直流电休克或同步电休克疗法,同步电复律是终止血流动力学不稳定的快速型心律失常的一种治疗手段,快速型心律失常包括心房颤动、心房扑动、室性心动过速、室上性心动过速及其他难治性异位心动过速。同步电复律使用的仪器是除颤仪。

同步电复律最常用于心房颤动的复律治疗。心房颤动出现下列情况应考虑电复律:①心室率快,对药物治疗无效;②房颤病史不满 1 年;③洋地黄治疗后仍存在严重心衰;④甲状腺功能亢进症药物控制后的房颤;⑤预激综合征合并快速房颤;⑥二尖瓣病变手术矫治 6 周以上仍有房颤。房颤首次电复律的能量一般为 200 J。

拟行心脏瓣膜手术、甲状腺功能亢进症未使用药物治疗、低钾血症、心衰未纠正、心脏明显增大的房颤一般不施行电复律。洋地黄中毒导致的心律失常、心动过速伴病态窦房结综合征、室上性心律失常伴完全性房室传导阻滞、阵发性心动过速频繁发作等情况下禁忌做电复律。

与电除颤不同,大部分同步电复律的患者需要一定程度的镇静,甚至麻醉。目前使用的短效静脉麻醉药异丙酚是一种理想的选择。其他镇静药如地西泮、咪达唑仑也可应用。

为了提高电复律的成功率,电复律前应进行适当准备,包括使用抗心律失常药、实施抗凝等措施。

电复律后应立即观察心电图,了解电复律的效果。若反复电击 3 次或复律能量已经达到 360 J,应停止电复律。复律成功后应使用药物继续治疗防止心律失常再次出现。

操作步骤:

(1)打开监护仪和除颤仪。

(2)正确安置监护电极,保证患者的心律能恰当显示;选择合适的导联,确保除颤仪在同步模式下能夺获患者的"R"波以减少对患者心肌的损害。

(3)按同步按钮以激活同步模式。必须注意:有一些除颤仪在每一次使用后将自动转为非同步模式,而另一些仪器必须复位后才能实施非同步除颤。

(4)除颤仪处于同步模式状态后(Sync 的绿灯会亮起),应确保患者的每一个 QRS 波都有定标点,必要时调整监护仪上的 R 波增幅。除颤仪应在同步模式下放电,若随意放电,可能会诱发室颤。

(5)将电极板均匀涂上导电糊,不要用含乙醇的纱布代替导电糊;如复律次数超过 3 次或导电糊干后应重新涂抹。确保两块电极板之间没有导电糊的旁路,否则可能会产生电弧。

不要过度牵拉导线,确保除颤仪的导线有足够长的活动范围。

正确摆放电极板,确认位置,并与胸腔接触良好。对于安置起搏器的患者,不要将电极板直接放于起搏器上。常用的电极板放置的位置包括:①上-下位,将胸骨的电极板置于右锁骨下胸骨的右缘;心尖的电极板置于左乳头与腋中线之间。女性患者的心尖电极应置于左锁骨中线第五、六肋间隙与腋中线之间。②前-后位,也较为常用。前片电极置于心前区,后片电极放于心脏后方、左肩胛线的肩胛下角处。

(6)选择合适的能量,可参见美国心脏协会的要求:对于有脉搏的室性心动过速和房颤患者,如使用单相波除颤仪,首次用 100 J,需要时可按 200 J→300 J→360 J 逐渐递加;对于阵发性室上速和房扑患者,首次可试用 50 J,然后按 100 J→200 J→300 J→360 J 逐渐递加。双相波机器复律的合适剂量尚待进一步研究,目前起始剂量可选择 100～120 J,必要时增加。

电极板置于患者的胸部时应施加一定的力量,大约使每块电极板承受100 N(11 kg)左右的压力,目的是使用电极板与胸壁保持最大面积的接触。

大声喊"闪开",并浏览四周,确认无人与患者或床有直接或间接的接触。应持续清场3次,以确保自己和他人的安全。

(7)再次确认同步模式状态,同时按下电极板上的两个按钮进行放电,确保放电完成后再放松电极板。

(8)观察监护仪上的节律。如果心律未转复,应选择合适的能量再次电击,必要时可重复多次。如果每次电击后除颤仪自动转为非同步模式,应在放电前将其转为同步模式。如果复律成功,记录生命体征并获取复律后心电图的走纸记录。

(9)除颤结束后清除电极板上的导电糊并整理用物。

(袁月华)

# 第二节　呼吸治疗技术

## 一、人工气道的护理

当人工气道建立之后,维持重症病人的呼吸道是照护人员共同的责任,因此在临床照护上必须注意下列几项的处理原则:①建立安全的气道并且确认适当的位置;②提供病人沟通的方式;③提供适当的湿气;④降低可能造成的感染;⑤协助排除分泌物;⑥适当的气囊压力;⑦发现及解决人工气道相关问题。

### (一)建立安全的气道并且确认适当的位置

一般而言,气管内管皆以胶布固定于脸部,如果插管时间短暂,可使用丝质胶布固定,例如,外科手术时。其缺点是容易被口腔分泌物弄湿而脱落。布胶则较适合长时间使用。固定之方式是将胶带的一端固定于脸上,然后将胶带末端缠绕粘贴一圈或二圈于气管内管上,并且紧系于病患颈部(图4-5)。当在进行人工气道固定技术时可于皮肤上贴上人工皮以减少皮肤的伤害,同时亦可降低管路的滑动,但是无法预防因插管导致的气道伤害。

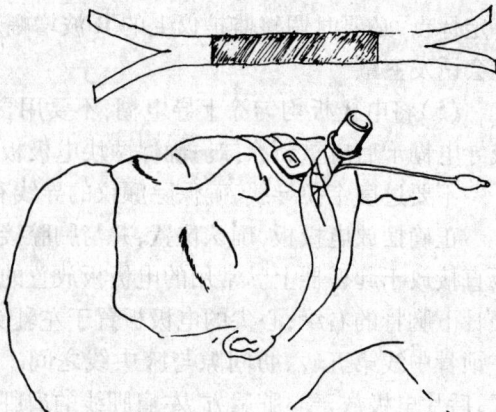

图4-5　气管内管固定之方式

判断人工气道放置的位置是否适当通常是以胸部 X 射线来确认,气管内管之管尖应高于气管隆凸上方4~6 cm处,介于第二和第四气管环状软骨之间(图4-6)。同时应确定当颈部移动时,气管内管的移动必须位于喉部声带下方及气管隆凸上方,即是当头与颈部的移动时,颈部的弯曲使气管内管向前方滑动至气管隆凸,当颈部伸展时使气管内管滑动至咽喉部声带下方(图4-7)。因此当胸部 X 射线确定固定的位置后,应再检查头部与颈部,如果位置不正确,应将胶布移开重新固定。

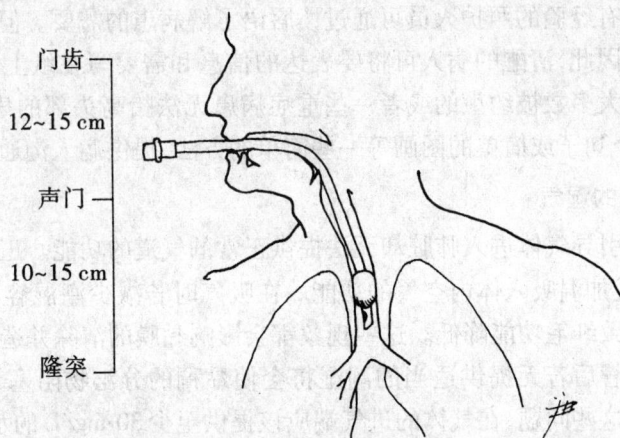

图 4-6 气管内管之管尖应高于气管隆凸上方 4~6 cm 处

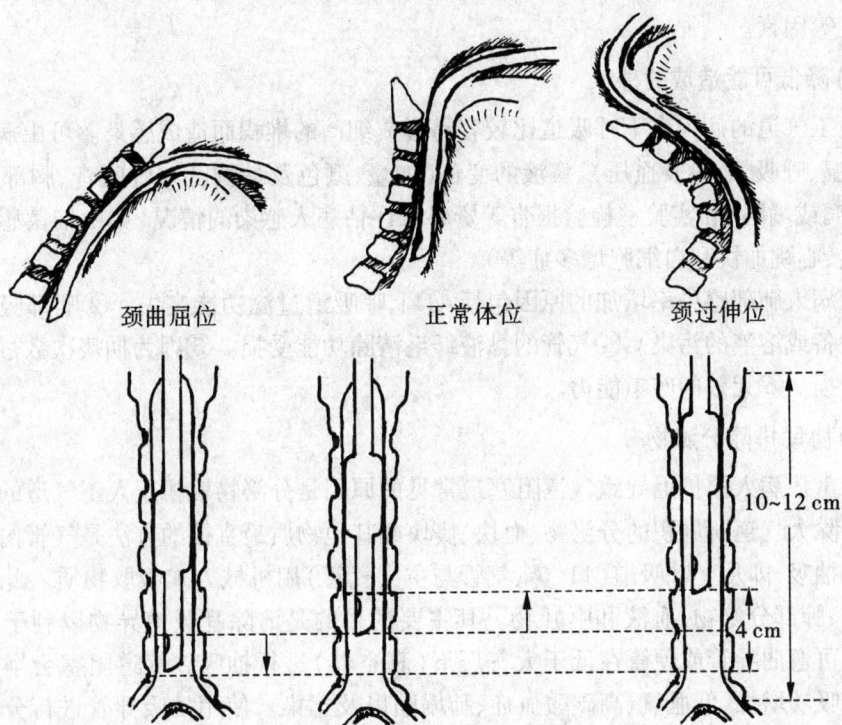

图 4-7 判定人工气道放置的位置

颈部移动时,气管内管的移动必须保证位于喉部声带下方及气管隆凸上方。

(二)提供病人沟通的方式

由于发声需要靠气流通过声带产生震动才可发出声音,然而插管的病人由于气流无法通过声带,因而无法发出声音,造成病人无法表达他们的意见,这也是病人常见的困扰之一。

气管内管会妨碍声带的震动及影响气流经过声带。标准式的气管切开会妨碍气流的通过进而影响声带震动。有经验的照护人员可通过读唇语了解病患的需要。但对于使用口咽气道的病人则较困难。因此,清醒的病人可将要表达的信息和需要写在纸上或由脸上的表情表达出来。但是对于大多数被约束的或者一些重症病患无法抬高头部的病人,最好的方法是使用可一个字、一个句子或简单的图画等一些简单的方法,提供病人沟通的方式。

**(三)提供适当的湿气**

人工气道只能引导气体进入肺脏却无法提供正常的气道的功能。正常的上呼吸道的可提供潮湿、湿润以及加温吸入体内空气的功能。在吸气时若减少潮湿容易造成分泌物变黏稠。冷空气也易导致纤毛功能降低。这些现象都会影响黏膜的清除并造成分泌物堆积。当病人放置放气管内管后若无提供适当的潮湿将会使黏稠的分泌物阻塞人工气道而引起窒息。为了避免发生这些问题,在气体的进气端应该提供至少 30 mg/L 的水蒸气,而要达到这样程度的湿化程度,临床上会使用加热型潮湿器或大量的喷射型喷雾器或者是湿热交换器(heat and moisture exchanger,HME;人工鼻)等装置。这些装置可以适度的提供 32~35℃ 的气体到达气道内。临床上,在选择这些装置时需考虑病人呼吸道的状况,分泌物的量、性状及黏稠度等因素。

**(四)降低可能造成的感染**

有人工气道的病人在下呼吸道比较容易形成细菌的堆积而造成感染。可由病人的生命征象(体温、呼吸、心跳及血压)、痰液的变化(如量、颜色及黏稠度)、呼吸音、胸部 X 射线片检验(浸润或塌陷)和实验室检验报告等资料来评估病人感染的情况(如由细菌感染的征象包括发热、心跳加快和白细胞增多症等)。

插管病人肺部感染率增加的原因包括:①上呼吸道过滤功能丧失。②咽部吸入物质增多。③设备或溶液的污染。④气管的黏液纤毛清除功能受损。⑤因为抽痰次数过于频繁导致纤毛受损。⑥无效的咳嗽能力。

**(五)协助排除分泌物**

在急重症病人照护上导致气道阻塞最常见的原因是分泌物堆积于人工气道的内侧管壁上。要清除大气道所堆积的分泌物、血块、痰块或其他物质最直接的方法是气管内管抽吸技术。所谓抽吸,即从上呼吸道(口、鼻、气管与主支气管)用机械方式吸取物质。此方式可以移除唾液、肺部分泌物、血液和呕吐物。其主要的目的是清除呼吸道异物以利于通气及氧合。利用可弯曲导管或硬管在低于大气压下(真空器)进行抽吸。气道阻塞会增加气道阻力导致呼吸功增加、低血氧、高碳酸血症、肺塌陷以及感染。使用抽吸导管进行分泌物排除时,由于抽吸期间会使肺容量快速排出进而导致肺塌陷以及低血氧。为了避免这个问题,在进行抽吸技术时,抽吸导管的外径应小于气道的一半。理想的抽吸导管应有足够长度进入主支气管。有一瓣膜可避免真空并且必须有一拇指大小扩大之开口,孔的直径必须大于导管内径。导管必须能够在移除黏液时不会损伤气管黏膜,在穿过人工气道时维持最小摩擦阻力,在穿过气道时可维持其硬度,而在插入时可弯曲而避免气道损伤。估计最大抽吸导管的公式为:气管内管之内径(ID)×3 / 2=最大抽吸导管外径(Fr)。例如:以 8.0(ID)之气管内管而言,其最大抽吸导管之外径为 8×3/2=12(Fr)。

（六）适当的气囊压力

临床上，气道损伤的主因常来自于人工气道气囊压力过高压迫呼吸道管壁黏膜。气囊压力必须维持在小于气道黏膜微血管的压力，过高的压力会阻断黏膜血流进而造成组织的损伤。人工气道的设计是借由气囊压迫在气管壁上而达到封闭气道的功能，但是此压力也是破坏纤毛上皮及妨碍黏液输送的主要原因，持续使用高的压力会导致黏液及气管壁深部组织压力性坏死，甚至导致气管破坏，其造成的问题包括：气管纤维坏死、气管软化及气管黏液运输不佳。理想的气囊压力应维持在 20 ~ 25 mmHg 之间。常见的人工气道气囊形式可分为高容积低压力气囊（high residual volume, low pressure cuff）及低容积高压力气囊（low residual- volume, high pressure cuff）两种形式（图4-8），不论何种形式的气囊，过高的气囊压力都会造成呼吸道的损伤。

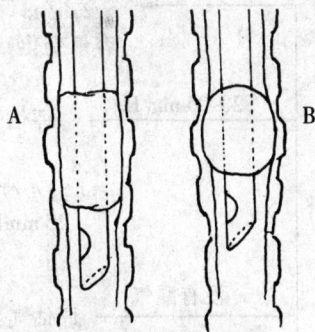

图4-8 压力气囊
A 为高容积低压力气囊 B 为低容积高压力气囊

（七）发现及解决人工气道相关问题

临床上较常发生的人工气道紧急状况，如管路阻塞、气囊漏气、意外的拔管，这些问题常会造成不同程度的呼吸困难、呼吸音的改变和由口唇漏气。

1. 管路阻塞的原因 管路扭结或咬管、气囊过度充气、管路前端的洞口阻塞（有可能是痰液或是顶住气管壁）及黏液阻塞（图4-10）。

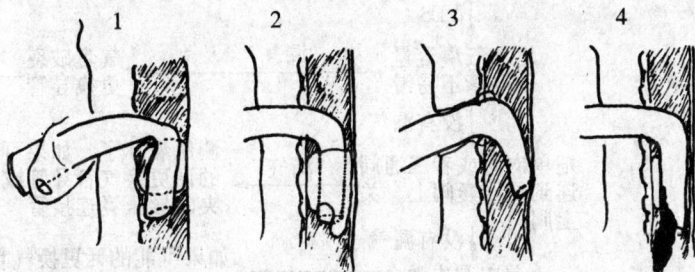

图4-9 常见的管路阻塞的原因
1. 管路扭结 2. 气囊过度充气 3. 管路前端的洞口顶住气管壁 4. 黏液阻塞

2. 气囊漏气 当发生漏气状况时需先确认气囊是完整且无破损的。接着将空气打入气囊中，并测量及维持适当的气囊压力，若仍然发生漏气现象时则需确认管路的位置是否正确、大小是否合适（图4-10）。

3. 意外的拔管 当管路意外滑脱时可以发现很明显的漏气声音或是呼吸音减弱，此时必须将管路移除并且重新插管。

评估气囊是否存在漏气；至少每班检查导管深度，漏气总量，或者是气囊容量变化

漏气出现时 → 增加气囊的气体容量

没有漏气 ↓

评估气囊压力　　<20 mm Hg →

20~25 mm Hg

>25 mm Hg ↓

减少气囊的压力直到25 mmHg

没有漏气 ←　评估气囊周围漏气　← 复位

漏气 ↓

NO ← 漏气压力 → YES　评估导管位置

位置正确 ↓

评估导管型号　　导管偏小 → 如果可以的话更换大一号的导管型号

型号适当 ↓

评估气囊；增加气囊容量　评估气囊压力

↓

气囊压力为25mmHg ←　NO　压力减少

YES ↓

增加气囊容量使导管不易滑　　漏气 → 气囊破裂更换导管

没有漏气 ↓

把单向阀或者三通阀连到导压囊阀上，关上阀门　　漏气 → 测压囊坏了，如果可能的话更换气管导管或者夹闭导压囊连接管

没有漏气 ↓

单向阀失败　　→ 如果可能的话更换气管导管或者三通阀连接管

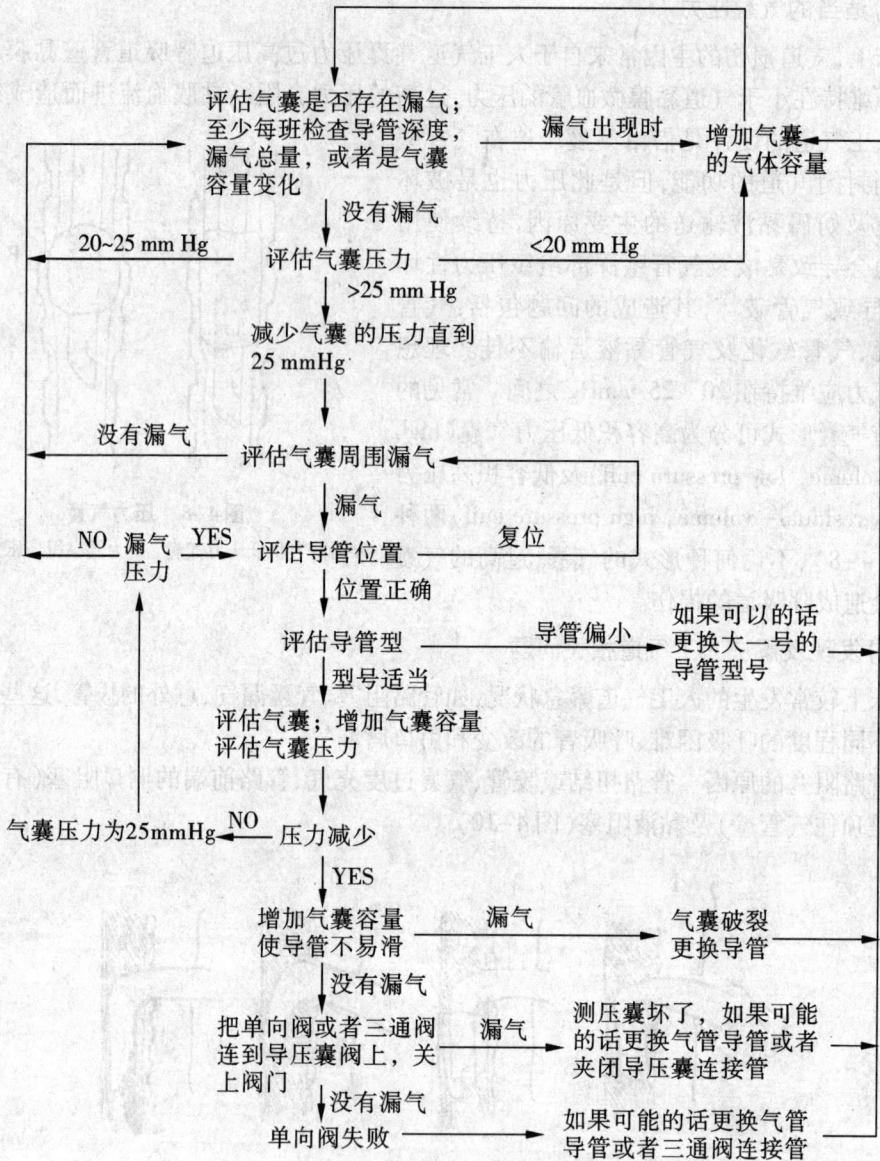

图 4-10　气囊漏气处理流程

## 二、血气分析

动脉血液气体的数值可对病人的氧合、通气和酸碱状态提供非常实用的信息。它对临床人员在评估与处置急重症病人时尤其重要。

血液气体分析的方法可以分为侵入型和非侵入型。其中侵入型的血液气体分析方法是以电化学传感器或电极，直接与待分析的血液检体接触，借此测量血液中的氢离子浓度（pH值）、二氧化碳分压（$PaCO_2$）和氧分压（$PaO_2$）。传统的非侵入型血液气体分析只能以体外方式间歇性的测量病人血液中的气体分压和酸碱状态；至于较先进的技术则可利用光纤导

管,以体内方式实时的监测动脉血液的 pH 值、二氧化碳分压和氧分压。

非侵入型的分析方法包括脉冲式血氧测量和经皮测量。它们不需使用血液检体,只需将传感器置于病人皮肤上。由于脉冲式血氧测量和经皮测量可提供连续性的血液气体数据,所以对病人产生危害的风险是最低的,因此,对于通气和氧合状态不稳定的病人而言,是项非常重要的技术。适当的使用非侵入型监测,可减少临床人员对较昂贵的侵入型血液气体分析方法的需求。本章内容主要着重于动脉血液气体分析的判读。

### (一)评估氧合

评估血液含氧量是监测急重症病人所必需的,它包含了各种参数。表 4-1 列出了评估各项氧合状态的方法和正常值。

$PaO_2$ 的正常范围介于 80 ~ 100 mmHg 之间。此数值会受年龄等因素影响。正常 $PaO_2$ 与年龄的关系可以用以下公式表示:

$$PaO_2 = 104.2 - (0.27 \times 年龄)$$

若是在临床环境下,则可用下列公式简单进行估算:

$$PaO_2 = 105 - 1/4 \ 年龄$$

$PaO_2/FiO_2$ 是一项简单的临床参数。它常被用来说明肺损伤的程度。当 $PaO_2/FiO_2$ 等于或低于 200 时,代表有急性呼吸窘迫症(acute respiratory distress, ARDS);若介于 200 到 300 之间则属于急性肺损伤(acute lung injury, ALI)。

### (二)动脉血液气体判读步骤

第一步:若 pH 值大于 7.45,代表血液偏碱。若小于 7.35,代表偏酸。

第二步:辨识酸碱问题是否因呼吸引起,由于肺脏控制了血液中的二氧化碳浓度,所以 $PaCO_2$ 可以当做呼吸作用影响血液气体分析的指标。若动脉的 pH 值不在正常范围内,下一步即是检查 $PaCO_2$ 是否异常。举例而言,假设 pH 值小于 7.35(酸中毒),而 $PaCO_2$ 大于 45 mmHg。根据 Hendersen-Hasselbalch 方程式,升高的 $PaCO_2$ 会降低 pH 值,也就是造成酸中毒。因此我们就可知,呼吸系统一定是造成酸中毒的原因之一(有可能不是唯一的原因)。另一方面,若虽然 pH 值小于 7.35(酸中毒),但 $PaCO_2$ 仍在正常范围内,我们就可得知酸中度的原因可能来自于代谢因素。

第三步:辨识酸碱异常是否肇因于代谢因素。血浆中的 $HCO_3^-$ 浓度可以当做代谢性因素的指标,因为它是由非呼吸性因素所调控。正常血浆的 $HCO_3^-$ 浓度是 22 ~ 26 mEq/L。若血液酸碱值异常时,可检查〔$HCO_3^-$〕是否可以导致此异常。举例而言,假设 pH 值小于 7.35(酸中毒),而〔$HCO_3^-$〕小于 22 mEq/L,根据 Hendersen-Hasselbalch 方程式,〔$HCO_3^-$〕降低会导致酸中毒。由此我们就可知,代谢因素至少也一定是造成酸中毒的原因之一(有可能不是唯一的原因)。

第四步:检查是否有代偿作用。代谢作用有可能属于完全代偿(pH 值回到正常范围中);或是部分代偿(PH 仍在正常范围以外,但有趋向正常范围的趋势)。在纯粹的呼吸性酸中毒($PaCO_2$ 升高;$HCO_3^-$ 正常,pH 值降低),肾脏会由此升高〔$HCO_3^-$〕,试图使 pH 值恢复正常。同样的道理,呼吸性碱中毒会使〔$HCO_3^-$〕代偿性的降低。纯粹的代谢性酸中毒(〔$HCO_3^-$〕降低;$PaCO_2$ 正常,pH 值降低),通常会刺激换气作用增加,降低 $PaCO_2$。所有代偿作用的效用都是试图使 pH 值回到正常范围。

假设代偿作用发生时,pH 值落在 7.40 以下(7.35 ~ 7.39),则造成酸中毒的原因(可能是 $PaCO_2$ 升高或〔$HCO_3^-$〕降低)就是酸碱不平衡的主要原因。若代偿作用发生时,pH 值落在 7.40 以上(7.41 ~ 7.45),则造成碱中毒的原因(可能是 $PaCO_2$ 降低或〔$HCO_3^-$〕升高)就是导致酸碱不平衡的主要原因。

完全代偿指的是 pH 值回复到正常范围(7.35 ~ 7.45)以内。部份代偿指的是 pH 值往正常范围移动,但尚未回到正常范围内。有关动脉血液气体的判读分类列于表 4-2;而酸碱不平衡时的预期代偿程度计算方式请见表 4-3。

表 4-1　氧状态的正常值

| 项目 | 缩写 | 正常平均值 |
|---|---|---|
| 动脉血氧分压 | $PaO_2$ | 80 ~ 100 mmHg |
| 混合静脉血氧分压 | $PvO_2$ | 40 mmHg |
| 肺泡氧分压 | $PAO_2$ | 100 ~ 673 mmHg |
| 肺泡-动脉氧气压力差 | $Pa(A-a)O_2$ | 5 ~ 10 mmHg($FiO_2 = 0.21$)<br>30 ~ 60 mmHg($FiO_2 = 1.0$) |
| $PaO_2$ 和吸入氧含量比率($PaO_2$ 范围 $= 80 ~ 100$ mmHg) | $PaO_2/FiO_2$ | 380 ~ 475 |
| $PaO_2$ 和吸入氧分压比率($PaO_2$ 范围 $= 80 ~ 100$ mmHg) | $PaO_2/PAO_2$ | 0.8 ~ 1.0 |
| 动脉血氧饱和度 | $SaO_2$ | 97% |
| 混合静脉血氧饱和度 | $SvO_2$ | 75% |
| 动脉血氧含量 | $CaO_2$ | 20 vol% |
| 混合静脉血氧含量 | $CvO_2$ | 15 vol% |
| 动脉与静脉的血氧含量差 | $C(a-v)O_2$ | 3.5 ~ 5 mL/dL |
| 氧气输送 | $DO_2$ | 1000 mL/min |
| 耗氧量 | $VO_2$ | 250 mL/min |

表 4-2 动脉血气分类与数值

| 项目 | 分类 | 范围 |
|---|---|---|
| | 正常 | 7.35 ~ 7.45 |
| pH 值（动脉） | 酸血症 | <7.35 |
| | 碱血症 | >7.45 |
| | 正常换气状态 | 35 ~ 45 |
| $PaCO_2$（mmHg） | 呼吸性酸中毒（换气不足） | >45 |
| | 呼吸性碱中毒（换气过度） | <35 |
| | 正常代谢状态 | 22 ~ 26 |
| $HCO_3^-$（mEq/L） | 代谢性酸中毒 | <22 |
| | 代谢性碱中毒 | >26 |

表 4-3 酸碱不平衡时的预期代偿作用

呼吸性酸中毒

$\triangle HCO_3^- = 0.10 \times \triangle PaCO_2$（急性）

$\triangle HCO_3^- = 0.35 \times \triangle PaCO_2$（慢性）

呼吸性碱中毒

$\triangle HCO_3^- = 0.2 \times \triangle PaCO_2$（急性）

$\triangle HCO_3^- = 0.5 \times \triangle PaCO_2$（慢性）

代谢性酸中毒

$\triangle PaCO_2 = 1.2 \times \triangle HCO_3^-$

代谢性碱中毒

$\triangle PaCO_2 = 0.9 \times \triangle HCO_3^-$

## 三、呼吸机的应用

当病人借由人工气道（经鼻或经口插管，或使用气切管）使用呼吸机是入住重症监护单位的一个重要适应证，因为这表示病人处于无法靠自行呼吸来满足身体需求，需要借由呼吸机辅助来协助病人降低呼吸功，而整个从使用到脱离呼吸机的过程也需要一些各项监视器及医疗团队的整合照护，所以重症监护单位的医疗相关人员不得不对于呼吸机的操作使用及监测有一定程度的了解，而呼吸治疗师更是呼吸机使用的专家，如何达到人机一体，互动良好，最后能顺利地脱离呼吸器，是呼吸机应用的最高目标。

（一）使用呼吸机的原因

1. 生理上的目的 ①支持肺气体交换。②增加肺容积。③降低呼吸功。

2. 临床上的目的 ①矫正急性呼吸衰竭。②缓解呼吸窘迫。③低血氧症。④矫正肺塌陷来维持正常肺功能余量（FRC）。⑤矫正通气肌肉疲乏。⑥允许使用镇定剂或肌肉松弛剂。⑦降低身体或心脏的氧消耗。⑧减少合并症和降低死亡率。

因此使用呼吸机最主要的适应证就是急性呼吸衰竭,而急性呼吸衰竭的临床表现由动脉血液气体分析值显示无法维持正常的动脉血液氧气分压($PaO_2$),动脉血液二氧化碳分压($PaCO_2>50$ mm Hg)及酸碱值(pH 值≤7.25)。造成急性呼吸衰竭有两种型式,分为缺氧性肺衰竭及高二氧化碳性通气衰竭。

缺氧性肺衰竭的因素包括严重性的通气及血流不配合(V/Q mismatch)、扩散缺陷(diffusion defect)、右至左分流(right-to-left shunt)、老化(aging)和吸入氧气浓度不适当(inadequate inspired oxygen)。其治疗方式包括给予氧气治疗、氧气治疗合并吐气末正压/持续性呼吸道正压(PEEP/CPAP)或呼吸机使用(缺氧性呼吸衰竭合并急性高二氧化碳呼吸衰竭与呼吸功增加)。高二氧化碳呼吸衰竭的主要因素是身体无法维持正常的动脉血液二氧化碳分压值,而人体控制通气运作机制包括呼吸肌肉、胸廓、神经及神经中枢;可能导致呼吸机制衰竭的 3 种类型疾病包括中枢神经系统病变、神经肌肉病变及导致呼吸功增加的病变。与中枢神经系统病变相关的因素又分为造成呼吸驱力减少与呼吸驱力增加两种状况,造成呼吸驱力减少包括镇静药物的使用、大脑或脑干损伤、甲状腺功能下降及原发性中枢肺泡通气不足所造成的睡眠呼吸中止症候群。造成呼吸驱力增加包括代谢率增加、代谢性酸中毒及呼吸困难引起的焦虑。与神经肌肉病变相关的因素包括麻痹性疾病、麻痹药物、影响神经肌肉讯息传递的药物及肌肉功能受损。与导致呼吸功增加的病变相关的因素包括与胸膜腔相关的病变、胸廓畸形、呼吸道阻力增加、肺组织的侵犯、肺血管问题、手术后的并发症、动态性肺部过度通气及其他问题(如代谢率增加)。

(二)呼吸机种类的选择

目前呼吸机分为无创和有创两种,其主要区别在于需不需要由人工气道(气管内管或气切管)当作通气接口。目前偏向于可能的话先使用无创呼吸机,成人急性呼吸衰竭使用无创呼吸机的适应证至少应包括以下的其中两项因素:①呼吸速率小于每分钟 25 次;②动脉血气分析值呈现中度或重度酸中毒(pH 值在 7.30~7.35,动脉血液二氧化碳分压值在 45~60 mmHg);③病人呈现中度或重度呼吸困难,且使用呼吸辅助肌和胸腹起伏不协调的呼吸模式。使用无创呼吸机的相对禁忌证包括心脏血管系统不稳定、不合作的病人、有大量黏稠的分泌物产生、用以固定的鼻咽异常及极端肥胖病人。使用无创呼吸机的绝对禁忌证包括呼吸停止、心脏停止、非呼吸器官衰竭、上呼吸道阻塞、病人无法自我保护防止呼吸道吸入异物及清除分泌物、颜面或头部手术及创伤。

无创通气的使用虽然在慢性阻塞性肺部疾病的急性衰竭、手术后肺部塌陷、神经肌肉疾患病人的呼吸机疲乏造成之急性呼吸性酸中毒及使用有创呼吸机前的另类使用有些好处,但是当病人出现下列状况,就要赶快改用有创呼吸机:①呼吸停止。②呼吸次数每分钟大于 35 次。③使用呼吸辅助肌仍有严重呼困难的现象,甚至已有不协调的呼吸形态。④危及生命的低血氧:$PaO_2<40$ mm Hg 或 $PaO_2/FiO_2<200$。⑤严重的酸中毒(pH 值<7.25)和二氧化碳过高($PaCO_2>60$ mm Hg)。⑥昏睡,意识状态受损。⑦心脏血管系统的并发症(低血压,休克及心脏衰竭)。⑧无创正压通气使用失败。⑨其他状况(例如:代谢不正常,败血症,肺炎,肺栓塞,气压伤及大量胸膜积水)。

有创通气在严重顽固性低血氧的呼吸衰竭合并呼吸功的增加时使用是一项很重要的使用时机,这时如使用无创通气会有一些危险性。纵然在选择适当的病人及熟练的临床医护人员照护下,使用无创通气仍有 25% 病人需要插管使用有创呼吸机。

### (三)有创呼吸机的通气选择

当病人呼吸衰竭时,应该先考虑予以全部支持的通气模式来让已疲乏的病人有所休息以降低其呼吸功,在此全部支持的过程中积极找出引起病人呼吸衰竭的潜在原因加以治疗。随着病情的改善,呼吸机的支持渐渐地由全部支持的通气模式改为部分支持的通气模式,最后让病人自然呼吸来进行呼吸机的撤机。呼吸机的通气模式决定因素包括:

1. 呼吸的种类(强迫式呼吸、辅助式呼吸和自然呼吸)　在强迫式呼吸的模式下,呼吸机控制潮气量或呼吸给予的时机(或两者皆控制),例如在病人引动、容积目标、容积循环的强迫式通气模式,呼吸机控制了潮气量的给予。对于自然呼吸的模式下,病人自行控制潮气量或呼吸给予的时机,容积或压力的给予,是基于病人的需求及呼吸系统特性,而不是设定值。辅助式呼吸则介于强迫式呼吸和自然呼吸之间,基于病人呼吸功的需求来决定呼吸的给予,是由呼吸机来全部或部分支持。

2. 目标控制参数(容积或压力)　目标控制参数选择容积或压力方式,主要基于病人的需求使足够的潮气量或压力的控制何者较重要。容积通气保证病人获得所设定的潮气量而不管病人的需求或肺部顺应性及呼吸道阻力的改变。容积通气在维持 $PaCO_2$ 于一定值的效果较佳,但是有因肺部特性改变导致压力过高的危险性。压力通气保证病人获得固定压力下的通气支持,而不管病人可能因肺部顺应性或呼吸道阻力的改变造成潮气量给予的改变。压力通气的好处是不会有过高的压力造成肺部伤害及由于它所供应的流速方式是渐减波形,病人感觉相对舒适。但是压力通气的缺点就是有因肺部特性改变导致潮气量不足的危险性。随着科技的进步,目前新型呼吸机已克服原先两者不兼容的状况,即有容积保证并有压力支持的通气模式,来保有两者的优点,去除两者的缺点。

3. 呼吸给予的时机[持续性强迫式通气(CMV)、同步间歇强迫式通气(SIMV)或自然呼吸]　当病人无法自行呼吸时(例如麻醉未醒、呼吸中枢或神经肌肉系统受损),则须以持续性强迫式通气来帮助病人呼吸,当病人病情改善渐渐能引动呼吸机时,则可以同步间歇强迫式通气来逐渐让病人承担较多的呼吸功。当病人病情恢复后足以负担全部呼吸功时,则开始做撤机计划让病人自然呼吸。

### (四)呼吸机的撤机时机

病人是否能行呼吸机撤离的决定,有很大部分是取决于病人是否已从导致需要机械通气的状况中恢复,以及病人整体的临床情况与生理状态。因此在尝试移除通气支持之前,必须评估病人的生理能力以及精神和情绪的状况。一般利用日常评估监测下列参数来决定是否启动撤机计划。①吸入的氧气浓度 < 40%, $SpO_2$ > 92%。②PEEP < 8 $cmH_2O$。③心跳 50～120 次/min。④没有使用升压剂,或多肥安 < 2 $\mu g/(kg \cdot min)$。⑤BP < 180/100 mmHg。⑥已控制的心律不齐。⑦已控制的败血症。

当病人符合上述状况时即可开始撤机动作,一般皆以自然呼吸测验模式来评估病人是否能拿掉呼吸机,其方法包括以 T 形管自然呼吸两小时或逐渐降低压力支持通气的压力值到达 10 $cm H_2O$ 以下时,如果病人能忍受通过上述测试,即可将呼吸机撤离。如果病人有下列撤机失败的状况产生,即表示病人尚未达到可以立即完全撤离的时机,须让病人先休息后,隔日再逐步训练呼吸。撤机失败征象,如下列有一项出现,则不要再进行撤机动作:

客观条件:①氧合, $SpO_2$ < 90% 或变化大于5%。②通气(有动脉血液气体分析检查

时）：PaCO$_2$ 升高量>5 mm Hg 或 pH 值<7.35。③生命体征 HR<50/min，>130/min 或变化大于 20%，或发生新的心律失常 RR>35/min。④BP < 90 mmHg，>200 mm Hg 或变化大于 20%。⑤体温 > 38.5℃ 或新的寒战、高热。⑥体格检查。⑦呈现不对称的呼吸型态。⑧使用呼吸辅助肌呼吸。⑨意识变差。⑩盗汗。

主观条件：病人表示无法忍受此脱离程度的呼吸困难。

（黄宏琛　朱家成　彭逸毫）

# 第三节　肾脏替代治疗技术

肾脏替代治疗技术（renal replace therapy，RRT）是一种治疗肾衰竭的生命支持手段，它和生命体征监护、机械通气及体外膜肺合称为危重病人的"三大生命支持技术"。它可用于肾衰竭和某些中毒患者的抢救，但不能替代肾脏的内分泌功能。目前，肾脏替代治疗技术包括血液透析、腹膜透析、血液滤过等。危重症患者中，由于各种有毒有害物质、全身过度炎症反应、应激状态和免疫功能的紊乱，极易造成急性肾损伤（acute kidney injury，AKI），加剧病人病情的恶化。据统计，我国住院患者 AKI 发病率为 2% ~4.1%，病死率为 5.0% ~37.9%。国外资料显示，住院患者发病率为 2% ~ 20%，ICU 患者中发病率达 10% ~ 30%，死亡率达到 37% ~76%。因此肾脏替代治疗技术在抢救危重症患者具有十分重要的地位。

## 一、肾脏功能的监测与评估

危重症患者的肾脏功能的状况可影响其整体的治疗效果，很多患者的死亡往往不是原发病所导致，而是继发于肾衰竭。因此，加强对危重症患者肾脏功能的监测（monitor of renal function，MRF）是十分关键的一项工作。

急性肾衰竭是指各种原因所致的肾功能突然地急剧下降，从而使尿中含氮性废物质（包括尿素氮、肌酐）不能有效地清除。当尿素氮或血肌酐明显升高时，很容易诊断急性肾衰竭。尿量的减少（<20 mL/h）也预示着急性肾衰竭的存在。但是，临床上至少有 50% 急性肾衰竭患者是没有少尿表现的，因此尿量正常也不能说明肾功能是正常的。尿毒症症状（厌食、恶心、呕吐、意识模糊、皮肤瘙痒）的出现或者实验室检查发现肾衰竭的指标（代谢性酸中毒、高钾血症、高磷血症、低钙血症、高尿酸血症、高镁血症、贫血）也意味着患者肾脏功能较差。

尿素氮和肌酐作为评价肾衰竭的指标具有非常重要的地位，但是他们之间又是有区别的（表4-4）。尿素氮来源于经过肝脏转运的蛋白质的分解。因此尿素氮产生率随着摄入的外源性蛋白与代谢产生的内源性蛋白的变化而变化。尿素氮是一种中性、不能与蛋白结合的小分子。它能容易地被肾小球滤过。尿素氮通过肾小管时会被一种特殊的分子重吸收。肾小管的重吸收限制了尿素氮作为肾小球滤过标志物的价值。但是，尿素氮的升高总是伴随着尿毒症的症状。肌酐的产生比尿素氮更稳定些，除非有显著地骨骼肌的分解与广泛的肌肉损伤。尽管肾小管可通过分泌产生一部分的肌酐，但是它是非常少的。因此，稳定的血肌酐浓度通常可作为相对好的肾小球滤过率（glomerular filtration rate，GFR）的标志。

表4-4　尿素氮和血肌酐

| 比较 | 尿素氮 | 血肌酐 |
|---|---|---|
| 来源 | 外源性和内源性蛋白 | 骨骼肌肉释放的肌酸 |
| 肾脏处理的稳定性 | 变化的 | 更稳定 |
| 作为肾小球滤过率的标志物 | 一般 | 在稳态时表较好 |
| 与尿毒症相关的症状 | 好 | 较差 |

　　基于之前尿素氮和血肌酐的概述,尿素氮和肌酐的比例经常会偏离正常值10:1。这种偏差可以提供肾衰竭的早期诊断(表4-5)。举个例子,由于不明原因尿流速减慢时尿素氮在肾小管重吸收增强。因此尿素氮和肌酐比值升高提示可能存在肾前性和肾后性的肾衰竭。同样的,增加氨基酸的转运进入肝脏(如分解代谢、使用皮质醇激素等),能够提高尿素氮和肌酐的比值。尿素氮和肌酐的比值小于10:1时,通常提示可能为营养不良、肝脏疾病加重、横纹肌溶解、肾小管受损或者透析增加了小分子物质尿素氮的去除。此外,通过血肌酐浓度也可判断肾小球滤过率(表4-6)。

表4-5　尿素氮和肌酐的比值变化的原因

| >10 | <10 |
|---|---|
| 蛋白摄入的增加 | 饥饿 |
| 分解代谢状态 | 肝脏疾病的恶化 |
| 　发热 | 透析后 |
| 　败血症 | 药物损伤肾小管 |
| 　外伤 | 　甲氰米胍 |
| 　皮质类固醇激素 | 　甲氧胺苄嘧啶 |
| 　组织坏死 | 横纹肌溶解 |
| 　四环素类药物 | |
| 尿流量的降低 | |
| 　肾前性 | |
| 　肾后性 | |

表4-6　血肌酐浓度与肾小球滤过率之间的关系

| 肌酐浓度（mg/dL） | 肾小球滤过率（mL/min） |
|---|---|
| 1 | 100 |
| 2 | 50 |
| 4 | 25 |
| 8 | 12.5 |
| 16 | 6.25 |

肌酐清除率（Ccr）为目前临床评价肾小球滤过率较好的常用方法。为排除外源性肌酐影响，Ccr测量应该在禁止含肌酐食物摄入3 d后测量。正常的Ccr为80～120 mL/min；40岁以上的成年人每增加1岁则减少1 mL/min。根据Ccr降低的程度，滤过率下降可分为轻、中、重3度，其数值分别为50～70 mL/min，30～50 mL/min和30 mL/min以下。

目前常用的肾脏功能分级标准为ADQI（Acute Dialysis Quality Initiative）小组提出的RIFLE分级诊断标准（表4-7）。

表4-7　肾脏功能 RIFLE 分级标准

| 分期 | 分级 | 阶段 | 指标 |
|---|---|---|---|
| 肾功能异常危险期<br>（risk of renal dysfunction） | 第1级 | 高危阶段 | Scr↑×1.5 或 GFR↓>25%，<br>尿量<0.5 mL/（kg·h）超过6 h |
| 肾损害期<br>（injury of the kidney） | 第2级 | 损伤阶段 | Scr↑×2 或 GFR↓>50%，<br>尿量<0.5 mL/（kg·h）超过12 h |
| 肾衰竭期<br>（failure of kidney function） | 第3级 | 衰竭阶段 | Scr↑×3 或 GFR↓>75% 或 Scr≥4 mg/dL<br>尿量<0.3 mL/（kg·h）超过24 h<br>或无尿超过12 h |
| 肾功能丧失期<br>（loss of kidney function） | 第4级 | 丢失阶段 | 肾功能丧失持续4周以上 |
| 终末肾脏病期<br>（end stage renal disease） | 第5级 | 终末肾脏病 | 肾功能持续3个月以上 |

## 二、肾脏替代治疗技术的选择

肾脏替代治疗技术是血液净化方式或模式的总称，它包括血液透析、腹膜透析、血液滤过、连续性肾脏替代治疗等。肾脏替代治疗方案应根据患者是否存在大量液体过负荷、是否存在呼吸功能损害、血流动力学波动、高分解代谢、出血的风险、腹部手术进行选择。另外，患者基本液体需要量和溶质的清除效率依赖于营养需求和残留肾脏功能的评定。

### （一）血液透析

血液透析（hemodialysis，HD）采用弥散、超滤和对流原理清除血液中有害物质和过多水分,是最常用的肾脏替代治疗方法之一,也可用于治疗药物或毒物中毒等。血液透析最大的优点是清除溶质效率高,从而缩短了治疗时间,不足之处是液体清除速度较快,患者有时难以接受。

1. 适应证

(1)终末期肾病。有下列情况时,应提前开始透析治疗:容量过多包括急性心力衰竭、顽固性高血压;高钾血症;代谢性酸中毒;高磷血症;贫血;体重明显下降和营养状态恶化,尤其是伴有恶心、呕吐等。

(2)急性肾损伤。

(3)药物或毒物中毒。

(4)严重水、电解质和酸碱平衡紊乱。

(5)其他:如严重高热、低体温等。

2. 禁忌证 无绝对禁忌证,但下列情况应慎用:①颅内出血或颅内压增高。②药物难以纠正的严重休克。③严重心肌病变并有难治性心力衰竭。④活动性出血。⑤精神障碍不能配合血液透析治疗。

(二)腹膜透析

腹膜透析、血液透析和肾脏移植是目前治疗肾功能不全的主要有效方法。腹膜透析(peritoneal dialysis,PD)与血液透析相比各具优势。持续不卧床腹膜透析(continuous ambulatory peritoneal dialysis,CAPD)具有设备简单、操作易行;对中分子物质清除更为有效及对残余肾功能保护较好、不需要抗凝等特点。腹膜透析特别适合儿童、老年人和血液透析禁忌等人群。但缺点是大量丢失蛋白、并发腹膜炎等。

1. 适应证

(1)急性肾衰竭或急性肾损伤(ARF 或 AKI)。

(2)终末期肾脏病(end stage renal disease,ESRD) 如出现药物难以纠正的急性左心衰、代谢性酸中毒或严重电解质紊乱,应提早开始透析。

(3)急性药物与毒物中毒:适应于腹膜能够清除的药物和毒物,或尽管毒理作用不明,而临床需要的各种中毒患者,尤其对口服中毒、消化道药物或毒物浓度高、存在肝肠循环的药物或毒物;或不能耐受体外循环的重症中毒患者,腹膜透析均有其独特的治疗优势。

(4)水电解质和酸碱平衡失调 对内科无法纠正的水电解质和酸碱平衡失调时,可选择腹膜透析。

(5)其他 内科或药物治疗难以纠正的下列情况:①充血性心力衰竭。②急性重症胰腺炎。③严重高胆红素血症。④高尿酸血症等

2. 禁忌证

(1)绝对禁忌证 ①腹膜广泛粘连或纤维化。②腹部或腹膜后手术导致严重腹膜缺损。③外科无法修补的疝。

(2)相对禁忌证 ①腹部手术 3 d 内,腹腔置有外科引流管。②腹腔有局限性炎性病灶。③肠梗阻。④腹部疝未修补。⑤严重炎症性或缺血性肠病。⑥晚期妊娠、腹内巨大肿瘤及巨大多囊肾。⑦严重肺功能不全。⑧严重腹部皮肤感染。⑨长期蛋白质及热量摄入不足所致严重营养不良者。⑩严重高分解代谢者。⑪硬化性腹膜炎。⑫不合作或精神病患者。⑬过度肥胖。

## （三）血液滤过

血液滤过（hemofiltration, HF）是模仿正常人肾小球滤过和肾小管重吸收原理，以对流方式清除体内过多的水分和尿毒症毒素。与血液透析相比，血液滤过具有对血流动力学影响小，中分子物质清除率高等优点。适应证和禁忌证如下：

1. 适应证　HF 适合急、慢性肾衰竭患者，特别是伴以下情况者：①常规透析易发生低血压。②顽固性高血压。③常规透析不能控制的体液过多和心力衰竭。④严重继发性甲状旁腺功能亢进。⑤尿毒症神经病变。⑥心血管功能不稳定、多脏器衰竭及病情危重患者。

2. 禁忌证　HF 无绝对禁忌证，但出现如下情况时应慎用。①药物难以纠正的严重休克和低血压。②严重心肌病变导致的心力衰竭。③严重心律失常。④精神障碍不能配合血液净化治疗。

## （四）连续性肾脏替代治疗

连续性肾脏替代治疗（continuous renal replacement therapy, CRRT）是指一组体外血液净化的治疗技术，是所有连续、缓慢清除水分和溶质治疗方式的总称。传统 CRRT 技术每天持续治疗 24 h，目前临床上常根据患者病情和治疗时间做适当调整。CRRT 的治疗目的已不仅仅局限于替代功能受损的肾脏，近来更扩展到常见危重疾病的急救，成为各种危重病救治中最重要的支持措施之一，与机械通气和全胃肠外营养的地位同样重要。目前主要包括以下技术（表 4-8）：缓慢连续超滤（slow continuous ultrafiltration, SCUF）；连续性静-静脉血液滤过（continuous venovenous hemofiltration, CVVH）；连续性静-静脉血液透析滤过（continuous venovenous hemodiafiltration, CVVHDF）；连续性静-静脉血液透析（continuous venovenous hemodialysis, CVVHD）；连续性高通量透析（continuous high flux dialysis, CHFD）；连续性高容量血液滤过（high volume hemofiltration, HVHF）；连续性血浆滤过吸附（continuous plasmafiltration adsorption, CPFA）。

1. 适应证

（1）肾脏疾病　①重症急性肾损伤（AKI）伴血流动力学不稳定和需要持续清除过多水或毒性物质，如 AKI 合并严重电解质紊乱、酸碱代谢失衡、心力衰竭、肺水肿、脑水肿、急性呼吸窘迫综合征（ARDS）、外科术后、严重感染等。②慢性肾衰竭（CRF）合并急性肺水肿、尿毒症脑病、心力衰竭、血流动力学不稳定等。

（2）非肾脏疾病　多器官功能障碍综合征（MODS）、脓毒血症或败血症性休克、急性呼吸窘迫综合征（ARDS）、挤压综合征、乳酸酸中毒、急性重症胰腺炎、心肺体外循环手术、慢性心力衰竭、肝性脑病、药物或毒物中毒、严重液体潴留、需要大量补液、电解质和酸碱代谢紊乱、肿瘤溶解综合征、过高热等。

2. 禁忌证　CRRT 无绝对禁忌证，但存在以下情况时应慎用。

（1）无法建立合适的血管通路。

（2）严重的凝血功能障碍。

（3）严重的活动性出血，特别是颅内出血。

表4-8 常用肾脏替代治疗模式中英文对照

| 模式 | 缩写 |
| --- | --- |
| 连续动-静脉血液透析 | CAVHD |
| 连续静-静脉血液透析 | CVVHD |
| 连续动-静脉血液滤过 | CAVH |
| 连续静-静脉血液滤过 | CVVH |
| 连续动-静脉血液滤过透析 | CAVHDF |
| 连续静-静脉血液滤过透析 | CVVHDF |
| 高容量血液透析 | HDF |
| 高容量血液滤过 | HVHF |
| 血浆滤过吸附 | PFA |
| 低效延时每日透析 | SLEDD |
| 缓慢连续超滤 | SCUF |
| 短时血液滤过 | SVVH |
| 间断短时血液滤过 | ISVVH |
| 连续性高通量透析 | CHFD |

### 三、肾脏替代治疗的时机和方式

在危重症患者中,选择合适的时机和方式进行肾脏替代治疗是十分重要的。不同的疾病由于其病理生理基础不同,因此有时需要选择不同的治疗方式。创伤、烧伤、重症胰腺炎和肝硬化门脉高压、肝肾移植术后、大出血以及感染性休克等常并发急性肾衰竭,对这些并未发生过度全身炎症反应的急性肾衰竭患者,常采取间断血液透析(IHD),这一模式主要是清除肌酐、尿素氮、调整电解质和水平衡,对机体免疫状态影响较小,但血流动力学影响较大,不适合血流动力学不稳定的患者。此外,可选择持续血液透析滤过模式(CVVHDF),既可以清除小分子物质(水、尿素氮、电解质),又可以对细胞因子进行清除和调控。当发生严重的创伤、烧伤、毒蛇咬伤时,宜采用持续血液滤过模式(CVVH)。重症胰腺炎患者采用短时血液滤过(SVVH)、间断短时血液滤过(ISVVH)或高容量血液滤过(HVHF),当发病超过72 h,需要采取连续静静脉血液滤过(CVVH)。当患者出现血钠或血钙严重异常时,首选CVVHDF。感染性休克时,可选用HVHF。HVHF可清除大量的炎症介质而显著改善感染性休克患者的血流动力学,提高其生存率。CVVHDF和CVVH也可用于感染性休克的治疗,但不如HVHF有效。对于弥散性血管内凝血(DIC),可选用无抗凝的CVVH。腹腔间隔室综合征也是临床常见的危重症,通过肾脏替代治疗既可以达到负水平衡又可以进行血液滤过,常用CVVH。总之,SCUF和CVVH用于清除过多液体为主的治疗;CVVHD用于高分解代谢需要清除大量小分子溶质的患者;CHFD适用于ARF伴高分解代谢者;CVVHDF有利于清除炎症介质,适用于脓毒症患者;CPFA主要用于去除内毒素及炎症介质。

近几年发展起来的杂合肾脏替代治疗(hybrid renal replacement therapy,HRRT)也受到越来越多的关注。HRRT 是介于 IHD 和 CRRT 之间的持续低效透析方式,也称为 SLEDD。它结合了 IHD 和 CRRT 的优点,具有对血流动力学影响小、溶质清除率高、治疗费用少等特点。目前 CRRT 的治疗效果存在争议,或许 SLEDD 是一种较好的替代选择。

连续肾脏替代治疗的时机同样是十分重要的,太早或太晚都对患者都是不利的。虽然诊断、分级标准、新的生物指标不断出现,但肾脏替代治疗的绝对指征是开始治疗的关键。肾脏替代治疗的绝对指征是:血清肌酐>354 μmol/L,BUN>36 mmol/L 或尿量<0.3 mL/(kg·h),持续 24 h 以上,或无尿达 12 h;血清肌酐增至基线水平 2~3 倍,或尿量<0.5 mL/(kg·h), 时间达 12 h;pH 值≤7.15;血钾≥6 mmol/L,血镁≥4 mmol/L;容量过多包括急性心力衰竭、电解质紊乱、代谢性酸中毒等。

肾脏替代治疗技术是抢救危重症患者时常用的一种重要治疗手段,需要治疗前严密监测和及早发现肾功能异常,严格掌握各种方式的适应证和禁忌证,同时配合其他有效的治疗手段,以更好地发挥其作用。

(王胜昱)

# 第四节　胃肠道治疗技术

近年来随着人们对危重疾病的深入研究,逐渐发现胃肠功能障碍有时在疾病中起着始动因素。很多危重疾病患者,早期可因为缺血缺氧导致胃肠黏膜受损,从而使细菌和肠道内毒素进入到血液循环中,引起全身炎症反应综合征、脓毒血症,最终导致多脏器功能障碍。严重创伤后多脏器功能障碍的发生率在 10%~25%,病死率在 50%~70%。大量临床试验和研究表明,胃肠道是多脏器功能衰竭的启动器官。因此,认识胃肠衰竭和掌握胃肠道治疗技术对于现代 ICU 工作者具有重要意义。

## 一、胃肠衰竭的认识

早在 20 世纪 50 年代"肠衰竭"一词即在当时的文献中出现,但不同于其他脏器,由于胃肠功能缺乏明确的监测指标,未受到广泛的关注。1956 年 Irving 提出肠衰竭(intestinal failure,IF)的定义为"功能性肠道减少,不能满足食物的充分消化吸收"。1981 年 Flenring 和 Remington 进一步认识到肠衰竭为"肠功能下降至难以维持消化、吸收营养的最低需要量"。1992 年 Deitch 提出"肠功能障碍"的定义为腹胀、不耐受食物 5 d 以上;而"肠衰竭"则为应激性溃疡出血与急性胆囊炎。2001 年 Nightingale 将"肠衰竭"定义为"由于肠吸收减少, 需要补充营养、水及电解质以维持健康与(或)生长"。2004 年我国学者黎介寿提出"肠功能障碍应是肠实质与(或)功能的损害,导致消化、吸收营养与(或)黏膜屏障功能产生障碍"。胃肠功能障碍与衰竭是疾病在进展过程中损害程度不同的表现,危重患者由于各种理化因素的损害极易导致胃肠功能障碍,早期发现胃肠功能障碍也是我们提高危重患者抢救成功率的保证。

## 二、胃肠功能的评估

人们通过对胃肠功能的评估,发现早期胃肠功能障碍,可以延缓其进展为胃肠功能衰竭,从而防止发生多脏器功能衰竭。但由于胃肠道功能复杂,目前尚未有一致的胃肠功能障碍与衰竭的诊断和评价标准。我国学者通过对各种胃肠功能诊断方法进行系统评价,筛选出诊断胃肠功能障碍与衰竭的指标并进行量化,建立了胃肠功能障碍与衰竭的诊断评分方案(表4-9)。基于SOFA评分的洛桑肠衰竭评估也是常用的一种评价方法(表4-10)。通过这些方案,可以使我们准确地评估和认识胃肠功能障碍,为抢救危重患者提供科学依据。

表4-9　胃肠功能障碍与衰竭临床诊断和评分方案

| 项目 | 评分 | | | |
| --- | --- | --- | --- | --- |
| | 1分 | 2分 | 3分 | 4分 |
| 临床表现 | 轻微腹胀或腹泻 | 中度至重度腹胀或腹泻 | 胃肠出血、梗阻或由于肠黏膜损伤导致的体液丢失 | 大量胃肠出血以及24 h内输血400 mL |
| 肠鸣音 | 过强或者减弱 | 明显的减弱 | 几乎消失 | 完全消失 |
| 黏膜损伤 | 充血或水肿 | 局部糜烂或缺血 | 应激性溃疡或局灶性坏死 | 广泛的坏死或穿孔 |
| 有效地吸收面积 | >70% | 50%~70% | 30%~50% | <30% |
| 细菌移位 | 黏膜感染 | 肠系膜或淋巴结的感染 | 胃肠邻近器官的感染 | 胃肠道所导致的感染 |

表4-10　基于SOFA评分的洛桑肠衰竭评估

| 项目 | 0分 | 1分 | 2分 | 3分 | 4分 |
| --- | --- | --- | --- | --- | --- |
| 腹内压(mmHg) | <12 | 12~15 | 15~20 | 20~25 | >25 |
| pH值<7.25时乳酸值(mmol/L) | <2 | 2.0~3.0 | 3.0~4.0 | 4.0~5.0 | >5.0 |
| 每6 h胃潴留(mL) | <100 | 200~300 | >300 | >400或反复呕吐 | — |
| EN喂养进度 | 正常 | | 3 d时肠内营养<60%总需 | | 4 d时肠内营养<60%总需 |
| 便秘 | 1次/1~3 d | 4 d无大便 | 5 d无大便,腹胀 | 腹腔胀气 | 麻痹性肠梗阻 |
| 腹泻(每天次数) | — | — | 4~6次 | 6~10次 | >10次 |
| 肠鸣音 | 正常 | 无 | — | 鼓音 | |

### 三、胃肠衰竭的治疗

在危重症患者中,胃肠功能障碍被认为是启动多脏器功能障碍的因素之一。因此及早治疗胃肠功能障碍是防止发生多脏器功能障碍的关键。治疗原则有:治疗原发疾病,平衡机体内环境,有效改善肠黏膜缺血缺氧的状态;营养代谢支持治疗;肠道黏膜屏障康复治疗;外科手术重建消化道解剖和生理功能。

(一)治疗原发疾病,平衡机体内环境,有效改善肠黏膜缺血缺氧的状态

积极治疗原发疾病,减轻机体内毒素对胃肠道黏膜的损害,胃肠道黏膜是抵御细菌入侵的极其重要又极易受损伤的屏障,可采取的一些有效措施包括:

1. 通过迅速的液体复苏,改善机体有效循环血量不足和肠黏膜缺血缺氧的状态。

2. 治疗原发疾病,留置胃管抽吸胃内容物或向其内注射冰盐水等;降低胃酸的浓度可起到预防应激性溃疡及出血的作用,但过度的降低胃液 pH 值,容易造成细菌繁殖,也会导致细菌移位,增加感染发生的几率。保护胃黏膜常用的药物如下。①抗酸药类:氢氧化铝,一次口服 0.6 ~ 0.9 g,一日 3 次;铝碳酸镁,一次口服 1 g,一日 3 次。②$H_2$受体拮抗剂:西咪替丁,一次口服 0.2 ~ 0.4 g,一日 3 次,或 0.4 ~ 0.6 g 静脉滴注,一日 1 次;雷尼替丁,一次口服 150 mg,一日 2 次,或 100 mg 静脉滴注,一日 3 次;法莫替丁,20 mg 静脉滴注,一日 2 次。③质子泵抑制剂:目前临床主要使用奥美拉唑,它可通过抑制胃壁细胞的 $H^+$、$K^+$–ATP 酶达到抑酸分泌作用。常用剂量 40 mg 静脉滴注,一日 4 ~ 6 次。

3. 拮抗氧自由基。SOD、别嘌呤醇均能减少应激性溃疡发生率并阻止肠道细菌移位,还可提高生存率,在严重烧伤患者休克期,给予别嘌呤醇 50 mg 口服,每日 3 次;维生素 E 及多种中草药,如小红参酮、复方丹参、大黄等,也有明显拮抗自由基作用。

4. 若发现大出血,应立即建立静脉通道及时输血。酌情选用以下止血药:云南白药,一次口服 1 g,一日 3 次;止血芳酸,0.2 ~ 0.4 g 静脉滴注,一日 2 次;止血敏,0.5 ~ 1.0 g 静脉滴注,一日 2 ~ 4 次;垂体后叶加压素,10 U 加入 5% 葡萄糖 200 mL 中静脉滴注;立止血,1 kU 静脉滴注,一日 4 次。

5. 经选择性插管灌注药物。经选择性插管可灌注血管加压素等血管收缩药物,用于消化道大出血。灌注加压素以每分钟 0.2 U 的速度静脉注射 20 ~ 30 min 后,血流量减少最为明显,重复造影以了解出血是否停止,同时除外血管过度收缩引起的内脏缺血。也可改用栓塞治疗,其优点是可立即止血,疗效肯定,无需留置导管,是目前治疗食管下段、胃及十二指肠溃疡出血首选方法,尤其胃左动脉分支出血治疗效果更佳。

6. 经纤维内窥镜下止血。适用于黏膜糜烂渗血、肿瘤破溃活面积较大但出血量不大的情况下。局部喷洒止血药,如冰盐水去甲肾上腺素(8 mg/100 mL),5% ~ 10% 孟氏溶液;微波止血、激光止血和高频电凝止血,亦可达到止血目的。

7. 出血治疗无效时,则需手术治疗。一般情况下手术治疗可有效地控制出血,其效果可达 85% ~ 90%。

(二)营养代谢支持治疗

1968 年 Dudrick 与 Wilmore 提出的"静脉高营养"方法在临床实施后,人们认识到当肠道不能消化吸收营养时,肠外营养可提供必要的营养物质以维持机体所需,它既可让小肠代

谢负担减轻,活动减少,使胃肠道得到休息,又可减少胆液与胰液的分泌,减轻消化液对肠黏膜的损害,有利于继续治疗。随着时间的推移,研究的深入,全肠外长期营养不足之处逐渐呈现。应用全肠外营养时,肠黏膜将废用、萎缩,肠黏膜的屏障功能发生障碍,导致肠道内细菌移位;营养因子不经过肝脏代谢可出现淤胆和肝功能异常;置管并发感染、气胸和血气胸等可能;引起糖、脂肪和氨基酸代谢紊乱。

肠内营养有助于维持肠黏膜细胞结构和功能的完整性,支持肠道黏膜屏障,能明显减少肠源性感染的发生,其作用机制包括:①维持肠黏膜细胞的正常结构、细胞间连接和绒毛高度,保持黏膜的机械屏障;②维持肠道固有菌群的正常生长,保持黏膜的生物屏障;③有助于肠道细胞正常分泌 IgA,保持黏膜的免疫屏障;④刺激胃酸和胃蛋白酶分泌,保持黏膜的化学屏障;⑤刺激消化液和胃肠道激素的分泌,促进胆囊收缩、胃肠蠕动,增加内脏血流,使代谢更符合生理过程,从而减少肝、胆并发症的发生率。

当前营养支持的原则是"应用全营养支持,首选肠内营养,必要时肠内营养与肠外营养联合应用",这样可以互相补充,满足危重症患者的需要。

### (三)肠道黏膜屏障康复治疗

危重病人的肠内营养支持时机十分重要,早期营养支持会导致胃肠功能负担过重,不能有效利用营养物质,晚期又加重机体营养不良的状况。一般多在接受治疗 24～48 h 后,已纠正呼吸、循环紊乱,内环境已进入稳定状态时。

谷氨酰胺是一个组织特需氨基酸,为生长迅速的细胞所特需。肠黏膜细胞需要谷氨酰胺作为它的主要能量。因此,营养物质中应添加谷氨酰胺以促进肠黏膜细胞的生长。谷氨酰胺是一种非必需氨基酸,它的溶解度低,溶液不稳定,易于水解,故在常用的肠内、肠外营养制剂中不含有谷氨酰胺。危重症时,谷氨酰胺是小肠唯一的供能物质,谷氨酰胺重要的生理作用:提供氮源;是蛋白质合成的重要前体;是 DNA 和 RNA 合成的前体;为胃肠道黏膜和免疫细胞提供代谢能量。胃肠道黏膜细胞能量的 80% 由谷酰胺提供。同时直接供能于淋巴细胞等免疫细胞。在剧烈运动、创伤、感染等应激状况下,机体对谷氨酰胺的需要量大大超过机体合成谷氨酰胺的能力,体内谷氨酰胺大量分解利用而减少,需额外进行补充,否则将造成蛋白质合成障碍、小肠黏膜萎缩、肠道免疫功能低下。同时,机体的分解代谢超过合成代谢,机体对谷氨酰胺的利用量远远超过了合成量,血液和组织中谷氨酰胺含量降低,组织细胞内贮存的谷氨酰胺大量动员释放,以维持谷氨酰胺库的代谢循环。此时若无外源性谷氨酰胺的及时补充,谷氨酰胺代谢紊乱持续下去,受损肠壁得不到修复,情况会进一步恶化,肠道内细菌和细菌毒素经受损肠壁进入循环系统,散布到全身,最终导致肠衰竭。

在膳食中,水溶性和非水溶性纤维素对小肠、结肠的黏膜生长和细胞增殖均有刺激和促进作用,但不同的膳食纤维对肠道的形态结构、胃肠道蠕动和营养素吸收起着不同的作用。非水溶性纤维素可增加粪便容积,加速肠道运动;而特异性水溶性纤维(如果胶)则可延缓胃排空,减慢肠道运送食物时间,因而具有抗腹泻作用。可酵解的水溶性纤维(非淀粉多糖)可被厌氧菌分解代谢,产生短链脂肪酸(SCFA)。SCFA(乙酸、丙酸、丁酸)易于被结肠黏膜吸收,作为能量被利用,并且对小肠和结肠黏膜均有营养刺激作用,促进肠黏膜细胞增生,特别是结肠对水和钠的吸收。

肠屏障除黏膜屏障外,还有免疫屏障及生物屏障。生物屏障包括胃液、胃酸、胆汁、胆酸、胃肠道黏液、胃肠道原籍菌以及胃肠道蠕动。消化液的 pH 值和消化功能,不利于细菌的生长。胃酸的高酸度是胃肠道内有效的杀菌剂。肠蠕动促使肠道内的废物包括细菌排出体外。肠道原籍菌除具有对人体的生理功能外,对致病菌也有制约作用。因此,在维护肠道黏膜屏障功能的同时也必须注重维护其他屏障作用,避免人为地抑制、减少胃液的产生量。避免抗生素滥用扰乱肠内细菌的生态平衡。危重病人后期发生真菌感染,不少是源于肠道细菌生态失衡,肠黏膜屏障障碍所致。

中医药在肠黏膜屏障功能障碍及防治中也具有重要作用。大黄能增加肠蠕动和减少水分吸收,维护胃肠屏障功能,减少应激性溃疡的发生。方药采用大承气汤、大陷胸汤、桃红承气汤等加减。大承气汤能荡涤肠道,使实邪积滞排出,改善肠、肺等脏器血流灌注,则肠蠕动及呼吸功能得以恢复等,减少了内毒素的移位,从而显著减轻肠源性内毒素所造成的肺损伤。

**(四)外科手术重建消化道解剖和生理功能**

有各种各样的外科手术方法重建胃肠道解剖和生理功能,并且也都取得一定的疗效。但是微创技术更符合现代医疗技术的要求。正如其他器官一样,当肠功能不可逆转时,肠移植是一个合理的治疗措施。主要的适应证是短肠综合征、先天性畸形和多器官联合移植。小肠移植的发展较其他实质器官移植缓慢是由于小肠淋巴细胞多,肠腔内有大量细菌,肠功能多又复杂,导致肠移植的排斥率高、感染重,功能恢复差,总的失败率高。1 年存活率为70%,3 年为60 %,5 年为45 %。从 1985 至 2005 年的 20 年间,全世界注册的小肠移植病人仅为 1 210 例。近年来,肠移植技术不断进步,尤其是诱导免疫抑制方法的改善,使成功率有所提高。选择小肠移植适应证的原则已由"肠衰竭病人能耐受营养支持者,首选营养支持,不能耐受营养支持,病情继续恶化者,选择肠移植或肝肠联合移植"转变为"不可逆的肠衰竭病人应尽早行小肠移植,无论是小肠移植的费用还是手术效果,均优于出现肝衰竭后再行小肠移植"。

总之,胃肠功能障碍/衰竭是一种常见的器官功能障碍衰竭疾病,由于其在危重病领域扮演着重要角色,日益受到人们的重视。今后需在诊断、治疗、发病机制等方面进一步探索和研究。

(王胜昱)

# 第五节  心肺复苏术

心肺复苏术(cardiopulmonary resuscitation,CPR),是指由于各种原因导致的心脏搏动停止,在 4 ~ 6 min 内所必须采取的抢救措施之一,目的在于在缺氧状态下尽快挽救脑细胞坏死。心肺复苏术适用于心脏病突发、溺水、窒息或其他意外事件造成的意识昏迷并有呼吸及心跳停止的状态。随着我国工业化水平的提高,心脏性猝死成为目前重要的死亡原因之一,而基于早识别、早呼吸、早心肺复苏、早除颤和早期高级生命支持的心肺复苏对于其的救治至关重要。

## 一、成人心肺复苏步骤

### (一)识别和呼救

发现患者突然倒地且意识丧失,在确定周围环境安全后,应立即拍打患者的双肩并呼叫患者,以判断患者的意识。对于其他意外所致,一旦发现患者没有反应且无呼吸或呼吸几乎停止,可判定患者发生心跳骤停,应立即呼叫120等,120调度员应指导非医务人员按步骤施行心肺复苏。呼叫120后,在现场应立即对该成年患者进行心肺复苏。非医务人员可以不检查脉搏直接开始胸外按压。医务人员如果在10 s内检查脉搏无法明确感觉到脉搏,应开始胸外按压。

### (二)尽早开始心肺复苏

胸外按压可为心脏和大脑提供一定量的血流。成人心跳骤停最主要原因是致命性心律失常,因此循环支持比呼吸支持更重要。对院外成人心肺复苏,由于开放气道和人工呼吸的操作可能花费更多时间以及可能感染传染病,心肺复苏时应先进行胸外按压,再进行开放气道和人工呼吸。非医务人员可仅做胸外按压。

1. 成人胸外按压操作　将患者仰卧位放置在一个坚硬的平面上(硬地或硬板),施救者跪在患者右侧的胸部旁或站在床旁,一只手的掌根部放在患者胸骨下1/2中部,然后两手重叠,双肩垂直于按压的双手,双臂伸直,借上身的重力进行有节奏的快速用力按压。成人胸外按压速率至少为100次/min且按压的深度应至少为5 cm或者胸廓前后径的1/3,胸部按压和放松的时间大致相等。在每一次按压后要允许胸廓充分回弹。成人胸外按压通气比例推荐为30∶2。两名或以上的施救者抢救时,应在每5个30∶2的按压通气比例循环进行后于5 s内轮换一次。在医务人员到场前,非医务人员应一直坚持心肺复苏术;胸外按压中断时间不超过10 s。一般都要尽量原地进行心肺复苏,除非环境不安全,以免延误抢救时机。

2. 气道开放　仰头抬颏法适用于没有头部或颈部外伤的患者和经过心肺复苏训练的非医务人员。未经训练的普通人可以只进行胸外按压,不必进行保持气道通畅的相关操作。双下颌上提法适用于怀疑有颈椎损伤的患者。当双下颌上提法不能保证气道通畅时仍应使用仰头抬颏法。

3. 人工呼吸　通气的方式分为口对口和气囊面罩人工呼吸两种。

(1)口对口人工呼吸　在打开气道的前提下,捏住患者的鼻子,进行口对口密闭通气,每次吹气时间应超过1 s,避免通气过度。两次吹气间歇时应放开患者的鼻子,并调整施救者自身的呼吸。

(2)通气屏蔽装置　使用通气屏蔽装置进行人工呼吸可降低口对口人工呼吸传播疾病的危险性,但不应因此而延迟胸外按压。

(3)口对鼻通气　如果口腔有严重损伤、口腔不能打开或者口对口很难密闭时应进行口对鼻通气。

4. 早期除颤　对于心室颤动患者,应先启动急救系统,在有条件的情况下除颤,并立即进行胸外按压,此法可明显提高这类患者的生存率。

5. 人工气道的管理　建立人工气道的方法包括口咽通气管、鼻咽通气管。对于气道保护性反射正常和神志清楚的患者可考虑鼻咽通气道。但鼻咽通气道可能造成鼻窦感染,临床一般限制在 1 周内。在绝大多数情况下,建立确切的人工气道之前,首先给患者面罩加压给氧通气,可迅速改善患者氧合状况。无意识不能用面罩加压提供充足通气的患者和气道保护反射丧失的患者需要立即插管。建立人工气道期间应避免长时间中断胸外按压。气管插管后给予通气频率 8 ~ 10 次/min,潮气量约 500 ~ 600 mL。气道建立后的短时间内可给予 100% 纯氧。

## 二、心肺复苏常用药物

心肺复苏时通过使用一些强心和促进循环的药物,可以促进窦性心律的恢复和维持,提高自主循环恢复率,增加患者抢救成功的比例。

### (一)肾上腺素

肾上腺素旧称"副肾上腺素",主要作用是激动肾上腺素能受体能使心肌收缩力加强、兴奋性增高,增加心输出量,传导加速,对冠状动脉和脑动脉呈现扩张作用。由于它能对心肌产生正性变时,正性变力,正性变传导作用,因此是一种作用快而强的强心药。与肾上腺素相比,其他备选的血管活性药(去甲肾上腺素、去氧肾上腺素)并不能提高存活率。

用法:经过至少 2 min 的心肺复苏术和 1 次电除颤后,每 3 ~ 5 min 静脉注射一次 1 mg 肾上腺素,同时配合心脏按摩、人工呼吸和纠正酸血症等其他辅助措施。但递增肾上腺素剂量的方法不能提高患者存活率。

### (二)血管加压素

血管加压素是一种有效的血管收缩药,可以用来治疗伴有顽固性休克的室颤患者,可作为除肾上腺素外的另一种备选药物。血管加压素可能对心跳停搏和电机械分离有效,与肾上腺素相比在预后上无差异。

用法:可经静脉注射血管加压素 40 U 替代第一或第二次剂量的肾上腺素。

### (三)胺碘酮

胺碘酮适用于阵发性室上性心动过速,尤其是伴有预激综合征者,也可用于经利多卡因治疗无效的室性心动过速,其能增加患者抢救成功率。

用法:首剂为 300 mg(或 5 mg/kg)经静脉快速推注,随后电除颤 1 次,如仍未转复,可于 10 ~ 15 min 后再次应用 150 mg,如需要可以重复 6 ~ 8 次。

### (四)利多卡因

利多卡因适用于因急性心肌梗死、外科手术、洋地黄中毒及心脏导管等所致急性室性心律失常,包括室性早搏、室性心动过速及室颤。

用法:静脉注射 50 ~ 100 mg(1 mg/kg)作为首次负荷量,必要时每 5 min 后再重复注射 1 ~ 2 次,1 h 内最大量不超过 300 mg。药物应用不应干扰心肺复苏和电除颤的进行。

### (五)碳酸氢钠和溶栓治疗

不建议常规使用碳酸氢钠治疗。进行有效的通气和心肺复苏,是纠正酸碱平衡紊乱的关键。由于碱血症可使氧离曲线左移,加重组织缺氧的表现,增加不良预后。当怀疑或确定肺栓塞是心脏骤停的原因时,可考虑经验性溶栓治疗。

### (六)综合治疗

自主循环恢复后,全身系统的综合治疗能改善存活患者的生命质量。综合治疗对减少早期由于血流动力学不稳定导致的死亡。其包括:亚低温治疗,血流动力学及气体交换的最优化,当有指征时采用经皮冠状动脉介入治疗、血糖控制、神经学诊断、管理及预测等。

### 三、电除颤

电除颤是指非同步释放电能,是治疗室颤的唯一模式,也是治疗无脉性室速及 QRS 波群难以识别的快速性室性心律失常的可靠点击方法。引起心脏性猝死常见的心律失常为心室颤动及无脉性室性心动过速。微折返是颤动维持的机制,而异位兴奋灶可能在颤动的时候维持发挥着重要的作用。成功的电击不但能终止所有的激动波锋,而且必须不诱发新的波锋使心脏重新颤动。当临界电击强度与导致折返环形成的不应期离散达到临界水平时,就会出现临界点折返。随着电击强度增加,电位梯度低于临界值的区域并且远离心脏而不能诱发颤动。

对于室颤和无脉性室速引起的心脏骤停,最有效的治疗方法就是立即进行电除颤,如可能应在心肺复苏过程中立即给予电击治疗。若心脏骤停时间达到甚至超过 5 min 时应首先进行心肺复苏 90~180 s 以上,之后再试图进行电除颤。对于血流动力学不稳定的多形室速患者,应与室颤一样采用非同步高能量电击。若对于单行或多行室速判断有疑问时,也不应因判断节律而延迟电击,根据除颤仪的不同可以先给予 150~200 J 的双相波电除颤,此后可以采用相同或更高能量的电击。如果使用的是单相波除颤仪,则应直接给予 360 J 的电击,因为较低能量的非同步电击可以诱发室颤。对于无脉性心脏骤停处理流程可按下面高级生命支持流程图进行(图4-11)。

目前推荐"1 次电击"的策略,以缩短由于发放电击而影响胸外按压的时间。单次电击无效可静脉给予肾上腺素 1 mg 后再重复 360J 的电除颤。每次电除颤之间应给予 5 个周期的心肺复苏:1 个心肺复苏周期是指连续快速(100 次/min)有效的胸外按压 30 次后人工呼吸 2 次,5 个周期大约需要 2 min。

总之,心肺复苏是一系列临床及院外抢救患者生命的措施,需要我们不断反复练习和实践,真正做到高质量的心肺复苏以保证患者良好的预后。

无脉性心搏骤停
· BLS流程:请求帮助,给予CPR
· 可行时,给氧
· 可行时,连接监护仪/除颤器

检查心脏节律
是否可除颤

VF/VT

除颤1次
· 手动双相除颤仪:专用
设备(标准的为120~200 J)
注意:若不清楚,用120 J
· AED:专用设备
· 单相除颤仪:360J
除颤后立即恢复CPR

无心跳/PEA

立即继续5个循环CPR
当IV/IO可用时.给血管加压素药
· 肾上腺素1mg IV/IO,每3~5 min重复或
· 给加压素40 U IV/IO 1次来取代
第1或第2次剂量的肾上腺素
无心跳或慢速无脉电活动,
考虑阿托品1mg IV/IO每3~5 min
重复(直至3剂)

检查心脏节律
是否可除颤

除颤器充电时继续CPR除颤1次
手动双相除颤仪:专用设备
(点击能量与第1次相同或更高)
注意:如不清楚,用200 J
AED:专用设备
单相:360 J
除颤后,立即恢复CPR
当IV/IO可用,CPR期间给血管加压药
(除颤前或后)
肾上腺素1 mg IV/IO
每3~5 min重复或
给加压素40 U,
IV/IO 1次来取代第1或
第2次剂量的肾上腺素

检查心脏节律
是否可除颤

检查心脏节律
是否可除颤

返回

.如果无心跳,返回
.如果有电活动,检查脉搏
如无脉,返回
如有脉,开始复苏后处理

除颤器充电时继续CPR除颤1次
手动双相除颤仪:专用设备
(除颤能量与第1次除颤相同或更高)
注意:如不清楚,用200 J
AED:专用设备
单相除颤仪:360 J
除颤后,立即恢复CPR
考虑给抗心律失常药;CPR期间给药(电击之前或后)
胺碘酮(300 mg IV/IO 1次,以后150 mg IV/IO 1次)
或利多卡因(首剂1~1.5mg/kg,以后0.5~0.75 mg/kg,
IV/IO,最多3剂或3 mg/kg )
考虑硫酸镁,尖端扭转型室性心动过速时
负荷量为1~2 g IV/IO
5个循环CRP后返回

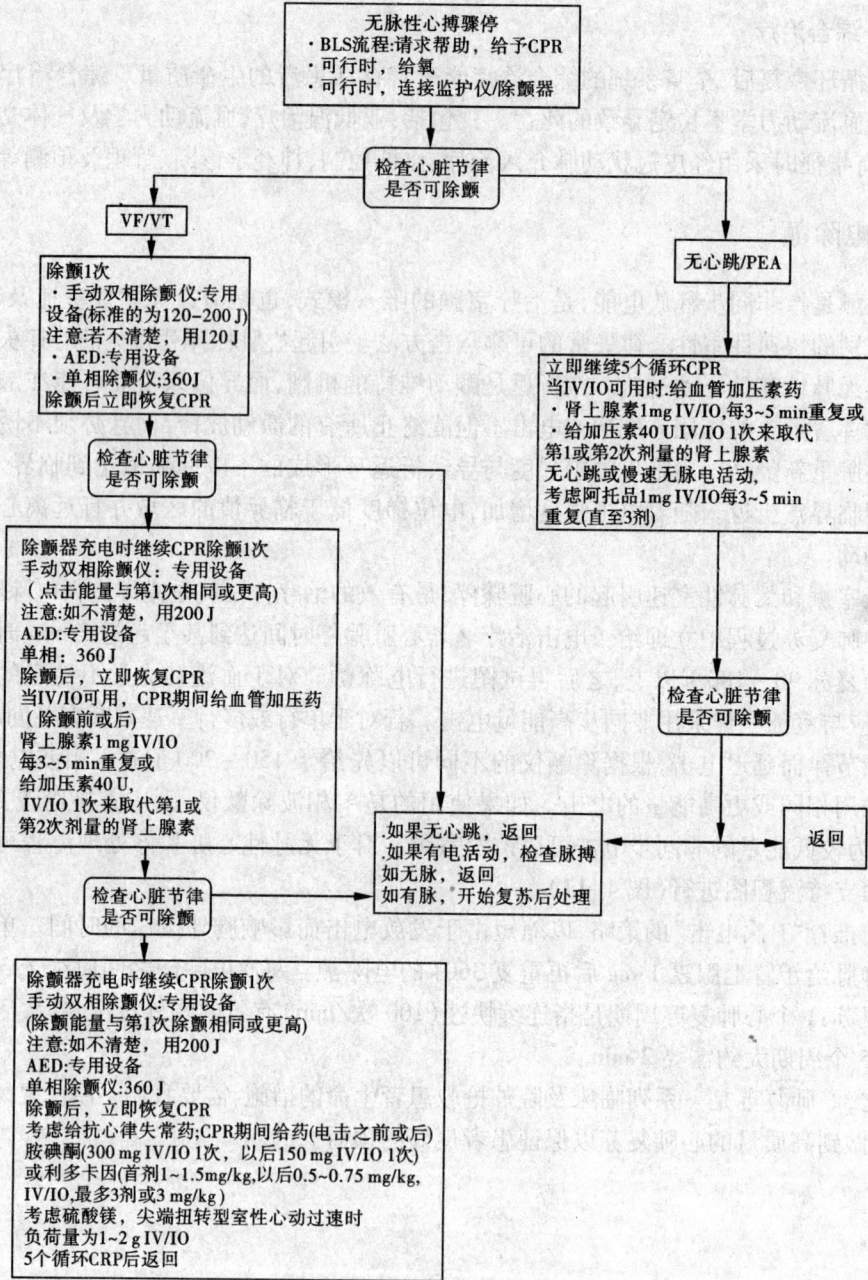

**图4-11  高级生命支持流程**
IV/IO:静脉注射/骨内注射。

# 第六节  肠外营养

肠外营养(parenteral nutrition,PN)指通过静脉途径供给营养1,是胃肠道手术患者和危重症患者重要的营养支持手段。通过肠外营养支持,可以使患者的胃肠道处于静止状态,从而

有治疗某些胃肠疾病的作用。国内临床流行病学调查显示我国有30%～70%的住院病人在入院时或住院期间存在营养不良。美国和荷兰普外科病人营养不良发生率分别为44%和50%。营养不良发生以后,可以导致更多的并发症,从而使死亡率增高,康复期延长,住院期延长,临床花费增加,加重了社会、医院及家庭的负担。及时给予合理的营养支持,可以改善患者的营养状况,减少并发症,降低死亡率,缩短康复期和住院期。有营养不良而又不能通过胃肠道途径提供营养的重症患者,如不给予有效的肠外营养治疗,死亡危险将升高3倍。

## 一、肠外营养的适应证与禁忌证

肠外营养不经过胃肠道而直接进入血循环,是那些因解剖结构或功能上的原因不能经胃肠道获得营养的病人唯一的供给营养途径。胃肠外营养广泛地应用于临床并发挥了重大的作用,许多病人因胃肠外营养而得以康复。肠外营养可以采用经腔静脉或周围静脉的途径。

肠外营养的适应证:①胃肠道功能障碍的重症患者;②由于手术或解剖问题胃肠道禁止使用的重症患者;③存在尚未控制的腹部情况,如腹腔感染、肠梗阻、肠瘘等;④肠内营养供给不足。

肠外营养的禁忌证:①早期复苏阶段、血流动力学尚未稳定或存在严重水、电解质与酸碱失衡;②严重肝衰竭、肝性脑病;③急性肾衰竭存在严重氮质血症;④严重高血糖尚未控制。

## 二、营养需要量的估测

实施营养支持前需根据病人的个体情况进行估测,成人日需要的基础能量消耗量(BEE)常按 Harris Benedict 公式进行计算。

男性:BEE(kcal/d)=66+(13.7×W)+(5×H)−(6.8×A)

女性:BEE(kcal/d)=655+(9.6×W)+(1.8×H)−(4.7×A)

$W$ 为体重(kg),$H$ 为身高(cm),$A$ 为年龄(岁)

如果按千克体重估算的话,体重50 kg 约需要1 300 kcal/d,体重60 kg 约需要1 500 kcal/d,体重70 kg 约需要1 700 kcal/d,体重80 kg 约需要1 900 kcal/d。

在正常状态下,成人日需要热量为105～125 kJ/kg(20～25 kcal/kg),蛋白质为1 g/kg。热氮比为125～150(kcal):1(1 g 氮)。在手术、创伤或感染等应激状态下,糖的耐量下降,蛋白质分解增加,日需要的基础能量消耗量增加。因此,应激状态下应当减少热量,增加氮量,降低热氮比。在这种情况下,如果过高地投给葡萄糖热量,会增加肝和肺的负荷,对机体不利。一般每天可供给热量125～150 kJ/kg,蛋白质为1.5～2.0 g/kg,热氮比在100:1以下,其中40%的热量应由脂肪供给。

很多应激状态也会增加 BEE 的消耗,见表4–11。

表 4-11　应激状态对 BEE 增加的影响

| 疾病状态 | BEE 增加的百分率(%) |
|---|---|
| 发热 | 12 |
| 选择性手术 | 10 |
| 大手术 | 20 ~ 50 |
| 腹膜炎 | 30 ~ 50 |
| 脓血症 | 40 |

### 三、危重患者的代谢支持策略

#### (一)碳水化合物

碳水化合物是构成非蛋白质热量的主要部分。葡萄糖是碳水化合物首选来源,也是神经系统、红细胞等所必需的能量物质,能够在所有组织中代谢,是蛋白质合成代谢所必需的物质。果糖、山梨醇、木糖醇及其混合液亦可作为能量的来源,但对肝损害大,代谢后产生乳酸、尿酸,会发生乳酸或尿酸血症。理想的碳水化合物是稳定的多聚化合物,渗透压低,能与氨基酸配伍。

严重应激时胰岛素受体与葡萄糖载体的作用受到抑制,导致其氧化代谢障碍和利用受限。胰岛素抵抗和糖异生增强导致高血糖是应激后糖代谢紊乱的特点。肠外营养时大量的补充葡萄糖可加重血糖升高、糖代谢紊乱及脏器功能损害的危险。过多热量与葡萄糖的补充,会增加二氧化碳的产生,增加呼吸肌做功、肝脏代谢负担和淤胆发生等,特别是对合并有呼吸系统损害的重症患者,其葡萄糖供给量对于二氧化碳产生量的影响胜于葡萄糖：脂肪比例。总之,葡萄糖的供给应参考机体糖代谢状态与肝、肺等脏器功能。

随着人们对严重应激后体内代谢状态的认识,降低非蛋白质热量中的葡萄糖补充,葡萄糖：脂肪保持在 60：40 ~ 50：50,以及联合强化胰岛素治疗控制血糖水平,已成为重症患者营养支持的重要策略之一。

#### (二)脂肪乳剂

脂肪乳剂可提供热能,避免葡萄糖过量,补充必需氨基酸。它具有以下特点:容量小、热量高;有足够的胆碱供日常所需;不被肾排泄,无肾负担;等渗,可外周输入。剂量由每日 0.5 ~ 1 g/kg 起,每 1 ~ 2 d 提高 0.5 g/kg,总量不超过每日 3 ~ 4 g/kg。输注时间应大于 4 h,占总热能的 20% ~ 40%,最好小于 50%。输注技术最好为全合一,简易者为脂肪和糖双能源法(Y 形接头)。

以下患者应禁用脂肪乳剂:休克;原因不明的昏迷;家族性获得性血脂蛋白增高;出血倾向;血栓形成和栓塞,脂肪栓塞;突发或继发的高血脂症;急性胰腺炎;急性肝炎,中度肝病;动脉硬化症(心肌梗死和中风);暴发性严重感染和败血症;网状内皮系统疾病;糖尿病;高胆红素血症;低钾,水中毒,脱水。低钾,体液过多,低渗性脱水也是肠外营养的禁忌。

长链脂肪乳剂(LCT)和中长链混合脂肪乳剂(MCT/LCT)是目前临床上常选择的静脉脂肪乳剂类型(ω-6PUFA),其浓度有 10%、20% 和 30%。LCT 提供必需脂肪酸(EFA),由于 MCT 不依赖肉毒碱转运进入线粒体,有较高氧化利用率,更有助于改善应激与感染状态下的蛋白质合成。

### (三)氨基酸/蛋白质

一般以氨基酸液作为肠外营养蛋白质补充的来源,静脉输注的氨基酸液,含有各种必需氨基酸及非必需氨基酸。必需氨基酸与非必需氨基酸的比例为 1:1～1:3。鉴于疾病的特点,氨基酸的需要量与种类也有差异。临床常用剂型有:为一般营养目的应用的配方平衡型氨基酸溶液,它不但含有各种必需氨基酸,也含有各种非必需氨基酸,且各种氨基酸间的比例适当,具有较好的蛋白质合成效应。

支链氨基酸包括缬、亮、异亮氨基酸,不被肝脏吸收。其具有以下作用:骨骼肌的能量来源;丙氨酸和谷氨酰胺的合成底物;抑制氨基酸从肌肉的流动。标准氨基酸中的支链氨基酸浓度为 23%,强化液中为 40%。使用后有更多的氮储留,但无统计学差异。术后使用氨基酸支链氨基酸的浓度为 35%、52%、100%,其中 35% 氮平衡最好。40%、45%、50% 的支链氨基酸中浓度为 45% 最好。

### (四)水、电解质的补充

营养液的容量应根据病情及每个患者具体需要,综合考虑每日液体平衡与前负荷状态确定,并根据需要予以调整。连续性肾脏替代治疗时水、电解质等丢失量较大,应注意监测血、电解质状况。每日常规所需要的电解质主要包括钾、钠、氯、钙、镁、磷。营养支持时应经常监测。

### (五)维生素的补充

重症患者血清抗氧化剂含量降低,肠外营养和肠内营养时可添加维生素 C、维生素 E 和 β-胡萝卜素等抗氧化物质。成人每日维生素用量(表 4-12)可根据其不同的生理状态补充。

表 4-12　成人每日维生素建议用量及常用临床制剂

| 维生素<br>(单位) | 联合国 | RDA<br>(美国) | 美国<br>医学会 | 脂溶维生素注射液 | 水溶维生素注射液 |
|---|---|---|---|---|---|
| A(IU) | 2 500 | 4 000 ～<br>5 000 | 3 300 | 0.99 mg | |
| D(IU) | | 100200<br>～300 | 200 | 5 μg | |
| C(mg) | 30 | 45 | 100 | | 100 |
| E(IU) | - | 12～15 | 10 | 9.1 mg | |
| B$_1$(mg) | 1.0～1.4 | 1.0～1.5 | 3 | | 3 |

续表 4-12

| 维生素<br>（单位） | 联合国 | RDA<br>（美国） | 美国<br>医学会 | 脂溶维生素注射液 | 水溶维生素注射液 |
|---|---|---|---|---|---|
| B₂(mg) | 1.3～2.0 | 1.1～1.8 | 3.6 | | 3.6 |
| B₆(mg) | – | 1.6～2.0 | 4.0 | | 4.0 |
| 烟酸(mg) | 15.8～<br>23.8 | 20 | 40 | | 40 |
| 泛酸(mg) | – | 5～10 | 15 | | 15 |
| 叶酸(μg) | 200 | 400 | 400 | | 400 |
| B₁₂(μg) | 2.0 | 3 | 5 | | 5 |
| 生物素<br>（μg） | – | 150～300 | 60 | | 60 |
| 其他成分 | | | | 维生素 K₁，大豆油，卵磷脂，甘油 | 甘氨酸，乙二酸四乙酸二钠，对羟基苯甲酸甲脂 |

下面列举几种常见疾病的营养配方，见表 4-13 至表 4-16。

表 4-13　满足成人(70 kg)生理需要(配方 1)

| | 液体量<br>（mL） | 总热量<br>（kcal） | 非蛋白热量<br>（kcal） | 氮<br>（g） | 糖<br>（g） | 脂肪<br>（g） |
|---|---|---|---|---|---|---|
| 20% Intralipid | 500 | 1 000 | 1 000 | | | 100 |
| 7% Novamin | 1 000 | 250 | | 9.4 | | |
| 25% Glucose | 1 000 | 1 000 | 1 000 | | 250 | |
| Soluvit N　1 瓶 | | | | | | |
| Vitalipid　1 支 | | | | | | |
| Addamel N　1 支 | | | | | | |
| 合计 | 2 500 | 2 500 | 2 000 | 9.4 | 250 | 100 |

注：Intralipid 为英脱利匹特；Novamin 为乐凡命；Glucose 为葡萄糖；Soluvit N 为水乐维他；Vitalipid 为维他利匹特；Addamel N 为安达美。

表4-14　适合胃肠道术后、放疗和化疗患者,创伤及烧伤患者需要(配方2)

| | 液体量<br>(mL) | 总热量<br>(kcal) | 非蛋白热量<br>(kcal) | 氮<br>(g) | 糖<br>(g) | 脂肪<br>(g) |
|---|---|---|---|---|---|---|
| 20% Intralipid | 500 | 1 000 | 1 000 | | | 100 |
| 8.5% Novamin | 1 000 | 350 | | 13.5 | | |
| 25% Glucose | 1 000 | 1 000 | 1 000 | | 250 | |
| SoluVit N　1瓶 | | | | | | |
| Vitalipid　1支 | | | | | | |
| Addamel N　1支 | | | | | | |
| Glycophoos　1支 | | | | | | |
| 合计 | 2 500 | 2 350 | 2 000 | 13.5 | 250 | 100 |

注:Intralipid 为英脱利匹特;Novamin 为乐凡命;Glucose 为葡萄糖;Soluvit N 为水乐维他;Vitalipid 为维他利匹特;Addamel N 为安达美。

表4-15　适合心功能不全、心衰、肺水肿等患者需要(配方3)

| | 液体量<br>(mL) | 总热量<br>(kcal) | 非蛋白热量<br>(kcal) | 氮<br>(g) | 糖<br>(g) | 脂肪<br>(g) |
|---|---|---|---|---|---|---|
| 20% Intralipid | 500 | 1 000 | 1 000 | | | 100 |
| 7% Novamin | 1 000 | 250 | | 9.4 | | |
| 50% Glucose | 250 | 500 | 500 | | 125 | |
| SoluVit N　1瓶 | | | | | | |
| Vitalipid　1支 | | | | | | |
| Addamel N　1支 | | | | | | |
| Glycophoos　1支 | | | | | | |
| 合计 | 1 750 | 1 750 | 1 500 | 9.4 | 125 | 100 |

注:Intralipid 为英脱利匹特;Novamin 为乐凡命;Glucose 为葡萄糖;Soluvit N 为水乐维他;Vitalipid 为维他利匹特;Addamel N 为安达美。

表 4-16　适合多发性创伤、大面积烧伤、脓毒症的患者需要(配方 4)

| | 液体量<br>(mL) | 总热量<br>(kcal) | 非蛋白热量<br>(kcal) | 氮<br>(g) | 糖<br>(g) | 脂肪<br>(g) |
|---|---|---|---|---|---|---|
| 20% Intralipid | 750 | 1 500 | 1 500 | | | 150 |
| 11.4% Novamin | 1 000 | 460 | | 18 | | |
| 50% Glucose | 500 | 1 000 | 1 000 | | 250 | |
| SoluVitN　1 瓶 | | | | | | |
| Vitalipid　1 支 | | | | | | |
| Addamel N　1 支 | | | | | | |
| Glycophoos　1 支 | | | | | | |
| 合计 | 2 250 | 2 960 | 2 500 | 18 | 250 | 150 |

注:Intralipid 为英脱利匹特;Novamin 为乐凡命;Glucose 为葡萄糖;Soluvit N 为水乐维他;Vitalipid 为维他利匹特;Addamel N 为安达美。

(王胜昱)

# 第五章　医院感染及全身炎症反应

## 第一节　医院感染

### 一、定义

医院感染是指住院病人在医院内获得的感染,包括在住院期间发生的感染和在医院内获得后发生的感染,但不包括入院前已开始或入院时已经存在的感染。医院工作人员在医院内获得的感染也属于医院感染。

医院感染暴发是指短时间内(同一时间段)、同一病区发生同一来源的相同病原体的医院感染3例以上。

### 二、医院感染管理

医院感染管理是医院管理的重要内容,为使医院病人、工作人员和社会人群不受环境等有害因素的伤害,需要提高医疗效果,保护人民群众健康,加强医院感染管理工作。

(一)感染管理的组织机构

1. 医院感染管理委员会　医院内感染管理委员会是以降低医院感染的发生为目标的行政管理和业务监督机构。它的主要任务是实施感染控制和管理计划。医院感染管理委员会主任由业务副院长兼任,其他成员为有关学科的科主任组成。

2. 医院感染管理办公室　是医院内感染管理委员会领导下的,直属医务部领导的专职机构。

3. 临床科室院内感染管理小组　组长为各科室主任兼任,另外有一名监控医师和监控护士。

4. 医院感染管理监控员　一般由个科住院总医师和护士长担任,也可指定专人管理。

(二)各级感染管理组织职责

1. 医院感染管理委员会职责

（1）根据上级有关规定，制订全院控制医院感染规划及各项管理制度，并组织实施。

（2）对医院感染的重大问题及时进行讨论和决策。

（3）根据《综合医院建筑规范》要求，以及预防医院感染和卫生学的标准，对医院的改建、扩建和新建，提出审定意见。

（4）对医院感染管理科（办公室）工作进行审定和考评。

（5）半年召开一次医院感染管理委员会议，研究、协调和解决医院有关医院感染管理方面的重大事项；遇有紧急问题随时召开。

2. 医院感染管理办公室职责

（1）拟定全院医院感染管理工作计划和阶段性计划，经医院感染管理委员会批准后，具体组织实施。

（2）监督全院医院感染管理规章制度执行情况，定期分析、反馈。

（3）组织医院感染管理宣传教育及各级人员的培训，定期考评。

（4）开展医院感染检测，并分析医院感染的各种检测资料，及时向全院反馈，按要求上报。

（5）组织拟定有关全院抗菌药物合理应用的规章制度，并监督实施。

（6）对医院发生的医院感染流行进行调查分析，提出控制措施，组织实施，并及时上报。

（7）对消毒药械、一次性使用无菌医疗卫生用品的购入进行质量审核，并对其贮存、使用及用后处理进行监督管理。

（8）对本院环境污染、消毒药械效能进行检测，提出考评意见。

（9）协调各部门医院感染管理工作，提供业务技术指导。

（10）开展医院感染的专题研究。

3. 临床科室医院感染管理小组职责

（1）制定本科室医院感染管理规章制度。

（2）监督检查本科室医院感染管理的各项工作，对医院感染可疑病例，可能存在感染的环节进行检测；尽可能针对性进行目标检测，采取有效措施，降低本科室医院感染发病率。

（3）对医院感染散发性病例按要求登记报告；对法定传染病要根据我国《传染病防治法》要求报告。

（4）对流行、暴发病例应立即向医院感染管理科报告。

（5）按要求对疑似或确诊医院感染病例留取临床标本，及时送病原学和药敏试验。

（6）监督检查本科室抗菌药物使用情况。

（7）组织和参加医院感染的培训。

（8）严格监督执行无菌操作技术、消毒隔离制度，切实做好对卫生员、配膳员、陪住、探视者的卫生学管理。

4. 科室医院感染管理监控员职责

（1）在医务部领导下，在医院感染管理办公室的指导下，做好本科室院内感染管理制度的落实。

（2）负责医院内感染的日常检测，结合本科室实际采用有效的消毒灭菌方法并对医务人员（包括护士、清洁工）进行有关控制医院内感染的消毒、灭菌、隔离等教育工作、督促检查本科室工作人员，认真执行消毒、灭菌、无菌操作和隔离技术等规章制度的落实。

（3）及时发现患者中发生的医院感染,协助并督促主管医师留取标本,使院内感染病例的病原送检率必须达100%（其他感染的病原送检率须达60%）,填写病历首页并向感染管理办公室报告,使院内感染漏报率<20%,采取控制措施。

（4）每天测试1次科室消毒液配制浓度,每月对高危重点检测区进行空气培养。每季度的第2个月对本科的医生护士,清洁员进行手指培养和物体表面的监测。每季度对本科使用的紫外线灯管强度进行监测。手术室、供应室、产房、婴儿室、新生儿病房、监护病房、血管造影室、透析室、血液净化室每周测试1次消毒液配制浓度,每月采样培养1次房间空气中的细菌含量;每季度做1次消毒前后对照;每月对工作人员的手（按人数10%）和物体表面（3个采样点）采样检查1次。

（5）医院感染管理办公室积极向护理部提出关于消毒灭菌、控制院内感染的合理化建议,并进行有关方面的科研工作,使院内感染率<10%。

（三）医院感染管理的控制措施

1.消毒灭菌与隔离

（1）医院必须遵守消毒灭菌原则,进入人体组织或无菌器官的医疗用品必须灭菌;接触皮肤黏膜的器具和用品必须消毒。所有需要消毒和灭菌的物品都必须彻底清洗干净。污染医疗器材和物品,均应先消毒后清洗,再消毒或灭菌。

（2）根据物品的性能选用物理或化学方法进行消毒灭菌,灭菌首选物理灭菌法,如压力蒸汽灭菌（如手术器械、各种穿刺针、注射器等）、干热灭菌（油、粉、膏）;不耐热、不耐湿物品可选用化学消毒法,如环氧乙烷灭菌（如各种导管、精密仪器、内窥镜、人造移植物等）、2%的戊二醛浸泡灭菌等;消毒首选煮沸法;不能用物理方法消毒的才用化学方法。

（3）化学消毒根据不同情况可分别选择高效、中效、低效消毒剂。使用化学消毒剂必须了解消毒剂的性能、杀菌谱、使用方法、影响消毒效果的因素等,配制时注意有效浓度,并定期监测。用于盛放消毒剂的容器应视不同情况进行清洗、消毒或灭菌。

（4）甲醛不能用于空气的消毒,甲醛熏箱可用于不耐热、不耐湿物品的消毒,不能用于灭菌,消毒方法不能采用自然挥发熏蒸法。

（5）连续使用的氧气湿化瓶、雾化器、呼吸机及其管道、早产儿暖箱的湿化器等器材,必须每周消毒;用毕进行终末消毒,干燥保存;氧气湿化液应每日更换无菌水。

（6）手部皮肤的清洁和消毒应达到以下要求:

洗手设备要求:①用流动水洗手,开关最好采用脚踏式、肘式或感应式。②清洁剂应保持清洁、干燥。③擦手毛巾应保持清洁、干燥,每日消毒。

洗手方法要求:用清洁剂认真揉搓掌心、指缝、手背、手指关节、指腹、指尖、拇指、腕部,时间不少于10～15 s,流动水洗净。

（7）地面的清洁与消毒应达到以下要求:

1）地面应湿式清扫,保持洁净;当有血迹、粪便、体液等污染时,应即时以含氯消毒剂拖洗。

2）拖洗工具使用后应先洗净、消毒,再晾干。

（8）医院应在实施标准预防的基础上,根据不同情况,对病人实施严密隔离、呼吸道隔离、接触隔离、或保护性隔离。

2.一次性使用无菌医用器具的管理

（1）医院感染管理科（办公室）负责对本单位一次性使用无菌医用器具的采购、使用管理及回收处理进行监督，并对购入产品的质量进行监测。

（2）医院所购一次性使用无菌医用器具的生产厂家应具有中华人民共和国医疗器械注册或生产许可证及卫生许可证。

（3）医院采购部门每次购置必须进行质量验收，订货合同、发货地点及贷款汇寄账号与生产企业相一致。并查验每一批号产品检验合格证、生产日期及失效期，随机进行产品生物及热原抽检。

（4）医院采购部门专人负责建立登记账册，记录每次订货与到货时间、产品名称、数量、规格、单价、产品批号、失效期、供需双方经办人姓名等。

（5）严格保管，库房库存，阴凉干燥，通风良好，存放于地板架上，离地面 20 cm。不得将包装破损、失效、霉变的产品发放至使用部门。

（6）使用科室不得擅自购进、更换一次性使用医疗器具，对一次性使用医疗器具应计划领取，使用前检查单包装有无破损、失效、产品有无不洁净等。

（7）使用时若发生热原反应，物理性、化学性变化，感染或有关医疗事件，必须留下样本，按规定登记发生时间、种类、临床表现、处理结果；所涉及一次性无菌医用器具的生产单位、产品名称、生产日期、批号及供货单位、供货日期等，及时上报。

（8）一次性使用注射器、输液（血）器等无菌医用器具用后，实行无害化处理，严禁重复使用和回流市场。

3. 抗菌药物应用的管理

（1）建立健全全院抗菌药物应用的管理网络，加强对抗菌药物应用的宏观调控和管理。

（2）根据本院用药特点制定相应的《抗菌药物应用管理制度》。

（3）定期组织抗菌药物应用的相关人员、管理人员进行有关有针对性的培训。

（4）医院应指定一名抗菌药物专家或有抗菌药物应用经验的医师，负责全院抗菌药物应用的管理与咨询。

（5）对各级医师、护士、医技人员和管理人员的抗菌药物应用管理的要求：

1）上述人员应主动学习抗菌药物应用的知识，并接受相关的培训。

2）医师应掌握合理应用抗菌药物的各种理论知识，用药前应送标本，根据细菌培养和药敏试验结果、药代动力学、药效动力学和药物经济学等，严格掌握适应证，合理选用药物。

3）护士应了解各种抗菌药物的药理作用、抗菌谱和配制要求，准确执行医嘱，并观察病人用药后的反应；积极配合医师做好各种细菌培养标本的留取和送检工作，提醒医师在应用抗菌药物前，原则上都应送细菌培养标本。

4）药房应执行抗菌药物管理的规章制度；定期向临床医务人员提供有关抗菌药物的信息。

5）管理部门按照抗菌药物的管理制度定期进行核查与信息反馈；微生物室要定期公布临床标本分离的主要致病菌及其药敏实验结果，以供临床选药参考。

（6）医院应对抗菌药物应用率进行统计，应用率应逐年降低，力争低于 50%。

（7）有条件的单位应开展抗菌药物应用管理的科研工作

4. 医疗单位消毒卫生标准　为加强消毒管理、改善卫生条件、防止疾病传播、保障人民身体健康，中华人民共和国卫生部制定了《消毒管理办法》。各级医务人员应该遵照消毒卫生标准进行工作。

中华人民共和国卫生部颁布《消毒管理办法》中医疗单位消毒卫生标准如下：

(1)各类病房的物体表面和医护人员的手,细菌总数不得超过 8 cfu/㎡。

(2)手术室、产房和婴儿室空气中细菌总数不得超过 500 cfu/m³。

(3)婴儿室、儿科病房的物体表面、食具和医护人员的手,不得检出沙门菌。

(4)凡灭菌后的医疗用品,不得检出任何种类微生物,消毒后的医疗用品,不得检出病原微生物。

## 三、感染的分类

### (一)内源性感染

内源性感染是指病人自身带的微生物或病原体引起的感染。如人体各部位表面的正常菌群中,皮肤、呼吸道和胃肠道的细菌最易引起感染。手术中细菌从切口边缘直接被带入,或者是易感染远离切口由细菌周期性侵入血液或淋巴系统,把细菌输送至抵抗力弱的伤口处而致感染。临床证实,伤口远处如有感染时,术后感染率可增高 3 倍。

### (二)外源性感染

外源性感染是指病源体外微生物或病原体,通过不同方式传入人体引起的感染。

1. 空气传播 空气中细菌的数量与飞沫灰尘的量相关,一般清洁伤口感染与空气中污染的微生物或病原体有关。

2. 接触传播 又可分直接接触和间接接触传播。直接接触是指通过接触污染的医疗器械、敷料、插管和其他污染的物品等。间接接触方式较多,例如通过医护人员的手传播,有的医护人员鼻孔内携带金黄色葡萄球菌,又通过手传播于病人,造成金黄色葡萄球菌感染,使其在医院内流行。

临床常见病菌：

1. 耐甲氧西林金黄色葡萄球菌(MASA) 对多种抗菌药物产生耐药的金黄色葡萄球菌,包括 β-内酰胺类(如甲氧西林、青霉素、苯唑西林、阿莫西林、头孢菌素等)、氨基糖苷类、四环素类、大环内酯类、林可霉素等多种抗菌药物,仅仅对糖肽类敏感,通常被称为超级细菌,易造成严重的皮肤感染及引起菌血症,可分为社区获得性 MASA 及医院内 MASA,后者是医院内感染重要的病原菌,给临床治疗带来极大地麻烦。对此种细菌感染我们首选万古霉素,可选择的药物还包括利奈唑胺、替考拉宁等。

2. 超广谱-内酰胺酶(ESBLs)介导多重耐药菌肠杆菌科细菌 ESBLs 是指有质粒介导的能赋予细菌对多类-内酰胺类抗菌药物的一种酶,大多数 ESBLs 源自 TEM 和 SHV 型。由 ESBLs 介导的多重耐药菌肠杆菌科细菌包括产 ESBLs 大肠埃细菌、克雷伯菌属、变形杆菌属等,ESBLs 主要产生于肺炎克雷伯菌和大肠埃细菌,其能够水解青霉素类、头孢菌素类等和单环类抗菌药物而使细菌对上述药物产生耐药,对氨基糖苷类、磺胺类药物也存在交叉耐药。对此种细菌的治疗一般首选青霉素类。

3. 多重耐药鲍曼不动杆菌 鲍曼不动杆菌通过质粒,转座子或整合子等可移动基因元件,获得对多种抗菌药物的耐药性。多种耐药鲍曼不动杆菌是指 5 类抗菌药中的 3 类及以上药物耐药,为多重耐药株,包括头孢菌素类、碳青霉烯类、氨基糖苷类等,若对以上抗菌药物均耐药,包括头孢吡肟、亚胺培南、美罗培南、派拉西林/三唑巴坦、环丙沙星、左氧氟沙星则称为泛耐药鲍曼不动杆菌,它往往是造成该菌在医院内传播的重要原因。

4. 多重耐药铜绿假单胞菌  铜绿假单胞菌可以通过获得各种 β-内酰胺酶类编码基因、广谱或超广谱 β-内酰胺类、氨基糖苷类修饰酶、借助整合子基因对抗菌药物或消毒剂耐药。对 5 类抗菌耐药中的 3 类及以上药物耐药,为多重耐药株,包括头孢菌素类、碳青霉烯类、氨基糖苷类等。若对以上抗菌药物均耐药,包括头孢吡肟、亚胺培南、美罗培南、派拉西林/三唑巴坦、环丙沙星、左氧氟沙星则称为泛耐药铜绿假单胞菌。它也是造成医院内感染爆发的主要原因。

## 四、医院感染的控制对策

发生医院感染的因素尽管极为复杂,尤其 ICU 更为复杂,但是病人、外界环境和病原体是发生医院感染的中心环节。根据不同的具体情况和条件,有针对性地选择其中容易实现的环节,采取有效措施,医院内感染的发病率就会下降。

(一)对病人采取的措施

1. 对 ICU 病人有重点进行室内感染监测  对营养不良、年老体弱、产妇、婴儿、外科手术与烧伤病人,予以特殊观察,并尽早对可能发生感染的病人采取措施。

2. 适当隔离  医院内的隔离分传染性隔离和保护性隔离,目前,医院对感染病人,尤其是 ICU 内感染的病人,保护性隔离远远重视不够,在部分病人中,保护性隔离可代替抗生素的预防治疗。

3. 合理防护  因医院器械的使用、使局部抵抗力下降而引起的 ICU 感染是严重的。要慎重使用这些器械,必要时,应采取严格消毒灭菌措施。

4. 外科伤口的防护  根据前述导致伤口感染的各种因素,采取严格措施。手术前的准备:治疗病人机体内存在隐性感染,应做尿、痰血培养或药敏实验。手术人员的准备:凡带有致病菌者,特别是在鼻咽腔部位,应加强对病人的预防措施或禁止参加手术;术中应尽量减少创伤,在污染伤口消毒时应彻底;术后严格护理及监测等诸方面应加以预防控制。

5. 呼吸道感染的预防  预防控制原则是,提高患者的免疫功能,保持口、咽腔部位卫生;严格实行呼吸器械的消毒与灭菌;加强肺部手术患者术后护理;对意识不清的病人应特别注意防止吸入性感染等。

6. 尿路感染的预防  首先应该严格掌握使用导尿管的适应证。通常是解除尿路堵塞,神经源性膀胱功能障碍及尿潴留;急性泌尿科手术;危重病人须准确监测排尿量等。此外,还要在严格无菌操作下插入和留置导尿管。

7. 血管内插管感染的预防  严格无菌插管操作,保证输液剂的制备无菌,在输液过程中要注意防止污染。

(二)对外环境采取的措施

1. 对手术引起传播所采取的措施  最重要的措施是洗手,在 ICU 直接接触病人,使用器械后,工作人员都应认真洗手。

2. 对空气传播采取的措施 所有的 ICU 进入口离地面尽可能高些,新鲜空气进入 ICU 应过滤,ICU 门要关闭,进出 ICU 的医护人员应限制在最低限度。

(三)对预防病原体感染采取的措施

对病原体采取的措施包括许多方面,尤其是抗生素的应用问题。近年来,由于滥用抗生素,细菌耐药性日趋严重,以致由耐药菌株引起医院内感染的暴发经常发生。因此,合理使用抗生素,也是控制医院感染的一个重要方面。目前,滥用抗生素最严重的是外科,许多外科医生习惯用抗生素预防伤口感染,这种做法应纠正。但在下列情况下应考虑应用抗生素,如可能发生医院感染或发生几率不大,但是一旦发生,后果非常严重;肠道手术并伴有部分肠梗阻者,做结肠手术;伤口内放植入物者;病人情况极差和抵抗力很弱者。抗生素须在手术即将开始前应用,并在手术后及时停药,以免产生耐药性。

临床举例:

医院内肺炎(HAP)是我国最常见的医院感染类型,呼吸机相关肺炎(VAP)是其中的重要类型,预后较差。

1. 对存在 HAP 高位因素的患者,建议使用含 0.2% 的氯己定漱口或口腔冲洗,每 2～6 h 1 次。

2. 如无禁忌证,应将床头抬高约 30°。

3. 鼓励手术后患者(尤其是胸部和上腹部手术患者)早期下床活动。

4. 指导患者正确咳嗽,必要时给予翻身、拍背,以利于痰液引流。

5. 提倡积极使用胰岛素来控制血糖 80～110 mg/dL。

6. 不应常规采用选择性消化道脱污染来预防 HAP。

7. 对于使用呼吸机的患者,还应考虑以下几点:

(1)严格掌握气管插管和气管切开的适应证,使用呼吸机的患者应优先考虑无创呼吸机来辅助呼吸。

(2)如要插管,尽量使用经口的气管插管。

(3)建议气囊压力保持在 20 cmH$_2$O 以上。

(4)吸痰时应严格遵循无菌操作原则,吸痰前后医务人员应做好手卫生。

(5)呼吸机螺纹管和湿化器应每周更换 1～2 次,有明显污染的应及时更换,螺纹管内冷凝水应及时倒掉,不可使冷凝水流入患者气道,湿化气内添加水应使用无菌水,每天更换。

(6)每日停用镇静剂,评估是否拔管或撤机,减少插管天数。

8. 应对医务人员包括护工,定期进行有关预防措施的教育培训。

# 第二节 全身炎症反应

当机体受到严重打击后出现发热、白细胞增多、心率和呼吸加快等症状和体征时,临床多诊断为脓毒血症或败血症。20 世纪 80 年代以来,由于临床诊断技术的进步,发现这类病人共同的特征性变化是血浆中炎症介质增多,而细菌感染并非必要条件。基于上述原因,1991 年美国胸科医师学会和急救医学会(ACCP/SCCM)在芝加哥召开的联合会议上提出了全身炎症反应综合征(systemic inflammatory response syndrome,SIRS)的概念,并于第 2 年在 Critical Care Med 上发表。这个概念的提出得到了广泛关注和普遍认同,由此也推动了学科的发展。随着人们对炎症认识的扩展,近年来对一些疾病的认识发生了根本的变化。认识到创伤性休克的多器官功能障碍、皮肤移植的排异现象、心肌梗死后缺血再灌注损伤等的基本病理属于炎症。

## 一、基本概念

全身炎症反应综合征(SIRS)指任何致病因素作用于机体所引起的全身炎症反应,且患者有 2 项或 2 项以上的下述临床表现:① 体温>38℃ 或<36℃;②心率>90 次/min;③呼吸频率>20 次/min 或 $PaCO_2$<32 mmHg;④外周血白细胞计数>$12×10^9$/L 或<$4×10^9$/L 或未成熟细胞>10%。

SIRS 是机体对各种损害产生的炎症反应,可由感染引起,也可由一些非感染性因素(如胰腺炎、严重创伤、大面积烧伤等)所致(图 5-1)。SIRS 是感染或非感染因素导致机体过度炎症反应的共同特征,MODS 则是 SIRS 进行性加重的最终后果。因此,就本质而言,SIRS 作为一临床病理生理反应是 MODS(多器官功能障碍综合征)的基础,也是多病因导致 MODS 的共同途径。SIRS 导致的临床表现越强烈,发生严重感染和感染性休克的可能性越大。

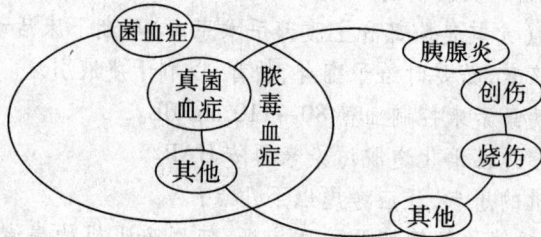

图 5-1　全身炎症反应综合征

## 二、发病机制及病理生理

全身性感染的发病机制仍然是重症医学领域研究的热点与难点之一。尽管脏器功能支持水平不断提高,但是临床治愈率仍未有大的提高,病死率始终徘徊在 30% ~ 50%。究其原因,关键是全身性感染及感染性休克的根本发病机制尚未明了,它涉及复杂的机体全身炎症网络效应、基因多态性、免疫功能障碍、凝血及组织损害以及宿主对不同感染病原微生物及其毒素的不同反应等多个方面,与机体多系统、多器官病理生理改变密切相关。

(一)炎症介质与全身性感染

感染激活机体单核巨噬细胞系统及其他炎性反应细胞,产生并释放大量炎性介质,是导致全身性感染发生的基本原因。内源性炎性介质,包括血管活性物质、细胞因子、趋化因子、氧自由基、急性期反应物质、生物活性脂质、血浆酶系统产物以及血纤维蛋白溶解途径等。它们互相作用形成网络效应,一旦失控,可引起全身各系统、各器官的广泛损伤。细胞因子是由效应细胞分泌的细胞外信号蛋白,具有强大的生物学活性和调节自身细胞、邻近细胞和远隔部位细胞行为的作用。细胞因子通常可分为促炎细胞因子和抗炎细胞因子。其中肿瘤坏死因子-α(TNF-α)可能在全身性感染的发生、发展中具有重要作用。健康动物注射内毒素后可在血浆中测出游离 TNF-α,并诱发许多类似革兰阴性菌感染的症状;动物注射抗 TNF-α 单克隆抗体具有保护作用,特别是在给予内毒素之前注射抗体时。但 TNF-α 并非单独发挥作用,内毒素和上述细胞因子可广泛影响各种细胞(包括内皮细胞、中性粒细胞、淋巴细胞、肝细胞和血小板等)和血浆成分(如补体、凝血系统等),导致各种内源性介质(IL-1、IL-6、IL-8、PAF、前列腺素、白三烯等)进一步释放,从而触发对机体有害的级联反应。

(二) 细菌内毒素与全身性感染

在全身性感染的发病机制中,一般认为细菌的内毒素对其发展可能具体促进作用。大量研究揭示,内毒素具有极广泛而又复杂的生物学效应,全身性感染、MODS 病理生理过程中出现的失控炎性反应、免疫功能紊乱、高代谢状态及多器官功能损害均可由内毒素或间接触发。

内毒素是革兰阴性细菌细胞壁的脂多糖(lipopolysaccharide,LPS)成分,见于细胞壁的外膜,细菌溶解时被释放。脂多糖分子包含 3 个部分:最外层是一系列低聚糖,根据细菌种类不同具有多种结构和抗原性;中间区域的低聚糖在革兰阴性菌中具有相似性,抗原多样性较少;最内部分是脂质 A,见于需氧和厌氧的革兰阴性杆菌,具有高度的免疫活性,被认为与内毒素的大多数毒性作用有关。

初步证实,革兰阳性菌、真菌、病毒和寄生虫病原体的成分也通过激活其他相应的 TLRs 触发一系列级联反应,而释放 TNF-α 和其他细胞因子。目前认为,TLR 是机体天然免疫反应的重要环节,激活后所释放的细胞因子在机体抗病、修复和愈合中起重要作用。健康时,促炎性因子与抗炎性因子的活性处于精微的平衡状态。疾病状态下,促炎和抗炎反应一旦失衡,则可能导致器官功能损害。

(三)免疫功能紊乱与全身感染

免疫功能紊乱在全身性感染发生、发展过程中具有重要作用。全身性感染的发生、发展和机体过度释放众多炎症介质,导致失控性全身炎症反应和免疫功能紊乱密切相关。严重全身性感染及 MODS 后期,患者免疫力往往减弱,尤其是细胞免疫功能严重受抑。全身性感染免疫功能紊乱的机制,一方面是 T 细胞功能失调,即炎症介质向抗炎反应漂移,另一方面则表现为细胞凋亡与免疫无反应性。调节性 T 细胞(Treg)作为免疫系统的重要调节细胞之一,在全身性感染复杂的免疫调节网络中主要发挥着对细胞免疫的抑制作用。全身性感染时机体表现为 Treg 水平持续增高,从而加剧免疫无反应状态,表现为对抗原刺激不良反应性增殖并且也不分泌细胞因子 IL-2。因此,清除机体内过多的 Treg 可能是免疫调理全身性感染的新思路。目前的观点认为,在全身性感染中机体启动促炎反应的同时也启动了抗炎反应,只是在炎症发展的不同阶段二者作用主次不同,表现为早期以炎症反应为主,晚期则以抗炎反应为主或表现为混合抗炎反应。其中值得关注的是,全身炎症反应能够导致多种免疫细胞凋亡程序发生改变,后者反过来又进一步造成或加剧了免疫炎症反应紊乱。所以,无论实施抗炎或免疫刺激,单一治疗均不足以有效逆转免疫炎症反应紊乱,如何调节免疫反应,恢复促炎和抗炎的平衡值得进一步研究。

## 三、临床表现

全身性感染患者一般都会表现出 SIRS 的多种症状。最常见的有发热、心动过速、呼吸急促和血液白细胞增加。以往的标准认为只要具备其中两项即可初步诊断为 SIRS,但是 2001 年"国际全身性感染专题讨论会"认为 SIRS 诊断标准过于敏感,无特异性,并且将全身感染的特征作了较多的更改,以更好地反映全身性感染的临床表现(表 5-1),虽然这些指标均无特异性诊断价值,但当用其他原因无法解释这些指标异常时,则可考虑全身性感染的可能。总结起来,全身性感染患者的临床表现可分为 3 类:原发感染灶的症状和体征,全身炎症反应的症状,以及全身性感染进展后出现的休克、进行性器官系统功能障碍等。

**表 5-1 全身性感染可能的症状和指标**

| 全身反应 | 发热、寒战、心动过速、呼吸加快、白细胞总数改变 |
| --- | --- |
| 感染表现 | 血清 C 反应蛋白或前降钙素增高 |
| 血流动力学改变 | 心排量增多,全身血管阻力降低,氧摄取率降低 |
| 代谢变化 | 血糖增高,胰岛素需要量增多 |
| 组织灌注变化 | 皮肤灌注改变,尿量减少,血乳酸增高 |
| 器官功能不全 | 尿素氮或肌酐增高,血小板减少,高胆红素血症等 |

## 四、全身性感染诊断标准

在确定感染的基础上,同时伴有全身炎性反应的临床表现、炎症指标、血流动力学指标、气管功能不全指标及组织灌注指标 5 个方面,见表 5-2。

**表 5-2 全身性感染临床诊断新标准**

感染 已确定存在或高度怀疑,并具备某些情况

1. 全身情况

发热(体温>38.3℃)

低温(体温<36℃)

心率>90 次/min 或年龄正常值以上 2SD(标准)

呼吸急促(R>20 次/min)

意识障碍

明显水肿或液体正平衡(24 h 超过 20 mL/kg)

高糖血症(血糖>7.7 mmol/L,原无糖尿病)

续表 5-2

| 感染 | 已确定存在或高度怀疑,并具备某些情况 |

**2. 炎症参数**

WBC 增多(WBC>$12\times10^9$/L)

WBC 减少(WBC<$4\times10^9$/L)

WBC 计数正常但伴有不成熟细胞>10%

血浆 C 反应蛋白>正常值 2 个标准差

血浆前抑制钙素>正常值 2 个标准差

**3. 血流动力学参数**

低血压(SBP<90 mmHg,MAP<70 mmHg,或成人 SBP 下降幅度>40 mmHg,或低于年龄正常值之下 2SD)

混合静脉血氧饱和度($S_VO_2$)>70%

心脏指数 CI>3.5/(min·m$^2$)

**4. 器官功能障碍参数**

动脉血氧含量过低($PaO_2$/$FiO_2$<300)

急性少尿[尿量<0.5 mL(kg·h)]

肌酐增高>44.2 μmol/L

凝血异常[INR>1.5 mL/(kg·h)]

肠麻痹(听不到肠鸣音)

血小板减少(<$100\times10^9$/L)

高胆血红素血症(血浆总胆红素>70 μmol/L)

**5. 组织灌注参数**

高乳酸血症(>3 mmol/L)

毛细血管在充盈时间延长或皮肤出现花斑

### 五、全身炎症的临床监测

**1. 心血管系统监测**

(1)心电图监测 连续监测心电图,观察心率、有无心律失常及 ST 段的改变。

(2)血压监测 应常规监测无创动脉血压。血压波动较大或休克患者,应放置桡动脉或是股动脉插管,连续监测有创动脉压。

(3)中心静脉压(CVP)和肺动脉楔压(PAWP) 可反映心前负荷和血容量状态,指导补液,评估右心功能。一般 CVP 8~12 mmHg,PAWP 12~15 mmHg 作为严重感染和感染休克的治疗目标。

(4)血流动力学监测 必要时放置 Swan-Ganz 肺动脉漂浮导管,有助于判断容量状态和心功能状态,可计算氧输出和氧耗量,了解全身代谢情况。

**2. 呼吸监测**

(1)临床观察　体位、呼吸频率、胸廓起伏幅度、呼吸肌运动,注意是否存在胸腹矛盾。

(2)血气监测　按需查血气,及时纠正氧合,纠正水电解质,监测乳酸,评价疾病严重程度。

(3)肺功能监测　包括潮气量、分钟通气量、吸气压力、PEEP、肺动态和静态顺应性等。

**3. 肾功能监测**

(1)尿量监测　尿量可反映肾脏的灌注情况,间接反映全身器官的灌注。记录每小时尿量,测尿比重,有助于早期发现血容量不足或肾脏功能不全。如有血红蛋白尿,需监测pH 值。

(2)血肌酐和 BUN 监测　有助于观察肾脏功能及机体代谢状态。

(3)肌酐清除率　能早期发现肾功能损害。

**4. 肝功能监测**　监测总胆红素、直接胆红素、转氨酶和乳酸脱氢酶,了解肝实质受损问题。

**5. 血液系统监测**　血常规、凝血功能监测,有助于早期发现有无出血症状,有无凝血功能障碍。

**6. 神经系统监测**　临床瞳孔变化、意识状态及对光反应监测。颅内压监测,有助于判断脑损伤程度。

**7. 肠道功能监测**　观察有无肠鸣音,检查胃液和大便是否潜血,有助于早期发现消化道出血。

**8. 细菌等微生物学监测**　感染源和致病菌的确定,对感染控制具有重要意义。

## 六、全身炎症的治疗措施

**(一)一般治疗措施**

1. 重点监护体温、脉搏、心率、血压、呼吸、尿量、血小板计数等。

2. 维持有效血容量、给予输液、纠正水电解质平衡紊乱。

3. 对发生功能衰竭的器官给予支持疗法。

**(二)消除病因控制感染**

1. 抗生素使用的原则　选用强有力、抗菌谱广、对病原微生物敏感的抗生素,应用要及时,剂量要足够,疗程要够长,联合用药(一般 2 种以上抗生素同时使用)。

2. 病灶处理　在强有力抗菌的同时,应及时处理化脓病灶。

**(三)液体复苏**

原则:先晶后胶、先快后慢、纠正酸中毒与保护心功能兼顾。

**(四)血管活性药物的应用**

1. 去甲肾上腺素和多巴胺为首选药物,对难治性休克可联合应用多巴胺+去甲肾上腺素。去甲肾上腺素:通过血管收缩增加平均动脉压。多巴胺:通过增加每搏输出量和心率增加平均动脉压和心输出量。

2. 血管加压素　①难治性休克(液体复苏和高剂量常规血管活性药物无效)。②病程的 24 ~ 48 h 有相对血管加压素缺乏。③成人剂量为 0.01 ~ 0.04 U/(kg·min),小儿 0.0001 ~ 0.001 U/(kg·min)。④心脏指数 <2 ~ 2.5 L/(min·m²)慎用。⑤>0.04 U/min 有心肌缺血、心输出量下降和心脏骤停的危险。

表 5-3 抗休克的液体疗法

| 输液阶段 | 输液种类 | 输液总量 | 输液维持时间 |
|---|---|---|---|
| 快速输液阶段 | NS 或 2∶1 含钠液(2 份 NS,1 份 1.4% 碳酸氢钠) | 10 ~ 20 mL/kg,快速静脉滴注;重型可同时输注晶体和胶体扩容 | 此阶段液体应在 1 h 内输完 |
| 继续输液阶段 | 2/3 ~ 1/2 张含钠液 | 30 ~ 60 mL/kg,静脉滴注,根据血气补碱纠酸 | 此阶段液体应在 6 ~ 8 h 内输完,此时休克已基本纠正 |
| 维持输液阶段 | 1/3 ~ 1/4 张含钠液(注意补钾) | 50 ~ 80 mL/kg,静脉滴注 | 休克纠正后的 24 h 内 |

液体复苏的注意事项:①呼吸机应用时 CVP 可达 12 ~ 15 cmH₂O,若脉压过小,建议用胶体液。②不推荐用林格液及低分子右旋糖酐扩容。③在缺乏出血证据或创伤性操作,不主张用大量血浆纠正实验检查的凝血异常。④血液浓缩阶段不宜输血;当液体复苏后 CVP 达 8 ~ 12 cmH₂O,而中心静脉或混合静脉血氧饱合度 ≤70% 或血红蛋白 <10 g/dL,建议输注红细胞使红细胞压积 >30%。⑤血小板的输入:血小板 <5 000/mm³;血小板 5 000 ~ 30 000/mm³,有出血倾向;血小板 ≤50 000/mm³,需外科手术者。

(五)正性肌力药物

1. 感染性休克病人有低、正常和高心输出量之分,对于低心输出量病人在适当液体复苏的同时多巴酚丁胺为首选药物。

2. 在无法做心输出量监测,血压不能维持正常的情况下,推荐正性肌力药物和血管活性药物联合应用。

3. 超正常剂量的多巴酚丁胺不能增加氧的输送。

4. 对肾上腺素抵抗的低心排和体循环阻力增加的休克,硝普钠、硝酸甘油为一线药物。

5. 磷酸二酯酶抑制剂为二线药物(米力农、氨力农)。

(六)激素应用

1. 休克病人存在相对性皮质功能不全。

2. 激素的用量及疗程有争议,有的认为大剂量、短疗程的激素并不能改善严重感染及感染性休克的预后,他们支持小剂量、长疗程的激素应用,如:氢化考的松 3 ~ 5 mg/(kg·d)或甲基强的松龙 2 ~ 3 mg/(kg·d),分 2 ~ 3 次应用。有的支持早期大剂量、短疗程的激素应用,如 DXM 2 ~ 6 mg/(kg·次)或甲基强的松龙 10 ~ 20 mg/(kg·次),12 h 1 次,应用 3 d 后减量。

(张翔宇 郭 慧)

# 后　记

　　呼吸治疗专业与呼吸治疗师在国际上已经实行了多年。美国开展呼吸治疗师职业有近60年的历史,台湾也设立呼吸治疗专业有近30年。以机械通气为主要服务的呼吸治疗专业人员显然需要专门的培训与执业资格要求,也是现代工程学理论与技术应用于临床医学的具体实践。多年来中国与很多亚洲国家在呼吸治疗领域的器材主要依赖进口,自主研究与开发的很少。同时,也会导致终端临床服务的效率与治疗无法得到相对标准化的考评。

　　本教材与其他三部教材是在我国专门针对未来呼吸治疗师培训所设计和编撰的,也是十多年来中国专业人员多方努力的阶段性成果。其中郑州铁路职业技术学院护理学院院长倪居教授付出了很大的努力,并起到了关键的作用。在此之前亚洲许多国家和地区都是沿用美国的教材。美国的呼吸治疗师执业考试委员会(NBRC,www.nbrc.org)是世界上最为权威的考试机构,本教材内容的设置比较多的参考了NBRC的考试目录要求。

　　呼吸治疗师作为一个专门的学科技术人员,其中出现了大量的杰出专家学者。如今我们日常学习和实践中经常用到的很多理论都是历代呼吸治疗师研究和建立的。他们不仅开创了自己独特的临床诊疗方法,同时也建立并不断完善自己的教学、实践、研究与开发。其中Bob Kacmarek与Jerome Sullivan是十分杰出的呼吸治疗师。Bob Kacmarek是哈佛大学附属麻省总医院的呼吸治疗科主任、麻醉科教授;Jerome Sullivan是Toledo大学的教授、国际呼吸治疗理事会的主席。所以,本教材邀请他们两位专家作序。因为呼吸治疗专业比较多的应用到外来的理论和信息,作为呼吸治疗师必须学好外语,所以我们保留这两篇序言的英文,没有翻译,目的也是希望未来的呼吸治疗师能够在掌握知识与技能的同时,也学好英文。如此对于以后进一步取得信息、更新知识、开展研究等多方面均有可持续发展的潜力与前景。

　　最近国产的呼吸机与其他呼吸治疗器材已经开始进入到临床应用。这是一个巨大的进步,是值得庆贺的里程碑。亚洲很多国家至今还几乎全部依赖进口,并且在以往的流行病爆发期间往往得不到供应。然而,好的器材肯定需要具有专业资质的专门人员来操作和管理。坚信这个临床应用十分广泛的专业领域在我国能够很快得到规范化建立和完善。

张翔宇

同济大学附属上海市第十人民医院